国家卫生健康委医药卫生科技发展研究中心
项目管理报告系列丛书

国家重点研发计划
生殖健康及重大出生缺陷防控研究重点专项
年度报告 2020

贺晓慧 主编

科学技术文献出版社
SCIENTIFIC AND TECHNICAL DOCUMENTATION PRESS
·北京·

图书在版编目（CIP）数据

国家重点研发计划生殖健康及重大出生缺陷防控研究重点专项年度报告. 2020 / 贺晓慧主编. —北京：科学技术文献出版社，2021.12
ISBN 978-7-5189-8891-4

Ⅰ. ①国… Ⅱ. ①贺… Ⅲ. ①生殖健康—研究报告—中国—2020 ②先天性畸形—新生儿疾病—预防（卫生）—研究报告—中国—2020 Ⅳ. ① R169 ② R726.2

中国版本图书馆 CIP 数据核字（2021）第 267408 号

国家重点研发计划生殖健康及重大出生缺陷防控研究重点专项年度报告2020

策划编辑：郝迎聪　　责任编辑：李　晴　　责任校对：张　微　　责任出版：张志平

出 版 者　科学技术文献出版社
地　　址　北京市复兴路15号　邮编　100038
编 务 部　（010）58882938，58882087（传真）
发 行 部　（010）58882868，58882870（传真）
邮 购 部　（010）58882873
官方网址　www.stdp.com.cn
发 行 者　科学技术文献出版社发行　全国各地新华书店经销
印 刷 者　北京时尚印佳彩色印刷有限公司
版　　次　2021 年 12 月第 1 版　2021 年 12 月第 1 次印刷
开　　本　787×1092　1/16
字　　数　391千
印　　张　22.5
书　　号　ISBN 978-7-5189-8891-4
定　　价　208.00元

《国家重点研发计划生殖健康及重大出生缺陷防控研究
重点专项年度报告 2020》

编委会

前　言

2020年极不平凡。以习近平同志为核心的党中央带领全国各族人民抗击新冠肺炎疫情取得重大战略成果，在全球主要经济体中唯一实现经济正增长，脱贫攻坚战取得全面胜利，决胜全面建成小康社会取得决定性成就，交出一份人民满意、世界瞩目、可载入史册的答卷。然而，在取得成绩的同时，我们也清醒地看到面临的困难和挑战。新冠肺炎疫情仍在全球蔓延，国际形势中不稳定不确定因素增多，世界经济形势复杂严峻。在我国，育龄妇女数量衰减、生育意愿不足和不孕不育相关疾病高发等因素已对出生人口形成持续的下行压力。以人口红利推动经济增长的发展优势正在逐渐消失。另外，出生缺陷已成为新生儿及婴儿死亡的主要原因之一，出生缺陷存活儿童中约40%终生残疾，严重影响着我国人口质量。在开启全面建设社会主义现代化国家新征程的关键时期，高质量可持续的人力资源供给成为卫生健康领域必须承载的历史使命。生殖疾病和出生缺陷防控科技高水平自立自强是维护人民生命健康、把握新发展阶段、贯彻新发展理念、构建新发展格局、答好新赶考路上时代答卷的必然要求，对于应对百年变局和世纪疫情具有特殊重要的意义。

人口健康事业关乎中华民族的繁荣昌盛，针对生殖健康问题部署科技专项是国家在关键历史节点做出的重要决策。作为首批确立的中央财政科技计划项目管理专业机构之一，国家卫生健康委医药卫生科技发展研究中心创新工作方法，集成优势资源，统筹推进国家重点研发计划“生殖健康及重大出生缺陷防控研究”重点专项（简称“生殖健康专项”）各项具体管理工作，取得显著成效，为“十四五”时期在更高水平上进行更全面的部署奠定坚实的基础。

经过有关方面的努力，我国生殖疾病和出生缺陷防控科技水平显著提升，为保障生育健康、提高出生人口素质提供了有力支撑，进一步强化了社会主义现代化建设人力资源可持续供给的能力储备。为全面总结各项目的研究进展，及时反映专项实施以来管理与研发的进展情况，做好专项“十三五”总结评估，在生殖健康专项总体组专家指导下，我们组织相关专家编制了《国家重点研发计划生殖健康及重大出生缺陷防控研究重点专项年度报告》。

《国家重点研发计划生殖健康及重大出生缺陷防控研究重点专项年度报告 2020》是系列报告的第四卷。本卷一共由四章构成：第一章总结了生殖健康专项 2020 年项目管理的总体情况和取得的成效，介绍了在疫情防控常态化的形势下，采取的一系列创新方法。第二章对照任务方向的预期目标，介绍了各项目取得的系列重要进展。第三章在系统梳理各项目研究进展的基础上，介绍了创新链各环节取得的标志性成果。第四章全面回顾了本领域的总体进展和国际前沿，展望了下一阶段的发展趋势和重点。

在科技部、国家卫生健康委等上级领导部门的大力支持和项目承担单位的通力配合下，通过科研团队、管理人员的辛勤付出，生殖健康专项各项工作顺利开展，取得显著成效。在报告出版之际，真诚地向所有关心和支持生殖健康专项的领导、专家和各界同人致以谢意，也欢迎社会各界提出宝贵的意见和建议！

编者

2021 年 12 月

目　录

第一章 概 述

生殖健康贯穿人的全生命周期，关系到我国重大民生需求。国家重点研发计划“生殖健康及重大出生缺陷防控研究”专项（简称“生殖健康专项”）自2016年启动以来，在科技部和国家卫生健康委的领导下，在实施方案编制参与部门的指导下，各项任务扎实有序推进。生殖健康专项2020年无项目部署，主抓过程管理，在疫情防控常态化的形势下，本年度的项目督导、调研、推进落实主要以线上线下相结合的形式开展。科技发展中心在项目过程管理中，深入落实上级文件精神，坚持“抓战略、抓规划、抓政策、抓服务”，坚决克服“唯论文”“唯帽子”的顽瘴痼疾，围绕落实“放管服”政策，通过不断完善自身专业化管理团队建设、严格规范专家选用程序、持续构建项目交流平台、开展项目集群管理等一系列措施，显著提升了专项创新服务能力。自专项实施5年来，与国际水平相比，多项研究已进入从跟跑、并跑，发展为部分领域领跑的阶段，有力提升了我国生殖健康领域的科技水平。

第一节　2020年主要工作

一、拨付研究经费

中央财政批复2020年生殖健康专项预算合计15 120万元，专项分2批拨付33个立项项目2020年度中央财政经费，其中31个项目经费为滚动经费、2个项目经费为首年度经费。截至2020年年底，年度预算全部下拨至各项目牵头承担单位，专项年度预算拨付率达到100%。至此，专项2016—2019年完成立项程序的52个立项项目中，除19个2018年立项的增补任务项目拨付率为87.5%、2个2019年立项的项目拨付率分别为78.5%、78.6%外，其余31个已实现项目研究经费100%拨付到位。

二、开展过程管理

科技发展中心在生殖健康专项2020年的项目过程管理中，继续秉持为项目研发做好服务的宗旨，采取跟进式、服务式的精细化管理模式开展工作。同时，也注重搭建项目多角色交流平台，将项目实施者、项目管理者和政策制定者进行无缝衔接，创新沟通方式，凝聚三方合力。

生殖健康专项2020年在研项目52个，其中20个进入中期检查阶段。科技发展中心结合项目研究特点及项目牵头单位所在地域，组织检查团队深入项目实施一线，分别在北京、上海、南京、杭州等地，分7批次，组织完成20个项目的中期检查工作，并将项目取得的成绩、存在的问题和后续的建议总结形成近万字的专项中期检查总结报告；同时借助项目组内部会议的机会，采用网络视频与现场相结合的方式，组织了涉及24个项目的督导、调研和推进等项目过程管理工作，共计15次，针对发现的问题及时提供指导和帮助，确保项目管理“放得出，拢得住”；组织52个立项项目2020年度执行情况报告编写并通过系统提交，通过组织专家对报告的审核，及时掌握并跟进项目年度执行情况报告中反映的项目任务和经费执行问题，为科技发展中心下一步的“精细管理”“精准服务”提供决策支撑；组织召开了5个立项项目的“出生缺陷防控示范区”项目群会议，进一步优化研发资源配置，加强专项一体化组织实施；组织召开8次变更审核会，受理并办结各类变更46个；完成近36万字的生殖健康专项年度报告2019的编制工作。

第二节　立项项目总体情况

一、在研项目总体情况

生殖健康专项自2016年首批立项以来，截至2020年年底，共有在研项目52个，包括237个课题，771个研究任务。52个在研项目均为延续性项目，其中，2016年批复立项9个、2017年批复立项11个、2018年批复立项30个、2019年批复立项2个。专项累计到位经费128 786.25万元，其中中央财政经费累计到位110 603万元，占比为85.88%；自筹经费累计到位18 183.25万元，占比为14.12%。

二、在研项目任务方向分布情况

生殖健康专项在研的 52 个项目分为人群和临床疾病队列研究、生殖健康相关基础研究、前沿技术和产品创新、研发转化体系建立、应用示范和评价研究五大任务方向，分别立项 10 个、19 个、16 个、2 个和 5 个。全部在研项目按任务方向分布如图 1-1 所示；各任务方向中央财政专项经费批复情况如图 1-2 所示。

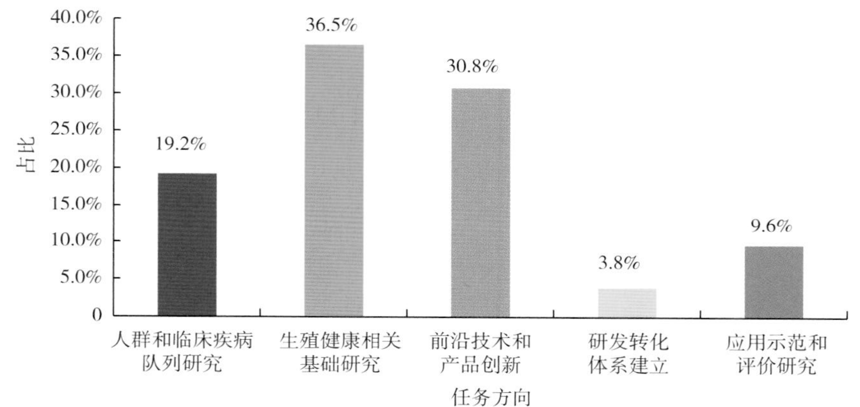

图 1-1　2020 年专项在研项目按任务方向分布

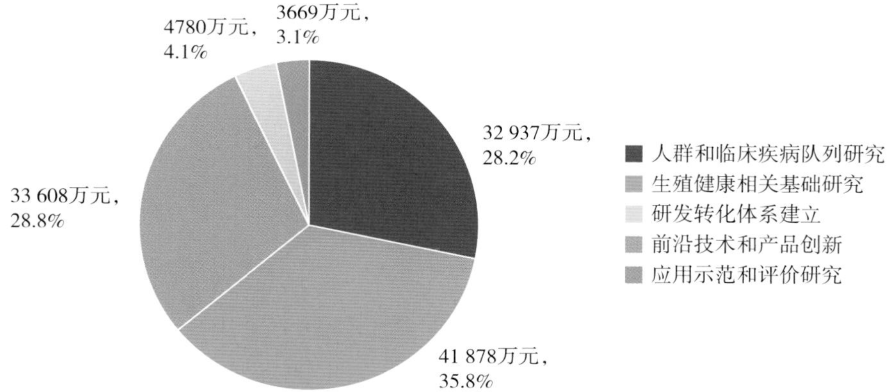

图 1-2　2020 年在研项目各任务方向中央财政专项经费批复情况

三、在研项目牵头承担单位和参与单位参与频次分布情况

在研项目按牵头承担单位性质和所在地区分布，分别如图 1–3 和图 1–4 所示。项目牵头单位以大专院校及公立医院为主，华东及华北地区为主。

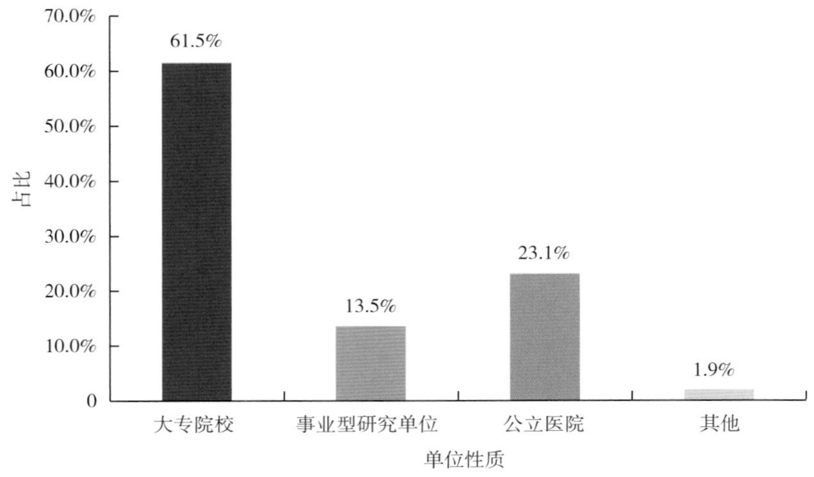

图 1–3　2020 年在研项目按牵头承担单位性质分布

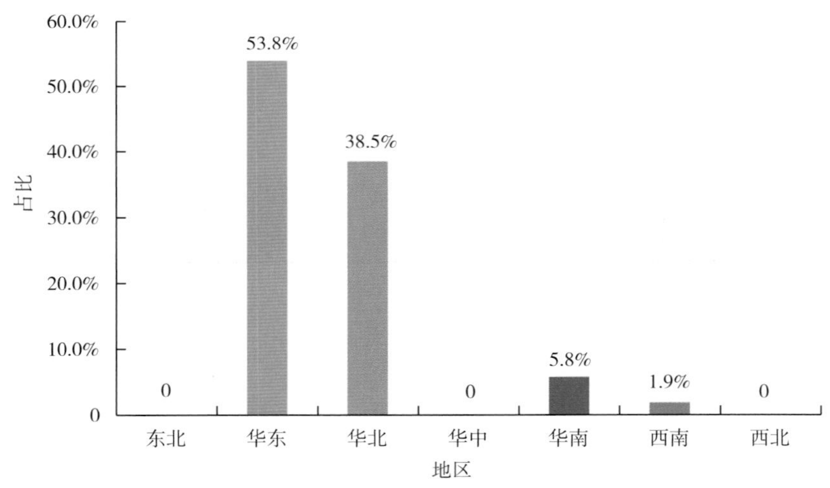

图 1–4　2020 年在研项目按牵头承担单位所在地区分布

在研项目按参与单位的性质和所在地区分布，分别如图 1–5 和图 1–6 所示。参

与单位以大专院校及公立医院为主，华东及华北地区为主。

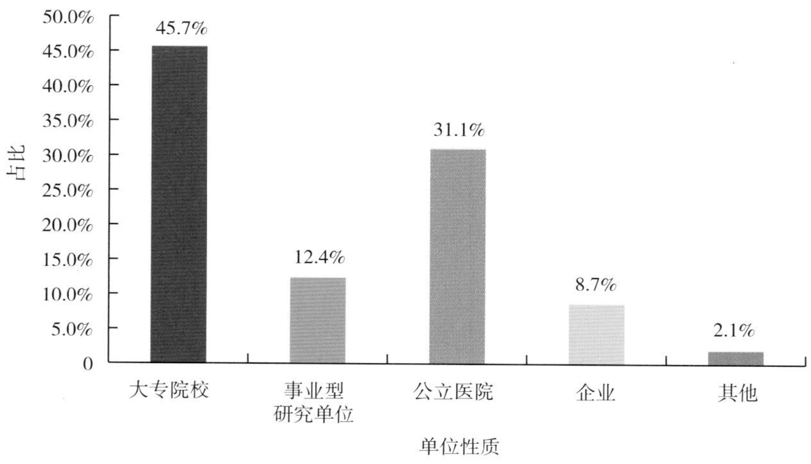

图 1-5　2020 年在研项目按参与单位性质分布

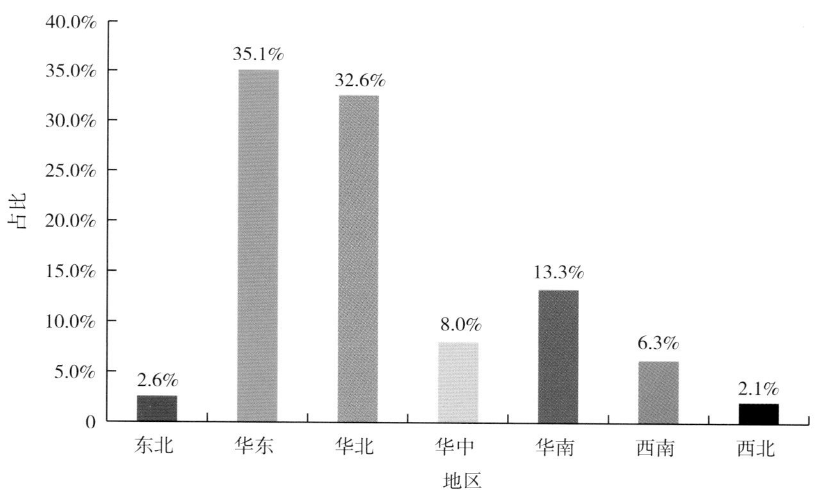

图 1-6　2020 年在研项目按参与单位所在地区分布

四、在研项目实施周期分布情况

生殖健康专项 52 个在研项目中，项目实施周期 2 ～ 5.5 年不等，其中实施周期≤3年的项目8个，占比为15.4%；3～4年（含4年）的项目31个，占比为59.6%；4～5.5年的项目13个（含延期项目），占比为25.0%（图1-7）。

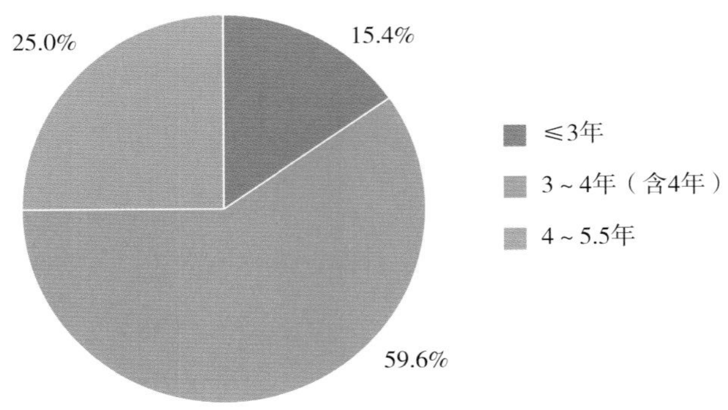

图1-7 在研项目实施周期分布情况

五、在研项目人员投入情况

2020年，生殖健康专项参与科研人员共计4591人，其中女性占比为61.18%。参与人员的职称和学历分布，分别如图1-8和图1-9所示。以中高级职称及硕博学历为主。

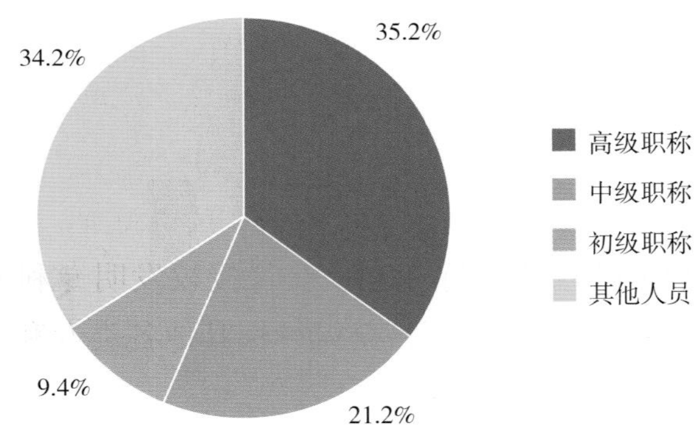

图1-8 2020年专项参与人员职称分布

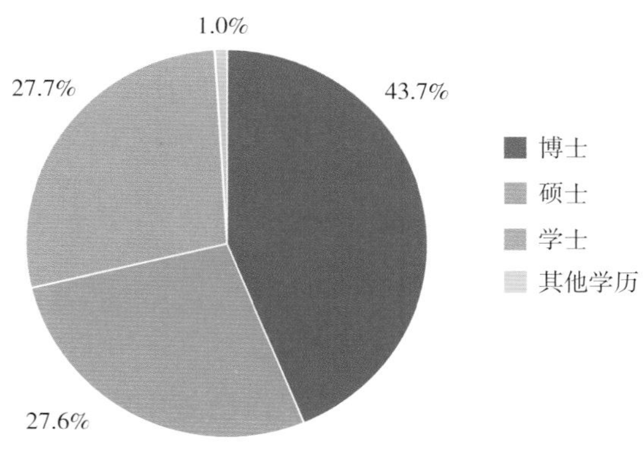

图 1-9　2020 年专项参与人员学历分布

六、在研项目总体进度

生殖健康专项 2020 年在研的 52 个项目中，51 个项目按照年度计划安排总体进展良好，1 个项目进度滞后。各项目团队在前期工作的基础上，从实际需求出发，实事求是，围绕项目总体目标，聚焦关键科学问题，秉持创新的研究方案和科学可行的技术路线，在男性不育、卵子质量控制、胎盘形成和胚胎发育相关基础研究，以及出生缺陷核心技术攻关方面取得突破。

七、专项社会经济效益情况

2020 年，生殖健康专项获得国家标准 2 项，获得行业、地方标准 3 项；申请发明专利 190 项，其中 11 项为国际专利；获得授权发明专利 87 项，其中 4 项为国际专利；申请其他各类专利 100 项，获得授权其他各类专利 87 项；毕业研究生 1034 人，其中博士生 456 人；取得软件著作权 40 项；发表专著 94 部；取得新理论、新原理 77 项；取得新技术、新工艺、新方法 47 项；取得新产品、新装置 12 项；获得新药（医疗器械）证书、临床批件 4 项；获得临床指南、规范 37 项；新建生产线 1 条；新建示范工程数 2 项；培训技术人员 358 539 人；成果转让 7 项，成果转让收入 449.57 万元。

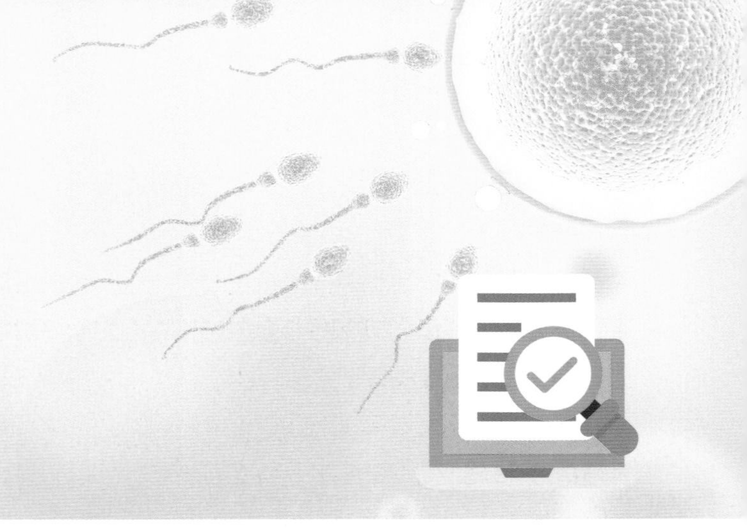

第二章 项目进展

2020 年，生殖健康专项研发任务部署工作已基本完成，在研 52 个项目进入实施中后期阶段。各项目根据任务合同书约定，克服新冠肺炎疫情对项目实施产生的负面影响，全力推进研发工作，取得系列重要进展。

第一节　人群和临床疾病队列研究

一、总体进展

人群和临床疾病队列研究的主要任务是“建立覆盖全国主要地区的出生人口队列和辅助生殖人群队列，重点监控生殖疾病、辅助生殖技术和出生缺陷，建立临床数据库和生物样本库。开展高质量临床研究，阐明生殖健康与出生缺陷相关主要疾病的病因”。专项于 2016—2019 年共立项 10 个人群和临床疾病队列研究项目。2020 年度，这些项目在建立出生人口队列开展重大出生缺陷风险研究、辅助生殖人口及子代队列建立与应用基础研究、生殖遗传资源和生殖健康大数据平台建设与应用示范、高龄产妇妊娠期并发症防治策略研究、常见重大出生缺陷病因学及早期预防策略研究、生殖疾病病因学及临床防治研究等研究方向均取得重要突破，对进一步完善队列数据库和生殖资源库、降低出生缺陷发生率、规范化诊断和防治生殖疾病具有重要意义。

首都医科大学附属北京妇产医院牵头的“建立出生人口队列开展重大出生缺陷风险研究”项目在全国 118 家医院及妇幼保健院完成了孕早期入组 162 349 人，孕中期随访 114 191 人，孕晚期随访 92 761 人，妊娠结局随访 76 765 人，追踪发现出生缺陷儿 1815 人；采集了母婴血液、尿液等多种类型生物样本 347 919 人份，分装入库 140 万管生物样本；初步建立了全球最大的出生人口队列及生物样本库；完成了 36 次数据质控和督导；搭建了中国出生人口队列管理云平台和出生队列管理系统；

积极推进孕前—孕期—出生国家监测数据库对接整合工作，完成了50余万条数据的匹配和清理工作；开展了孕早期高暴露药物种类筛选，有针对性地进行了药物致畸实验方案讨论与设计。

南京医科大学牵头开展的“中国人群辅助生殖人口及子代队列建立与应用基础研究”项目建立了我国首个具有广泛代表性的多中心辅助生殖人口及子代出生队列，截至2020年年底项目组新招募符合纳入标准的出生队列家庭69 618个；共收集夫妻双方和子代妊娠多阶段调查问卷50余万份，采集夫妻双方血液、尿液、精浆、精子、卵泡液、脐带血及子代血液等生物样本100余万管；建立了涵盖队列成员招募和随访、问卷调查、生物样本采集、质量控制等出生队列建设全流程的标准体系，组织编写了专著《出生队列建设标准与适宜技术》（人民卫生出版社），申请并获批中华预防医学会系列团体标准《出生队列技术规范》；建成了高标准、现代化的生物样本实体库和保障体系，完成了队列生物样本库标准化认证，为生殖健康影响因素、子代近远期健康危险因素及辅助生殖技术 / 方案的安全性评价等研究提供了丰富的生物样本和数据资源。

国家卫生健康委科学技术研究所牵头的“生殖遗传资源和生殖健康大数据平台建设与应用示范”项目开展了人类生殖遗传资源服务管理云平台开发与安全标准规范体系建设；收集鉴定并整理整合了生殖障碍性疾病、妊娠疾病、母子健康队列、新生儿和婴幼儿先天疾病、围产期干细胞的遗传资源及临床资料；集成开发了面向智能应用的生殖健康大数据收集整合与云平台；在生殖遗传资源建设方面，建立了生殖—妊娠—分娩序贯式生物样本库和分娩组织围产期间充质干细胞生物样本库等2个大型生物样本库，进一步规范化收集生殖遗传资源和数据资源；在标准规范与生殖遗传疾病分子诊断标准物质研发方面，获批了9个团体标准立项，正式发布了1项行业标准、1项国家标准及1项技术规范；完成了18种分子诊断标准物质定值，申报了5种国家参考品；面向临床场景开发了孕产妇围产保健监测系统、胎儿生长受限队列信息采集移动端系统、基于全外显子组测序的亲缘关系推断系统及单基因病表型信息标准化采集系统，并组织开展了临床示范应用。

北京大学牵头的“高龄产妇妊娠期并发症防治策略研究”项目针对高龄孕产妇重要并发症，基于运转良好的队列建设与标本管理平台“高龄产妇健康行动平台”（http：//unihope.bjmu.edu.cn/）建立了中国临床数据系统。平台累计录入21 908名对象信息（预期目标为2.2万名）；生物样本登记总计46 235份，基本完成了项目队列建设的总体目标。项目组通过回顾性和前瞻性病例对照研究，建立了高龄单胎和双胎妊娠子痫前期、自发性早产、瘢痕子宫再妊娠相关的并发症预测预警系统，提出了适宜于基层推广的高龄孕产妇瘢痕子宫、前置胎盘、产后出血等疾病的管理模式及转诊建议，构建了双胎妊娠胎儿体格发育状况辅助评价系统；发布了《双胎早产诊治及保健指南》，完成了关于高龄孕妇瘢痕子宫再妊娠、胎盘植入性疾病及辅助生育技术助孕双胎妊娠等疾病诊治相关的管理规范 / 专家共识的撰写工作。同时，项目组通过各种形式的专题研讨会和继续教育学习班等形式，培训技术人员 25 万余人次（含线上培训），加大研究成果的基层推广力度。

复旦大学附属儿科医院牵头的“中国人群重大出生缺陷的成因、机制和早期干预”项目围绕先天性心脏病、唇腭裂、脑积水、神经管畸形和智力缺陷等重大出生缺陷展开研究。本年度在各课题组的共同努力下，完善了中国重大出生缺陷临床信息—生物样本库和遗传资源数据库建设；揭示了孕妇血清中稀土元素浓度与胎儿神经管畸形发生风险的关系；发现了孕早期红细胞叶酸和维生素 B_{12} 水平过高能显著增加妊娠期糖尿病的发病风险；通过构建低叶酸营养小鼠模型发现了低叶酸通过甲基化修饰调控 miR-324-5P 表达，参与神经管畸形的发生；发现了可以作为先心病产前诊断筛查的 miRNAs 分子标志物：hsa-miRNA-337-5p、hsa-miRNA-1228-5p 和 hsa-miRNA-1538；明确了神经管畸形孕妇血清中差异表达的 C1QA、C1S、C3、CORO1A 和 DNM2 蛋白质标志物；证实了 hsa-piR-009228、hsa-piR-016659 和 hsa-piR-020496 是非综合征型唇腭裂孕早期产前诊断分子标志物；建立了基于母亲孕期血浆金属组先心病、神经管畸形和基于遗传突变的唇腭裂等疾病风险预测模型；同时，项目组通过各种形式的专题研讨会和继续教育学习班等形式，加大研究成果的基层推广力度。

山东大学牵头的“多囊卵巢综合征病因学及临床防治研究”项目发现了 PCOS 特发 *AMH* 基因变异，解析了遗传易感基因 *TOX3* 的作用机制，发现了系列新的表观遗传因素如 lncRNA、外泌体 miRNA、蛋白乙酰化修饰等，并探索了其作用与机制；发现雄激素诱导的肠道菌群失调加重 PCOS 代谢紊乱；阐明了 BCAA 分解代谢障碍、BCAA 积聚致卵巢局部氧化应激及炎症反应，引发卵子损伤并进而导致 PCOS 胚胎质量下降的机制；明确了小分子化合物人参皂苷 CK 通过靶向棕色脂肪组织中的 CXCL14 显著改善 PCOS 大鼠代谢生殖障碍，并发现奥贝胆酸对代谢具有改善作用；发现了不同内膜准备方案对冻胚移植后的妊娠结局和母婴健康的影响；完成了奥利司他助孕前预处理 RCT 研究，发现其并不改善活产率；通过队列研究证实了辅助生殖技术（Assisted Reproductive Technology，ART）子代存在较高的代谢和心血管疾病风险；积极参加制定多囊卵巢综合征相关不孕治疗及生育保护共识。

山东大学牵头的“卵巢早衰病因学及临床防治研究”项目从遗传学、表观遗传学、自身免疫等多角度探究了卵巢早衰（Premature Ovarian Failure，POF）的病因及发病机制，同时进行了 POF 的早期预警和防治新策略研究。阐明了 DNA 损伤修复基因 *MCM9*、*EXO1* 和 *RAD51* 突变通过影响同源重组修复过程导致 POF 发生的分子机制；揭示了长链非编码 RNA HCP5 和 GCAT1 分别通过影响颗粒细胞 DNA 损伤修复和增殖参与 POF 发生；发现了利用生物凝胶携带表皮生长因子（EGF）实现原始卵泡在体激活的新方法。

中国医学科学院北京协和医院牵头的“子宫内膜异位症病因学及临床防治研究”项目从多个维度对子宫内膜异位症（简称“内异症”）的发病机制、疼痛、不孕、巧囊恶变和新型治疗靶点等进行深入探索。通过单细胞转录组测序发现了非内异症内膜、内异症在位内膜、异位病灶的细胞组成差异、内膜周期性特征标志物及异位病灶微环境的改变，并提出周细胞可能在异位病灶发生、粘连形成等方面发挥重要作用；通过全基因组甲基化测序（WGBS）筛选了差异甲基化区域及 16S rRNA 基因测序发现内异症患者阴道微生物组学改变；揭示了雌激素通过膜通路和核通路作用于肥大细胞促进内异症病灶和疼痛的发生发展，异位内膜间质细胞中 TCF21 SUMO 化修饰与疾病发生密切相关，人脐带间充质干细胞来源的外泌体抑制异位内膜间质细胞增殖侵袭及干扰雌激素通路，这些可能为内异症治疗提供新的药物靶点和思路；子宫内膜容受性研究中，发现低剂量阿司匹林可以改善大鼠孕激素抵抗，通过蛋白组学分析发现了内异症不孕患者内膜容受特异性的分子标志物。建立了北京协和医院内异症结构化数据库，并进行了回顾性数据分析，构建了巧囊恶变的风险预测模型，结果应用于最新版内异症指南的制定；通过组织标本对内异症相关卵巢癌进行基因芯片检测，完成了差异基因和差异 lncRNA 筛选，并进行了功能分析，深入探讨了巧囊恶变的发生机制。

上海交通大学牵头的“早孕期自然流产病因学研究及防治策略”项目建立了大样本孕前优生健康检查队列和早孕期自然流产病例—对照队列；通过基因组拷贝数变异分析识别了复发流产发生相关基因及标记；利用病例—对照样本，建立了复发性流产相关 DNA 甲基化谱；解析了滤泡调节性 T 细胞（Tfr）积聚与健康同种异体妊娠和 PD1-PDL1 阻断诱导的流产之间的相关性；发现滋养层细胞来源的 IL-6 通过激活 Stat3 介导的 M2 型巨噬细胞极化而成为维持正常妊娠的重要因素；系统解析了 EIF5A、UM1、PDIA3、SPRY4、RND3、DICER 和 miR-27a-3p/USP25 等分子通过调控滋养层细胞功能，参与复发性流产等妊娠相关疾病的分子机制；发现 PBMC 宫腔灌注可以显著改善反复种植失败患者的种植率和临床妊娠率；发现抗生素治疗可以显著改善反复种植失败合并慢性子宫内膜炎患者的种植率、临床妊娠率和早期流产率，封闭抗体治疗可以显著降低原因不明复发性流产患者的流产率、显著改善活产率；发现相互易位携带者在接受 PGT 助孕后的自然流产及出生缺陷率降低，活产率升高。

浙江大学牵头的“排卵异常的发生机制及临床干预研究”项目已收集排卵障碍临床病例 2000 余份，生物样本 20 000 余份；通过临床标本和芯片数据分析，筛选了 9 个引起排卵障碍性疾病的致病基因（*FHL2*、*ZNF217*、*EPHA7*、*CD2α*、*BMP2*、*GDF8*、*ALKBH5*、*MCM8* 和 *IL1*），明确了 *CD2α*、*BMP2*、*GDF8*、*FHL2*、*ZNF217* 和 *EPHA7* 等在排卵异常发生过程中的作用；探索了环境因素与排卵障碍性疾病临床表现之间的相关性，明确了昼夜节律紊乱、高雄激素、肠道菌群等引起排卵障碍性疾病的环境和代谢致病因素；构建了昼夜节律紊乱大鼠模型、高雄激素大鼠模型、孕期高雄激素小鼠模型等，明确了昼夜节律、饮食结构和高雄激素对排卵的影响；利用果蝇、斑马鱼、小鼠和食蟹猴等模式生物，构建了昼夜节律紊乱斑马鱼模型、饮食诱导果蝇模型等，初步完成了与排卵障碍相关基因的筛选和动物模型的构建；初步筛选出了 TLR2、CCR1 两个可能改善卵母细胞质量的药物靶点；验证了胆汁酸 GDCA、IL-22 两个排卵障碍性疾病药物治疗新靶点的有效性，全面揭示了 PCOS 患者的肠道菌群及其代谢产物胆汁酸谱较健康人具有明显差异；初步建立了低脂及低糖膳食干预新方案。

二、各项目研究进度

（一）“建立出生人口队列开展重大出生缺陷风险研究”项目

1. 项目简介

项目由首都医科大学附属北京妇产医院阴赪宏教授团队牵头，团队成员来自四川大学、深圳市妇幼保健院和首都医科大学附属北京儿童医院等 20 家机构，涉及妇产科学、药学、遗传学、流行病学和统计学等多领域。项目拟通过建立出生人口队列，开展重大出生缺陷风险研究，探究重大出生缺陷相关遗传因素、环境因素及其交互作用；制定孕前—孕早期两阶段出生缺陷风险等级评估系统、监控方案和实施路径。通过项目实施，实现出生缺陷防控关口前移，降低出生缺陷发生率，提高我国出生人口素质。

2. 研究进展

（1）完善出生队列信息数据库和生物样本库

2020 年，在全国 118 家医院及妇幼保健院共完成孕早期入组 162 349 人，孕中期、孕晚期及妊娠结局随访 283 717 人次；追踪发现出生缺陷儿 1815 人；收集临床数据近 5000 万条。出生人口队列生物样本库新增研究对象 155 944 例，新增库存样本 1 397 022 管。2020 年项目组共完成 36 次数据质控和督导，其中线上 11 次、线下 25 次。质控和督导内容包括管理与人员、流程与操作、关键随访指标、关键结局指标及数据的准确性和完整性。同时为加快数据收集的进度并提高质量，项目组搭建了中国出生人口队列管理云平台，实现了对入组孕妇临床和样本信息的分级分权限管理，对孕妇和样本收集的全流程实行信息化和可视化管理，实现临床数据与生物样本信息的互联互通。

（2）建立 50 万孕前—孕期—出生整合数据库

基于现有数据资源建立 50 万级规模的孕前—孕期—出生整合数据库。国家卫健委科学技术研究所承担了国家免费孕前优生健康检查项目，自立项以来收集了 9000 余万名育龄夫妇的家庭档案和孕前检查资料，四川大学华西第二医院中国出生缺陷监测中心负责全国 64 个区县的出生缺陷人群监测项目，同期收集近 300 万条出生婴儿信息。2020 年项目组积极推进孕前—孕期—出生国家监测数据库对接整合工作，明确分析主题内容。

（3）药物致畸评价

完成两类围孕期妇女常用药物的致畸性评价。2020 年，项目根据 3 万多条孕妇数据开展了孕早期药物暴露率的统计与排序，筛选出高暴露药物种类两项，感冒药和甲状腺激素类药物，有针对性地开展了药物致畸实验方案讨论与设计，并按照纳入排除标准挑选了孕妇孕早期生物标本拟开展进一步研究。

3. 项目主要成果

（1）完成 35 万例出生人口队列建立

截至 2020 年 12 月 31 日，本项目在我国七大区 20 个省（区、市）、45 家医院开展，招募 35 万名孕早期孕妇，并对其进行孕中期、孕晚期、妊娠结局随访，收集临床数据 1 亿余条，采集并存储血清、血浆、羊水细胞、胎盘等生物样本 300 万份，初步建立了全球最大的出生人口队列及生物样本库。此外，项目已追踪发现先天性心脏病、泌尿生殖系统畸形、基因染色体异常等围产儿出生缺陷 3600 余例，为建立出生缺陷风险等级评估系统、制定适合中国人群的致畸风险监控方案提供了数据支撑。

（2）完善中国出生人口队列管理云平台

项目组搭建了中国出生人口队列管理云平台，分级分权限管理，全流程信息化，样本可视化，实现临床数据与生物样本的互联互通。项目实施过程中，入组及随访时产生的问卷调查数据信息实时提交至电子数据获取系统（Electronic Data Capture System，EDC），样本采集、分装、储存及出入库信息提交至样本库系统。通过系统提供的逻辑验证、跨病例报告表（Case Report Form，CRF）验证、自定义公式计算、极值质控、留痕备忘和超窗提醒等功能，实现数据实时质控。同时，根据不同的账号角色，开放不同的管理和操作功能权限，使项目各用户能够围绕系统中的数据进行有效沟通，为数据准确性和安全性提供了保障。该平台现已获得计算机软件著作权（登记号：2020SR1079868，2020SR1079862）。

（3）队列数据质控、清洗与统计分析

为保证队列数据的真实、准确、可靠和规范，项目组一方面通过 EDC 系统对数据实时质控、逻辑验证和留痕备忘；另一方面制定了《中国出生人口队列数据核查与质控方案》，按照该方案定期对各中心数据的规范性、逻辑性和完整性进行人工核查，结合 HIS/LIS 等病例检查系统进行核对。目前已清洗数据千万条，对 10 万例队列进行锁库与数据挖掘，开展了出生缺陷相关环境因素的研究，发现大气污染物是先天性心脏病的潜在危险因素。

（4）先天性心脏病危险因素研究

先天性心脏病是一类心脏及血管结构发育异常的先天性畸形，是自然流产、死产、新生儿和婴儿死亡的主要原因。项目团队开展病例对照研究探索先天性心脏病相关危险因素发现：孕前 BMI < 21.25 的孕妇，其子代患室间隔缺损的风险更大。先天性心脏病的发生风险与意外怀孕显著相关。发现先天性心脏病病例组头发中钴含量高于正常对照组，在头发和胎盘组织中，不同的先天性心脏病亚型和对照组相比其钴的分布浓度不同（图 2–1）；提示了先天性心脏病的发生可能与钴暴露有关。以上结果在 *Environmental Health and Preventive Medicine* 等杂志发表 SCI 论文 3 篇。

（5）优化出生缺陷超声筛查技术

通过回顾性收集孕 11 ～ 13^{+6} 周的单胎妊娠病例 624 例，基于胎儿颈项透明层厚度和多个超声颜面轮廓标记，建立了孕 11 ～ 13^{+6} 周 21– 三体综合征预测模型并构建了列线图（图 2–2），实现孕 11 ～ 13^{+6} 周单胎妊娠胎儿患 21– 三体综合征风险的个体化预测，其性能优于仅包含胎儿颈项透明层厚度和孕妇年龄的模型。该文章以“Application of an Individualized Nomogram in First-trimester Screening for Trisomy 21”为题在国际妇产超声知名杂志 *Ultrasound Obstet Gynecol* 发表。

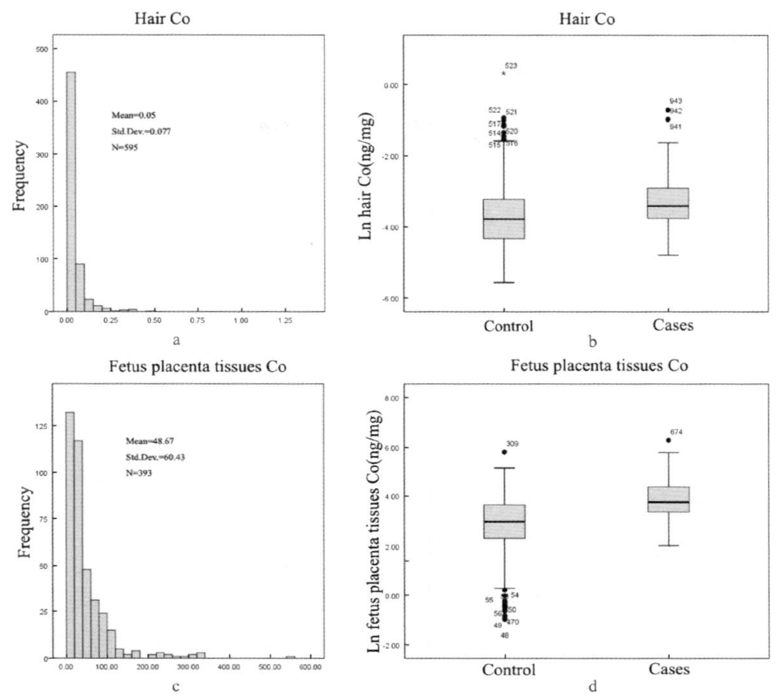

图 2-1　先天性心脏病组和正常对照组中钴含量的水平和分布

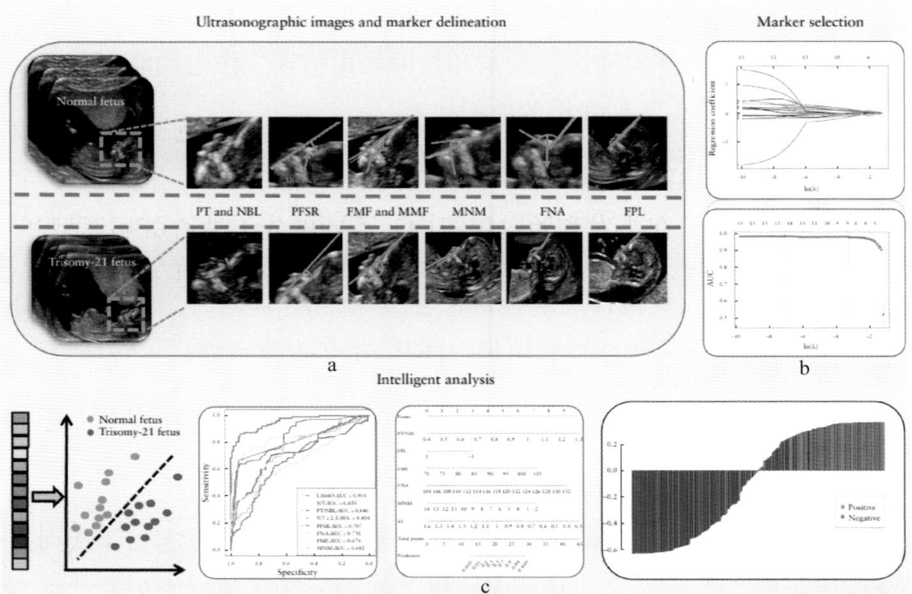

图 2-2　单胎妊娠胎儿患 21- 三体综合征风险的个体化预测

（二）“中国人群辅助生殖人口及子代队列建立与应用基础研究”项目

1. 项目简介

该项目由南京医科大学沈洪兵院士团队牵头，团队成员来自北京大学、上海交通大学、山东大学等16家生殖医学临床和研究优势单位，参与单位及成员在辅助生殖技术和出生队列研究方面具备丰富的经验。项目建立了大型前瞻性中国辅助生殖人口及子代队列，积累了丰富的不孕不育临床诊断、辅助生殖技术操作、胚胎发育障碍、胎源性疾病及子代近远期不良健康结局相关的多类型多时点数据，形成了开放、共享的出生队列生物样本资源库和大数据信息库，最终服务于我国生殖医学相关流行病学、基础医学和临床医学研究，并推动生殖健康相关卫生政策的制定和科研成果的转化应用。

2. 研究进展

（1）出生队列建设及随访工作整体进展顺利

截至2020年年底，项目组在执行期内新纳入符合标准的出生队列家庭69 618个，包括37 455个辅助生殖家庭和32 163个自然妊娠家庭，顺利完成队列纳入任务（6万个家庭）；累计收集各类调查问卷及病案信息50万余份，并完成了纳入人群基线数据库的整理和质量分析；累计采集血液、尿液、精浆、精子、卵泡液、脐血及子代血液等生物样本100余万管；各中心分娩期及子代随访工作稳步推进，进展顺利。在项目组制定的标准化随访流程和操作规范指导下，已完成23 634个家庭子代1岁随访和9495个家庭子代3岁随访，样本和数据采集整理工作也均顺利完成。

（2）进一步提升出生队列建设的质控体系

本年度项目组继续优化纳入及孕期随访现场质控方案、子代随访现场质控方案、数据采集和录入质控方案、样本采集质控方案、样本出入库质控方案及配套的录音质控和视频质控方案等。累计发现、修改和反馈数据质控问题25 000余条，组织视频质控讨论会10余场，其他各类质控讨论会30余场。同时，为了更高效地提高队列建设标准，项目组系统推进质控和培训一体化，本年度重点修订了各环节工作人员、技术人员、研究生的培训方案，共组织了10余场涉及各环节的线上线下培训会。并且在前期基础上，完成了多层次的数据安全体系建设。

（3）进一步推进数据库资源公开共享机制建设

项目组本年度继续完善了包括《队列研究中心数据共享方案》《队列研究中心数据平台使用协议》《数据安全和保密协议》在内的队列数据库公开共享制度，并在队列伦理审查委员会和科学咨询委员会的监督和指导下，逐步开放多渠道数据申请，设置“生殖医学国家重点实验室开放课题”和“江苏省科技资源统筹服务中心开放课题”两类，已批准开放课题4项，均进展顺利。此外，本年度项目组还搭建了出生队列云端数据共享分析平台，实现了出生队列数据的使用权和所有权分离，在充分共享出生队列数据和数据分析策略的基础上，确保了出生队列的数据安全。

3. 项目主要成果

（1）队列资源进一步拓展，队列标准化体系逐步完善

本年度项目组各中心实施现场均已完成队列纳入的建设任务，并全面进入随访阶段。截至2020年12月31日，项目组各课题新招募符合标准的出生队列家庭69 618个，并完成23 634个家庭的子代1岁随访和9495个家庭的子代3岁随访。已累计收集各类调查问卷及病案信息52万余份，累计采集夫妻双方及子代血液、尿液、血浆、精子、精浆、卵泡液等各类样本100余万管；基线数据库和随访数据库的定库工作也在顺利进行之中。同时，项目组对队列建设各个环节的规范化流程进行系统梳理总结，组织队列建设专家及研究骨干将其整理汇编成《出生队列建设标准与适宜技术》一书，已由人民卫生出版社出版发行，内容涵盖研究对象的纳入和随访，临床数据采集，生物样本采集、处理和保存，生物样本库建设与管理，网络平台管理，数据信息管理及质量控制等。此外，项目组积极推进出生队列建设系列团标的申请工作，截至目前，《出生队列技术规范第1部分：现场调查》《出生队列技术规范第2部分：长期随访》《出生队列技术规范第3部分：成员信息系统》已在中华预防医学会获批并发布。

（2）亚队列建设工作稳步推进

项目组依托现有队列人群，继续推进亚队列建设：①微生物免疫亚队列建设：在孕妇早孕期、晚孕期、子代出生、子代1岁随访时收集粪便样本建设微生物亚队列，阐明微生物在母婴间的传递规律和上游影响因素，综合评价其对子代体格和神经发育的影响，为机制研究提供可靠支撑。截至2020年12月31日，微生物亚队列已纳入辅助生殖家庭486例，自然妊娠家庭479例。采集辅助生殖家庭孕早期（486例）、孕晚期（343例）、分娩阶段（307例）和12月龄子代（61例）粪便标本；采集自然妊娠家庭孕早期（479例）、孕晚期（327例）、分娩阶段（281例）和12月龄子代（56例）粪便标本。②孤独症亚队列建设：项目组与南京医科大学附属脑科医院、附属妇产医院和附属苏州医院的儿童心理科专家团队合作，在子代2岁时采用M-CHAT量表进行孤独症筛查，筛查阳性儿童邀约至医院进行进一步检查和诊

断，并采集生物学样本，建立孤独症亚队列，并进一步完善出生队列子代孤独症筛查和诊断体系建设。截至 2020 年 12 月 31 日，已完成自然妊娠人群子代 M-CHAT 量表 1782 例，单胎阳性率为 1.89%，双胎阳性率为 8.10%；完成辅助生殖人群子代 M-CHAT 量表 1053 例，单胎阳性率为 0.91%，双胎中尚未发现阳性儿童。

（3）基于宏观人群数据和实验室检测持续推进科学研究

以第一标注在 *Environmental Health Perspectives*、*Gut Microbes*、*Environment International* 等期刊发表论文 34 篇，其中 SCI 收录论文 27 篇，中文核心期刊收录论文 7 篇；截至 2020 年 12 月 31 日，已累计发表第一标注论文 91 篇。其中代表性成果如下。

①通过液相色谱串联质谱法测定 3235 名孕妇尿液中 41 种抗生素及 2 种代谢物水平，探讨孕妇孕期抗生素内暴露现况及暴露模式，研究结果显示：超过一半的孕妇同时接触 2 种或 2 种以上不同类别抗生素，且孕妇整个孕期持续暴露于低剂量的优先兽用类抗生素十分常见，但仅 4.5% 的尿样健康风险指数大于 1。该研究为减少中国孕妇抗生素暴露提供了线索，相关研究结果发表于 *Environmental International* 上。

②利用气相色谱串联质谱法（GC–MS）测定 522 名行 IVF 治疗的不孕不育女性孕前尿液有机磷农药（OP）水平，研究显示 DEP 和 Σ4DAP 浓度与胚胎种植率、临床妊娠率及活产率之间存在负相关；而尿液中 DAP 浓度与早期 IVF 结局（总卵子数、成熟卵子数、优质胚胎数量、受精率等）无统计学关联，研究结果发表于 *Environmental Health Perspectives* 上。

③基于纳入的 128 个辅助生殖家庭和 100 个自然妊娠家庭，进行新生儿胎便样本 16S rRNA 基因测序分析，以对比辅助生殖新生儿和自然受孕新生儿肠道微生物的结构差异。研究发现：与自然受孕组相比，辅助生殖组新生儿胎便微生物多样性降低，拟杆菌门相对丰富度减少，厚壁菌门相对丰富度增加（图 2–3）；在辅助生殖组，黄体类支持药物的给药途径、促排卵用药方案的选择及移植胚胎类型都会对新生儿肠道中拟杆菌门的定植造成影响，研究结果发表于 *Gut Microbes* 上。

④单细胞转录分析揭示多囊卵巢综合征患者卵母细胞的线粒体动态变化：通过对 PCOS 患者和正常女性不同时期卵母细胞进行单细胞转录组分析，发现 PCOS 患者卵母细胞的线粒体相关基因如 *COX6B1*、*COX8A*、*COX4I1* 和 *NDUFB9* 可能在 GV 期提前激活，而这些基因的激活发生在 MII 期的健康卵母细胞中，提示线粒体功能异常可能是导致多囊卵巢综合征患者卵母细胞质量下降的重要原因（图 2–4）。研究结果为解析 PCOS 患者卵子成熟障碍的分子机制和为临床上通过卵丘颗粒细胞评估卵母细胞质量提供了新的参考，研究结果发表于 *Frontiers in Genetics* 上。

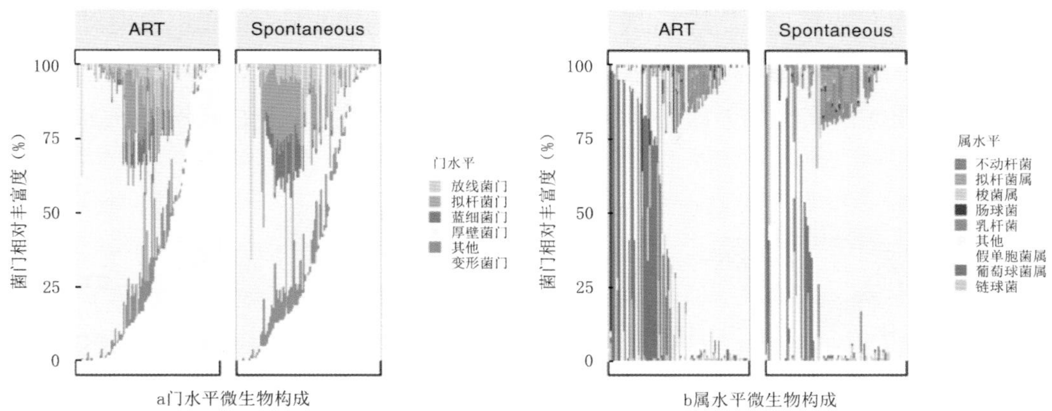

图 2–3　辅助生殖与自然妊娠新生儿肠道菌群对比

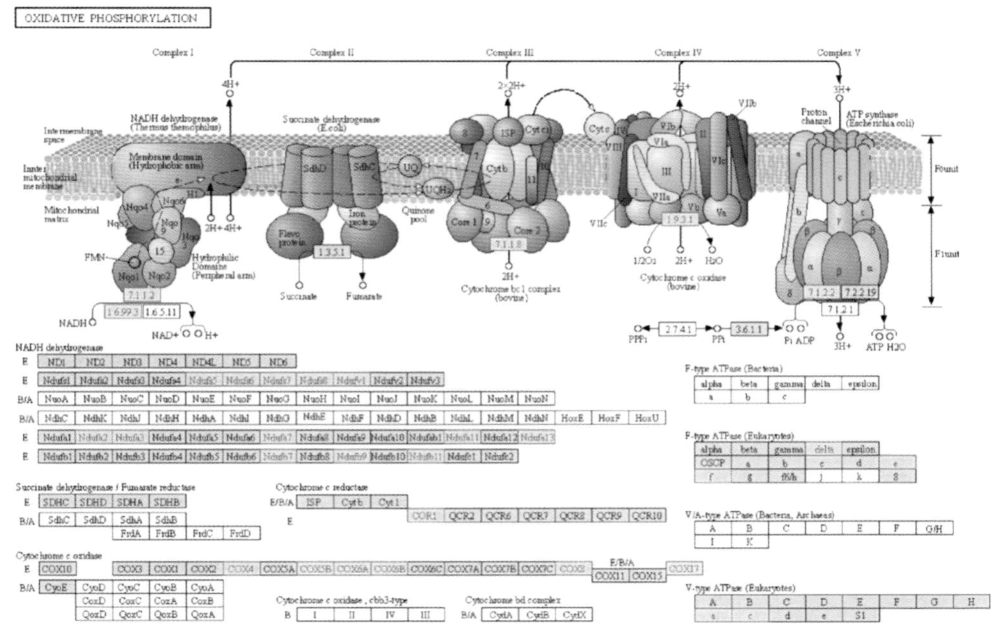

图 2–4　PCOS 卵母细胞在 GV 期表达上调的氧化磷酸化相关基因

⑤胎盘血管内绒毛外滋养层细胞（enEVTs）沿着母体 – 胎盘循环路径诱导母体 T 细胞分化（图 2–5）：项目组研究发现正常妊娠早期植入位点处，FOXP3^{+} Tregs 在螺旋动脉内部及绒毛间隙中出现大量富集；与之相应的是，血管内滋养层细胞（enEVTs）特异性高表达 TGF–β1。enEVTs 可通过产生 TGF–β1 显著促进母血 CD4^{+} T 细胞向功能性 Tregs 分化。在复发流产患者母胎界面上，Treg 细胞比例及 enEVTs 细胞表达

TGF-β1 的能力显著下降，其 enEVTs 促进 Tregs 分化的功能显著降低。这些结果证明 enEVTs 取代螺旋动脉血管内皮细胞的意义是参与调节母体 – 胎盘循环路径上的免疫豁免，并为 RSA 的病因和干预提供新思路。相关研究结果发表于 *Cell Proliferation* 上。

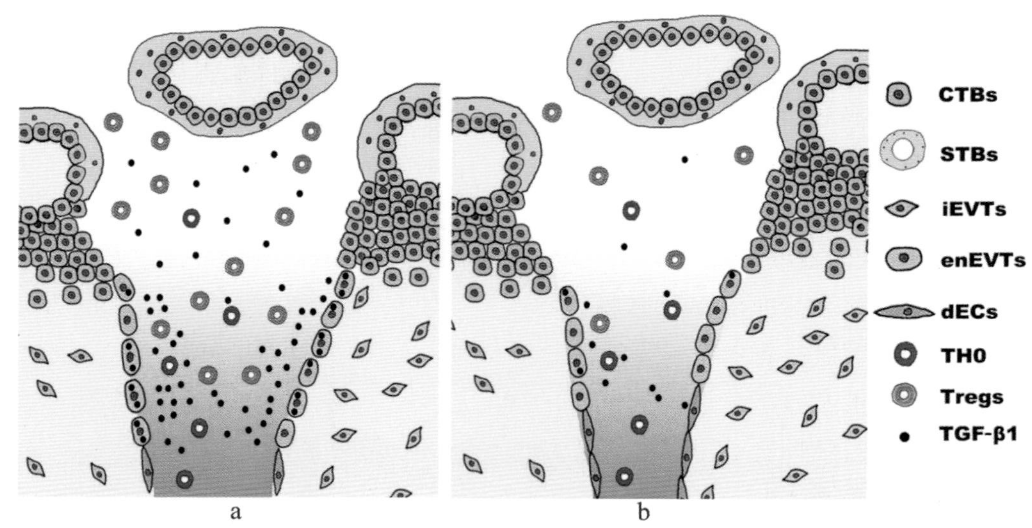

图 2-5　enEVTs 沿着母体 – 胎盘循环指导母体 T 细胞分化

（三）“生殖遗传资源和生殖健康大数据平台建设与应用示范”项目

1. 项目简介

该项目由国家卫生健康委科学技术研究所马旭研究员团队牵头，组织北京大学第一医院、北京大学第三医院、中国人民解放军军事科学院军事医学研究院、首都医科大学附属北京儿童医院（国家儿童医学中心）和北京妇产医院、南京医科大学附属南京妇幼保健院、浙江大学附属妇产医院、中山大学附属第六医院、广州医科大学附属第三医院、广州市妇女儿童医疗中心、青岛大学附属医院、中国疾病预防控制中心妇幼保健中心、中国食品药品检定研究院、中国计量科学研究院、中国标准化研究院，以及北京理工大学、北京航空航天大学和重庆邮电大学等 20 家跨领域、跨学科、跨行业的科研团队，针对影响我国生殖健康和出生人口素质的重大问题，聚焦标准化、高效能、多用途生物遗传资源和科学数据资源建设，按照生命科学、临床医学与信息科学、计算科学、系统工程学、人工智能等多学科深度融合的研究思路，采用“信息化支撑，标准化引领，精细化挖掘，云平台集成，全链条管理，第三方服务”的整体解决方案，系统收集生殖健康大型队列遗传资源和信息资源，建立国家级生殖健康科技资源平台，通过生殖健康实物资源和数据资源的功能化和智能化挖掘、实现开放共享、转化利用与示范应用，为生殖健康领域基础理论和关键技术的创新研发提供引导性支撑。

2. 研究进展

（1）人类生殖遗传资源服务管理云平台开发与安全标准规范体系建设

在标准规范与生殖遗传疾病分子诊断标准物质研发方面，项目团队共有 9 项团体标准已获批立项，1 项行业标准正式发布，1 项国家标准正式发布，1 项技术规范正式发布。项目团队基于人类生殖遗传资源服务管理云平台开发与安全标准规范体系建设实践，从体系思想和复杂系统视角出发，结合人类遗传物质与信息规范化收集、规模化安全运输、标准化保藏及安全保密与协议共享标准规范，形成了用于指导人类生殖遗传资源服务管理云平台开发及其安全标准规范体系建设的理论方法，为实现样本和数据的全链条可管、可控和可溯源，以及建立生殖健康大数据标准化整理整合、组织表述、信息安全和隐私保护及协议共享的安全标准规范体系打下坚实基础。相关研究成果撰写成学术专著《网络空间安全体系能力生成、度量及评估理论与方法研究》1 部，于 2020 年由科学出版社正式出版。针对生殖健康大数据平台的安全问题，项目团队确立面向第三方数据存储的大数据平台远程完整性验证方案，从动态数据审计与多用户审计的角度，研究远程数据审计技术，针对健康医疗大数据平台多用户审计的需求，利用密码学中双线性映射技术，提出了基于身份的多用户远程数据审计方案。依托本项目在医疗健康领域的大数据安全需求，设计完成了可行的大数据安全技术，支持医疗健康大数据平台管理和扩展，撰写学术专著《大数据系统安全技术实践》1 部，2020 年于电子工业出版社正式出版。

（2）生殖障碍性疾病遗传资源及临床资料的收集鉴定与整理整合

2020 年度完成了 13.6 万份生殖障碍性疾病遗传资源的采集、整理、入库，完成了 20 000 例生殖障碍性疾病病例临床随访队列的构建和数据采集入库。项目团队通过回顾性分析 931 例接受体外受精配套移植治疗的卵巢功能下降患者，对新鲜周期和解冻周期的所有临床和实验室数据进行详细分析，计算条件和累计活产率，探讨卵巢储备功能减退（DOR）患者多个取卵周期后活产的可能性。该研究发现并确认患者年龄和优质胚胎数量是预测活产的两个关键因素，相关研究结果撰写论文发表在国际妇产科学杂志 *Journal of International Obstetrics and Gynecology* 上，为临床诊疗中卵巢储备功能减退患者活产率预测提供了重要的预测因素。

（3）妊娠疾病遗传资源及临床资料的收集鉴定与整理整合

项目组完成了 359 407 人份妊娠期不同时期、不同类型的生物样本采集，完成了 32 704 例妊娠疾病前瞻性妊娠的队列构建和数据采集。项目组牵头制定多部临床诊疗规范，包括标准化产科生物样本库的建设及质量管理规范、胎盘植入超声预测评分体系、孕期营养及生活方式管理专家共识、GDM 口服降糖药物规范化应用、孕期适宜运动方式、新生儿早期基本保健的专家共识。此外，项目团队已形成“覆盖京津冀地区胎盘植入 / 妊娠期合并高血糖协作网络体系”、组建了“三省五市多家妇幼保健机构多中心妊娠期糖尿病诊治小组”，采取“GDM 专病 / 营养门诊 –GDM 一日病房”多模式临床管理体系；建成了成立最早、网络覆盖最广、具备多学科联合诊治能力的“华南地区孕产妇救治中心”，提出了线上线下规范化管理“凶险性前置胎盘合并胎盘植入”，建立院外分层管理模式。

（4）母子健康队列遗传资源及临床资料的收集鉴定与整理整合

项目组完成了 244 103 份相应时点生物样本的收集，收集标本来源包含孕中期血液、孕晚期血液、配偶血液、产时标本、儿童 1/3/6 岁血液，标本类型包含白膜层、红细胞、血浆、血清、血凝块、胎盘、脐带、干血片、脐带血血浆等。完成纳入 23 877 例孕妇，于孕 20 周前、孕 24 ～ 27^{+6} 周、孕 35 ～ 38^{+6} 周、分娩时、出生后 42 天、6 月龄收集流行病学和临床信息资料。项目组依托现有数据库及样本库，进行样本检测及数据分析，完成多囊卵巢综合征孕妇体重增长与围产结局的探讨分析、产前抑郁症状与婴儿湿疹的关系探讨研究、大于胎龄儿发生风险的人群归因危险度分析等，研究结果均已在 SCI 期刊或核心期刊发表。

（5）围产期干细胞资源及临床病历的收集鉴定与整理整合

项目组标准化收集冻存了脐带、胎盘和羊膜等不同组织来源及不同培养代数的间充质干细胞（Mesenchymal Stem Cells，MSC）样本共计 98 961 份，其中脐带 MSC 样本为 54 326 份、胎盘 MSC 样本为 23 235 份、羊膜 MSC 样本为 21 400 份。开发了围产期干细胞制备的关键技术和标准化操作方案：对包括脐带血造血干细胞在内的围产期干细胞进行标准化管理与质量控制。完成优化围产干细胞制备相关 6 项关键技术，制定标准化技术规程 18 项，团体标准正在申报中。参与建设了 1 个临床级脐带血造血干细胞库和 1 个生产级围产期干细胞库，同时建立我国围产期干细胞库的建库标准和检测标准，构建围产期干细胞库。

（6）新生儿和婴幼儿先天疾病遗传资源及临床资料的收集鉴定与整理整合

项目组收集了 3280 余例新生儿及先天疾病患儿的生物样本，建立了我国首个大型标准化婴幼儿先天疾病遗传资源库，共包括200余种婴幼儿疑难遗传病亚型；2020年新增收集12.6万余份生物样本资源，研究多种因素对新生儿常见病的影响。2020年新增完成新生儿200余种疾病519个基因的基因组变异鉴定，构建新生儿遗传代谢病及婴幼儿先天疑难病的候选基因谱；完成650余例先天遗传病患儿家系的基因组变异筛查与诊断，构建形成累计数据110 TB的生物遗传资源库和遗传数据资源库。此外，项目组利用生物遗传资源库、遗传数据资源库及临床表型资料库，遵循遗传病基因大数据分析的“生物学+遗传学+临床特征”三要素原则，在北京儿童医院集团内8家三甲医院，尝试制定各个系统先天性疾病诊断标准，以知情同意为前提，建立标准化采集、处理和制备婴幼儿血浆、白细胞、DNA、新生儿足跟血斑等生物样本的流程规范，并通过生物信息管理平台进行管理，为后面定期随访个性化治疗效果、监测干预等提供很好的基础。2020年于中华医学遗传学杂志发表了白化病的临床实践指南。

（7）面向智能应用的生殖健康大数据收集整合与云平台集成开发

项目组组织开展多维度、多民族生殖健康大数据收集与标准化整理整合，建立了全数据链质量控制体系，2020年度新增完成了6个数据专题、14个科学数据集，共计10 449 654人条生殖健康科学数据的收集整理整合工作，其元数据信息、共性数据、全字段说明文件和全字段示例数据均开放共享，对外提供索引查询和可视化展示。开展了生殖遗传资源的挖掘与利用，针对产道与肠道宏基因组学研究，2020年度总计完成2000份妊娠女性肠道粪便样本及孕中晚期阴道拭子样本的采集及细菌组DNA提取工作，待下一步进行宏基因组检测。此外，已完成2723例染色体微缺失/重复数据的检测，完成基于串联质谱的6万例新生儿代谢物数据检测，并整合60万例新生儿小分子代谢物检测数据。项目组2020年度面向临床场景开发了多套生殖健康大数据和人工智能应用软件系统，研发基于强化学习和孪生网络的妊娠综合征早期诊断方法，并对妊娠期疾病预测模型及其不确定性的解释进行了进一步研究，基于围绕孕育时间轴的前瞻性妊娠队列临床数据库，采用计算机机器学习的方法，构建妊娠期高血压、妊娠期糖尿病、早产的风险预测模型，并研发育龄夫妇妊娠概率的智能预测方法及系统。完成了卵巢良性肿瘤、多囊卵巢综合征、妊娠期高血压疾病、妊娠甲状腺疾病、前置胎盘、输卵管妊娠、过期妊娠、剖宫产、新生儿高胆红素血症、新生儿低血糖症等10套临床路径应用软件的研发，正陆续申请软件著作权登记中。提出了一种基于多流信息融合传导的医学图像分割方法，能够更加有效地提升婴幼儿髋关节骨骼分割效果，并进一步在面向婴幼儿先天性心脏疾病辅助诊断的心音分析和阿尔兹海默症计算机辅助诊断方面提出新的深度学习模型。开展了基于面部特征识别遗传病的机器学习方法研究与全外显子测序的亲缘关系推断系统研发。组织了基于生殖和出生队列的生殖健康大数据等4项重要数据分析挖掘研究，包括育龄夫妇生育力影响因素（包括血压异常、体重指数正常）与怀孕等待时间的相关性研究、极端环境温度暴露与早产的相关性研究、空气PM1暴露对健康备孕人群血压水平的影响及二孩政策下中国剖宫产率的变化趋势研究等，并在国际顶级学术期刊上发表一系列高水平论文。

3. 项目主要成果

（1）基于生殖和出生队列的生殖健康大数据挖掘研究

项目团队开展育龄夫妇生育力影响因素研究，通过分析育龄夫妇血压异常与怀孕等待时间的关系，在国际上首次基于大样本人群发现了年轻夫妇高血压前期会降低生育力，模型显示孕前为高血压前期或高血压的初孕夫妇TTP明显延长，生育力分别下降2%和27%。通过分析育龄夫妇体重指数与怀孕等待时间的关系，发现女性体重过轻、超重、肥胖和男性体重过轻与夫妇的TTP延长有关，首次提出女性和男性的最佳BMI水平分别为20.61～23.06 kg/m^{2}和22.69～27.74 kg/m^2，与BMI正常的夫妇相比，体重过轻和肥胖夫妇的妊娠率分别降低了9%和20%，该研究是目前国际上关于育龄夫妇BMI与生育能力关联的最大样本量前瞻性研究，也是首次探讨夫妻不同BMI水平组合对生育能力的影响，发现BMI正常女性和超重男性的夫妇组合生育能力最高，而肥胖女性和体重不足男性的夫妇组合生育能力最低，上述研究成果分别发表在美国妇产科学杂志 *AJOG* 和 *Fertility and Sterility* 上。此外，项目组开展了极端环境温度暴露与早产的相关性研究，发现孕期暴露于高温和低温环境中均会增加早产风险，并发现最佳孕期平均温度为12 ℃。进一步通过亚组分析，发现不同职业人群对于极端温度的敏感性存在差异，农民对于高温更加敏感，工人对于低温更加敏感，超重人群对于极端温度暴露的敏感性更高，上述研究结果为制定不同人群个性化孕期温度指导方案提供了基础数据支撑，相关论文发表在 *Environment International* 上（图2-6）。

项目组还利用大样本生育监测数据深度分析二孩政策下中国剖宫产率的变化趋势研究：采用大样本横断面的时空分布分析，聚焦二孩政策实施前后我国剖宫产比例的变化趋势，详细阐明了中国育龄人群2013—2018年剖宫产率的年度变化趋势，发现尽管二孩政策的实施在短期内带来了剖宫产比例的下降，但政策实施2～3年后已出现显著的回升态势，提示我们剖宫产率的控制将是一个长期持续的过程，为进一步降低剖宫产率促进母婴健康应继续实行严格的管控措施，相关研究结果发表在 *BMC Medicine* 上。

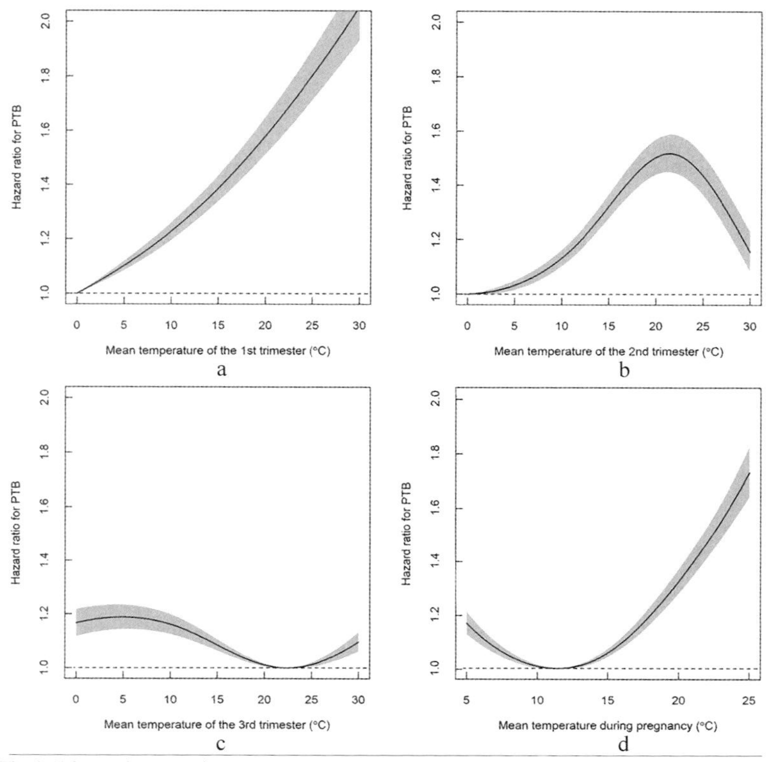

注：极端温度暴露增加早产的风险，孕早期高温暴露对早产的影响最大，孕晚期则是极高温和极低温暴露显著增加早产风险，从整个孕期来看均温在 12 ℃时早产的发生风险最低，高温暴露对于早产的影响显著高于低温暴露。

图 2-6　不同孕周温度对早产的影响

（2）健康孕妇孕中期羊水中微生物菌群状态研究

宫腔内是否有菌，一直是国内外饱受争议的话题。传统观念认为，宫内为无菌环境，正常妊娠期羊水、胎盘、胎膜及胎便均无细菌存在。随着高通量测序技术的发展，学者们陆续提出宫内并非完全无菌，而是存在特有的菌群，认为人类早期的菌群定植始于胚胎期。明确孕中期羊膜腔内的微生物状态对于妊娠监测、分娩结局评价、生命早期菌群定植对于近远期疾病易感性等研究具有重大意义。项目团队基于建立的前瞻性妊娠队列，针对 2018 年 5 月至 2019 年 3 月入组需要产前诊断而进行孕中期羊膜腔穿刺术的 37 例孕妇（包括 5 例双胎孕妇），收集羊水样本 42 份及孕期临床围产保健检查资料并随访其妊娠结局。该研究不仅通过设置多重阴性对照、排除实验过程中的 DNA 污染，并应用阳性对照作为质控，保证实验结果的可靠性，还利用多种微生物学检测方法的应用，进行相互印证，保证了实验结果的可重复性。

该研究提出了真实的微生物菌群研究的标准。尽管通过 16S rRNA 测序在羊水样本中检出了菌群，但无论是菌群多样性还是结构，均无法与阴性对照进行区分，因此，研究初步结论为健康孕妇孕中期羊水中不存在微生物，相关研究结果以“Midtrimester Amniotic Fluid from Healthy Pregnancies Has No Microorganisms Using Multiple Methods of Microbiologic Inquiry”为题发表在美国妇产科学杂志 *AJOG* 上。

（3）基于生殖健康大数据的生育妊娠风险预测模型与 AI 医疗辅诊工具研发

项目组面向临床场景开发了生殖健康大数据和人工智能应用软件系统，研发基于强化学习和孪生网络的妊娠综合征早期诊断方法（图 2–7），并对妊娠期疾病预测模型及其不确定性的解释进行进一步研究，构建完成妊娠期高血压疾病、妊娠期糖尿病及早产的风险预测模型各 1 套；还基于围绕孕育时间轴的前瞻性备孕妊娠队列临床数据库研发适宜中国育龄夫妇的普适性生育力风险计算模型，建立育龄夫妇妊娠概率的智能预测方法及系统。在生殖健康大数据挖掘与生育风险评估预测预警方面，本年度由国家卫生健康委科学技术研究所联合东南大学申请发明专利 1 项（育龄夫妇妊娠概率的智能预测方法及系统，申请号：202011097478.2）。该发明公开了一种育龄夫妇妊娠概率的智能预测方法及系统，该方法采集影响育龄夫妇生育力的多个数据信息并进行数据标准化处理，建立育龄夫妇一年妊娠概率与影响因素的关联数据库；提取部分数据集进行训练，筛选各因素指标并与育龄夫妇一年妊娠概率构建多因素回归预测模型；将所述预测模型可视化，绘制 Nomogram 图，为每一个预测的风险因素计算风险评分，并根据各风险因素的评分相加得到总评分；根据总评分与结局事件发生概率间

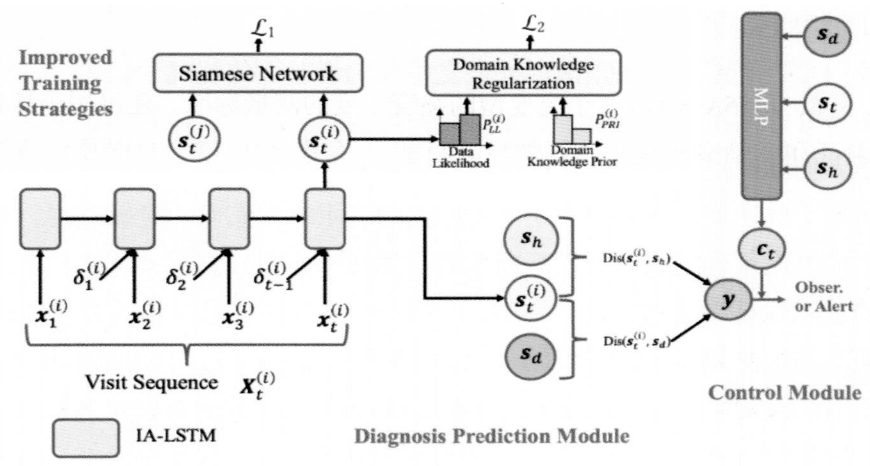

图 2–7　动态早期诊断流程

的关系，计算出某个体发生妊娠事件的概率预测值。该发明解决了现有育龄夫妇无法自主对妊娠概率进行较为准确预测的问题，在个人层面有利于提高个体健康状况的自我意识，改变不良生活方式，有针对性地引导其制订备孕计划；在医生层面可根据测评结果制定有效的健康管理策略，有助于识别确实需要通过辅助生殖技术受孕的对象；在政府层面有利于确定公共卫生政策的优先次序，切实提高人群生育力，保障我国计划生育政策的实施，为健康中国战略部署奠定坚实基础。

（4）妊娠期糖尿病辅助早期诊断相关的血清 / 血浆多肽标志物及其应用研究

针对我国 GDM 发病率持续攀升、GDM 临床筛查时机在孕中晚期筛检试验费时费力且可能增加潜在 GDM 孕妇糖负荷并错失高危人群早期干预时机的重要问题，本项目团队使用妊娠 16 ～ 18 周孕妇外周血样本，采用严密的设计和评价体系、成熟的多肽实验方法获取疾病特异和异常表达的血清 / 血浆多肽，并随机挑选多肽进行验证，保证实验结果的稳定性，重点研究了 Q6PFW1、P35658、P32004、Q9Y4H2 四个蛋白来源多肽的氨基酸序列，通过验证和功能研究获得了 4 个多肽用于 GDM 早期预测的循证医学依据，申报并授权了国家发明专利 4 项（专利号：ZL 201910351324.2、ZL 201910350462.9、ZL 201910350484.5、ZL 201811039031.2），为临床开展 GDM 高危人群筛查提供了重要的技术手段和循证医学证据。

（5）完成 18 种耳聋基因突变标准物质的定值

通过对实验室测量能力进行筛选，选择 8 家实验室采用建立的微滴数字 PCR 方法，对 9 种野生型或突变型质粒 DNA 进行定值。以重量法和数字 PCR 两种方法的测定结果作为混合型质粒 DNA 标准物质的标准值。该系列标准物质可用作实时荧光定量 PCR 和高通量测序方法定量测定耳聋基因 *GJB2*（35delG、176del16、235delC）、*SLC26A4* 基因（2168A > G、IVS7–2A > G）和线粒体基因 *12S rRNA*（1494C > T、1555A > G）7 个突变型的突变丰度的测量标准，还可用于耳聋基因突变方法验证和实验室质量控制等领域。目前已经用于 MALDI–TOF 质谱方法和荧光探针溶解曲线法的验证，试用结果表明该套标准物质可作为测量标准，有效地用于耳聋基因突变检测方法的验证和质量控制，为耳聋基因突变检测方法和相关试剂产品的开发提供溯源性保证。

（四）“高龄产妇妊娠期并发症防治策略研究”项目

1. 项目简介

项目由北京大学赵扬玉教授团队牵头，项目组由国家妇产疾病临床医学研究中心、国家产科质控中心、干细胞与生殖生物学国家重点实验室、国家卫生健康委生育健康重点实验室和教育部重点实验室等综合实力强大的成员单位组成，针对高龄产妇常见的妊娠并发症，围绕建立队列研究资源库、提出适宜基层推广的高危风险预警方案、建立相关并发症的早期筛查和预测模型等目标开展研究工作，通过项目实施形成中国策略、构建中国方案，在新形势下制定适合中国国情的高龄孕产妇并发症诊治管理规范，确定适宜的预防措施和合理的临床治疗方案，进一步提高出生人口素质、降低孕产妇死亡率，并为政府决策制定提供科学依据。

2. 研究进展

（1）高龄孕妇队列建设基本完成

队列建设与生物样本管理平台运行良好，受新冠肺炎疫情影响队列建设及样本收集速度有所下降，但目前已基本完成队列建设预定目标。2020 年度新增研究对象 2474 名（其中单胎 2326 名，双胎 148 名），新增各类生物样本 4245 份。截至 2020 年年底，累计录入 21 908 名对象信息（其中单胎 19 840 名，双胎 2068 名）及 46 235 份生物样本，总体任务完成率为 99.6%。

（2）妊娠期并发症的预测预警系统进一步完善

项目组在前期研究的基础上，改进了针对高龄孕妇子痫前期预警系统相关的预测模型，从表观遗传之基因冲突着手，探索子痫前期的疾病候选基因，对于印记基因 *PHLDA2* 在子痫前期预测方面的潜在作用进行了探索。项目组完成了瘢痕子宫再妊娠孕妇胎盘植入及产后出血等并发症的预测模型并申请相关专利，并自主研发了“母婴知声云平台”应用，规范分级医疗、双向转诊和远程会诊，建立了适合于中国实情的转诊、分级诊疗的高龄孕产妇前置胎盘优化管理模式。完成了关于髂内动脉球囊置入止血技术在前置胎盘合并胎盘植入孕妇手术中的前瞻性研究，在前期回顾性研究基础上通过前瞻性研究证实该技术并不能降低胎盘植入孕妇出血相关并发症的风险。结合队列内的母体外周血相关指标及临床指标建立了对孕中期无症状孕妇进行早产预测的模型，并通过对 5 万例病历资料进行多变量 Logistic 回归分析，发现高龄孕产妇是影响剖宫产率和某些妊娠并发症或不良结局的重要高危因素。另外，在双胎妊娠研究领域，项目组 2020 年度建成国内样本量最大的双胎妊娠胎儿生长曲线模型，并开发了用于孕妇自主录入超声胎儿数据的微信小程序，拟于 2021 年正式投入使用，相关专利正在申请中。

（3）完成多部高龄孕妇并发症处理指南 / 专家共识初稿

高龄孕妇并发症诊治处理指南 / 专家共识是本项目的重要产出之一。在项目研究成果和国内外循证证据的基础上，项目组已基本完成草案或初稿。已提前完成并发布了中国《孕前和孕期保健指南（2018）》《双胎早产诊治及保健指南（2020年版）》，完成《妊娠合并糖尿病诊治指南（草案）》和《高龄妇女瘢痕子宫再妊娠管理专家共识（草案）》的撰写，创新性地提出了前置胎盘合并胎盘植入的精准手术策略并牵头完成了《胎盘植入性疾病诊断和处理指南》初稿，完成了《辅助生育技术助孕双胎孕妇孕期规范化管理专家共识（草案）》的撰写。

3. 项目主要成果

（1）系统揭示近 10 年中国剖宫产率的变化趋势和特点

入选专项标志性成果，详见本书第三章第一节。

（2）建立高龄孕妇子痫前期、自发早产预测模型

项目团队前期通过传统病史及妊娠中期生物学指标构建的预测模型，对于全年龄段的区分度 AUC 值分别为 0.815 和 0.784，但在高龄孕产妇中进行外部验证的 AUC 值仅为 0.709，可能高估了高龄人群的风险。经过调整病史指标（舒张压替换为平均动脉压，剔除子痫前期病史因素），加入在前瞻性队列中检测的新指标（游离脂肪酸）重新构建预测模型，AUC 值为 0.836（95% CI 0.781 ～ 0.891），模型校准度良好，在高龄人群中内部验证稳健。决策曲线分析图阳性预测值取 0.1 时，灵敏度为 0.985。新模型从整体上比原有预测变量重新拟合的模型对于子痫前期的预测有所改善，且预测指标简便易得，较 2019 年 FIGO 推荐的联合预测方法更加适合临床使用和推广。相关成果以“Differentially Expressed Circular RNAs and the Competing Endogenous RNA Network Associated with Preeclampsia”为题发表在 *Placenta* 上。此外，项目团队在多种临床样本中验证了 IL-37 水平与早产的相关性，并开展了信号通路活性检测、细胞功能学检测等分子生物学实验，阐明了 IL-37 在早产中的抑制炎症、保护胎膜结构等生物学作用及潜在调控途径。这些发现不仅为早产的发病机制提供了新的见解，也为其防治提供了潜在的治疗靶点。项目组还利用前瞻队列孕早期收集的外周血清标本，采用化学发光法检测皮质醇的表达差异，建立了早产相关代谢产物的预测模型，最佳 AUC 校正值为 89.5%，95% CI：0.886 ～ 0.9889，灵敏度为 100.0%，特异度为 78.9%，该模型可以对孕中期的无症状孕妇早产风险进行更准确、灵敏的预测。相关成果以“IL-37 Exerts Anti-Inflammatory Effects in Fetal Membranes of Spontaneous Preterm Birth via the NF-κB and IL-6/STAT3 Signaling Pathway”为题发表在 *Mediators of Inflammation* 上。

（3）瘢痕子宫及前置胎盘优化管理模式初步形成

项目团队通过对单中心高龄瘢痕子宫再妊娠孕妇进行回顾性分析，建立了预测高龄瘢痕子宫妊娠产后出血预测模型、高龄瘢痕子宫再妊娠医源性早产预测模型及三维能量多普勒超声凶险性前置胎盘合并胎盘植入的早期筛查和诊断模型，并申请4项国家专利（其中2项为实用新型专利）。项目团队通过分析既往10年前置胎盘单胎妊娠的临床资料，比较了不同类型前置胎盘对妊娠结局的影响，分析了既往前置胎盘病史对再次妊娠结局的影响，并发现初次剖宫产年龄在18～24岁是瘢痕子宫孕妇再妊娠时发生前置胎盘、胎盘植入、产后出血等的独立危险因素，而初次剖宫产年龄≥35岁是再次妊娠时发生胎盘早剥、子宫破裂等不良结局的独立危险因素。相关研究结果发表在*BMC Pregnancy and Childbirth*、*Journal of Obstetrics and Gynaecology Research*上。

（4）髂内动脉球囊阻断技术不改善胎盘植入患者产科结局

项目团队在前期通过回顾性研究证实了髂内动脉球囊阻断技术并不能改变胎盘植入孕妇的产科结局。在此基础上，项目组进一步通过队列进行了前瞻性的随机对照研究，结果同样揭示了在前置胎盘合并胎盘植入的孕妇剖宫产术中，使用髂内动脉球囊阻断不能有效降低出血量、输血量和子宫切除率，不能改善产科结局。该研究是迄今全球报道的最大样本量的关于髂内动脉球囊阻断技术的前瞻性临床研究，该研究结果将使产科医生在选择使用髂内动脉球囊阻断技术时保持谨慎态度，避免过度使用该方法，以避免其带来的严重并发症。相关成果以“Internal Iliac Artery Balloon Occlusion for Placenta Previa and Suspected Placenta Accreta：A Randomized Controlled Trial”为题发表在*Obstet Gynecol*上。

（五）“中国人群重大出生缺陷的成因、机制和早期干预”项目

1. 项目简介

项目由复旦大学附属儿科医院黄国英教授团队牵头，团队成员包括北京大学任爱国教授团队、香港中文大学深圳研究院梁德扬教授团队、复旦大学马端教授团队、哈尔滨医科大学傅松滨教授团队、中国医科大学袁正伟教授团队等。项目拟通过对先天性心脏病、唇腭裂、脑积水、神经管畸形和智力缺陷5种重大出生缺陷，分别从外环境、内环境、表观遗传、遗传、分子标志物验证、预防与干预等6个方面开展系统研究，确认引起5种重大出生缺陷的重要内外环境致畸因素、表观遗传异常模式和遗传变异种类，获得一批可早期预测出生缺陷发生风险的临床指标、生物标志物和遗传位点，建立疾病预警模型；在孕前—围受孕期—围产期队列评估和干预

基础上，提出适合我国国情的全链条式的重大出生缺陷防控路径和干预策略。通过项目实施将完善中国重大出生缺陷临床信息—生物样本库和遗传资源数据库，在五大出生缺陷的围孕期预警、产前高效检测、患病胎儿 / 新生儿的早期诊断和干预等方面取得一批重点突破，为降低出生缺陷的危害提出切实可行的方法与措施。

2. 研究进展

（1）样本收集和队列建设

2020 年度项目已收集先天性心脏病家系 192 个，先天性心脏病合并内脏异位家系 102 个，先天性心脏病合并复杂畸形家系 120 个，散发重型先天性心脏病 2000 例，智力障碍家系 15 个，唇腭裂 82 例，脑积水 60 例，神经管缺陷 83 例，消化道畸形 95 例。项目组在北方继续扩大出生队列入组孕妇数量，2020 年新入组孕妇 1768 例，新增孕妇及其配偶 4146 例血样。目前为止出生队列总计招募 4117 例孕妇，采集孕妇及其配偶 6646 例血样存入生物样本库标准化管理，并进行多种方式随访及各项信息计算机录入；目前在出生队列的基础上又新增了早孕超声队列 109 例，中晚孕期超声队列 30 例，全孕期生化检查队列 286 例，用于出生缺陷早期影像学标志物筛查和预警模型构建。

（2）环境致畸因素研究

项目组在胎盘组织中检测有机氯农药（OCPs）与神经管畸形（NTDs）发病风险增加是否存在关联性时，发现脐带组织内 OCPs 水平升高为 NTDs 的危险因素；对 408 例 NTDs 和 593 例健康对照胎盘组织内数十种金属和矿物质进行比较分析，发现妇女孕前或孕期 Ba 暴露为胎儿 NTDs 危险因素；利用小鼠模型验证了胎盘组织内 Ba 浓度升高与 NTDs 风险增加之间的统计学关联性，同时还发现 Ba 还影响胚胎的正常生长发育，具有多种胚胎毒性；发现重金属砷通过下调 GDF1 的表达导致胚胎毒性，而叶酸能够有效拮抗砷的心脏发育毒性，逆转砷所导致的胚胎 GDF1 表达下调，进一步研究发现，砷可能通过 c-Myc/miR/ZBTB 通路参与 ROS 介导的 Sp1 下调；项目组利用人胚胎干细胞系建立体外诱导分化为心肌细胞的模型，探讨了低剂量 BPA 对人胚胎干细胞（hES 来源的心肌细胞（EdC）的干扰效应，发掘了可评价 EEDs 对子代心脏发育风险的标志物。

（3）母体内环境致畸因素研究

项目组利用英国 Biobank 的 100 000 个已绝经女性病例进行了大规模全基因组关联分析，结合 10 000 个中国女性群体及 1536 个卵巢早衰病例数据，明确了 10 个与中国女性早绝经显著相关的位点；通过低叶酸营养小鼠模型，发现高叶酸玉米不会在小鼠体内产生大量未代谢的叶酸，不会导致肝脏代谢和细胞活性出现问题，且能够提高胎鼠脑组织甲基化水平，证实了低叶酸通过甲基化修饰调控 miR-324-5P 表达，进而导致 NTD 发生；在高叶酸饲养的模型小鼠中，发现多数雌性小鼠的肛周、结肠及阴道口部位出现不明原因赘物增生，小鼠无法传代且早期死亡，通过转录组测序，结合 mRNA、蛋白水平检测，发现赘生物的小鼠中碱基错配修复基因 *MLH1* 和 *MSH2* 的表达均显著高于对照组，其有关分子机制需要进一步深入研究；项目组开展了基于出生登记系统的全人群队列研究，评估了母亲自然流产和死产史与先天性心脏病的关联及母亲糖尿病在这个关联中的效应修饰作用，发现母亲自然流产史和死产史的子代患先天性心脏病的风险分别增加了 16% 和 49%，研究结果有助于以简单的方式识别高危人群，通过详尽的胎儿心脏评估提高先天性心脏病的产前诊断率，从而使更多的患儿从中获益。

（4）表观遗传异常致畸机制研究

项目组在疾病表观遗传研究中，发现高浓度叶酸通过上调 KDM1A 启动子区 DNA 甲基化水平抑制小鼠胚胎干细胞中 KDM1A 的表达，进而抑制鼠胚胎干细胞诱导定分化中的上皮 – 间质转化（EMT）的变化过程；通过全基因组亚硫酸氢盐测序（BSP）技术筛选来源于唐氏综合征（DS）的患儿和正常对照组的 iPS 细胞中差异甲基化区域（DMR），发现具有 DMR 的基因显著富集在神经发育、干细胞多能性及组织器官大小调控的相关通路上；通过 RNA 测序（RNA-seq）分析了 DS 中的全基因组转录组学的变化，发现差异表达的 lncRNA 可能通过顺式调控作用影响了胚胎发育期 DS 患者神经和肌肉的发育，进而引起肌张力低下、智力障碍等相关表型；利用全基因组 BSP 技术检测 8 例唇腭裂引产胎儿伤唇组织和 5 例正常引产胎儿唇部组织甲基化变化，发现 *SOX2* 和 *GLI2* 两个候选基因甲基化异常并对其 mRNA 表达进行检测，证实了候选基因的甲基化异常与基因表达显著相关；通过二代 RNA 测序（RNA-seq）检测非综合征型唇 / 腭裂和单纯腭裂患者的转录组变化，在唇腭裂组中共发现 1341 个 mRNAs、36 个 lncRNAs 和 60 个 miRNAs 的差异表达；在单纯腭裂组中发现有 1255 个 mRNAs、57 个 lncRNAs 和 162 个 miRNAs 差异表达；研究结果提示 miR-200b-3p、miR-199a-5p、miR-199a-3p，lncRNA RP11-731F5.2-RARA、lncRNA XIST-miR-483-3p-SEPT9 及 *SMAD2*、*RUNX3*、*SOX6*、*MED25*、*CD44* 等可能在唇腭裂的发生中发挥作用。

（5）遗传突变致畸机制研究

项目组在疾病的遗传机制研究中，利用全外显子测序在 3 个 ASD 和 1 个 TOF

患儿中共发现了4个*SMC3*基因新的变异，随后在1090例先天性心脏病患者中对*SMC3*外显子进行靶向测序，结果在8例患者中发现8个*SMC3*编码区致病突变，在20例患者中发现7个非编码区变异位点。机制研究表明*SMC3*突变影响纺锤体组装，进而导致心脏发育异常。对62个智力障碍家系进行表型分析和遗传特征调查，发现致病基因临床诊断率约为50%。针对新发现的3个候选致病基因*WDR90*、*TMEM141*和*DLIC1*，项目组构建了相应的遗传变异动物模型，进行了疾病表型模拟、分析及致病机制研究。在一个三代腭裂家系中，通过全外显子测序分析发现*pard3*基因移码突变，随后在收集的56例非综合征型腭裂病例中，对*pard3*进行多重PCR外显子测序并通过Sanger测序验证，共检测出4例单纯杂合突变，1例复合杂合突变，进一步在斑马鱼中验证了*prad3*的表达异常会导致颌面部的发育异常。在临床唇腭裂病例家系及散发样本中，检测到*BRCA1*和*BRCA2*基因的有害遗传变异，利用Wnt1-cre工具鼠在神经嵴中特异敲除*Brca1*和*Brca2*导致颅面发育异常，*Brca1*和*Brca2*缺陷改变了间充质细胞的谱系特征，同时影响分化相关基因表达异常。利用全基因组关联分析，发现了一个新的中国汉族人群非综合征型腭裂易感区域（15q24.3），跨表型验证分析说明这个位点与非综合征型唇裂、唇腭裂无显著关联。

（6）分子标志物筛查研究

在分子标志物筛查研究中，项目组利用转录组测序和生物信息分析对孕有先心病胎儿的孕妇和正常孕妇的血浆外泌体进行小RNA测序分析，筛选出hsa-miRNA-337-5p、hsa-miRNA-1228-5p和hsa-miRNA-1538是改变明显的差异表达miRNAs，可作为先心病的产前诊断分子标志物。利用蛋白组质组学（iTRAQ）在神经管畸形孕妇血清中筛查差异表达的蛋白质标志物，结果发现补体C1QA、C1S、C3联合AFP数据建立的疾病预测模型准确率可提高至75%，ROC曲线计算其灵敏度为75%，特异度为75%。利用蛋白质组学技术（Label Free）对神经管畸形母鼠的血清外泌体进行蛋白质表达谱研究，共鉴定出397种蛋白质，其中33种蛋白质是差异表达蛋白质，结合生物信息学分析，结果证实CORO1A和DNM2在神经管畸形孕妇血清外泌体中存在明显降低，ROC曲线分析显示两个指标联合诊断神经管畸形的敏感性为94.74%，特异性为78.95%，尤其对12～18周的孕早期神经管畸形的诊断效率更好，敏感性和特异性均为100%。对非综合征型唇腭裂孕妇和正常孕妇的血浆外泌体进行全转录组测序分析，发现6个piRNAs（hsa-piR-001101、hsa-piR-009228、hsa-piR-016659、hsa-piR-019912、hsa-piR-020388和hsa-piR-020496）在非综合征型唇腭裂孕妇外泌体中存在差异表达，对出生队列中发现胎儿唇腭裂的早期孕妇血浆标本进行 PCR 验证，证实 hsa-piR-009228、hsa-piR-016659 和 hsa-piR-020496 可以在产前超声检查出现典型改变之前进行非综合征型唇腭裂的早期诊断，ROC 曲线分析其诊断敏感性为 100%，特异性为 90%，提示 hsa-piR-009228、hsa-piR-016659 和 hsa-piR-020496 是对于非综合征型唇腭裂孕妇具有早期产前诊断价值的分子标志物。

3. 项目主要成果

（1）孕早期孕妇叶酸和维生素 B_{12} 与妊娠糖尿病具有相关性

妊娠期糖尿病（GDM）是最常见的妊娠期代谢性疾病之一（约 1/5），明显增加子代早产、难产、巨大儿等不良妊娠结局的风险和母子长期心血管代谢疾病风险，是我国妇幼健康领域面临的巨大挑战。SPCC 队列的前期结果发现，上海地区孕前叶酸补充率仅为 40%，到孕早期可达 95% 以上，然而 RBC folate 孕前达标率不到 15%，到孕早期勉强达到 50%。既往研究显示，高血清叶酸暴露增加小鼠胰岛素抵抗及糖尿病发生风险，孕前补充叶酸能显著降低 GDM 发生风险。此外，既往研究叶酸暴露多采用问卷调查，导致体内真实的暴露水平出现偏差，暴露因素的测量存在一定缺陷，反映长期叶酸暴露水平的 RBC folate 与 GDM 的关系未见报道。项目团队通过 SPCC 队列人群，对孕早期（孕 9 ～ 13 周）的 1058 人检测了叶酸水平，其中的 180 人（17.0%）在孕中期被诊断为 GDM。多因素回归分析结果显示，RBC folate 与血清维生素 B_{12} 水平每升高 100 个单位，GDM 风险分别升高 7% 和 14%，且相互独立；与 < 400 ng/mL 者相比，RBC folate > 600 ng/mL 者 GDM 的风险增加 60%（OR=1.58；95% CI 1.03 ～ 2.41）。限制性立方样条回归发现 2 个指标与 GDM 发病风险呈现非线性关系。本研究首次发现孕早期红细胞叶酸和维生素 B_{12} 水平过高会显著增加 GDM 发病风险，为我国完善围孕期孕妇合理补充叶酸的实践、更好地开展妇幼保健工作提供了科学依据。相关研究以“Association of Maternal Folate and Vitamin B（12）in Early Pregnancy with Gestational Diabetes Mellitus：A Prospective Cohort Study”为题发表在 *Diabetes Care* 上。

（2）孕妇血清中稀土元素浓度与胎儿神经管缺陷发生风险的关系

稀土元素在环境中无处不在。动物实验研究表明，许多稀土元素对动物胚胎的健康有不良影响。然而，关于稀土元素是否影响人的胚胎健康的相关研究较少。为了明确稀土元素与胎儿及胎儿神经管缺陷（NTDs）风险之间的关系，项目团队检测了包括 200 名妊娠期受到 NTDs 影响的孕妇和 400 名胎儿 / 婴儿健康的孕妇血清中 10-REEs 浓度。结果发现，在测定的 15 种稀土元素中，有 10 种元素在 60% 以上的样品中被检出，包括镧（La）、铈（Ce）、镨（Pr）、钕（Nd）、钐（Sm）、铕（Eu）、铽（Tb）、镝（Dy）、镥（Lu）和钇（Y）。利用 Logistic 回归模型单独分析这些稀土元素时，发现与最低浓度的三分位相比，第 2 个和第 3 个三分位中 La 暴露的 NTDs 发生风险分别增加了 2.78 倍（1.25 ～ 6.17）和 4.31 倍（1.93 ～ 9.62），Ce 的风险分别增加了 1.52 倍（0.70 ～ 3.31）和 4.73 倍（2.08 ～ 10.76）；利用贝叶斯核机回归探究暴露于所有 10 种稀土元素的联合效应时，发现 NTDs 的发生风险随着这些稀土元素的总体水平升高而增加，同时考虑其他 9 种元素暴露影响时，La 暴露和 NTDs 发生风险之间的关联仍然存在。本研究表明，当考虑单个稀土元素时，NTDs 发生风险随镧浓度的增加而增加，当这些稀土元素被视为共同暴露混合物时，NTDs 发生风险随 10 种稀土元素浓度的增加而增加。该研究首次揭示了孕妇血清中稀土元素浓度与胎儿神经管缺陷发生风险的关系，相关成果以“Concentrations of Rare Earth Elements in Maternal Serum during Pregnancy and Risk for Fetal Neural Tube Defects”为题发表在 *Environment International* 上。

（3）法洛四联症高甲基化介导的 lncRNA TBX5-AS1：2 下调机制研究

法洛四联症（TOF）是最常见的原因不明的复杂先天性心脏病（CHD）。尽管长链非编码 RNA（LncRNAs）与心脏发育和一些 CHD 有关，但其在 TOF 中的作用尚不清楚，项目团队通过基因表达数据挖掘、生物信息学分析和临床心脏组织标本检测，发现了一个新的功能未知的反义 lncRNA TBX5-AS1：2，它在 TOF 患者受损心脏组织中显著下调。lncRNA TBX5-AS1：2 主要定位于人胚胎肾 293（HEK293T）细胞的细胞核内，与其正义 mRNA T-box 转录因子 5（TBX5）在重叠区形成 RNA-RNA 双链结构，是心脏发育的重要调节因子。通过启动子超甲基化下调 lncRNA TBX5-AS1：2 后，可通过 RNA-RNA 相互作用影响 *TBX5* 的 mRNA 稳定性，从而在 mRNA 和蛋白质水平上降低 *TBX5* 的表达。此外，lncRNA TBX5-AS1：2 基因敲除可抑制 HEK293T 细胞的增殖（图 2-8）。这些结果表明 lncRNA TBX5-AS1：2 可能通过靶向 *TBX5* 影响细胞增殖而参与 TOF 的发生发展。该研究确定了新的 lncRNA TBX5-AS1：2 在人 TOF 心脏组织中表达下调，并通过体外实验进一步探讨了其在心脏发育中的作用，为进一步阐明 TOF 的发病机制、探究 LncRNAs 在 TOF 中的作用提供了更多参考依据。

（4）全基因组关联分析发现新的非综合征性唇腭裂的遗传风险位点

在非综合征性口面部裂隙（NSOFC）患者中，主要有 3 种亚表型，包括非综合征性唇裂（NSCLO）、非综合征性唇裂加腭裂（NSCLP）和非综合征性腭裂（NSCPO），其中 NSCPO 的致病遗传因素尚不明确。该项研究采用两阶段全基因关联分析（GWAS），对来自中国人群的 NSCPO 病例组和对照组进行分析，结果发现一个新的拷贝数变异区域（15q24.3）和一个已知的拷贝数变异区域（1q32.2），在 NSCPO 病例对照设计中，发现在这两个拷贝数区域中的突变或附近区域的记忆突变与 NSCPO 相关联，同时在 GWAS 中具有显著相关性（$2.80 \times 10^{-13} < P < 1.72 \times 10^{-8}$）。研究发现，尽管 15q24.3 区域中的一个突变与 NSCPO 和 NSCLP 都具有显著相关性，但对风险评估作用的方向是相反的；项目组通过对 15q24.3 内的风险等位基因进行功能分析，结合该区域先前确定的候选基因在周皮发育、胚胎模式和/或细胞过程调控中的作用，进一步证实该区域风险等位基因参与了腭发育及导致腭裂发生的发病机制，为唇腭裂的发病机制提供了新的见解。

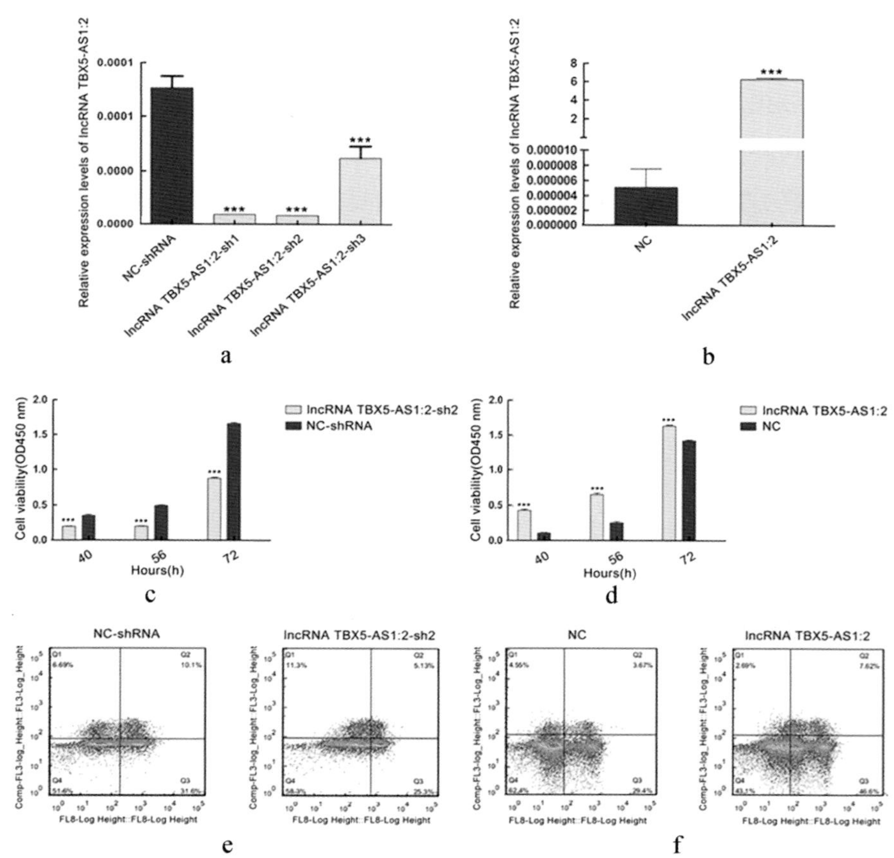

a：3 个靶向非重叠区域的 shRNA 敲低 lncRNA-TBX5-AS1：2 的表达；b：LncRNA TBX5-AS1：2 成功过表达；c 和 d：CCK8 分析显示 lncRNA TBX5-AS1：2 可以正调控细胞的增殖；e 和 f：流式细胞术分析发现 LncRNA-TBX5-AS1：2 对细胞凋亡无明显影响。

图 2-8　LncRNA TBX5-AS1：2 影响 HEK293T 细胞的增殖

（5）羊膜腔内 CRMP4 siRNA 和间充质干细胞联合移植明显增加脊柱裂胎鼠的神经功能恢复

神经管缺陷（NTD）会导致产前死亡和终生发病，且可用的治疗方法疗效有限。前期研究发现，产前骨髓间充质干细胞（BMSCs）移植可以治疗 NTD 大鼠的神经元缺乏。但是，基于 BMSCs 的疗法在用于治疗严重 NTD 时受限于 BMSCs 的低存活率。由此，项目团队提出一种结合了 BMSCs 移植和胶原蛋白介导蛋白 4（CRMP4 siRNA）的新疗法，即通过羊膜内或脊髓内注射腺病毒介导的 CRMP4 siRNA（Ad-CRMP4 siRNA）实现子宫内 BMSCs 移植和 CRMP4 降表达。此外，研究发现通过改善脊髓微环境，提高骨髓间充质干细胞的存活率，可以进一步增强骨髓间充质干细胞修复和重建的治疗效果，以达到"双刃剑"的目的。同时，通过对不同治疗组（CRMP4 siRNA 注射液、BMSCs 注射液或 CRMP4 siRNA + BMSCs 注射液）及不同的注射方法（羊膜内和脊髓内注射）对大鼠脊柱裂的治疗效果进行比较，发现宫内 CRMP4 siRNA、BMSCs 和 CRMP4 siRNA + BMSCs 注射可有效修复脊柱裂胎鼠的皮肤损伤和运动神经功能，减少神经元凋亡，并促进神经分化相关分子和神经营养因子的表达（图 2-9）。该研究证实子宫内 Ad-CRMP4 siRNA 与 BMSCs 的结合疗法可以安全有效地治疗 NTD，开创了 CRMP4 在体治疗先天性神经疾病的先河。相关结果以"Intra-Amniotic Delivery of CRMP4 siRNA Improves Mesenchymal Stem Cell Therapy in a Rat Spina Bifida Model"为题发表于 *Molecular Therapy-Nucleic Acids* 上。

（六）"多囊卵巢综合征病因学及临床防治研究"项目

1. 项目简介

项目由山东大学陈子江院士牵头，团队成员来自山东大学、上海交通大学、中国科学院动物研究所、北京大学第三医院、浙江大学、中山大学、南京医科大学等单位。项目通过研究多囊卵巢综合征（PCOS）不同亚型发病的遗传 / 表观遗传、环境因素谱，解析代谢及内分泌紊乱在 PCOS 不同亚型发生发展中的作用，借助模式动物揭示其致病机制，并寻找新的防治靶点，进行干预和临床前瞻性研究试验评估及队列随访。通过项目实施将有助于绘制我国 PCOS 疾病发病特征和影响因素谱，阐明 PCOS 不同亚型的发病机制，为建立适宜中国人群且经济有效的 PCOS 疾病预警、早期筛查、诊断、治疗的综合防治示范应用平台提供充足的数据支持。

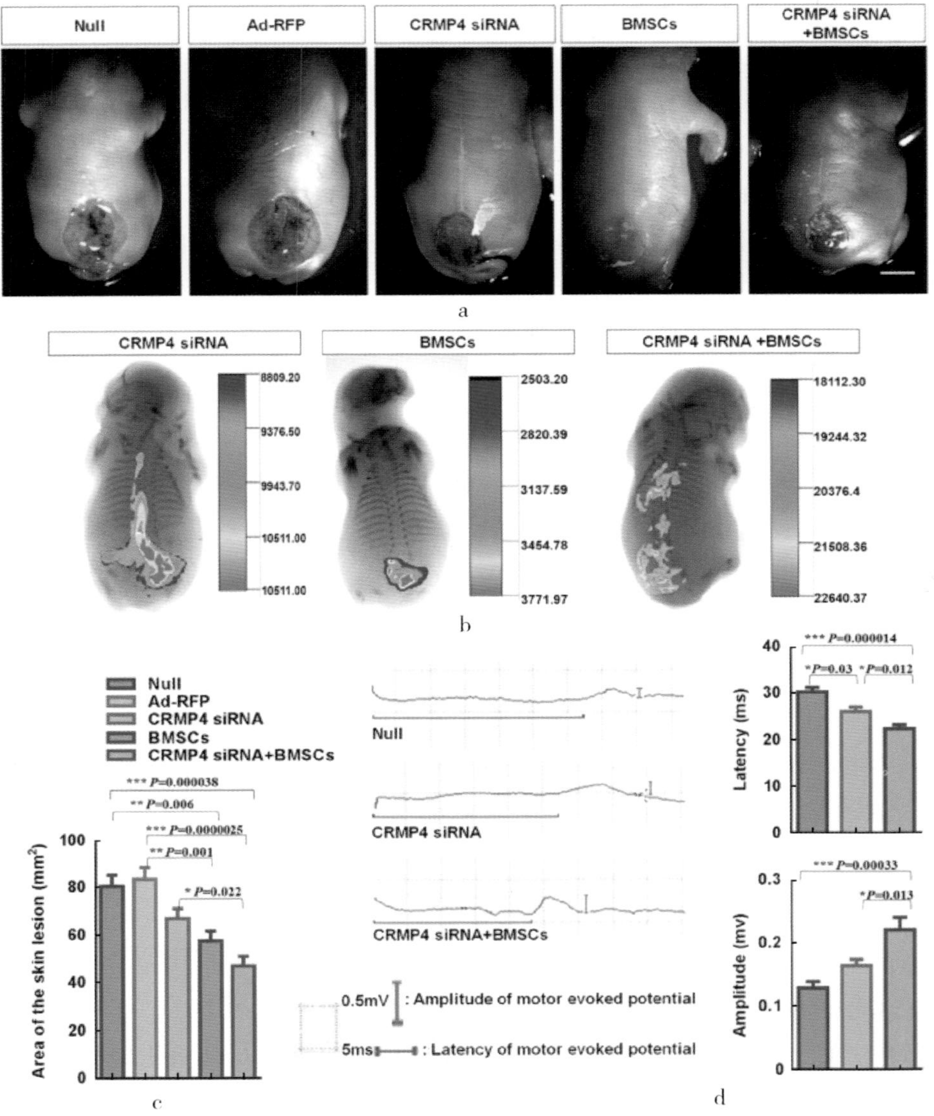

a：荧光立体显微镜观察注射 Ad-RFP、CRMP4 siRNA 和 / 或 BMSCs 后发生脊柱裂的 E21 大鼠胚胎图像；b：X 射线和荧光图像的叠加显示，使用活体成像系统在胎鼠缺陷的腰骶部区域有大量的 Ad-CRMP4 siRNA-RFP+ve 细胞或 GFP+ve 骨髓间充质干细胞；c：定量分析 PBS 注射组（空白，n=28）、Ad RFP 注射组（n=26）、CRMP4 siRNA 注射组（n=29）、BMSCs 注射组（n=32）和 CRMP4 siRNA+BMSCs 注射组（n=25）的皮损面积；d：左图为用多通道电生理记录仪采集的注射 PBS（空）、CRMP4 siRNA 或 CRMP4 siRNA+BMSCs 的脊柱裂胎儿的代表性 MEP 波形，右图为空白对照组（n=6）、注射 CRMP4 siRNA 组（n=10）和注射 CRMP4 siRNA+BMSCs 组（n=10）的 MEP 潜伏期和波幅分析。

图 2-9　羊膜内注射 CRMP4 siRNA、BMSCs 或 CRMP4 siRNA+BMSCs 对 NTD 胎儿皮肤修复和神经功能恢复的影响

2. 研究进展

（1）发现与 PCOS 亚型相关的遗传和表观遗传变异，并阐明致病机制

遗传因素方面，针对 PCOS 易感基因 *TOX3* 进行作用机制研究，发现 TOX3 能够通过上调颗粒细胞 *FSHR*、*CYP19A1* 和 *BMP6* 等雌激素合成关键基因表达，促进雌激素合成。通过对 *AMH* 基因进行全外显子及侧翼序列的突变筛查，发现 7 个 PCOS 特异性新发 *AMH* 基因杂合变异，且预测有害的新发或罕见变异与总卵泡数增多相关。

表观遗传方面，通过对 PCOS 血浆外泌体 miRNA 进行高通量测序与验证发现 5 个显著差异表达的 miRNA，其中 miR-18a-3p、miR-20b-5p、mir-106a-5p 在 PCOS 患者中显著降低，miR-126-3p、miR-146a-5p 显著升高，与血清 AMH 水平、睾酮水平、平均月经周期、双侧卵巢窦卵泡数等生殖表型相关。它们的靶基因主要富集于 MAPK、内吞，以及与轴突导向、昼夜节律及癌症相关的通路。通过对 PCOS 颗粒细胞进行 lncRNA 筛选并开展作用研究发现，lnc-CCNL1-3∶1 促进 PCOS 患者颗粒细胞凋亡及糖摄取。从蛋白翻译后修饰的角度对 PCOS 卵巢颗粒细胞进行乙酰化修饰组学分析，发现 PCOS 组中乙酰化水平差异的蛋白与代谢异常信号通路密切相关，其中 PCOS 颗粒细胞中酰基辅酶 A 代谢酶 ACAT1 乙酰化修饰水平显著升高，干扰卵泡局部代谢稳态，影响妊娠结局。

（2）阐明与 PCOS 亚型相关的环境及代谢因素，并构建风险预警模型

针对环境因素，持续关注机体内环境如昼夜节律、肠道菌群的影响。通过 16S rRNA 测序、非靶向代谢组学、粪菌移植等方式，探索肠道菌群在 PCOS 发生发展及 PCOS 各亚型治疗中的潜在作用及价值。发现了一系列的粪便及血清代谢物可能是连接生物钟紊乱和 PCOS 代谢异常的重要桥梁，通过早期检测，可提前明确 PCOS 亚临床改变，为 PCOS 的诊断提供早期预警可能。

代谢方面，主要探索 PCOS 中 BCAA 水平升高的机制及其对机体和卵巢局部代谢紊乱及炎症反应的影响。发现 PCOS 颗粒细胞中 BCAA 分解代谢限速酶 BCKDHA/BCKDHB 表达显著降低，卵泡局部 BCAA 分解代谢障碍，导致 BCAA 水平升高，并且 PCOS 颗粒细胞 BCAA 分解代谢障碍引起的高水平 BCAA 参与调控卵泡局部代谢异常及炎性微环境。此外，发现 BCAA 代谢障碍小鼠模型（$Ppm1k^{-/-}$）动情周期呈现一定程度的紊乱，LH 和睾酮水平显著升高，卵母细胞 ROS 水平增加，胚胎发育潜能降低，在一定程度上呈现 PCOS 样表型。对临床样本检测发现，PCOS 卵泡液与血清中氧化应激水平均升高，但卵泡液整体的氧化应激水平低于血清，提示卵泡局部环境与外周血有差异；回归分析发现，卵泡液中氧化应激指标与胚胎质量关系更为

密切，PCOS 卵泡液中高氧化应激水平会降低其胚胎质量。

（3）获得新的药物靶点，并阐明其分子作用机制

项目团队本年度继续探索人参皂苷 CK 在 PCOS 治疗中的作用及分子机制。发现 CK 既能增强 db/db 小鼠的棕色脂肪活性，增强基础代谢率，减轻体重，又可以在一定程度上改善 PCOS 大鼠生殖与代谢异常。CK 治疗可以显著改善 PCOS 大鼠的发情紊乱，显著减少 PCOS 大鼠囊性卵泡，降低异常类固醇激素合成酶的表达水平。CK 治疗可以显著恢复 PCOS 大鼠棕色脂肪活性，改善 DHEA 导致的棕色脂肪白色化，促进产热及脂解相关基因的表达。CK 治疗会显著恢复棕色脂肪组织中 CXCL14 的表达量及血液中 CXCL14 的含量。CXCL14 蛋白治疗 PCOS 大鼠会显著改善大鼠的动情周期紊乱、性激素异常及棕色脂肪功能活性。

奥贝胆酸（OCA）是一种通过抑制胆汁酸合成来治疗原发性胆汁性肝硬化和非酒精性脂肪肝的有效药物。我们使用 OCA 处理 db/db 小鼠发现，OCA 通过增强体内棕色脂肪活性来增加全身能量代谢和葡萄糖稳态，并显著降低 db/db 小鼠体重，小鼠自发性肝脂肪变性得到改善，OCA 处理增强了 T1/2 细胞的分化水平，并上调棕色脂肪特异性基因 *Ucp1* 的表达，后续将继续探讨 OCA 对 PCOS 的治疗作用。

（4）确定安全有效的临床治疗策略并进行推广

项目组完成了奥利司他助孕前预处理对活产影响的多中心临床试验，发现对超重或肥胖人群进行奥利司他预处理，确实能引起体重下降，但其对活产率的改善作用有限。在系列 RCT 的基础上，进行再分析或回顾性分析，发现不同内膜准备方案对冻胚移植后的妊娠结局和母婴健康的影响差异。从不孕患者的临床代谢水平着手，通过回顾性研究证明了血脂代谢异常是发生卵巢过度刺激综合征（OHSS）的影响因素，血脂代谢异常者发展为重度 OHSS 的可能性更大，冻胚移植策略更适合存在血脂代谢异常的不孕人群。继续推进辅助生殖技术出生队列（2 万例）随访研究，获得多项新数据，证实 ART 子代存在较高的代谢和心血管疾病风险。

（5）积极参加制定多囊卵巢综合征相关不孕治疗及生育保护共识

在临床调查的基础上，参加制定符合中国国情、临床切实可行的辅助生殖技术中高发和重要疾病的分层治疗操作规程、诊疗指南或临床路径。2020 年参加了多囊卵巢综合征相关不孕治疗及生育保护共识（发表在《生殖医学杂志》上），推动了我国辅助生殖疾病诊疗的规范化进程。

3. 项目主要成果

（1）证实 ART 子代存在较高的代谢和心血管疾病风险

基于辅助生殖技术出生队列，针对 6 ～ 10 岁子代心血管发育进行巢式病例对照研究，结果发现与自然受孕分娩子代相比，IVF/ICSI 子代表现为糖代谢指标异常和心血管表型的改变，主要包括空腹血糖、胰岛素、HOMA-IR 水平升高，HOMA-β 下降；颈动脉内膜中层厚度增加（图 2-10），提示 IVF/ICSI 子代代谢异常风险及左心室结构和功能的变化。相关成果以“Increased Risk of Metabolic Dysfunction in Children Conceived by Assisted Reproductive Technology”为题发表于 *Diabetologia* 上。

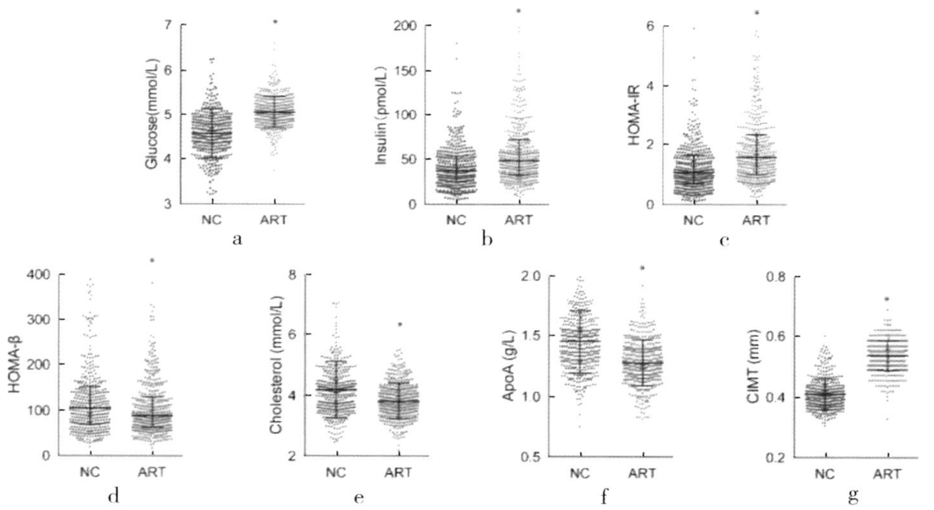

Glucose：血糖；insulin：胰岛素；HOMA-IR：胰岛素抵抗指数；HOMA-β：胰岛 β 细胞功能指数；ApoA：载脂蛋白 A；CIMT：颈动脉内膜中层厚度。*：$P < 0.05$。

图 2-10　ART 及自然受孕子代代谢指标的差异

（2）不同内膜准备方案对冻胚移植后的妊娠结局和母婴健康的影响

对于排卵正常的不孕患者，项目组分析了在卵裂期冷冻复苏胚胎移植周期中影响活产率的可能因素。发现不孕持续时间、胚胎移植前子宫内膜厚度及移植胚胎数目是影响冻胚移植周期活产率的主要因素。在排卵正常且接受卵裂期冷冻复苏胚胎移植的患者中，比较了自然周期与人工周期子宫内膜准备方案对冻胚移植的妊娠结局和母婴并发症的影响，结果显示自然周期方案准备内膜进行冻胚移植后的着床率高于人工周期，而剖宫产分娩率更低；两组间在临床妊娠、活产、流产、其他产科结局和新生儿情况方面无统计学差异。通过纳入 14 373 例单胎活产的回顾性研究发现，人工周期方案准备内膜进行冻胚移植后子痫前期的发生风险是自然周期的 2.55 倍，产后出血的发生风险是自然周期的 2.94 倍。此外，项目组对接受冻融单囊胚移植的研究表明：与人工周期相比，自然周期方案的活产率、临床妊娠率和持续妊娠率显著增加，生化妊娠流产显著降低；而妊娠期与新生儿并发症等无统计学差异。相关成果发表在 *Frontiers of Medicine*、*Front Endocrinol* 上。

（3）PCOS 卵巢颗粒细胞蛋白乙酰化修饰水平改变影响代谢稳态

项目组前期研究发现 PCOS 卵巢局部代谢异常，关键代谢途径的中间代谢物水平显著差异，提示 PCOS 主要代谢途径中的关键酶活性发生改变，因此，进一步从蛋白翻译后修饰的角度对 PCOS 卵巢颗粒细胞进行乙酰化修饰组学分析，以探索 PCOS 卵巢局部代谢失衡的可能机制。项目组收集 PCOS 及对照组行 IVF-ET 取卵过程中废弃的卵泡液，分离纯化卵巢颗粒细胞，利用质谱方法检测蛋白质乙酰化修饰水平。研究发现 PCOS 组中乙酰化水平差异的蛋白共 333 个，乙酰化水平显著差异的蛋白主要涉及糖酵解、脂肪酸降解、TCA 循环、支链氨基酸分解代谢途径及代谢异常相关信号通路等（图 2-11）。进一步研究发现，PCOS 颗粒细胞中酰基辅酶 A 代谢酶 ACAT1 乙酰化修饰水平显著升高，干扰卵泡局部代谢稳态，影响妊娠结局。相关成果以"Protein Lysine Acetylation in Ovarian Granulosa Cells Affects Metabolic Homeostasis and Clinical Presentations of Women With Polycystic Ovary Syndrome"为题发表于 *Frontiers in Cell and Developmental Biology* 上。

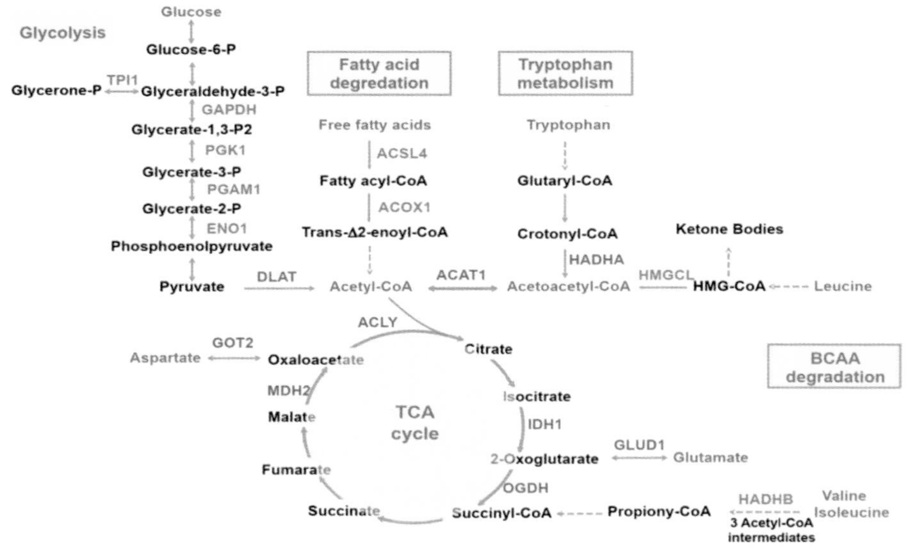

图 2-11　蛋白质的赖氨酸乙酰化调控多囊卵巢综合征颗粒细胞的代谢途径

（4）lnc-CCNL1-3∶1 促进 PCOS 颗粒细胞凋亡及糖摄取，影响排卵

排卵障碍是 PCOS 的重要表型，为探索其具体发生机制，项目组通过高通量数据分析结合临床样本验证，发现 lncRNA lnc-CCNL1-3∶1 在 PCOS 患者颗粒细胞中表达显著升高，通过进一步的体外机制研究发现高水平表达的 lnc-CCNL1-3∶1 与转录因子 FOXO1 相互作用，破坏线粒体功能，最终促进颗粒细胞凋亡和糖摄取异常，继而可能影响 PCOS 的卵泡发育及排卵。上述结果为 PCOS 排卵障碍发生发展的分子机制提供了新的视角，同时明确了 lnc-CCNL1-3∶1 作为 PCOS 潜在治疗靶点的价值（图 2-12）。相关成果以“Long non-coding RNA lnc-CCNL1-3∶1 Promotes Granulosa Cell Apoptosis and Suppresses Glucose Uptake in Women with Polycystic Ovary Syndrome”为题发表于 *Molecular Therapy-Nucleic Acids* 上。

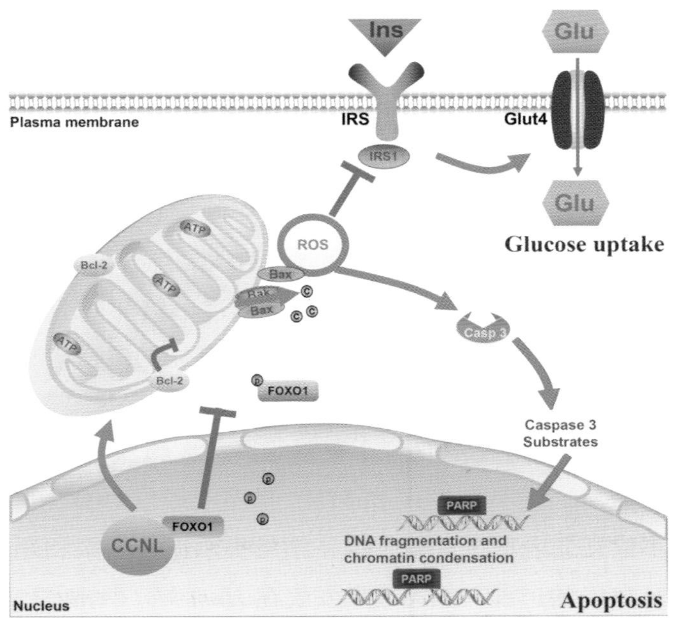

图 2-12　lnc-CCNL1-3∶1 促进 PCOS 发生发展机制

（七）“卵巢早衰病因学及临床防治研究”项目

1. 项目简介

项目由山东大学秦莹莹教授团队牵头，团队成员来自复旦大学、中南大学、中国农业大学、中国科学院昆明动物研究所和南方医科大学等单位。项目根据发病特

征区别原发性和继发性 POF，基于临床数据挖掘分别进行遗传、表观遗传、免疫、环境等致病因素筛查、功能鉴定及机制探索，为 POF 病因学研究提供新的科学依据和临床证据；进行前瞻性临床队列研究，发现 POF 早期分子标志物和预警指标，制定综合防治策略。通过项目实施力争在卵泡发生障碍、卵泡耗竭加速等重要科学问题上获得突破；发现临床早期预警指标，制定可行的防治策略；确立我国在卵巢衰老相关疾病研究领域的国际领先地位。

2. 研究进展

（1）卵巢早衰遗传学病因及致病机制研究

完成 100 例原发性 POF 和 1000 例继发性 POF 患者的全外显子组测序（WES）分析，基于发现的 15 种 POF 致病遗传变异，构建完成 8 种基因敲除或点突变小鼠并观察生殖表型。发现 *EXO1* 和 *RAD51* 杂合错义突变，利用酵母点突变模型证实 *EXO1* 突变通过影响减数分裂同源重组过程中双链 DNA 断端修饰，抑制下游蛋白 RPA、RAD51 募集，导致减数分裂异常；*RAD51* 错义突变能够抑制蛋白入核，进而导致减数分裂障碍。同时，利用含同源重组（HR）修复模型的人体细胞进行 *EXO1* 和 *RAD51* 的同源重组修复功能验证，发现以上突变均影响了同源重组修复效率。该成果已发表在 *J Clin Endocrinol Metab* 上。发现 9 例减数分裂同源重组基因隐性致病突变，首次发现 *SPATA22* 复合杂合突变和 *MCMDC2* 纯合突变，发现 6.7% 的 POF 患者携带以上基因的杂合突变，HR 实验证实其通过单倍剂量不足导致 POF 发生。此外，在一个 POF 家系的全部患者中发现了 *BUB1B* 基因的杂合错义突变 p.Gln91His，进一步在 200 例散发 POF 患者中发现了另一个 *BUB1B* 罕见变异 p.Cys503*。利用 CRISPR-Cas9 技术成功构建了 $Bub1b^{+/-}$ 小鼠，雌鼠在大约 38 周龄时出现不育，卵巢缩小，且卵泡数目减少。进一步发现 $Bub1b^{+/-}$ 基因型雌鼠对 D-gal 诱导的氧化压力刺激更加敏感，小鼠衰老表型更显著。这一结果提示遗传因素和环境因素可以通过相互作用协同影响 POF 的进展，相关成果发表在 *Hum Mol Genet* 上。

（2）卵巢早衰表观遗传学病因及致病机制研究

明确生化异常期 POF 患者颗粒细胞中差异表达的 6 种非编码 RNA，完成其中 1 个 miRNA miR-127-5p 和 3 条 lncRNA HCP5、GCAT1 和 DDGC 的功能研究。根据 miRNA 芯片结果及扩大样本 qRT-PCR 验证发现 miR-127-5p 在 POF 患者颗粒细胞中显著上调，高表达的 miR-127-5p 通过降调 HMGB2 抑制 KGN 细胞增殖，破坏 DNA 损伤修复功能，研究成果发表于 *J Cell Physiol* 上。根据 LncRNA 芯片结果及扩大样本 qRT-PCR 验证结果，发现能够调控卵巢颗粒细胞 DNA 损伤修复功能的

lncRNA HCP5 在 POF 患者颗粒细胞中显著下调，下调的 HCP5 通过阻止 YB1 的入核，降低 MSH5 表达，破坏颗粒细胞正常的 DNA 损伤修复功能，导致卵泡异常闭锁，参与 POF 疾病的发生，该研究成果发表于 *Nucleic Acids Res* 上。发现 lncRNA GCAT1 在生化异常期 POF 患者的颗粒细胞中表达下调，GCAT1 下调通过依赖 PTBP1 的 p27 翻译抑制颗粒细胞增殖，提出一种新形式的 lncRNA 介导的颗粒细胞功能的表观遗传调控机制，参与 POF 疾病的发生，成果发表于 *Molecular Therapy-Nucleic Acids* 上。此外，项目组还发现 lncRNA DDGC 在生化异常期 POF 患者中表达下调，一方面，DDGC 下调导致颗粒细胞同源重组修复受损和分化异常，机制研究表明 DDGC 通过竞争性结合 miR-589-5p 影响 *RAD51* mRNA 稳定性；另一方面，DDGC 通过直接结合 HSP90 调控 WT1 蛋白的泛素化降解。因此，DDGC 下调导致颗粒细胞功能异常、凋亡增加，引起 POF 的发生。

（3）自身免疫异常参与继发性卵巢早衰发生的机制研究

项目组分析了 POF 患者淋巴细胞亚群及细胞因子，探究了不同免疫细胞及免疫分子对卵巢功能的影响及机制。对 6213 例患者甲状腺自身免疫（TAI）与卵巢储备及妊娠结局的回顾性分析，发现与TAI阴性组相比，TAI阳性组的FSH升高（$P < 0.05$），卵巢储备降低（DOR）发生率略高；DOR 女性中，TAI 阳性和 TAI 阴性组在妊娠结局、新生儿结局和子代结局等指标中不存在明显差异（$P > 0.05$），该研究发表在 *Thyroid* 上。对 4302 名不孕症患者进行回顾分析，探究甲状腺自身免疫（TAI）对卵巢储备及卵巢功能的影响，发现 TAI 阳性率在早发性卵巢功能不全（POI）、DOR 及对照组间显著不同，TAI 阳性是增加 POI 患病风险的独立危险因素。研究提示了临床评估卵巢功能时进行甲状腺自身抗体检测的必要性，并提示了开展甲状腺自身抗体影响卵巢储备功能机制研究的重要意义。

（4）DNA 损伤因素在继发性卵巢早衰发生中的作用及机制研究

项目组开展了 POF 患者 DNA 损伤相关基因 *MCM9* 的突变筛查和机制研究。完成对 192 例散发性 POF 患者的 *MCM9* 基因突变筛查，发现杂合错义突变 3 例，突变频率为 1.5%，利用 DNA 损伤修复实验和 HR 报告系统证实突变影响了 MCM9 的 DNA 损伤修复功能，且杂合子呈现单倍剂量不足。由于 MCM9 参与生殖细胞减数分裂及体细胞的同源重组修复过程，提出 *MCM9* 基因突变导致的卵母细胞减数分裂异常或 DNA 损伤修复功能异常可能是中国女性 POF 的致病机制之一，相关成果发表在 *Fertil Steril* 上。

（5）卵巢早衰早期预警和临床防治新策略研究

项目组完成了500例POF患者的致病基因芯片检测，该芯片共收纳28个已知POF致病基因，通过对突变位点进行ACMG评分，共发现90例患者携带高致病风险突变，占总人数的18%，其中突变率最高的基因为*FOXL2*。根据基因功能进行分类，发现贡献度最高的一组基因属于卵泡发育相关转录因子，突变率为8.8%。完成了前瞻性POI队列研究随访对象入组，共纳入553名患者并进行随访。根据基础FSH水平，将患者分为3组。B组：15 IU/L < FSH < 25 IU/L；F组：25 IU/L < FSH < 40 IU/L；R组：FSH > 40 IU/L。研究发现F组患者基础FSH水平波动更为明显，B组FSH水平呈波动式上升，R组FSH保持在较高水平。B组约15%在2年内进展为POI（至少两次FSH > 25 IU/L），其中包括3.8%进展为POF（至少两次FSH > 40 IU/L），而F组患者在2年内进展为POF的比例高达20.0%。发现利用生物凝胶携带表皮生长因子（EGF）实现原始卵泡在体激活的新方法，研究成果发表于*Clinical and Translational Medicine*上。

3. 项目主要成果

（1）阐明长链非编码RNA通过影响DNA损伤修复参与调控卵巢早衰发生

入选专项标志性成果，详见本书第三章第二节。

（2）发现利用EGF实现原始卵泡在体激活新方法

项目组通过研究发现表皮生长因子（EGF）可体外短时间促进CDC42-PI3K信号通路的活化，进而促进小鼠和人类卵巢内原始卵泡的激活，因此EGF可作为潜在的临床原始卵泡体外激活剂（图2-13）。基于哺乳动物卵巢原始卵泡的皮质分布特性，探索了利用生物凝胶携带药物的卵巢在体激活体系。通过凝胶携带EGF卵巢原位覆盖的无创方法，发现该手段可显著激活包括正常卵巢及早衰卵巢内的原始卵泡，并且对小鼠无明显不良反应。进一步研究表明，该体系可有效提升卵巢早衰小鼠的获卵率，提示了其在临床上提升卵巢早衰患者辅助生殖成功率的潜在价值。相关成果以“*In vivo* and *in vitro* Activation of Dormant Primordial Follicles by EGF Treatment in Mouse and Human”为题发表在*Clinical and Translational Medicine*上。

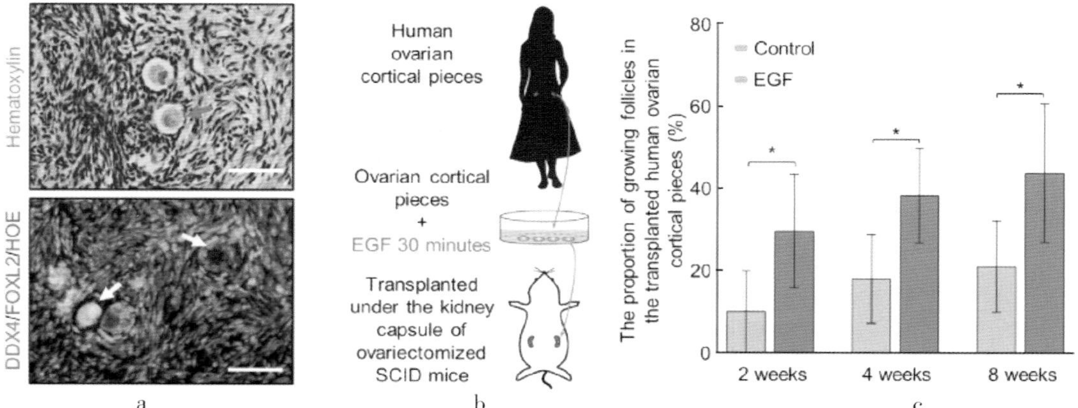

a：人卵巢组织苏木素和免疫荧光染色；b：EGF 处理人卵巢组织流程；c：EGF 处理提高人卵巢组织中生长卵泡比例。

图 2-13 EGF 处理激活和促进人卵泡发育

（3）揭示长链非编码 RNA GCAT1 通过调控颗粒细胞增殖参与 POF 发生

发现 lncRNA LINC02690（命名为 GCAT1）在生化异常期 POF 患者颗粒细胞中表达下调，并且发现 GCAT1 表达与血清 FSH 和 AMH 水平存在显著相关性。功能实验表明，GCAT1 的下调阻滞了颗粒细胞 G1/S 细胞周期的进程，抑制细胞增殖。从机制上发现 GCAT1 与 CDKN1B mRNA 竞争性结合 PTBP1 蛋白，因此低表达的 GCAT1 促进 PTBP1 与 CDKN1B mRNA 的结合，从而启动 CDKN1B 编码蛋白 p27 的翻译。综上所述，发现生化异常期 POF 患者颗粒细胞中 GCAT1 的下调通过依赖 PTBP1 的 p27 翻译调控抑制了颗粒细胞的增殖（图 2-14），提出一种新形式的 lncRNA 介导的颗粒细胞功能的表观遗传调控机制，参与 POF 疾病的发生。研究成果以“LncRNA GCAT1 Is Involved in Premature Ovarian Insufficiency by Regulating p27 Translation in Granulosa Cells via Competitive Binding to PTBP1”为题发表在 *Molecular Therapy-Nucleic Acids* 上。

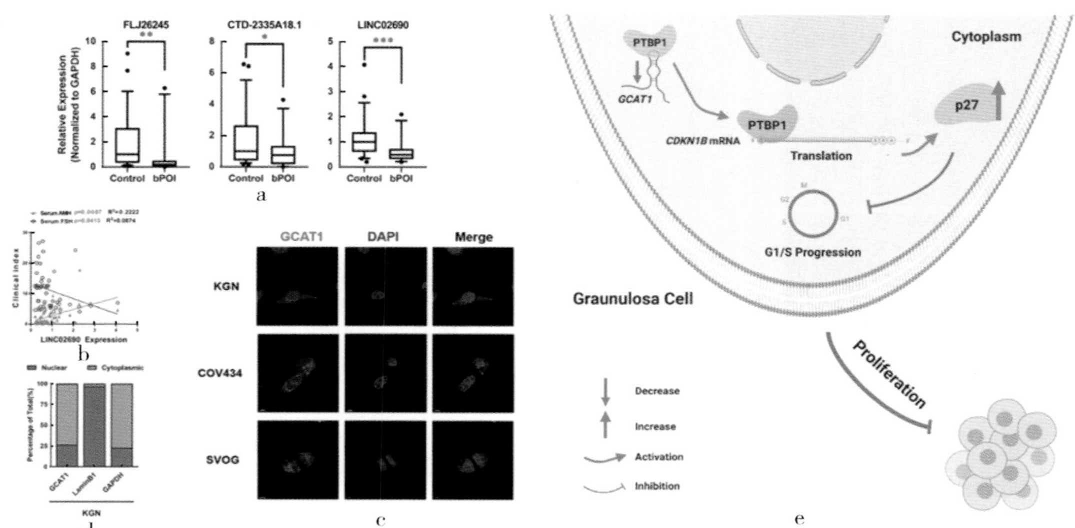

a：lncRNA FLJ26245、CTD-2335A18.1 和 LINC02690（GCAT1）在生化异常期 POF 患者颗粒细胞中表达下调；b：GCAT1 表达与血清 FSH 和 AMH 水平存在显著相关性；c：FISH 结果显示 GCAT1 定位于颗粒细胞的细胞质和核中；d：qRT-PCR 结果显示 GCAT1 在颗粒细胞的细胞质和核中都有表达；e：GCAT1 调控颗粒细胞增殖模式。

图 2-14　LncRNA GCAT1 通过竞争性结合 PTBP1 调控 p27 翻译参与 POF 发生

（4）在 POF 患者中发现 *MCM9* 基因致病性突变

通过对 192 例散发性 POF 患者进行筛查，发现 *MCM9* 基因杂合错义突变频率为 1.5%，进一步研究证实突变影响了 MCM9 的 DNA 损伤修复功能，且杂合子呈现单倍剂量不足（图 2-15）。提出 *MCM9* 基因突变导致的卵母细胞减数分裂异常或 DNA 损伤修复功能异常可能是中国女性 POF 的致病机制之一。研究成果以“Novel Pathogenic Mutations in Minichromosome Maintenance Complex Component 9（MCM9）Responsible for Premature Ovarian Insufficiency”为题发表在 *Fertil Steril* 上。

（5）证明 *EXO1* 和 *RAD51* 基因突变通过影响减数分裂同源重组导致 POF 发生

项目组通过对 50 例原发性 POF 患者进行全外显子组数据分析，发现 *EXO1* 和 *RAD51* 杂合错义突变。通过酵母点突变模型发现 *EXO1* 突变可以通过影响减数分裂同源重组过程中双链 DNA 的断端修饰，从而抑制下游 RPA、RAD51 蛋白的募集，并进而导致减数分裂异常；*RAD51* 错义突变则能够通过抑制蛋白入核导致卵母细胞减数分裂障碍。同时，利用含同源重组（HR）修复模型的人体细胞进行 EXO1 和 RAD51 的同源重组修复功能验证，发现上述突变均对同源重组修复效率产生影响。研究成果以“Variants in Homologous Recombination Genes *EXO1* and *RAD51* Related with Premature

Ovarian Insufficiency”为题发表在 *J Clin Endocrinol Metab* 上。

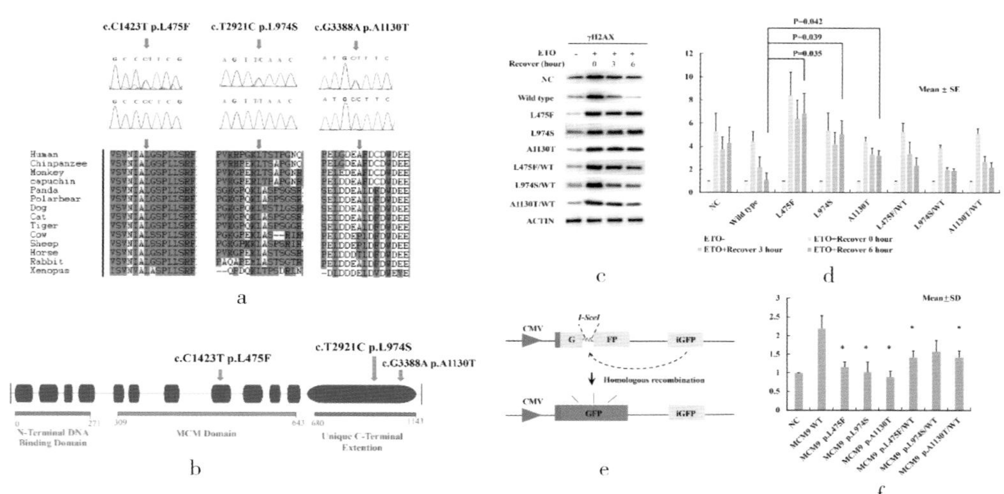

a：POF 患者中发现的 *MCM9* 基因突变位点及其物种间保守性分析；b：*MCM9* 基因突变位置示意；c：Western blot 检测 *MCM9* 基因突变对 DNA 损伤修复的影响；d：Western blot 结果统计分析；e：HR 报告系统工作模式；f：HR 结果统计分析。

图 2–15　POF 患者携带的 *MCM9* 突变影响 HR 修复效率

（八）“子宫内膜异位症病因学及临床防治研究”项目

1. 项目简介

项目由中国医学科学院北京协和医院冷金花教授团队牵头，团队成员来自浙江大学、北京大学第一医院、首都医科大学附属北京朝阳医院等单位。项目拟探究不同类型内异症基因表达调控、微生物及炎性内环境参与内异症发病的机制及干预调节策略，探寻改善内异症生育力的临床策略、新的有效改善子宫内膜容受性的免疫治疗策略，开展内异症发病机制中雌激素合成通路和受体基因调控机制的研究以寻找临床治疗的新靶点，筛选恶变风险因子，建立卵巢内异症囊肿恶变的临床预测模型及临床分层管理策略。通过项目实施将对于改善治疗、提高生育力具有重要意义。

2. 研究进展

（1）构建不同类型内异症患者在位子宫内膜 / 异位子宫内膜的转录组学谱 / 甲基化及表型组学谱

项目组进一步扩大样本，完成对照组在位内膜、内异症（EM）在位内膜、卵巢型子宫内膜异位症（OEM）及深部浸润型子宫内膜异位症（DIE）单细胞测序。定义子宫内膜中的间质细胞、腺体上皮细胞、血管内皮、纤毛上皮、perycite、NK、T、B、mast、macrophage 等细胞亚群，并揭示各个亚群细胞随着内膜周期变化的基因动态表达差异，发现内异症在位内膜的间质细胞在分泌期分化功能异常，可能调控 perycite 和上皮细胞向异位迁徙及分化。完成正常内膜、在位内膜、OEM 的全基因组甲基化测序（WGBS），筛选了差异甲基化区域；发现了 *NRG2*、*ADARB2* 基因的表达上调，*ESRRG*、*CASZ1* 基因的表达下调，推测 DNA 甲基化影响了这些基因的表达。

（2）明确微生物组学在内异症发生中的作用

16S rRNA 测序完成 68 例患者（12 例腺肌症、13 例内异症、7 例腺肌症合并内异症和 36 例对照）的微生物测序，发现乳酸菌是女性下生殖道的主要菌属，而奇异菌属（*Atopobium*）在内异症合并腺肌症患者中明显升高。目前正使用机器学习算法挖掘痛经、月经周期、是否用药、是否不孕的微生物变化趋势，同时利用数据库资源挖掘各类患者不同细菌功能和表型特征。

（3）肥大细胞活化的关键调节基因研究

通过雌激素作用于肥大细胞，一方面，可通过作用于雌激素膜受体 GPR30 介导膜通路引起下游基因 FGF2 的表达，而 FGF2 可以促进子宫内膜异位症的发生发展，因此通过阻断雌激素介导的膜通路可抑制子宫内膜异位症的发生发展；另一方面，雌激素可以作用于核通路，与其受体 ER-a 结合后介导下游基因 NLRP3 的高表达，并引起 IL1b 表达水平的升高和分泌，从而介导子宫内膜异位症的发生发展，因此通过阻断雌激素介导的核通路亦可抑制子宫内膜异位症的发生发展。

（4）阐明雌激素类固醇信号通路的关键转导因子在肥大细胞活化中对基因组功能的调控

雌激素进入肥大细胞细胞质后，与其受体 ER-a 结合，进入细胞核与位于 NLRP3 基因启动子区域的雌激素受体应答元件（Estrogen Response Elements，EREs）结合，促进 NLRP3 基因高表达，而 NLRP3 可以介导 IL1b 的表达和分泌，IL1b 与异位病灶子宫内膜中过表达的 IL1R1 结合。雌激素还可以与膜受体 GPR30 相结合，介导 RAF/MEK/ERK 信号通路的激活，促进下游基因 FGF2 的表达和分泌。

（5）筛选雌激素调控的肥大细胞合成和释放的细胞因子，寻找在异位内膜细胞和间质细胞迁移和生长中起关键调节作用的细胞因子

肥大细胞与子宫内膜间质 / 上皮细胞共培养后，肥大细胞上调基因可引起细胞因子的释放，其可介导子宫内膜间质 / 上皮细胞的迁移。通过测序发现 CCL8 在此过

程中发挥重要作用，并发现来源于肥大细胞的CCL8可以介导内异症异位上皮上的CCR1，促进子宫内膜异位症的发生发展及血管生成，而CCR1抑制剂可以抑制此过程。

（6）寻找基于关键调节因子建立的内异症治疗的临床策略

项目组发现酮替芬可以通过抑制肥大细胞的数量及其肥大细胞所释放的NGF来减轻内异症引起的疼痛。酮替芬还可通过降低内异症病灶中的VEGF浓度及其微血管密度，从而抑制内异症病灶的生长，提示酮替芬可用于子宫内膜异位症的发生发展及其引起的疼痛症状。

（7）TCF21参与内异症的发病机制

发现异位内膜间质细胞中TCF21 SUMO化水平高于在位内膜间质细胞，雌激素可增加TCF21的SUMO化程度；在异位内膜细胞中通过药物刺激实验及半衰期实验发现TCF21的SUMO化修饰会抑制其泛素降解途径，增加TCF21蛋白稳定性；进而，我们在异位内膜间质细胞中通过CoIP及ChIP实验发现，SUMO化修饰会促进TCF21蛋白与USF2蛋白结合，增强USF2蛋白与SF-1及ERβ基因启动子区的结合力，进而促进异位内膜间质细胞的增殖能力。此外，项目组通过构建子宫内膜特异性TCF21基因敲除鼠在体内水平研究TCF21在内异症发生发展中的作用。项目组已完成TCF21条件性基因敲除鼠（cKO）及其同窝野生型对照鼠（WT）的内异症模型构建，发现敲除TCF21后，异位病灶的大小及数量均显著下降。

（8）外泌体对内异症的潜在治疗价值

项目组在完成人脐带间充质干细胞培养和鉴定后，收集培养干细胞所用培养基，利用超速离心法提取外泌体。利用电镜、流式及粒径分析对所提取的外泌体进行鉴定，用含有120 μg/mL外泌体的培养基刺激异位内膜间质细胞。通过CCK-8和Transwell试验，发现和对照组（外泌体浓度为0）相比，120 μg/mL人脐带间充质干细胞来源的外泌体可有效抑制异位内膜间质细胞的增殖与侵袭能力。此外，通过qRT-PCR和Western-Blot实验，项目组发现120 μg/mL人脐带间充质干细胞来源的外泌体可以抑制雌激素通路相关因子SF-1、芳香化酶和ERβ的表达，提示外泌体可能对内异症有潜在的治疗价值。

（9）二甲双胍对子宫内膜异位症性不孕的内膜容受性和生育力的改善

项目组前期研究已通过蛋白组学分析筛选出二甲双胍用药后包括IGFBP7等在内的6个与内膜容受性相关的标志物并完成验证。本年度则完成组织水平相关蛋白验证及定位表达，并在内异症小鼠模型中验证二甲双胍对内膜容受性标志物的影响。

本年度继续严密追踪随访入组患者术后的妊娠结局，病例纳入已完成，初步分析已完成随访病例中二甲双胍对妊娠结局的影响。

（10）建立内异恶变的临床预测模型及临床分层管理策略

通过电子病历自动识别结构化技术建立协和医院子宫内膜异位症结构化数据库。利用该数据库，选取 2015 年 1 月 1 日至 2019 年 9 月 1 日，以“内异症”“巧囊”“内膜异位”“异位囊肿”“异位症”进行筛选，并对临床病理资料进行结构化数据处理，通过传统 Logistic 分析、机器学习方法对数据进行建模及验证。结果发现共计 6984 例患者符合入组标准。对无缺失数据的 3936 例患者进行传统 Logistic 分析，纳入“患者诊断时年龄”“是否绝经”“术前 CA125”“肿瘤最大直径”4 个因素，该训练集模型 AUC=0.854，灵敏度为 83.7%，特异性为 74.4%。采用机器学习，根据该组数据的特点最终采用梯度提升决策树（GBDT）对数据进行建模。共计使用 64 个变量，其中 24 个为离散型，40 个为连续型或布尔变量，采用叶节点为 2，随机抽取 60%（*n*=4190）作为模型的训练集，使用 LightGBM（v3.0.0）用于训练梯度提升决策树模型，该训练集模型 AUC=0.941，敏感性为 88.0%，特异性为 87.5%。初步结论为传统 Logistic 分析和机器学习方法有着相似的模型效力，互相佐证，该模型具有临床普适性。

（11）内异症相关恶变卵巢癌组织及内异症卵巢组织的差异 lncRNA 筛选

项目组收集住院手术治疗的经病理证实为 EAOC 患者 4 例（实验组）及 OEM 患者 4 例（对照组）的组织标本。将收集的实验组和对照组共 4 对标本进行 Agilent 基因芯片检测。利用倍数变化值进行差异基因和差异 lncRNA 筛选，最终筛选出 169 个表达上调和 102 个表达下调的 lncRNA，655 个表达上调和 102 个表达下调的 mRNA。对于 lncRNA，FC 值较大的前 10 位目前仍未有相关的研究报道，未来存在较大的研究空间；对于 mRNA，FC 值较大的前 10 位所在的基因为 *SCGB2A2*、*TFAP2A*、*GSTT1* 和 *LMO3*。

3. 项目主要成果

（1）肥大细胞与子宫内膜细胞之间的相互作用介导子宫内膜异位症的发展

通过一系列实验发现：①人肥大细胞促进原代人子宫内膜上皮细胞和间质细胞的迁移；② CCL8 在与内膜细胞共培养的肥大细胞中表达升高；③ CCL8 能促进原代内膜上皮和间质细胞的迁移能力；④ CCL8 能促进血管内皮细胞的增殖、迁移和成管能力；⑤ CCR1 抑制了动物模型中内异症的发展；⑥肥大细胞与内膜细胞相互作用通过 CCL8-CCR1 轴促进子宫内膜异位症的发展。我们通过以上实验发现子宫内膜异位症病灶中子宫内膜细胞与肥大细胞相互作用，可以促进肥大细胞 CCL8 的释放与分泌，而 CCL8 通过 CCL8-CCR1 轴增强血管生成及子宫内膜细胞的迁移，从而促进子宫内膜异位症的发展（图 2-16）。以上部分研究结果以“Possible Involvement of Crosstalk between Endometrial Cells and Mast Cells in the Development of Endometriosis via CCL8/CCR1”为题发表在 *Biomed Pharmacother* 上。

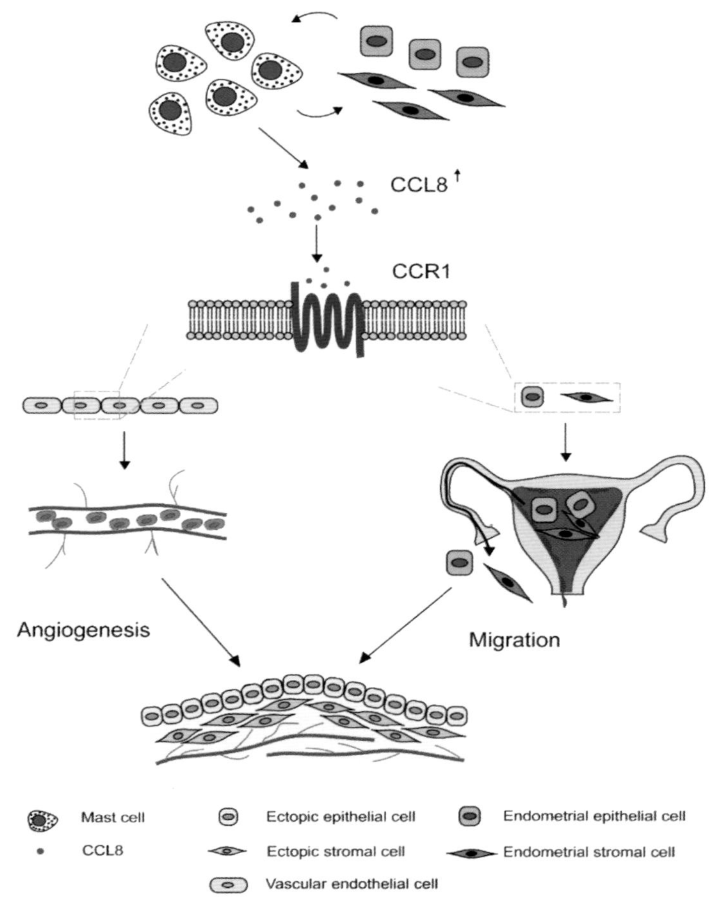

注：肥大细胞和子宫内膜细胞相互作用，促进肥大细胞释放 CCL8，其通过 CCL8-CCR1 轴增强血管生成及子宫内膜细胞的迁移，促进子宫内膜异位症的发展。

图 2-16　肥大细胞和子宫内膜细胞相互作用

（2）内异症是雌激素依赖性疾病

内异症中异常高表达的雌激素发挥作用需要其受体的介导，雌激素受体 β（ERβ）

在异位病灶中表达明显升高，在内异症的发生发展中发挥重要作用，但其异常高表达的机制尚不明确，对异位病灶侵袭力的调控尚待研究。我们研究发现，子宫内膜异位症患者的在位与异位内膜组织相比，YAP 表达明显升高。在异位内膜间质细胞中 YAP 通过与 CHD4 和 MTA1 蛋白形成 YAP-Nurd 复合物结合于 ERβ 启动子区，进而对 ERβ 表达起到负调控作用。此外，在异位内膜间质细胞中 YAP 可以通过抑制 ERβ 表达进而抑制异位内膜间质细胞的侵袭能力（图 2-17），以上成果以“YAP1 Inhibits Ovarian Endometriosis Stromal Cell Invasion Through ESR2”为题发表于 *Reproduction* 上。

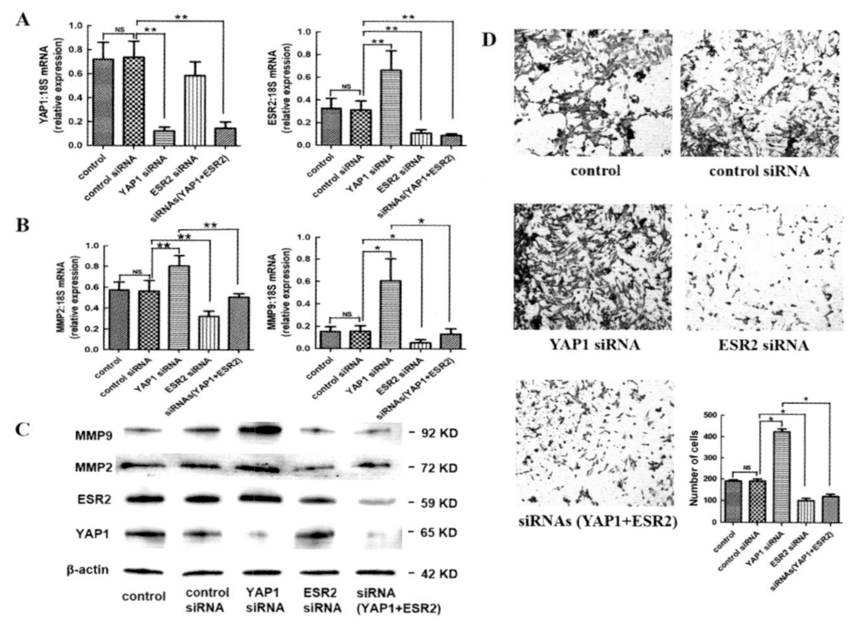

图 2-17　ERβ 通过 YAP1 调控异位内膜间质细胞侵袭能力

（九）“早孕期自然流产病因学研究及防治策略”项目

1. 项目简介

本项目由上海交通大学医学院附属国际和平妇幼保健院林羿教授团队牵头，团队由我国妇产科学、生殖医学、免疫学等领域的优秀成员组成。项目拟通过从遗传、表观遗传、免疫、内分泌、营养代谢及环境化学物等方面，系统性鉴定早孕期自然流产的高危和致病因素并解析其分子机制；以病因学研究成果为基础，系统性评价现存早孕期自然流产干预治疗措施，改进和制定适用于不同人群的干预治疗措施，探索制定早孕期自然流产精准防治策略，为早孕期自然流产的防治提供依据和方法。

2. 研究进展

（1）从遗传、免疫、内分泌、代谢等多角度分析流产发生机制

已通过基因组拷贝数变异分析识别复发流产发生相关基因及标记；利用病例—对照样本，建立了复发性流产相关 DNA 甲基化谱，发现 *AMR*、*ALCAM*、*HLA-E*、*HLA-G* 和 *ISG15* 在内的基因可作为复发性流产潜在的诊断标志物和临床干预靶点；利用大数据分析，揭示了产妇孕前患有慢性疾病可显著增加自然流产的发生风险；解析了新型 T 细胞亚群——滤泡调节性 T 细胞（Tfr）积聚与健康同种异体妊娠和 PD1-PDL1 阻断诱导的流产之间的相关性，并表明 Tfr 细胞募集对于维持妊娠发挥了重要作用；发现滋养层细胞来源的 IL-6 通过激活 Stat3 介导的 M2 型巨噬细胞极化而成为维持正常妊娠的重要因素；系统解析了 EIF5A、PUM1、PDIA3、SPRY4、RND3、G-CSF、DICER 和 miR-27a-3p/USP25 等分子通过调控母—胎界面滋养层细胞功能、参与复发性流产与子痫前期等妊娠相关疾病发生发展的分子机制。

（2）鉴定 3 ～ 5 个与流产发生相关的决定胚胎发育命运的关键分子

应用小鼠模型发现对 PDL1、EIF5A1、Gr-1、CBS 等分子的阻断能够导致胚胎发育停止和流产发生，并且系统解析其分子机制：PDL1 通过影响滤泡调节性 T 细胞（Tfr）积聚，参与妊娠维持；Gr-1 的阻断能够导致髓系来源抑制性细胞（MDSC）的耗竭，从而上调蜕膜 NK 细胞杀伤功能，导致流产发生；发现 EIF5A1 通过激活 ARAF 介导的 integrin/ERK 信号通路促进滋养层细胞迁移和侵袭调控异常导致流产；同型半胱氨酸代谢酶 CBS 敲除小鼠的胚胎吸收率增加，小鼠宫内发育迟缓。

（3）制定 2 ～ 3 种临床治疗方案和早期干预措施

通过多中心临床研究发现 PBMC 宫腔灌注可显著改善反复种植失败患者的种植率、临床妊娠率、本次胚胎移植活产率和每枚胚胎活产率；抗生素治疗可显著改善反复种植失败合并慢性子宫内膜炎患者的种植率和临床妊娠率；抗生素治疗显著改善复发性流产合并慢性子宫内膜炎患者的早期流产率，活产结局正在随访中；封闭抗体治疗显著降低原因不明复发性流产患者的流产率，显著改善活产率；接受 PGT 助孕后，相互易位携带者的自然流产及出生缺陷率降低，活产率升高，但是 PGT 不能改善染色体倒位携带者的助孕结局。

3. 项目主要成果

（1）相关队列建设与样本收集进展顺利

①孕前优生健康检查队列：以重庆地区孕前优生健康检查人群为基础建立早孕期自然流产专属队列，截至 2020 年 12 月，共有 1355 对孕优夫妇（2710 例研究对象）进入队列，并进行了问卷调查，收集了外周血和精液样本；一年内怀孕的有 355 对（25%，与预测的 20% 相近），355 名孕妇中，29 人自然流产（8.7%，低于报道的 12% ～ 15%，提示孕前健康检查有一定预防作用）；收集了各时间点生物样品。

②早孕期自然流产病例—对照队列：招募早孕期自然流产 267 例、复发性流产 167 例与早孕期人工流产（NP）妇女 383 例。收集研究对象的相关信息，包括基本人口学特征、孕产史信息（月经周期、末次月经时间、既往孕产史等）、本次诊疗过程中临床相关数据，并收集了绒毛组织、蜕膜组织、外周血样本和尿样。

③原因不明复发性流产病例收集：收集原因不明复发性流产病例外周血样本 120 例，采集人工流产组织样本 20 例。

（2）揭示滤泡调节性 T 细胞（Tfr）募集和 PD1-PDL1 信号通路对于妊娠维持发挥重要作用

成功的妊娠有赖于子宫内免疫微环境各种因素极为复杂精密的调节。其中，母—胎界面中各种免疫细胞的数量及其功能的协调和平衡对于妊娠至关重要。滤泡调节性 T 细胞（Tfr）能够抑制滤泡辅助性 T 细胞（Tfh）的扩增、B 细胞免疫反应和抗体的产生。本研究中，项目组引入了同种异体正常妊娠的小鼠模型，发现 $CD4^{+}CXCR5^{hi}PD\text{-}1^{hi}Foxp3^{+}$ Tfr 细胞在妊娠中期大量聚集在子宫中并表现出独特的表型。此外，PDL1 的缺失能够促进 Tfr 细胞的扩增，并上调 PD-1 在这些细胞中的表达，进而导致胎儿吸收率（妊娠丢失）的增加（图 2-18）。然而，阻断 PDL1 后既不能影响 Tfh/Tfr 的细胞比，也不影响 B 细胞的成熟和分化过程。综上，项目组的研究首次揭示了 Tfr 细胞在妊娠中期的大量积聚、健康的同种异体妊娠和阻断 PDL1 导致的流产三者间的相关性，并表明妊娠期间适量的 Tfr 细胞有助于正常妊娠的维持。由于阻断 PD-1-PDL1 途径会导致 Tfr 细胞过度扩增、胎儿丢失率升高，因此，在妊娠中使用 PD-1/PD-L1 阻断免疫疗法时必须考虑其生殖安全性并谨慎用于治疗，相关成果以“PDL1 Blockage Increases Fetal Resorption and Tfr Cells But Does Not Affect Tfh/Tfr Ratio and B-cell Maturation during Allogeneic Pregnancy”为题发表在 *Cell Death & Disease* 上。

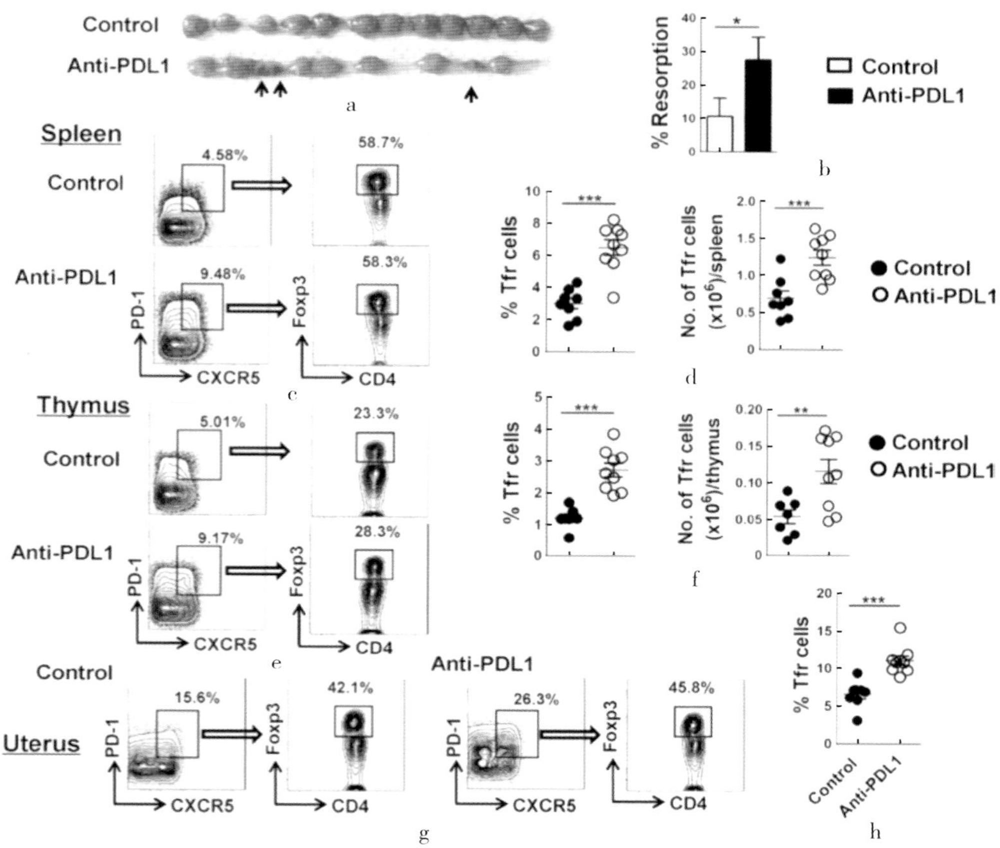

注：成年 BALB/c 雌性小鼠与 C57BL/6 雄性小鼠交配，并在 E5.5 和 E8.5 天腹腔注射抗 PDL1 阻断单克隆抗体，剂量为 250 μg，对照组注射同型 IgG 抗体。在 E11.5 天处死小鼠。a 和 b：比较对照组和 PDL1 阻断组小鼠的胚胎吸收率。c 至 h：通过流式细胞计数和累积数据，比较对照组和 PDL1 阻断组之间 $CD4^{+}CXCR5^{hi}PD-1^{hi}Foxp3^{+}$ Tfr 细胞的百分比和绝对数，包括母体脾脏（c、d）、胸腺（e、f）和子宫（g、h）。$^{*}P < 0.05$；$^{**}P < 0.01$；$^{***}P < 0.001$。

图 2–18　PDL1 的缺失能够促进 Tfr 细胞的扩增病导致胎儿吸收率（妊娠丢失）的增加

（3）阐明了 RND3 蛋白调控滋养层细胞侵袭、增殖和凋亡能力及参与复发性流产发病的分子机制

RND3（也称 RhoE）是小 GTP 结合蛋白 Rnd 亚家族的一个独特成员。有大量研究证明 RND3 可能与子宫内膜异位症、子痫前期的发生及分娩的发动有关。然而，RND3 在不明原因复发性流产患者中是否有一定作用及其作用机制尚不明确。项目组针对 RND3 在复发性流产中的作用机制进行了研究，通过 RT–qPCR、Western Blot 实验及免疫组化实验证实 RND3 主要表达在 CTB 及 EVT 细胞中，且不明原因复发

性流产患者绒毛组织中 RND3 的表达显著高于正常人工流产患者。此外，项目组运用 RT-qPCR、Western Blot、免疫组化及免疫荧光实验证实 RND3 上游调控基因 FOXD3 在复发性流产患者绒毛中的表达增高，且其也是主要表达在 EVT 细胞中；发现 RND3 通过 RhoA-ROCK1 信号通路调控滋养细胞的迁移和增殖，通过 ERK1/2 信号通路抑制细胞凋亡，模式如图 2-19 所示。相关研究提示 RND3 和 FOXD3 参与了复发性流产的发病机制并可能可作为潜在治疗靶点，相关成果以“Upregulation of RND3 Affects Trophoblast Proliferation, Apoptosis, and Migration at the Maternal-Fetal Interface”为题发表在 *Frontiers in Cell and Developmental Biology* 上。

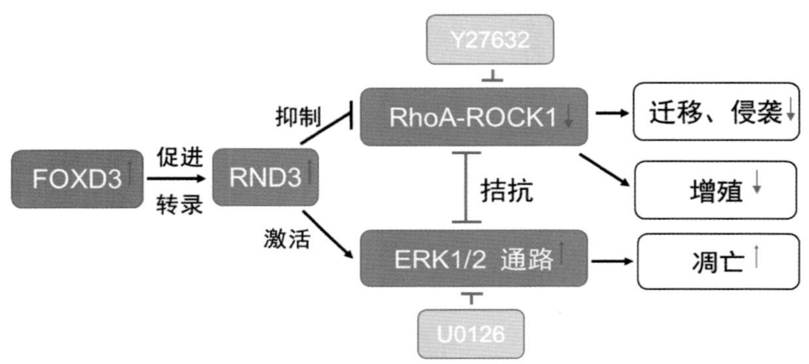

注：RND3 通过不同但相关的途径调节滋养层细胞的迁移、增殖和凋亡。红色箭头显示与 HC 对照相比，RM 患者中的变化；红色 T 符号表示抑制效应。

图 2-19 RND3 的作用机制模式

（4）发现 PUM1 在母胎界面通过非编码 RNA HOTAIR 调控滋养层细胞的侵袭能力

PUM 蛋白属于一种高度保守的、调控转录后基因表达的 RNA 结合蛋白家族。项目团队研究了 PUM1 在子痫发病中的作用与机制。结果显示，PUM1 在子痫患者的胎盘绒毛中高表达（图 2-20）。PUM1 过表达会抑制滋养层细胞的侵袭和增殖，反之敲除 PUM1 基因会增强滋养层细胞的侵袭和增殖。lncRNA 转录组测序和 RNA 免疫共沉淀（RIP）显示，PUM1 可通过下调 lncRNA HOTAIR 的表达抑制滋养层细胞的入侵从而导致子痫。此外，利用 RNA-protein pull-down 和 mRNA stability assays 的技术，我们发现 PUM1 可以特异性地结合 HOTAIR 并降低它的半衰期，从而降低其稳定性。这些发现揭示了一种新的 PUM1 调控 HOTAIR 在子痫滋养层细胞入侵中的发病机制，相关成果以“Upregulation of PUM1 Expression in Preeclampsia Impairs

Trophoblast Invasion by Negatively Regulating the Expression of the lncRNA HOTAIR”为题发表在 *Molecular Therapy* 上。

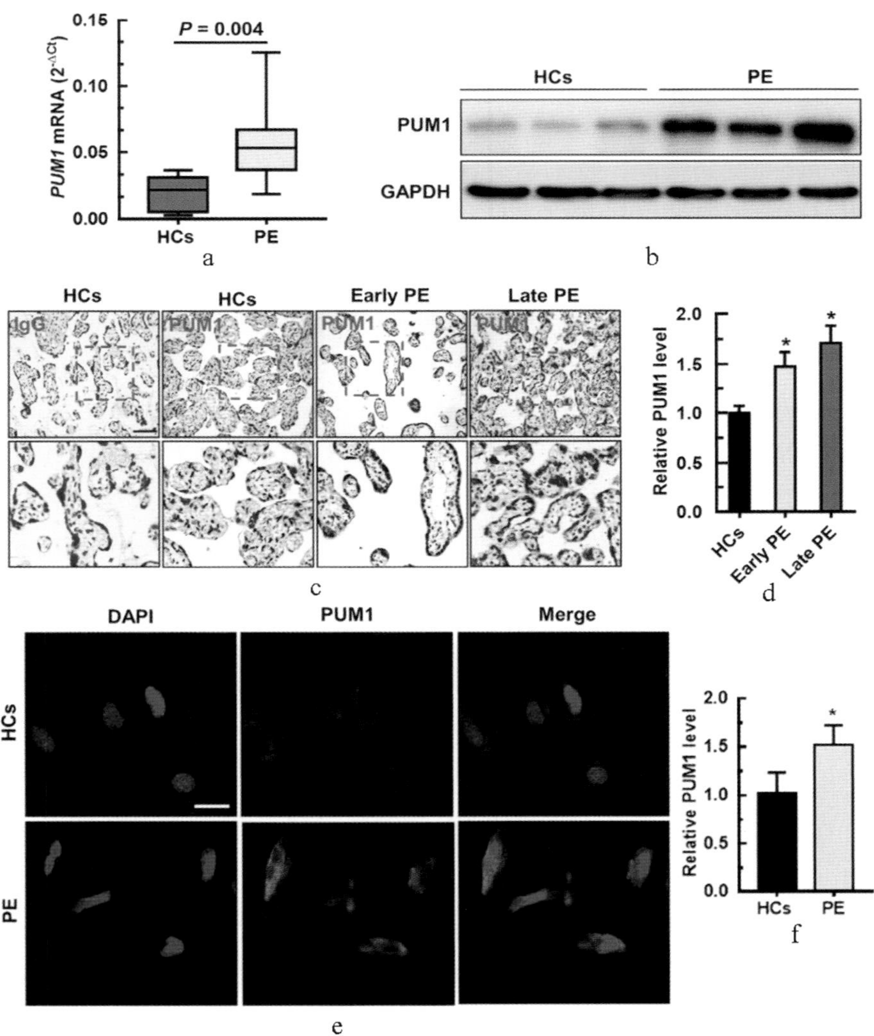

a：通过 qRT-PCR 测定子痫（PE，n=12）和健康对照者（HC，n=12）胎盘绒毛组织中 PUM1 的表达；b：通过 western blotting 分析测定 PE 患者和 HC 对照胎盘绒毛组织中 PUM1 的表达水平；c 和 d：使用兔 IgG 抗人 PUM1 抗体对 HCs（n=29）、早发性 PE（n=10）和晚发性 PE 患者（n=27）的绒毛进行单一染色，并使用 HRP 试剂盒进行检测；e 和 f：晚发性 PE 患者（n=6）和 HCs（n=6）绒毛组织中初级滋养层中 PUM1 的免疫荧光染色，抗 PUM1 抗体的荧光信号呈绿色，DAPI 染色的细胞核呈蓝色。

图 2-20　PUM1 在子痫患者中表达升高

（十）“排卵异常的发生机制及临床干预研究”项目

1. 项目简介

本项目由浙江大学朱依敏教授团队牵头，团队成员来自上海交通大学、浙江大学、北京大学、山东大学、武汉大学、广州医科大学附属第三医院、昆明理工大学、浙江诺特健康科技股份有限公司等单位。项目拟在前期临床队列和疾病资源库的基础上，针对 PCOS 和 POI 这两种影响女性生殖健康的临床常见排卵障碍性疾病，研究其遗传特征及发病机制，特别是遗传易感与环境互作的分子机制，阐明新发现基因的功能及致病机制，寻找药物治疗新靶点，建立临床干预新方案，为实现排卵障碍性疾病预警、防控和有效治疗提供科学依据。

2. 研究进展

（1）验证遗传变异信息或分子标记物的功能

项目团队已发现 9 个引起排卵障碍性疾病发生的遗传变异基因（*FHL2*、*ZNF217*、*EPHA7*、*CK2α*、*BMP2*、 *GDF8*、*ALKBH5*、*MCM8* 和 *IL1*），并深入验证了部分遗传变异基因的功能及致病机制，明确其在排卵异常发生过程中的作用，相关研究结果已分别发表于 *FASEB Journal*、*Molecular Therapy-Nucleic Acids* 和 *Biochemical and Biophysical Research Communications* 等杂志上。开展了 GDF8 在多囊卵巢综合征卵巢局部胰岛素抵抗过程中的作用研究，结果表明 PCOS 患者卵泡液和颗粒细胞中 GDF8 的表达显著高于非 PCOS 患者，并发现非 PCOS 患者和 PCOS 组发生胰岛素抵抗的患者卵泡液和颗粒细胞中 GDF8 的水平显著升高，且 PCOS 组胰岛素抵抗患者的卵泡液和颗粒细胞中 GDF8 的水平均高于 PCOS 组非胰岛素抵抗患者，提示 GDF8 参与了 PCOS 局部胰岛素抵抗的发生。利用 RNA-Seq 技术检测差异表达基因，发现在 GDF8 处理的颗粒细胞中 SERPINE1 的表达水平显著上调，抑制 SERPINE1 的表达可缓解 GDF8 引起的颗粒细胞葡萄糖代谢紊乱的发生。Co-IP 结果表明，TP53 蛋白通过与 SMAD2/3-SMAD4 复合体结合参与 GDF8 对 SERPINE1 的调控。探究 BMP2 在多囊卵巢综合征排卵障碍发生中的作用，发现 PCOS 患者卵泡液和颗粒细胞中 BMP2 的表达显著高于非 PCOS 患者；BMP2 可促进颗粒细胞中 PCOS 发生相关基因 *LOX* 的表达及 BDNF 的合成。同时还发现 Furin 蛋白介导了 BMP2 诱导的 BDNF 的合成，Furin 影响 BMP2 对 BDNF 前体蛋白的加工，但是不影响 BDNF 的转录。关于 CK2a 在多囊卵巢综合征排卵障碍发生中的作用研究，发现 CK2a 的 mRNA 和蛋白水平在临床 PCOS 患者颗粒细胞中均升高；发现 PCOS 患者颗粒细胞中 CK2a

水平与患者血清 LH 和总睾酮水平呈正相关。利用 PCOS 大鼠模型及过表达 CK2a 和敲减 CK2a，发现 CK2a 促进 AR 的转录活性，影响下游基因的表达。发现 Ck2a 敲降后 PTEN 的表达下调；CK2a 能够引起 AKT 表达增加，促进细胞增殖，降低细胞凋亡，提示 CK2a 可能在 PCOS 患者排卵障碍中发挥一定作用。

（2）明确排卵障碍性疾病的遗传特征

利用全外显子测序、甲基化位点检测、转录组分析等技术，完成了排卵障碍性疾病的遗传变异基因的筛查，筛选到了包括 *BMP2*、*GDF8*、*IL1*、*ALKBH5*、*BRCA1*、*MCM8*、*CK2α* 等参与排卵障碍性疾病发生的致病基因，并在排卵障碍性疾病患者队列中进行了验证，初步明确了以上基因的遗传变异信息及其遗传特征，发现了潜在的致病突变位点。

（3）发现新的致病基因，并明确其功能及作用机制

本项目组通过收集相关临床信息和临床样本，检测排卵相关新基因的表达变化，检测其与环境因素的相关性，筛选出与排卵、激素分泌等因素相关的信号通路及新致病基因，包括 *FHL2*、*ZNF217*、*EPHA7*、*BRCA2*、*Follistatin* 和 *CG4119* 等。围绕已筛选出的排卵障碍易感新基因 *EPHA7* 和 *FHL2* 进行深入研究，明确外源性注射 EPHA7-Fc 可能通过抑制下丘脑 E2 负反馈从而促进血清 LH 升高，FHL2 通过抑制卵丘扩张，同时还可能通过促进 NF-κB、p65 激活而调控颗粒细胞增殖与细胞周期，共同促进 PCOS 排卵障碍的发生。项目组利用颗粒细胞芯片数据筛选出 Lnc-MAP3K13-7：1，证实它可能通过抑制颗粒细胞增殖参与 PCOS 排卵障碍的发生。利用高通量测序 16s rDNA，在原发性卵巢功能衰竭（POF）中明确阴道乳酸杆菌与生育力的相关性。利用高通量测序技术，在多囊卵巢综合征胰岛素抵抗患者中发现 7 个差异显著的长链非编码 RNA，初步研究显示 lncRNA NONHSAT227177.1 可能对颗粒细胞增殖产生影响；对 PCOS 患者卵泡液蛋白组学及磷酸化蛋白组学分析，发现糖脂代谢和免疫方面发生改变；宫内高雄激素环境可使 PCOS 子代 Th1 降低，且通过降低 Th1 分化能力导致其发生功能异常；细胞因子 IL23 通过 AR 途径靶向调控，影响 KGN 的细胞周期，继而抑制 KGN 细胞的增殖并促进 KGN 凋亡。

（4）验证排卵障碍性疾病药物治疗新靶点的有效性

通过细胞因子筛选技术，项目组发现肠道免疫细胞 ILC3 分泌的细胞因子 IL-22 在 PCOS 患者血清及卵泡液中的水平显著降低，提示 IL-22 分泌在 PCOS 发生发展中的重要作用，并可能是 PCOS 排卵障碍的潜在干预靶点。项目组利用雄激素诱导高雄激素 PCOS 小鼠模型，给予 IL-22 治疗后，检测其表型变化情况，发现补充 IL-22

可以明显改善高雄激素 PCOS 亚型小鼠的胰岛素抵抗、激素异常、动情周期紊乱、卵巢多囊样变与胚胎数。研究揭示了 IL-22 是治疗高雄激素 PCOS 亚型的新靶点。通过检测正常对照和 PCOS 患者血清和卵泡液 GLP-1 水平，发现 PCOS 患者 GLP-1 水平显著下降，可能与 PCOS 卵巢功能障碍和代谢异常有关。通过综合生物信息学分析方法筛选 PCOS 患者和对照人群颗粒细胞，发现 *CBLN1* 和 *HAS2* 两个差异表达基因。这两个基因在正常卵泡发育过程中表达逐渐升高，并在排卵前卵泡中达到高峰，而 PCOS 患者颗粒细胞中 CBLN1 和 HAS2 的表达显著低于对照组，提示 CBLN1 和 HAS2 可能可作为 PCOS 排卵功能障碍治疗的潜在靶点。

3. 项目主要成果

（1）昼夜节律紊乱引起大鼠胰岛素抵抗、高雄激素血症、卵巢颗粒细胞凋亡增多、排卵障碍等类 PCOS 表型

项目组通过持续光照或黑暗 8 周改变大鼠昼夜节律，发现大鼠动情周期发生紊乱、获卵数减少，出现了排卵异常的表现。进一步通过肝脏、脂肪及卵巢上相关基因的检测，以及细胞系实验的验证发现，一方面，持续黑暗通过下调肝脏节律基因 *BMAL1* 的表达，进一步下调 *GLUT4* 使大鼠出现胰岛素抵抗；另一方面，持续黑暗通过下调肝脏节律基因 *PER1*、*PER2* 的表达，并通过调节 *SHBG* 和 *IGFBP4* 从而增强雄激素功能，使黑暗大鼠出现高雄激素血症。同时，胰岛素和雄激素水平的升高，以及颗粒细胞中节律基因的异常共同引起颗粒细胞凋亡增多、排卵异常（图 2-21）。此外，持续黑暗处理的同时给予大鼠补充褪黑素，会通过调节 *BMAL1*、*PER1*、*PER2* 显著改善大鼠胰岛素抵抗和高雄激素血症的表现，而持续黑暗后恢复 2 周正常光照可通过调节 BMAL1 改善黑暗大鼠的类 PCOS 表型。相关成果以“Altered Circadian Clock as a Novel Therapeutic Target for Constant Darkness-induced Insulin Resistance and Hyperandrogenism of Polycystic Ovary Syndrome”为题发表在 *Translational Research* 上。

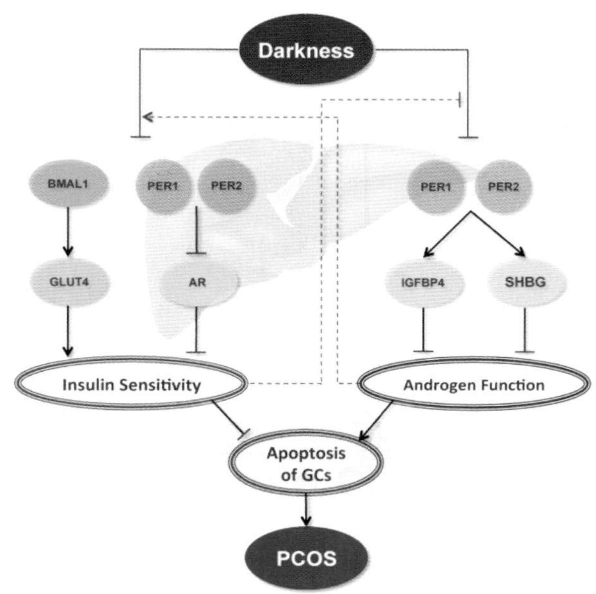

注：持续黑暗通过下调节律基因 *BMAL1*、*PER1*、*PER2* 使大鼠出现胰岛素抵抗和雄激素功能增强。同时，胰岛素和雄激素水平的升高引起颗粒细胞凋亡增多。

图 2-21　持续黑暗引起大鼠类 PCOS 表型

（2）高雄激素通过调节大鼠体内核心节律基因的表达，引起类 PCOS 表型

高雄激素血症是造成胰岛素抵抗的重要原因，在 PCOS 的发生发展中至关重要，然而，对于高雄激素血症影响 PCOS 的具体机制尚未明确。项目组通过给 4 周龄大鼠持续注射 DHEA，构建高雄激素暴露的大鼠模型，检测发现其出现胰岛素抵抗、卵巢多囊样改变等类 PCOS 表型（图 2-22），同时肝脏及脂肪组织的核心节律基因表达异常，特别是 BMAL1 明显降低。进一步通过体外实验研究发现高雄激素通过抑制 BMAL1/NAMPT/SIRT1 通路，影响糖代谢关键分子 GLUT4 的表达，最终影响肝脏及脂肪组织的胰岛素通路，造成胰岛素抵抗及 PCOS 表型。该研究结果证明了高雄激素暴露造成排卵障碍性疾病 PCOS 的具体机制及其与节律基因的相关性，为探索 PCOS 的致病因素作用机制提供了基础，相关成果以“Decreased Brain and Muscle ARNT-like Protein 1 Expression Mediated the Contribution of Hyperandrogenism to Insulin Resistance in Polycystic Ovary Syndrome”为题发表在 *Reproductive Biology and Endocrinology* 上。

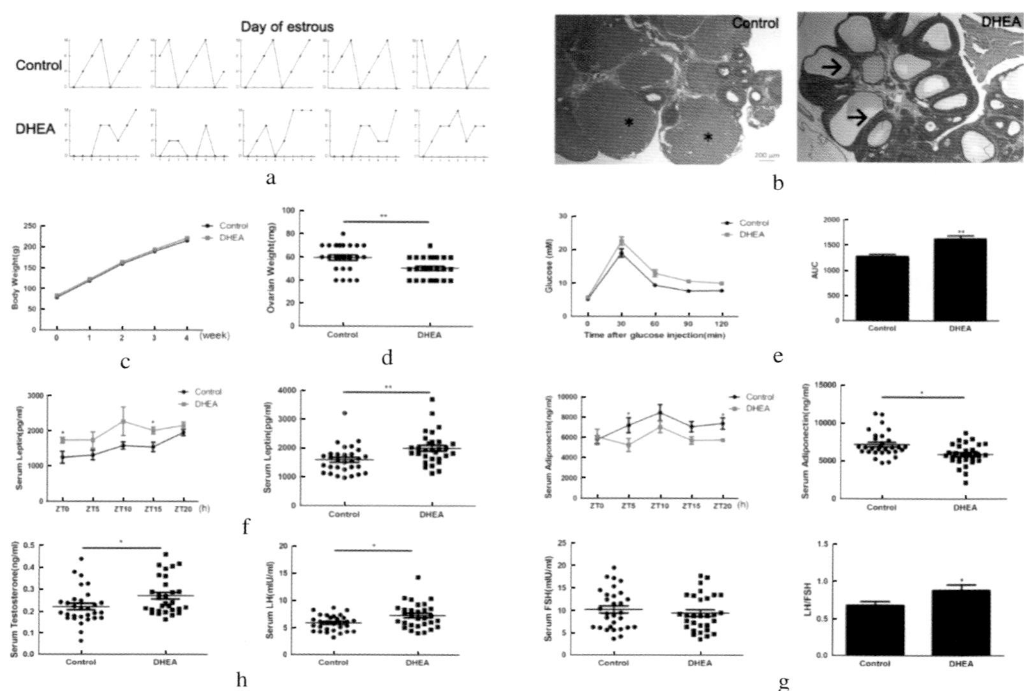

a：动情周期；b：卵巢 HE 切片，* 代表黄体，→代表囊性卵泡；c：4 周期间大鼠体重变化；d：造模 4 周后大鼠卵巢重量；e：造模 4 周后大鼠糖耐量水平；f：造模 4 周后大鼠血清 leptin 水平；g：造模 4 周后大鼠血清 adiponectin 水平；h：造模 4 周后大鼠血清睾酮水平；i：造模 4 周后大鼠血清 LH 及 FSH 水平。

图 2-22　高雄激素引起大鼠类 PCOS 表型

（3）FHL2 通过抑制卵丘扩张、ZNF217 通过调节炎性反应参与 PCOS 排卵障碍的发生

项目组根据来自 PCOS 患者和正常对照人群的卵丘细胞、颗粒细胞和卵巢组织等样本的芯片数据筛选出排卵障碍易感新基因 *FHL2*。通过实验证实，PCOS 患者体内高雄状态，通过 AR 介导促进卵巢颗粒细胞 FHL2 的表达，而 FHL2 作为 AR 的辅调节因子，促进 AR 对 C/EBP β 的抑制作用；FHL2 通过与 ERK1/2 相结合，抑制 ERK1/2 磷酸化，从而抑制排卵相关基因 *C/EBPβ*、*HAS*、*COX2* 等，引起排卵障碍的发生（图 2-23a），相关成果以“Up-regulated FHL2 Inhibits Ovulation through Interacting with Androgen Receptor and ERK1/2 in Polycystic Ovary Syndrome”为题发表在 *EBio Medicine* 上。

ZNF217 是项目组前期对 PCOS 的 GWAS 研究显示出的一个与 PCOS 发病密切相关的致病基因，研究发现卵巢颗粒细胞中低表达的 *ZNF217* 通过促进 PGE2 参与 PCOS

炎性反应的同时，还会下调一系列排卵标记分子的表达，并促进颗粒细胞的凋亡增多，参与卵泡发育异常和排卵障碍（图 2–23b）。相关成果以“A Candidate Pathogenic Gene，Zinc Finger Gene 217（*ZNF217*）May Contribute to Polycystic Ovary Syndrome through Prostaglandin E2”为题发表在 *Acta Obstetricia et Gynecologica Scandinavica* 上。

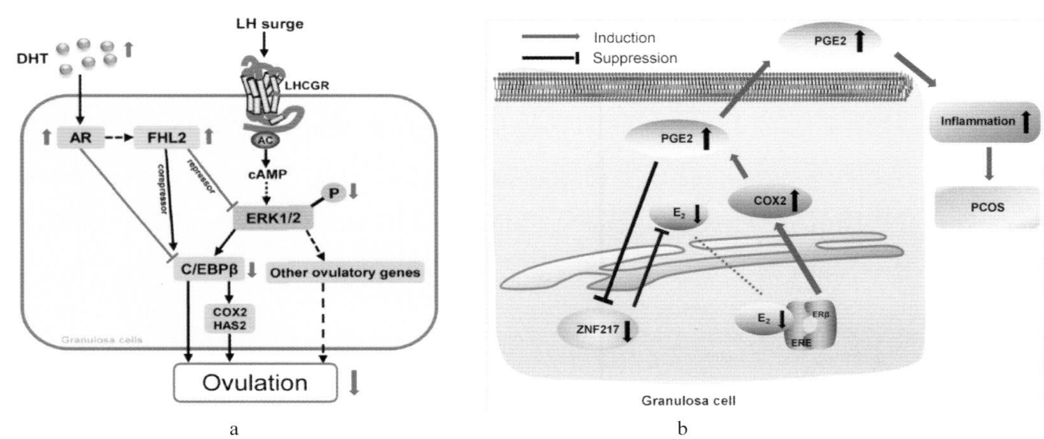

a　　　　　　　　　　　　　　　　　　　　　　　　b

a：PCOS 患者卵巢颗粒细胞中高水平的 FHL2 在辅调节因子 AR 的协同作用下，通过调控 ERK1/2 及 C/EBPβ 等，引起排卵障碍的发生；b：PCOS 患者卵巢颗粒细胞中低表达的 ZNF217 通过 PGE2 促进 PCOS 的发生发展。

图 2–23　卵巢颗粒细胞基因表达引起排卵障碍及 PCOS 患者发生发展机制示意

（4）EPHA7 在 PCOS 排卵激素调控中的作用机制

项目组深入解析 EPHA7 与内分泌激素的互作关系，利用卵巢切除大鼠模型及卵巢切除 + 补充 E_2 大鼠模型，发现 EPHA7–Fc 的促 LH 升高机制依赖于 E2 的作用但不是 E_2 的正反馈作用。同时，通过注射阿巴瑞克（GnRH 拮抗剂）的大鼠模型并给予 EPHA7–Fc 处理，明确 EPHA7–Fc 的促 LH 升高机制依赖于下丘脑的作用，而并非垂体。EFNA5 是 EPHA7 的天然配体，RNAscope 结果提示 *Efna5* 主要表达于下丘脑弓状核区域，而该区域正是参与调节 E_2 负反馈的主要部分。进一步通过实验证实，下丘脑的 *Efna5* 和 *Gnrh1* 参与 E_2 负反馈相关的 LH 分泌，即 E_2 结合 ERα，通过抑制下丘脑 *Efna5* 和 *Gnrh1* 的表达，抑制 LH 分泌。而外源性注射 EPHA7 重组蛋白可能通过抑制 E_2 对下丘脑 *Efna5* 和 *Gnrh1* 的负反馈作用，引起血清 LH 升高。相关成果以“Erythropoietin–producing Hepatocellular A7 Inhibits Estrogen–Negative Feedback of Luteinizing Hormone via Ephrin A5 in the Hypothalamus of Female Rats”为题发表在 *American Journal of Physiology. Endocrinology and Metabolism* 上。

（5）HAS2 和 CBLN1 是 PCOS 排卵障碍的潜在生物标志物

PCOS 是常见的女性排卵障碍性疾病，颗粒细胞转录组变化对 PCOS 患者卵母细胞功能和卵泡发育的影响尚未阐明。项目组从不同角度分析 PCOS 颗粒细胞转录组的变化，探索用于 PCOS 疾病诊断和治疗的潜在生物标志物。从 GEO 数据库中，项目组获得了 GSE34526 和 GSE107746 的基因表达谱信息，鉴定了差异表达基因和关键信号通路。从转录因子、分泌蛋白和卵泡发育 3 个方面分析了差异表达基因，发现 *HAS2* 和 *CBLN1* 这两个基因在排卵前卵泡颗粒细胞中高表达，并可能触发排卵。这项研究为 PCOS 的病因学提供了新的基础，提示 *HAS2* 和 *CBLN1* 可能是 PCOS 排卵障碍治疗的潜在生物标志物。研究结果以“Identification of Potential Biomarkers of Polycystic Ovary Syndrome via Integrated Bioinformatics Analysis”为题发表在 *Reproductive Sciences* 上。

第二节　重大疾病基础研究

一、总体进展

重大疾病基础研究方面的主要任务是“开展生殖规律和生殖重大理论基础研究，揭示影响生殖、生命早期发育及妊娠结局的关键分子事件和规律。了解人类生殖障碍、不良妊娠结局的病因，发现新的诊断和治疗靶点”。专项于 2016—2019 年共立项 19 项以揭示影响人类生殖、生命早期发育、妊娠结局的主要因素为目的的基础研究项目，2020 年度各项目组广泛开展了生殖健康与出生缺陷相关疾病发病机制研究，取得多项原创性成果，在国际顶级期刊发表多篇重要论文，形成了较强的国际影响力。

中国科学技术大学牵头的“人类配子发生、成熟障碍与胚胎停育的分子机制”项目按照统一标准、统一方法收集了各类不育散发和不育家系样本，为揭示导致人类不育的致病突变、阐明致病机制提供了珍贵的天然模型和研究材料；发现了卵泡脂肪酸失调是人类原发性卵巢功能不全的潜在驱动因素；解释了卵母细胞中组蛋白修饰与促性腺激素的协同作用机制；发现 miR-1908-3p 的靶基因 *KLF2* 通过 *GJA1* 调控人精原干细胞的增殖与凋亡；以临床样本为依托，新发现了 20 多个人类不育的致病基因突变，并解析了其中 6 个基因突变的致病机制。

上海交通大学牵头的“人类胚胎发育中的细胞编程与配子 / 胚胎源性疾病的发

生机制”项目发现 *TUBB8* 杂合 / 纯合突变致人卵裂障碍或早期胚胎发育阻滞；发现线粒体功能紊乱可致卵母细胞体外成熟（IVM）周期中的胚胎停滞；阐述了 18S rRNA m6A 甲基转移酶 METTL5 促进小鼠胚胎干细胞分化的规律；开发了新一代高精度单碱基基因编辑工具 YE1-BE3-FNLS 和 RNA 靶向的 CRISPR 系统 CasRx；在动物体内通过精确的基因编辑实现了对家族性高胆固醇血症、神经性疾病、发育源性代谢疾病的基因治疗；构建了可用于追踪胚胎发育过程中相关细胞的细胞命运的 Dre-rox 和 Cre-loxP 双同源重组报告系统。

厦门大学牵头的“人类胚胎着床调控及相关重大妊娠疾病发生机制”项目开展了人类胚胎着床和蜕膜发育的分子基础、复发流产的发生机制、人类滋养层细胞谱系分化和胎盘发育的调节机制、子痫前期的发病机制与分子靶标等方面的研究；通过微量转录组测序在多个时间点系统分析了围植入期具有不同植入能力的囊胚的基因表达图谱，证实了 *IGF1R* 等多个基因对子宫内膜容受性建立的关键作用，发现了 *PEDF* 等多个调控基质细胞蜕膜分化的关键因子，并解析了蜕膜微环境对 T 细胞等免疫细胞在母胎界面的训导机制，揭示了 Wnt、TGFβ 信号通路分子 Sfrp1/5、miR-18a 等在滋养层细胞分化过程中的调控机制，建立了糖皮质激素代谢异常引起的子痫前期小鼠模型。

浙江大学牵头的“卵母细胞体外成熟的机制与临床应用研究”项目发现了 3 个调控卵母细胞成熟与 mRNA 代谢的关键基因（*PPabpn1l*、*Btg4* 及 *Papola*），并解析了其潜在的分子机制；阐明了年龄因素对卵母细胞成熟和质量影响的一种表观分子途径（CXXC1-BTG4 通路），建立一种卵母细胞成熟优化体系（基于烟酸 NA 补充的体外成熟系统）；发现了人类卵子发育及受精中隐藏的新孟德尔表型——卵子死亡，扩展了孟德尔疾病的种类，并明确了其致病基因为 *PANX1*，同时揭示了 *PANX1* 突变的致病机制；开展了小鼠原始生殖细胞蛋白质组和空间特征研究；鉴定了一系列卵子成熟所必需的新基因（*PATL2*、*ZP1/2/3*、*PADI6*、*KHDC3L*、*TLE6* 等）；开发了首个国内生产、具有完全知识产权、应用于临床的长效重组人卵泡刺激素，目前已进入临床实验阶段。

中山大学牵头的“建立有效的人卵母细胞体外成熟优化体系及其临床应用的安全性研究”项目发现了体外成熟卵子和体内成熟卵子在染色体、基因表达、表观遗传等方面分子水平的差异；发现丙酮酸脱氢酶激酶 4（PDK4）为卵母细胞能量代谢的关键调节者，其可通过提高卵母细胞线粒体功能促进卵母细胞成熟；揭示应激和 CRH 可通过激活 TNF-α 信号通路损害卵母细胞，TNF-α 拮抗剂可改善心理应激对卵母细胞的不良影响；确定了 RNA ac4C 调控卵母细胞成熟的关键基因及实现靶基因调控的识别因子。

中国科学院动物研究所牵头的“原始生殖细胞的命运决定、迁移和归巢机制”项目对原始生殖细胞（PGC）的命运决定、迁移和归巢机制展开了系统性研究。发现 RNA 结合蛋白 Elavl2 促进斑马鱼 PGC 的形成和分裂；发现 Rb1 是精原前体细胞进入胚胎静息期的关键调控因子；揭示 m6A 修饰参与调控果蝇早期胚胎发育的分子机制；发现 RNA 激酶 CLP1/Cbc 参与减数分裂启动，且在卵巢中生殖干细胞微环境关键糖蛋白受 Notch 通路调控；发现斑马鱼生殖细胞发育过程中没有发生全基因组的去甲基化；发现 PA200- 蛋白酶体能够调控组蛋白密码、转录、衰老和精子发生；发现 Pactin 蛋白在斑马鱼非常早期卵母细胞中调控与 PGC 发育有关的多个重要 RNA 的稳定性；发现 Vasa 在斑马鱼卵母细胞及睾丸中与众多生殖细胞发育特异 RNA 直接结合；构建斑马鱼 PGC 特异性表达 Cas9 转基因品系和 PGC 特异性表达基因相关 gRNA 的转基因鱼库；发现斑马鱼和小鼠卵巢中存在的多种体细胞类型，并进一步探究卵细胞死亡后对周围体细胞的影响及机制。

山东大学牵头的“生殖细胞染色体行为的分子调控”项目绘制了减数分裂启动前后雌性生殖细胞单细胞转录组变化图谱，建立了分化型精原细胞体外培养体系；解析了减数分裂关键调控因子 SPO11 复合物及联会复合体侧轴复合物 HOP1 等的结构和功能；对鉴定的多个减数分裂调控因子进行了深入的机制解析；进一步完善了不孕不育病例样本库，明确了 *SCHS* 与 *H2BP* 两个基因突变引起减数分裂异常导致不孕不育的分子机制。

南通大学牵头的“精子发生的调节机制”项目已完成部分不育男性样本的外显子、转录组和单细胞 ATAC 的测序工作，鉴定出 *Adgb*、*1700102P08Rik*、*TAF7L*、*Rpl39l*、*SPATA20*、*Pex3*、*DDX43*、*HDAC3* 及 *Mdm2* 等基因为男性不育致病基因；建立了人类前体精原干细胞诱导分化为功能性类精子的体外培养体系；建立了基于组织原位的定量单细胞转录组技术、基于组织切片和激光纤维切割分选的 Hi-C 技术、STORM 成像的关键技术；建立高脂饮食诱导肥胖模型，发现肥胖对雄性小鼠精子质量、生殖激素和生育力的影响，发现肥胖小鼠生殖细胞中不育基因的差异表达；分析了纳米材料 Ferritin-FITC 对血生精小管屏障的通透性和生殖毒性，建立了纳米载药系统，为纳米材料对由肥胖引起的弱精畸精的治疗提供依据。

山东大学牵头的“人类精子成熟关键分子的作用机制和临床转化研究”项目筛选了人附睾分泌精子结合功能蛋白 30 余种；完成了精子成熟综合知识数据库框架

设计和原型构建；制作了17种基因敲除的小鼠模型；构建并获得了附睾区域特异性Cre小鼠及快速检测精子信号分子检测工具鼠；揭示了精子成熟关键过程的分子机制；筛选出了与男性不育密切相关的5种精子靶蛋白分子，并研发出人类精子质量分子评价新技术方法，包括人类精子蛋白联检试剂盒与配套的计算机分析软件。

中国农业大学牵头的“原始卵泡库的形成、维持与激活”项目在动物模型、实验平台及前期数据挖掘方面取得新进展，证明了人脐带血间充质干细胞所分泌的外泌体（HucMSC-exo）通过增加miR-146a-5p和miR-21-5p调节PI3K信号通路激活原始卵泡；证明了*TOP6BL*纯合突变会导致减数分裂程序性双链断裂（DSB）产生失败并造成人类不孕；系统综述和揭示了组蛋白去乙酰化酶家族多个成员（HDAC5、HDAC6及Sirt1）、组蛋白去甲基化家族及cAMP分子在原始卵泡选择性激活和发育中发挥的重要调节作用；阐明了转录后的剪接调节作为维持卵母细胞成熟的机制。

南京医科大学牵头的“卵泡微环境以及卵巢病变影响卵母细胞发育成熟的作用和机制研究”项目开展了卵泡微环境和卵巢病变影响卵母细胞发育成熟的作用及机制研究。发现卵母细胞微绒毛网络介导了卵母细胞－颗粒细胞互作，并揭示了卵母细胞－颗粒细胞互作调控卵母细胞发育成熟的系列机制；揭示了蛋白质糖基化修饰及线粒体－介导的能量代谢通路调控卵母细胞发育成熟的作用与机制；从生理生化、免疫和遗传的角度阐释了卵母细胞成熟障碍、卵巢功能不全的发生机制，发现了一些具有潜在临床价值的卵巢功能不全预测指标。

中国科学技术大学牵头的“免疫对配子发生和胚胎发育的影响”项目建立了无精或少精症及睾丸/附睾炎患者的标本库及小鼠模型；解析了小鼠卵巢局部免疫微环境；发现Treg细胞上的甲基化修饰与母胎耐受的关系；发现抗体阻断CD47影响胚胎体重；发现小鼠睾丸中含有大量的T淋巴细胞；确定了组织居留NK细胞专属转录因子PBX1；建立了人的蜕膜样NK细胞的体外培养方法；建立了RPL患者外周血精准免疫功能评估panel；揭示了肠道菌群改变与PCOS发病的因果关系等；建立了睾丸、卵巢和子宫内膜的免疫学图谱；发现了免疫因素在复发性流产/反复着床失败、PCOS等多种重要妊娠相关疾病中的重要作用。

北京大学第三医院牵头的“植入前胚胎发育的调控网络研究”项目揭示了人类植入前胚胎中组蛋白H3球形结构域乙酰化的动态变化；初步证实了KIAA1429、RNF114在母－胚转换过程中的母源mRNA转录后调控和合子基因组激活中的关键作用；揭示了SIRT2-H4K16通路参与调控早期胚胎基因组稳定性；发现烟酰胺单核苷酸、褪黑素可改善老化卵母细胞质量，肥胖会诱导DNA损伤、异常的组蛋白甲基化和小鼠自噬水平的改变，从而影响早期胚胎发育；阐明了4种细胞周期检验点蛋白（Chk1、Chk2、Mps1、Survivin）在小鼠早期胚胎发育过程中对纺锤体组装检查点（SAC）和DNA修复的调节发挥的重要作用；描绘了人类胚胎早期发育过程中染色质高级结构动态变化图谱；发现新的印记基因及其印记调控机制；绘制了人早期胚胎发育过程中组蛋白修饰动态变化图谱；发现染色质高级结构影响克隆胚胎基因表达的调控机制；解析了核移植胚胎H3K9me3修饰的重编程机制和作用。

中国科学院动物研究所牵头的“胎盘形成的分子机制”项目明确了极滋养层和壁滋养层两个细胞亚群之间的异同；获得诱导性人类单倍体胎盘滋养层干细胞，并对单倍体二倍化机制进行了探索。发现多个调节胎盘血管形成和重建的重要通路；揭示了CSE的O-糖基化修饰调控合体化的机制，阐明合体滋养层通过巨胞饮适应营养压力的机制；明确了妊娠早期蜕膜免疫细胞亚群的分子特性及其互作基础。确立了RNA m6A修饰与组蛋白动态修饰之间的直接关系，揭示了环境和发育信号产生转录增强和记忆的新机制；代谢组学分析显示子痫前期胎盘中存在代谢重编程现象；发现抗氧化剂MitoQ在妊娠早晚期对子痫前期的预防作用不同；解析ERK/p-YAP信号调节滋养细胞侵袭与迁移的路径。实现了将无造影剂MRI评估胎盘血流及氧合状态的序列应用于子痫前期等胎盘功能不全疾病的预后及出生体重评估；建立了人/小鼠离体胎盘CT扫描条件摸索，初步完成了胎盘血管网三维铸型扫描和数据分析。

南京医科大学牵头开展的“不孕不育人群环境与遗传致病因子鉴定及交互作用研究”项目2020年度进一步积累队列人群数据和样本资源，已纳入符合标准的不孕不育队列18 069对、新婚夫妇队列25 063对、大学生队列4132人及特殊暴露人群队列1925人。基于已建设的多类型队列和多类型生物样本，开展了一系列科学研究，发现了空气污染物、饮用水消毒副产物和环境内分泌干扰物等影响不孕不育的关键环境因素；基于全基因组、全外显子组和单细胞测序等技术筛选与男性精子发育和女性卵母细胞发育成熟相关的关键基因，并阐明了其作用机制。

中国人民解放军东部战区总医院牵头的“基于内外暴露监测的环境和行为因素对胚胎发育与妊娠影响研究”项目建立了队列科研信息管理平台，实现在线管理已募集的3万余名妊娠女性基本信息，深入分析了包括CO、O_3、NO_2、SO_2、PM10和PM2.5在内的多种大气污染物暴露对生殖健康的影响；开展了巢式病例对照研究，检测了1900余人份样本，完成了新型全氟化合物对妊娠结局影响分析；完成了6种环境因素模型的建立和体外胚胎毒性实验；建立了斑马鱼和小鼠基因编辑技术体系；完成了环境因素对胚胎发育影响的自噬途径和表观遗传调控机制研究。

华南农业大学牵头的“母胎界面分子事件与病理妊娠”项目发现了 MEKK4 激酶可通过促进 HOXA10 的磷酸化调控子宫内膜容受性；揭示了子宫内膜外分泌体来源的 let-7 可调控胚胎存活率；发现了胚胎刺激子宫内膜释放的无菌炎症分子 ATP 可调控蜕膜化过程，且在胎盘限制性过表达 miR-155 可诱发典型的人类子痫前期样综合征。项目在标本收集、基因敲除小鼠构建、高通量组学分析及子痫前期妊娠纵向队列构建等方面均取得重要进展。

中国科学院动物研究所牵头的“获得性性状的生殖传递机制”项目建立了链霉亲和素 - 生物素富集单一小 RNA 的技术，为研究精子 tsRNAs 提供了技术支持；构建了 *Rybp* 等表观调控因子的条件性敲除鼠；引入并建立了 *Setdb1* KO 小鼠模型，进行高脂饮食实验；开展了早期胚胎发育过程中发挥关键功能的 *Setd2* H3K36 甲基化机制研究；建立了一种新的小鼠胚胎干细胞，为早期胚胎细胞分化过程中的表观修饰变化图谱建立打下基础；鉴定了一个新的表观遗传因子并初步阐明了其功能；深入探究了 CTCF 是否可以调控获得性性状；在成瘾易感性的跨代遗传方面进行了相关神经生物学机制的研究；探索了人类糖尿病和代谢综合征是否可通过配子表观遗传修饰发生代际传递。

上海交通大学牵头的“分娩启动和早产机理与干预”项目对分娩启动与早产相关的关键基因（如 *OXTR* 和 *AGTRII*）在早产样本胎盘、蜕膜、肌层组织中的表达进行了研究，体外重组表达了 *OXTR*，并研究其与下游 G 蛋白互作的模式；收集了血样和组织标本共约 1500 例，其中正常对照组 938 例、早产组 500 余例，并建立了相关临床数据库；通过一项前瞻性队列研究，发现与甲状腺功能正常的孕妇相比，单纯性低甲状腺素血症孕妇的早产风险更高；分析足月生产和早产的胎盘单细胞测序数据，建立早产预测模型，开展早产预防与治疗的临床研究；基本完成了对胎龄≤ 32 周早产儿及对照组新生儿的临床队列纳入；分析了不同胎龄早产儿相同营养阶段及同一胎龄组早产儿不同营养阶段的血氨基酸水平；完成了小剂量促红细胞生成素早期干预对≤ 32 周颅内出血早产儿远期神经系统并发症的防治效果研究。

二、各项目研究进度

（一）“人类配子发生、成熟障碍与胚胎停育的分子机制”项目

1. 项目简介

该项目由中国科学技术大学史庆华教授团队牵头，团队由25家具有优势基础和临床的单位组成。项目的实施旨在揭示人类配子发生、成熟障碍与胚胎停育的分子机制，获得可用于相关疾病诊断和干预的候选分子靶标，在DNA损伤修复基因调控配子发生和成熟的重要科学问题上取得突破，提出新概念，建立能够在人类生殖健康研究前沿有效开展工作的系统平台。

2. 研究进展

（1）人类生殖疾病资源库建设和临床样本测序及遗传筛查稳步推进

项目组按制定的病例信息和标本收集要求收集不育患者的病例信息、组织和外周血等，收集正常对照和各类患者标本1000多例；对80例收集的患者的外周血DNA进行了外显子深度测序；并利用项目组已有的生物信息学平台完成了测序数据的分析并对其表达、定位和功能进行了注释；共寻找到10多个潜在的致病基因突变。

（2）配子发生成熟障碍和胚胎停育的致病突变研究

项目组发现*TOP6BL*纯合突变（c.483dupT）破坏了程序性DSB的产生，还证实*C14orf39/SIX6OS1*的3个纯合突变会导致人类非梗阻性无精子症，进而导致减数分裂停滞和两性不孕；揭示*Helq*敲除导致雄性弱育症的分子机制；通过对POI患者*FANCL*基因进行突变筛查及功能研究，从POI患者发现*FANCL*基因2个新发杂合移码突变，并发现突变导致FANCL蛋白泛素连接酶活性丧失和DNA损伤修复能力受损；发现了导致人类卵子及胚胎发育异常的新致病基因*CDC20*，并揭示*CDC20*突变导致卵子及胚胎发育异常的致病机制；通过对体外助孕周期反复发生受精卵分裂障碍的患者进行*ZAR1*基因测序，发现了位于第1外显子的同义突变（c.516G > A）及位于第1内含子突变（c.964–55T > A）；通过绘制卵泡颗粒细胞全基因组甲基化图谱，发现卵泡脂肪酸失调是人类原发性卵巢功能不全的潜在驱动因素；发现颗粒细胞过多的内质网应激会通过细胞凋亡导致卵泡闭锁，而eIF2α磷酸化可保护细胞免受内质网应激期间的凋亡，为PCOS治疗提供了潜在的靶标；另外，还在PCOS患者颗粒细胞中发现了AR表达异常。

（3）配子发生成熟和胚胎发育的分子遗传机制

项目组在单细胞精度解析了成体精子发生过程中的自噬调控网络，并进一步在细胞水平和动物水平证实了自噬对于精子发生的调控作用，对男性不育症的发病机制有了更深入的理解；首次发现了卵母细胞中的表观遗传修饰通过细胞间相互作用，调节卵巢颗粒细胞的发育命运及内分泌功能，解释了卵母细胞中组蛋白修饰与促性腺激素的协同作用机制；开展了 *Ythdf2* 卵母细胞特异性敲除小鼠的表型分析；解析了 *BRCA1* 在胚胎发育中的新作用，并揭示同源重组修复缺陷并不是 *BRCA1* 缺失导致胚胎发育障碍的关键因素，对进一步阐明 *BRCA1* 在胚胎发育中的作用具有重要意义；解析了 *TRIT1* 调节胚胎发育的机制，有助于后续深入了解 tRNA 修饰在胚胎发育和胚胎干细胞中的调控机制；完成了生殖细胞特异性 *WTAP* 失活小鼠模型构建和表型鉴定，进行了生殖细胞特异性 *Sox30* 失活小鼠模型构建和表型鉴定。

（4）配子发生的表观遗传基础

项目组发现 miR-1908-3p 的靶基因 *KLF2* 通过 *GJA1* 调控人精原干细胞的增殖与凋亡，证实 miR-100-3p 通过靶向 *SGK3* 促进人类支持细胞的增殖并抑制其凋亡，揭示了人精原干细胞的 PAK1/PDK1/YAP1 及 PAK1/miR-31-5p 调控网络，为解析人类精原干细胞命运决定的机制提供新的遗传与表观遗传调控机制；发现在小鼠中敲除了 miR-202 后大量生殖细胞凋亡，DNA 双链断裂修复、联会与交叉形成异常；还证明了 *KDM2B* 是人类原始生殖细胞特化所必需的表观调控因子，为不育症的分子机制解析提供了潜在靶点。

3. 项目主要成果

（1）发现卵泡脂肪酸失调是人类原发性卵巢功能不全的潜在驱动因素

项目组通过对原发性卵巢功能不全患者与正常对照组的卵巢颗粒细胞进行全基因组甲基化测序，发现脂肪酸结合蛋白 FABP3 启动子区甲基化水平升高引起其低表达从而导致卵泡中游离脂肪酸升高是原发性卵巢功能不全发生的潜在驱动因素。通过进一步生物学实验，明确了 FABP3 低表达引起卵泡中游离脂肪酸水平升高能够过度激活 PPARα，从而抑制 NF-κB 对雌激素合成酶 CYP19A1 的转录活性，表现出雌激素水平下降等原发性卵巢功能不全的症状（图 2-24）。相关成果以“Dysregulation of Follicle Fatty Acid is a Potential Driver of Human Primary Ovarian Insufficiency”为题发表于 *Journal of Molecular Cell Biology* 上。

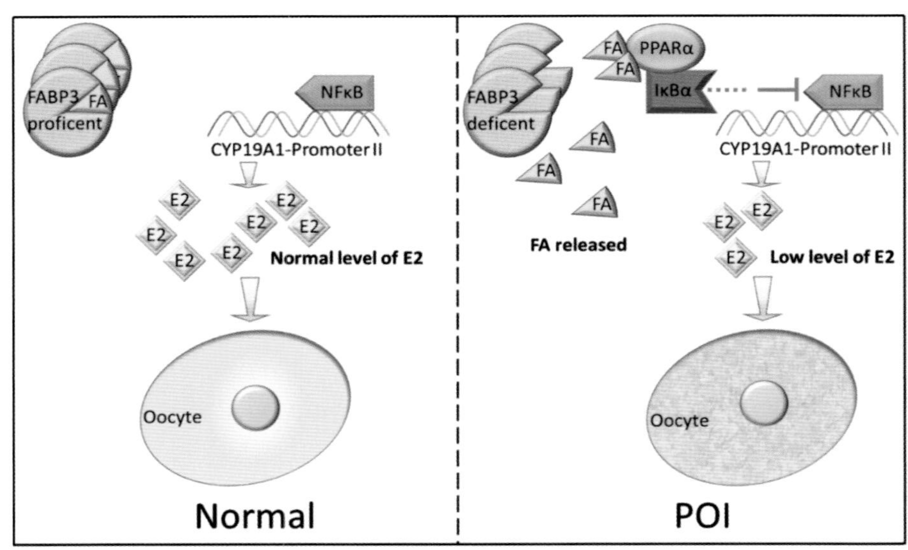

图 2-24 卵泡脂肪酸失调导致人类原发性卵巢功能不全的模式

（2）发现 *53bp1* 敲除可以拯救 *Brca1* 完全敲除小鼠的胚胎发育障碍

细胞主要依赖同源重组和非同源末端连接两种方式修复 DNA 双链断裂。BRCA1 是一个重要的 DNA 损伤修复蛋白，其主要功能是促进同源重组修复，其缺失或突变不仅导致同源重组修复缺陷和基因组不稳定，也造成胚胎停育。53BP1 与 BRCA1 在 DNA 双链断裂位点相互拮抗，促进非同源末端连接，但 *53bp1* 敲除不影响胚胎发育。项目团队研究发现，*53bp1* 敲除可以拯救 *Brca1* 完全敲除小鼠的胚胎发育障碍，部分 *Brca1–53bp1* 双敲除小鼠可以正常出生并存活至成年期。进一步对 *Brca1–53bp1* 双敲除细胞的分析发现，其同源重组修复依然存在严重缺陷，染色体的断裂和畸形仍然出现。后续研究发现，*Brca1–53bp1* 双敲除细胞倾向于选择容易出错的微同源末端连接对 DNA 双链断裂进行修复，这很可能是 *Brca1–53bp1* 双敲除小鼠的胚胎能够存活并继续发育的原因（图 2-25）。以上研究结果提示，同源重组修复缺陷并不是 *BRCA1* 缺失导致胚胎停育的关键因素，该发现对阐明 *BRCA1* 在胚胎发育中的作用具有重要意义。相关成果以“*53BP1* Loss Rescues Embryonic Lethality but not Genomic Instability of *BRCA1* total knockout mice”为题发表于 *Cell Death & Differentiation* 上。

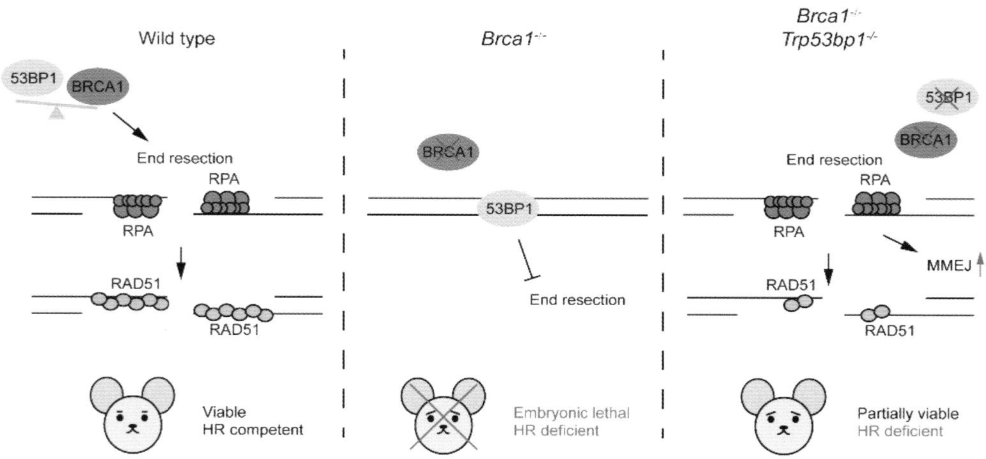

图 2-25　*53bp1* 敲除拯救 *Brca1* 完全敲除小鼠胚胎停育的机制

（3）发现了导致人类卵子及胚胎发育异常的新致病基因 *CDC20*，并揭示其致病机制

项目团队在两个卵子 MI 期阻滞的近亲不孕家系中发现了 *CDC20* 基因的两个纯合突变 c.683A > G（p.Tyr228Cys）和 c.1316T > G（p.Leu439Arg），又在 3 个表现为受精障碍及早期胚胎停育的不孕家系中发现了 3 个 *CDC20* 复合杂合突变。上述突变与患者均表现为完全的共分离，同时携带不同突变的患者表型存在多样性。尽管 *CDC20* 作为一个热点基因，其生物学功能已被广泛研究，然而目前，并未有任何明确的关于 *CDC20* 突变导致人类孟德尔遗传疾病的报道。项目组通过体外研究发现该突变会引起蛋白剂量降低、着丝粒定位丧失及 MI 阻滞回补能力降低，导致突变后在减数分裂过程中无法正常发挥生理功能，最终导致卵子及胚胎发育异常。对两名携带突变患者的卵子体外注射一定剂量的野生型 *CDC20* cRNA，该干预使两名患者卵子均可成功受精，部分受精卵发育至囊胚，对其中一枚进行胚胎植入前诊断发现其不存在大片段重复或缺失，提示为基因组水平相对正常的囊胚，从而为未来开展临床患者的基因治疗奠定了基础。相关成果以“Biallelic Mutations in *CDC20* Cause Female Infertility Characterized by Abnormalities in Oocyte Maturation and Early Embryonic Development”为题发表于 *Protein & Cell* 上。

（4）揭示 *C14orf39/SIX6OS1* 纯合突变导致人类非梗阻性无精子症和卵巢早衰

项目团队在一个近亲结婚家系的两位非梗阻性无精子症患者和一位卵巢早衰患者中发现了联会复合体编码基因 *C14orf39* 的纯合移码突变（c.204_205del [p.His68Glnfs*2]）。

随后又在两个散发的非梗阻性无精子症患者中相继发现了该基因的另外两个新突变，即一个纯合无义突变（c.958G ＞ T [p.Glu320*]）和一个纯合剪接位点突变（c.1180-3C ＞ G）。进一步研究发现 *C14orf39* 纯合突变后同源染色体联会明显异常，减数分裂停滞在类粗线期。最后，该团队制备了携带类似患者突变的 *Six6os1* 突变小鼠模型，发现突变雄鼠重现了男性患者的同源染色体联会缺陷和无精子症表型；突变雌鼠再现了女性患者的 POI 表型，表现为成年卵巢明显变小，缺少卵泡，促性腺激素 FSH 和 LH 水平显著升高，而抗缪勒管激素水平显著降低，这些结果进一步佐证了在患者中发现的 *C14orf39* 纯合突变的致病性。综上，本研究首次发现并证实了 *C14orf39/SIX6OS1* 的 3 个纯合突变会导致人类非梗阻性无精子症和卵巢早衰，深化了对人类不育症发病原因和机制的认识，为不育患者的遗传咨询和诊断治疗提供了潜在的分子靶标。相关成果以“Homozygous Mutations in *C14orf39/SIX6OS1* Cause Non-Obstructive Azoospermia and Premature Ovarian Insufficiency in Humans”为题发表于 *The American Journal of Human Genetics* 上。

（二）“人类胚胎发育中的细胞编程与配子 / 胚胎源性疾病的发生机制”项目

1. 项目简介

项目由上海交通大学黄荷凤院士团队牵头，团队成员包括 8 家单位的共 23 位研究骨干等。项目拟通过研究配子发生和胚胎发育中细胞编程和重编程分子调控网络，以基因编辑技术为主要研究手段，以宫内环境为主要干扰对象发现遗传及表观遗传调控异常导致配子 / 胚胎源性疾病发生的新机制。通过项目实施将明确配子 / 胚胎源性疾病的发育源性机制，鉴定有效的疾病预警分子标记，加强基础研究进一步临床转化，提高出生人口素质，促进我国经济与社会的可持续发展。培养优秀中青年科技人才，建立前沿生殖健康科研团队，为国家搭建基础与临床资源整合和共享平台提供示范作用。

2. 研究进展

（1）利用单细胞转录组揭示多囊卵巢综合征患者中线粒体的功能异常

多囊卵巢综合征（PCOS）是一种以多囊卵巢形态、卵巢卵泡成熟停滞和激素紊乱为特征，在育龄期妇女中发病率较高的一种常见疾病，其分子机制尚不清楚。利用单细胞转录组测序数据对 7 名健康女性和 9 名 PCOS 患者不同发育阶段的卵母细胞（GV 期，MⅠ期和 MⅡ期）进行分析，结果表明卵母细胞发育的不同阶段都有其特异表达的基因模块，线粒体调控基因在 GV 期显著富集。主成分分析和差异基因表达分析表明，与正常卵细胞相比，PCOS 患者的卵细胞在 GV 期较 MⅠ 和 MⅡ 阶段表达谱差异更为明显，GV 期差异基因的数量是 MⅠ 期和 MⅡ 期的两倍。进一步分析表明，PCOS 患者 GV 阶段的差异表达基因主要与氧化磷酸化等线粒体功能有关，如 *COX6B1*、*COX8A*、*COX4I1* 和 *NDUFB9* 等。同时，部分在 PCOS 的 GV 期高表达的线粒体相关基因在正常女性卵母细胞的 MⅡ 期才逐渐激活。由此可见线粒体功能在 PCOS 卵母细胞的 GV 阶段存在异常，提示线粒体功能异常可能是导致多囊卵巢综合征患者卵母细胞质量下降的重要原因，进一步从理论上论证了线粒体功能对于卵母细胞发育的重要性。研究结果为解析 PCOS 患者卵子成熟障碍的分子机制和临床上通过卵丘颗粒细胞评估卵母细胞质量提供了新的参考。

（2）*NLRP5* 突变可能与人类早期胚胎发育障碍有关

在临床辅助生殖周期中，约有 12% 的卵细胞由于受精失败或是早期胚胎发育异常而被丢弃，母源调控的异常可能是导致早期胚胎发育异常的重要原因，但具体机制仍不清楚。通过收集早期胚胎发育障碍的患者样本，已在部分病例中发现母源调控基因的突变，在 5 例存在卵裂障碍或早期胚胎发育阻滞的病例中发现 *TUBB8* 的杂合 / 纯合突变；在 1 例存在近亲背景的早期胚胎发育障碍的病例中发现了 *NLRP5*（Mater）的纯合突变，该突变在物种间保守，导致 NLRP5 蛋白的截短，结构预测分析显示该突变导致 NLRP5 构象发生改变。对小鼠中的功能研究发现受精卵中显微注射 *NLRP5* 突变的 RNA 后，早期胚胎发育率下降，且突变的 *NLRP5* 无法正常定位在皮质下，并发现 *NLRP5* 的截短突变对其与 SCMC 复合体组分的相互作用造成显著影响，提示 *NLRP5* 突变与人类早期胚胎发育障碍相关。

（3）IVM 周期中的胚胎停滞可能与线粒体功能有关

卵母细胞体外成熟（IVM）技术刺激小、费用低，但临床结局不够理想，是否与多囊卵巢综合征（PCOS）本身或 IVM 过程相关尚不清楚。项目组前瞻性研究纳入的 58 例 PCOS 患者和 56 例非 PCOS 患者，结果发现轻度刺激 IVF/M 产生的 PCOS 组的累计临床妊娠率和种植率分别为 40.2% 和 28.7%，而非 PCOS 组分别为 41.9% 和 36.0%。 PCOS 组和非 PCOS 组囊胚形成率相当（分别为 28.0%、28.2%）。与对照组 IVF 卵母细胞相比，IVM 卵母细胞的线粒体膜电位明显下降（$P < 0.001$），而 PCOS 组与非 PCOS 组间无显著差异。NGS 显示非整倍体率在 IVF-PCOS、IVF-non-PCOS 和对照 IVF 阻滞胚胎中无显著差异（分别为 75.0%、75.0% 和 66.6%）。研究结果表明，温和刺激 IVF/M 方案在多囊卵巢综合征和非多囊卵巢综合征患者中产生了相似的临

床结果。上述研究提示 IVM 过程可能是通过影响线粒体功能对胚胎发育产生不利影响，该影响与 PCOS 无关且并非染色体非整倍性所致。

（4）发现 18S rRNA m6A 甲基转移酶 METTL5 促进小鼠胚胎干细胞的分化

rRNA 是细胞内含量最多，且存在转录后修饰的 RNA 类型。研究发现 METTL5 是 18S rRNA m6A 特异的甲基转移酶，可以使腺嘌呤发生 m6A 修饰，但其功能并不清楚。通过利用 CRISPR/Cas9 系统在小鼠胚胎干细胞中研究 *Mettl5* 敲除对胚胎干细胞潜能性维持和多向分化能力的影响，发现 *Mettl5* 敲除的细胞株潜能性相关标记物表达未受明显影响，提示 *Mettl5* 对胚胎干细胞自我更新不是必需的。在利用拟胚体（EB）系统时，项目组发现 *Mettl5* 敲除能够显著影响 EB 球分化。由于 18S rRNA m6A 在核糖体翻译过程中负责识别 mRNA 的解码中心（Decoding Center），因此项目组利用 Ribo-seq 从翻译组的角度探究 *Mettl5* 阻止分化的机制，结果显示 *Mettl5* 敲除后约 1000 个基因蛋白翻译效率受到明显影响，包括 *Fbxw7*。研究表明，*Mettl5* 可通过翻译调节 Fbxw7-cMyc 轴的变化从而在胚胎干细胞命运决定过程中发挥重要的作用，提示了在胚胎早期发育过程中由 *Mettl5* 特异性介导的 rRNA 修饰在基因表达调控及胚胎干细胞分化中的作用。

（5）发现孕期乙醇暴露导致子代成年大鼠血清总胆固醇及低密度脂蛋白胆固醇偏高

研究发现孕期乙醇暴露导致子代成年大鼠出现高胆固醇血症表型。进一步追溯到宫内环境时发现胎鼠肝脏胆固醇含量高于对照，但血清胆固醇含量则低于对照；伴随孕鼠血清胆固醇升高，胎盘胆固醇转运功能降低。机制研究表明，孕期乙醇暴露所致的母源性高糖皮质激素环境下胎鼠肝脏 IGF1 信号通路受到抑制，并通过降低肝脏胆固醇转运受体 B1（SRB1）和低密度脂蛋白受体（LDLR）的组蛋白 H3K9、H3K14 乙酰化水平抑制肝脏胆固醇转运；同时，胎盘 IGF1 通路也受到抑制，引起胎盘胆固醇转运受阻，导致胎鼠出现低胆固醇血症，这可能会增加出生后追赶性生长的高胆固醇血症易感性。

3. 项目主要成果

（1）开发出新一代高精度单碱基基因编辑工具

胞嘧啶单碱基编辑器存在严重的 DNA 脱靶，脱氨酶 ssDNA 结合会造成脱靶效应。脱氨酶利用自身的 ssDNA 和 RNA 结合能力，携带 Cas9 蛋白在基因组或者转录组中随机与 ssDNA 和 RNA 结合，并且利用自身催化活性将 C 突变为 T，从而造成单碱基基因编辑工具基因组和转录组范围内完全随机无法预测的脱靶效应。该研究根据蛋白结构预测了脱氨酶 ssDNA 结合的重要氨基酸，在不影响催化活性的情况下，突变相应的氨基酸（APOBEC1 上的 ssDNA 结构域相应氨基酸），消除了脱氨酶 ssDNA 和 RNA 结合活性，从而得到了显著降低 DNA 和 RNA 脱靶的 CBE 突变体（图 2-26）。优化后的单碱基编辑工具 YE1-BE3-FNLS 在保证高保真的情况下，显著提高了基因编辑效率，从而成为既安全又高效的新型基因编辑工具。

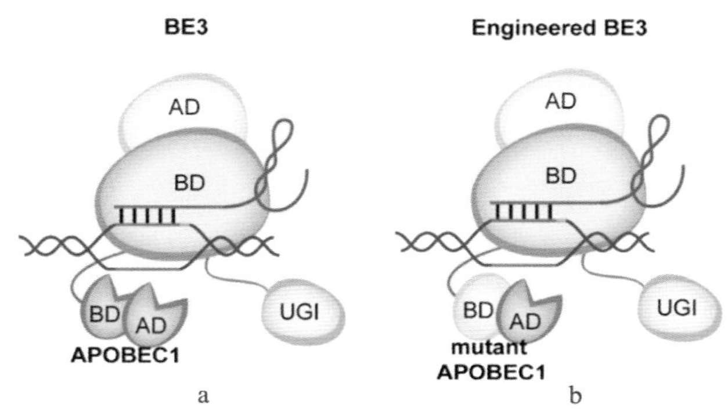

a：经典的胞嘧啶单碱基编辑器中胞嘧啶脱氨酶具有核酸结合和催化活性；b：经过突变优化的单碱基编辑工具中胞嘧啶脱氨酶仅具有催化活性。

图 2-26　高精度胞嘧啶单碱基编辑工具研发

（2）构建双同源重组报告系统可同时在体内对 3 种细胞群进行标记示踪

基于基因位点特异性重组酶系统的遗传谱系示踪技术被广泛应用于器官发育、组织再生和疾病研究。目前，有多种双同源重组报告系统被构建，可多方式地对靶细胞进行标记，进行更精确的谱系示踪研究，例如 R26∷FLAP，RC∷Fela，R26NZG，RC∷RLTG，IR1，NR1，R26-TLR 等，可在体内同时标记更精确的两种细胞群。为了在体内标记更多的细胞群，研究人员基于 Dre-rox 和 Cre-loxP 同源重组酶系统，构建了一种新的双同源重组报告系统，称为 R26-TLR（Rosa26-traffic light reporter）。R26-TLR 的具体结构为 Rosa26-CAG-rox-Stop-rox-Zsgreen-insulator-CAG-loxP-Stop-loxP-tdTomato。当发生 Dre-rox 重组后，*ZsGreen* 基因会表达，而发生 Cre-loxP 重组后，*tdTomato* 基因会表达。*ZsGreen* 和 *tdTomato* 的表达能够受独立的重组事件调控而不会相互影响。当一个细胞同时表达 Dre 和 Cre 重组酶时，这个细胞会同时发生 Dre-rox 和 Cre-loxP 重组而同时表达 *ZsGreen* 和 *tdTomato*。因此，该系统可对 3 种细胞群进行同时标记示踪（图 2-27），为新型双同源重组报告系统的构建提供了新的思路，进一步扩充了双同源重组报告系统库，并为发育、疾病和再生研究提供了新的技术选择。

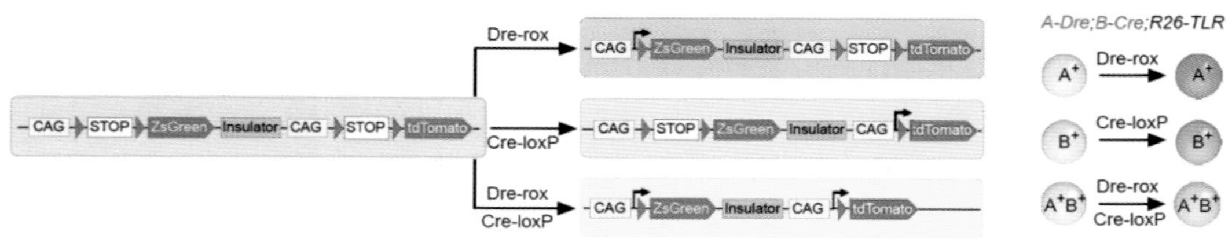

图 2–27　双同源重组报告系统 R26–TLR 可同时在体内对 3 种细胞群进行标记示踪

（3）利用 CRISPR/Cas9 系统靶向和纠正家族性高胆固醇血症致病基因能够显著改善动脉粥样硬化等相关表型

家族性高胆固醇血症（FH）是一种常见的遗传性高脂血症，临床表现为血液中胆固醇水平明显升高，可导致早期心血管疾病（如心梗、中风）等，严重时危及生命。FH 最常见（＞90%）的基因缺陷是由编码低密度脂蛋白受体 *LDLR* 基因突变引起的，LDLR 蛋白功能丧失，导致循环系统中低密度脂蛋白 LDL 堆积。纯合子患者通常对于药物治疗没有反应，在婴幼儿时期就可出现严重动脉粥样硬化表型及各种并发症。针对纯合子 FH，现有治疗手段包括 LDL 血浆置换及肝移植等，费用昂贵且存在一定风险。项目团队构建和验证了疾病小鼠模型 LdlrE208X，经过 CRISPR/Cas9 系统的靶向和纠正作用，发现 LDLR 蛋白部分恢复表达，经高脂饮食诱导后，相比于对照组，治疗组 LdlrE208X 小鼠的动脉粥样硬化症状显著减轻，巨噬细胞浸润、脂质堆积等病症也显著缓解，循环系统中的各项指标也有明显改善，研究成果发表在 *Circulation* 上。

（4）CasRx 在动物体内靶向沉默 RNA 用于后天性疾病治疗

探究了 CasRx 预防严重的眼部疾病——年龄相关性黄斑变性（AMD）的可能性，研究人员发现在体内使用 CasRx 敲低 *Vegfa* 的 mRNA 可显著减少 AMD 小鼠模型中脉络膜新血管形成（CNV）的面积，验证了将 RNA 靶向的 CRISPR 系统用于治疗应用的潜力（图 2–28），研究成果以“CasRx 介导的 RNA 靶向策略可防止年龄相关的黄斑变性的小鼠模型中的脉络膜新生血管形成”为题发表在《国家科学评论》上。

此外，项目团队探索了 Cas13d 家族蛋白 CasRx 敲低目的基因的最佳 sgRNA 组合。通过尾静脉注射质粒的方式，将 CasRx 系统和靶向 *Pten* 基因的 sgRNA 导入小鼠肝脏细胞中，成功在小鼠肝脏中实现了 Pten 的高效沉默，证实了 CasRx 系统在成体动物体内也具有靶向沉默 RNA 的活性，通过增强下游蛋白 AKT 的磷酸化，影响了糖脂代谢相关基因的表达。同时，利用 AAV 递送 CasRx 和靶向 Pcsk9 的 sgRNA 到小

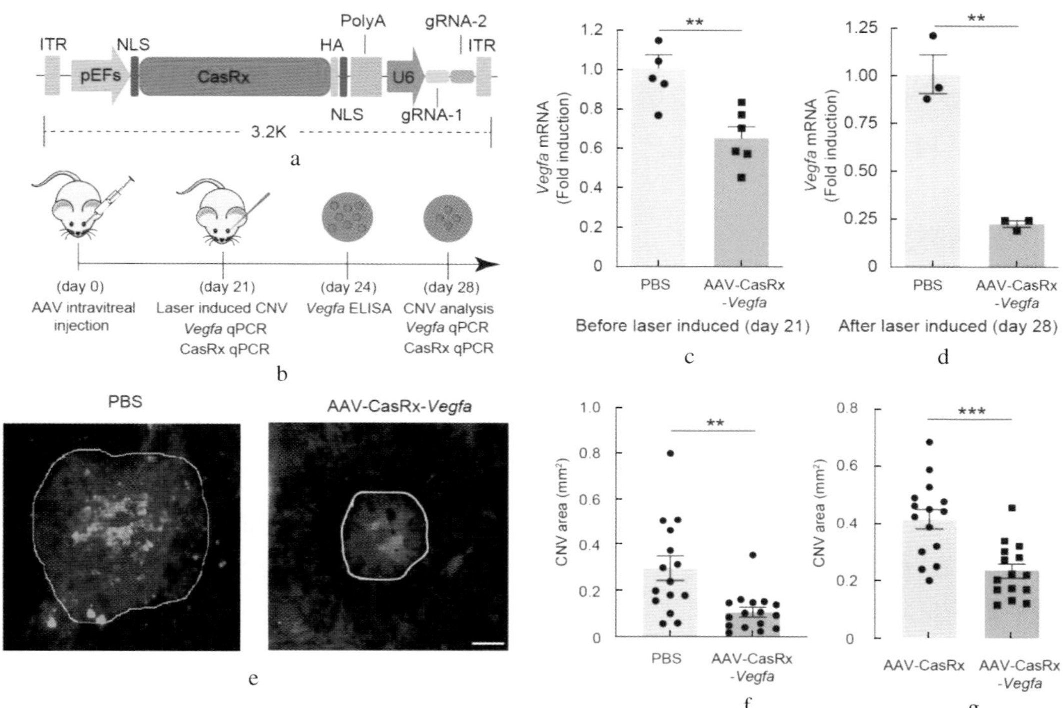

a：*Vegfa* 敲低的元件结构；b：小鼠建模及治疗和检测时间线；c、d：激光烧伤之前或之后 7 天的 *Vegfa* mRNA 水平；e：激光烧伤 7 天后，用 PBS 或 AAV-CasRx-*Vegfa* 注射的代表性 CNV 图像；f：gCNV 面积统计。

图 2-28　CasRx 介导的 RNA 敲降治疗年龄相关黄斑病变

鼠肝脏，有效降低了肝脏中 PCSK9 的蛋白表达，以及小鼠血液中的胆固醇水平，这为治疗后天性的代谢疾病提供了新方案。与 Cas9 介导的基因敲除技术相比，Cas13d 介导的基因沉默不会改变基因组 DNA，因此，这种基因沉默是可逆的，从而对一些后天性疾病如因不良生活习惯导致的高血脂等后天代谢性疾病的治疗更有优势。其中 Cas13d 家族的 CasRx 蛋白由于体积小，效率高，被认为是在未来应用中最具有优势的 Cas13 蛋白。动物体内 CasRx 活性的验证，为临床提供了可能。

（三）“人类胚胎着床调控及相关重大妊娠疾病发生机制”项目

1. 项目简介

本项目由厦门大学王海滨教授团队牵头，团队成员包括来自国家重点实验室、国家妇产疾病临床医学研究中心、国内知名生殖医学中心等研究平台的 19 名主要研究人员。项目拟通过研究人类胚胎着床的分子调控机制，揭示人类生育过程中正常胚胎植入的生理调控过程，以及在病理状况下发生复发流产和子痫前期等疾病的新机制。通过项目实施将有望为基于囊胚植入能力和子宫内膜容受性分子标记的妊娠结局评估体系和复发流产及子痫前期疾病的干预策略提供理论依据和技术支撑。

2. 研究进展

（1）人类胚胎着床和蜕膜发育的分子基础

项目团队在前期已发表的非人灵长类囊胚体外培养体系的基础上，建立和稳定了人的囊胚植入后培养体系，利用单细胞系统分析了多个谱系细胞在围植入期分化过程中的动态基因表达；还利用 SMART-Seq2 微量转录组技术，在囊胚获得植入能力的过程中，在多个时间点上进一步建立了基因表达变化的图谱；内膜容受性建立方向，证实了上皮细胞中的 IGF1R 与 LncRNA-TUNAR 调控胚胎与子宫上皮的黏附对话；基质细胞中 Meis1 通过转录调控组蛋白乙酰化的 *KAT2* 基因和内皮素受体 ETA 影响蜕膜细胞分化。

（2）复发流产的发生机制

发现饱和脂肪酸—棕榈酸调节蜕膜细胞稳态，过多的棕榈酸通过激活 TLR4 介导的炎症信号，造成蜕膜基质细胞的凋亡；NK 细胞产生的 PEDF 生长因子通过基质细胞上表达的受体基因 *PEDFR* 调控蜕膜基质细胞的抗炎症性质，该信号活性的降低与反复流产有关；发现蜕膜中的 CD8+ T 细胞主要为效应记忆 T 细胞，且 T 细胞耗竭相关分子和组织驻留相关分子高表达，与蜕膜基质细胞的互作可以增加这些分子的表达。

（3）人类滋养层细胞谱系分化和胎盘发育的调节机制

利用多种小鼠模型，揭示了 Wnt 信号通路的负调控分子 Sfrp1/5 影响滋养层细胞的分化。发现了 miR-18a 靶向调控了全长形式的 Smad2，影响了 TGFβ 信号的传导，参与调控滋养层细胞的侵入行为；miR-210 在胎盘的低氧适应中有重要作用，揭示免疫调控分子 Galectin-9 调控滋养层细胞的凋亡和炎性细胞因子的分泌。

（4）子痫前期的发病机制与分子靶标

动物模型上利用靶向抑制胎盘 11β-羟基类固醇脱氢酶-2，建立了子痫前期的动物模型，并进行了机制分析，发现活性的糖皮质激素可以影响调控滋养层细胞的 sFlt 产生等过程，并发现该信号通路的异常与人子痫前期发生相关。

3. 项目主要成果

（1）上皮细胞 IGF1R 调控极性变化与胚胎黏附

利用子宫敲除 IGF1R 受体的小鼠模型，发现上皮细胞中的 IGF1R 受体参与调控容受性建立过程中上皮细胞的去极化；进一步发现上皮细胞的 IGF1R 可以介导胚胎植入过程中胚胎与上皮细胞的互作对话，胚胎产生 IGF2 配体，作用于子宫上皮的 IGF1R 受体，通过下游的 ERK 和 STAT3 信号诱导了胚胎黏附分子 *Cox2* 等基因的转录表达（图 2-29）。

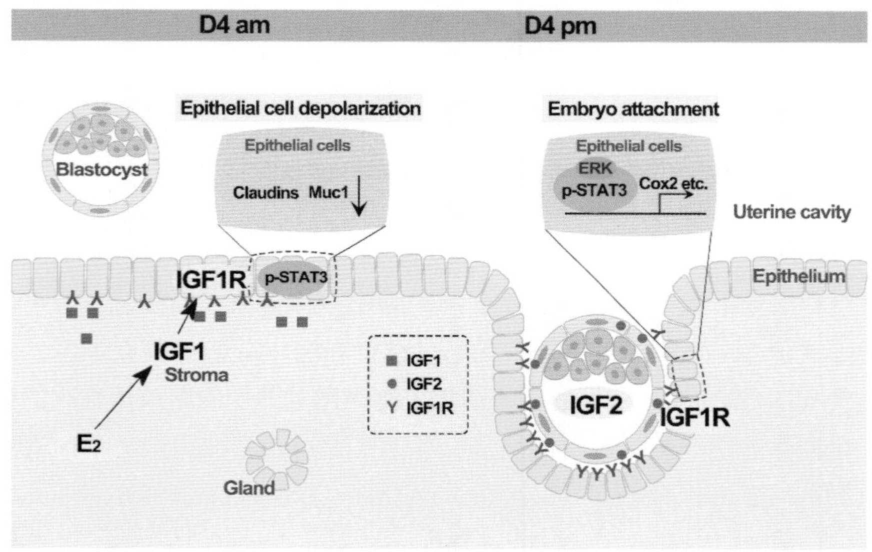

图 2-29　子宫上皮表达的 IGF1R 在上皮去极化和胚胎 - 上皮黏附过程中的作用模式

（2）dNK 细胞 PEDF 表达失衡影响蜕膜细胞抗炎功能导致 RSA

蜕膜组织中存在蜕膜基质细胞与多种母体的免疫细胞，蜕膜微环境是免疫细胞分化的重要调控方式；同时免疫细胞也会产生一些分泌因子，研究团队关注了蜕膜组织中 NK 细胞产生的 PEDF 因子，发现相比外周的 NK 细胞，子宫组织中的 NK 细胞产生更多的 PEDF 因子，并且可以作用于蜕膜基质细胞上表达的受体 PEDFR。PEDF 作用后可以减轻 LPS 等炎性信号对蜕膜细胞中造成的细胞凋亡等不良后果，保护了妊娠进程中蜕膜细胞的存活（图 2-30），该研究以“Pigment Epithelium-Derived Factor，a Novel Decidual Natural Killer Cells-Derived Factor，Protects Decidual Stromal Cells Via Anti-Inflammation and Anti-Apoptosis in Early Pregnancy”为题发表在 *Human Reproduction* 上。

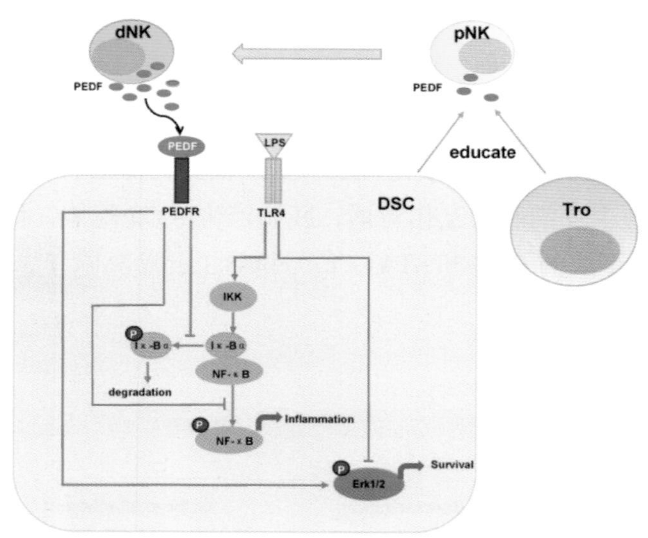

图 2-30　NK 细胞分泌的 PEDF 抑制蜕膜基质细胞对炎性信号的反应、保护细胞存活

（3）Wnt 信号通路的合适活性保证滋养层细胞命运的正确分化

项目组利用 Wnt 信号通路的负调控分子 *Sfrp1/5* 的双基因敲除和滋养层细胞特异表达稳定形式的 β-catenin 蛋白等多种小鼠模型和测序分析等研究手段，发现过度激活的经典 Wnt-β catenin 信号通路负调控了海绵体滋养层细胞前体细胞的数量，造成终未分化的滋养层巨细胞数目的增多，并主要通过转录抑制该类型细胞发生的关键转录因子 mash2。该研究以“Hyperactivated Wnt-β-catenin Signaling in the Absence of sFRP1 and sFRP5 Disrupts Trophoblast Differentiation Through Repression of Ascl2”为题目发表在 *BMC Biology* 上。

（4）糖皮质激素代谢紊乱导致子痫前期

糖皮质激素在母胎界面的代谢稳态是妊娠维持和正常进行的重要保障。该研究中，利用全身和胎盘特异富集给药的方式，证实了抑制糖皮质激素代谢酶 11β-HSD2 的活性会造成小鼠发生子痫前期样的高血压、蛋白尿和肾脏损伤等表型，母胎界面也表现出滋养层入侵减弱、母体螺旋动脉改造不足的情况，并且在大鼠模型中也观察到类似的表型。项目团队利用人的滋养层细胞，进一步证实在代谢酶 11β-HSD2 活性被抑制的情况下，糖皮质激素的处理会引起滋养层细胞中 sFlt1 等子痫前期发生关键分子的释放增多，且这与介导 sFlt1 释放的 ADAM17 表达上调有关（图 2-31）。该研究以“Contribution of Placental 11β-HSD2 to the Pathogenesis of Preeclampsia”为题目发表在 *The FASEB Journal* 上。

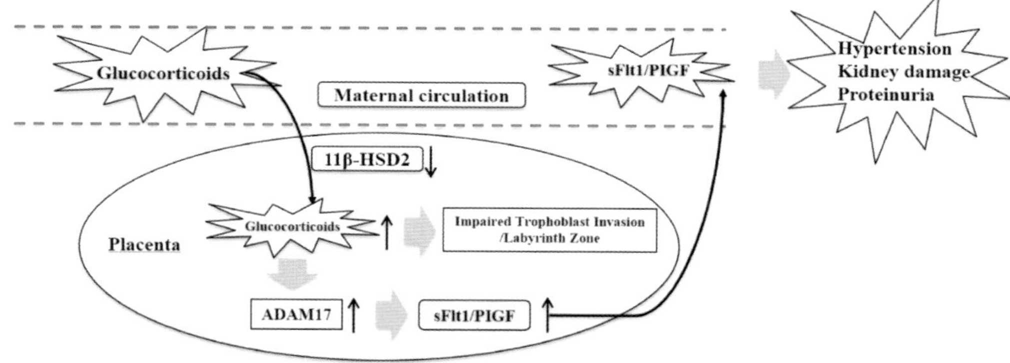

注：该酶活性的下调造成胎盘中糖皮质激素的水平升高，引起滋养层细胞的分化异常，同时造成ADAM17 表达水平升高，释放更多的 sFlt1 进入母体血液中，引起子痫前期的发生。

图 2–31　糖皮质激素代谢酶 11β–HSD2 参与调控子痫前期发生的示意

（四）“卵母细胞体外成熟的机制与临床应用研究”项目

1. 项目简介

本项目由浙江大学范衡宇教授团队牵头，团队成员来自复旦大学、南京医科大学、山东大学等单位。项目拟通过研究哺乳动物和人类卵母细胞体外成熟的机制，发现在生理条件下促进卵母细胞成熟的基因和蛋白因子，以及卵母细胞成熟缺陷导致女性不育的新基因、新机制、新原理。通过项目实施将建立卵子成熟动物模型，研究卵子成熟过程中的核质互作、表观遗传调控、纺锤体组装与遗传物质分离和年龄、环境代谢对卵子质量的影响，揭示卵子成熟的分子机制；用临床标本对致病变异因子及其调控通路上的关键因子进行检测验证，筛选用于非损伤性预测卵子质量的标志物和临床诊治的分子靶点，开展临床前瞻性研究。

2. 研究进展

（1）小鼠原始生殖细胞蛋白质组和空间特征研究

哺乳动物中 PGCs 是精子和卵细胞的前体细胞，它们将遗传物质和表观遗传信息传递给后代，对物种延续至关重要。对 PGCs 发育过程及调控机制的研究对女性配子发生异常、不孕症的发病机制研究与治疗具有重要意义。项目组利用 *Oct4*–GFP 转基因小鼠收集胚胎第 11.5 天（E11.5），第 13.5 天（E13.5）和第 16.5 天（E16.5）生殖嵴，通过组织透明化染色及片层扫描显微镜成像获得成像数据，Imaris 软件进行成像三维重建研究胚胎发育过程中 PGCs 分布的空间结构特征。通过液相色谱–

串联质谱技术获得 PGCs 的蛋白质组学数据。运用基因富集和经典通路分析注释 PGCs 发育过程中的蛋白表达数据，进行 PGCs 蛋白质组的功能和通路富集，研究在 PGCs 性别分化、雌性 PGCs 减数分裂起始和进展等发育事件中的关键蛋白和调控网络。运用胚胎卵巢体外培养技术，研究 DNA 损伤修复蛋白 ATR 对减数分裂和配子发生的作用，减数分裂染色体铺片分析减数第一次分裂前期卵母细胞发育进展及 DNA 修复蛋白的表达分布。

（2）重要的与纺锤体组装及染色体精确分离相关的蛋白因子的功能

项目组发现 F-box 蛋白家族成员 FBXO34 的缺失会导致卵母细胞中 MPF 活性降低，进而导致减数分裂恢复失败，该表型可以通过外源性过表达 CCNB1 进行挽救。值得注意的是，过表达 FBXO34 促进生发泡破裂，但会引起纺锤体组装检查点的持续激活，使卵母细胞阻滞在第一次减数分裂中期，同源染色体不能分离。

（3）关键新母源因子在人类卵母细胞成熟过程中的作用及机制

项目组发现了 Pre-rRNA 剪切因子 MPP6 在卵母细胞中负责 5.8S Pre-rRNA 的剪切成熟，从而调节减数分裂、受精及卵子质量；发现 Fam70A 与卵母细胞中最富集的 wnt 家族成员 wnt5a 直接结合，通过 canonical 及 non-canonical wnt 信号来调节减数分裂和卵子质量；发现跨膜蛋白 Gm364 协同 Mib2/Dll3/Notch2 来激活 Akt，从而调节雌性生殖；发现敲除或抑制 Bin2 活性可通过特异下调 mTOR 下游的 p-rps6 水平及上调自由基清除酶 NNT 蛋白水平而提高原始卵泡储备，保护和改善卵子质量。获批 1 项国内发明专利和 1 项国内实用新型专利。

（4）人类卵子成熟障碍与早期胚胎停育的致病基因及相关致病机制

项目团队鉴定 5 个新的致病基因 / 新突变（*BTG4*、*TRIP13*、*CDC20*、*REC114*、*PLCZ1*）并研究了致病机制，发现了导致人类合子分裂失败的第一个突变基因 *BTG4*，并通过一系列体外 / 体内研究，揭示了 *BTG4* 突变导致合子分裂失败的致病机制。该研究证实了合子分裂失败为人类新孟德尔隐性遗传病，为将来此类患者的基因诊断与治疗奠定了理论基础。发现导致人类卵子 MI 期阻滞的第二个突变基因 *TRIP13*，将 *TRIP13* cRNA 注射到患者的卵母细胞中，发现可以挽救表型，对未来的治疗有重要意义。发现了导致人类卵子及胚胎发育异常的新突变基因 *CDC20*，并通过一系列体内 / 体外研究，揭示了 *CDC20* 突变导致卵子及胚胎发育异常的致病机制。发现了 2 个引起人类多原核形成和早期胚胎停育的 *REC114* 基因的新突变位点。发现受精障碍致病基因 *PLCZ1*。

3. 项目主要成果

（1）明确合子分裂失败致病基因及作用机制

入选专项标志性成果，详见本书第三章第五节。

（2）揭示小鼠卵母细胞成熟过程中的代谢特征

项目组收集 GV（生发泡）、GVBD（生发泡破裂）和 MⅡ（减数第二次分裂中期）3 个阶段的卵母细胞进行了代谢组学和蛋白组学整合关联分析，描绘出小鼠卵母细胞体内成熟过程中代谢的动态变化图谱（图 2–32）。通过基因敲降与过表达等实验，

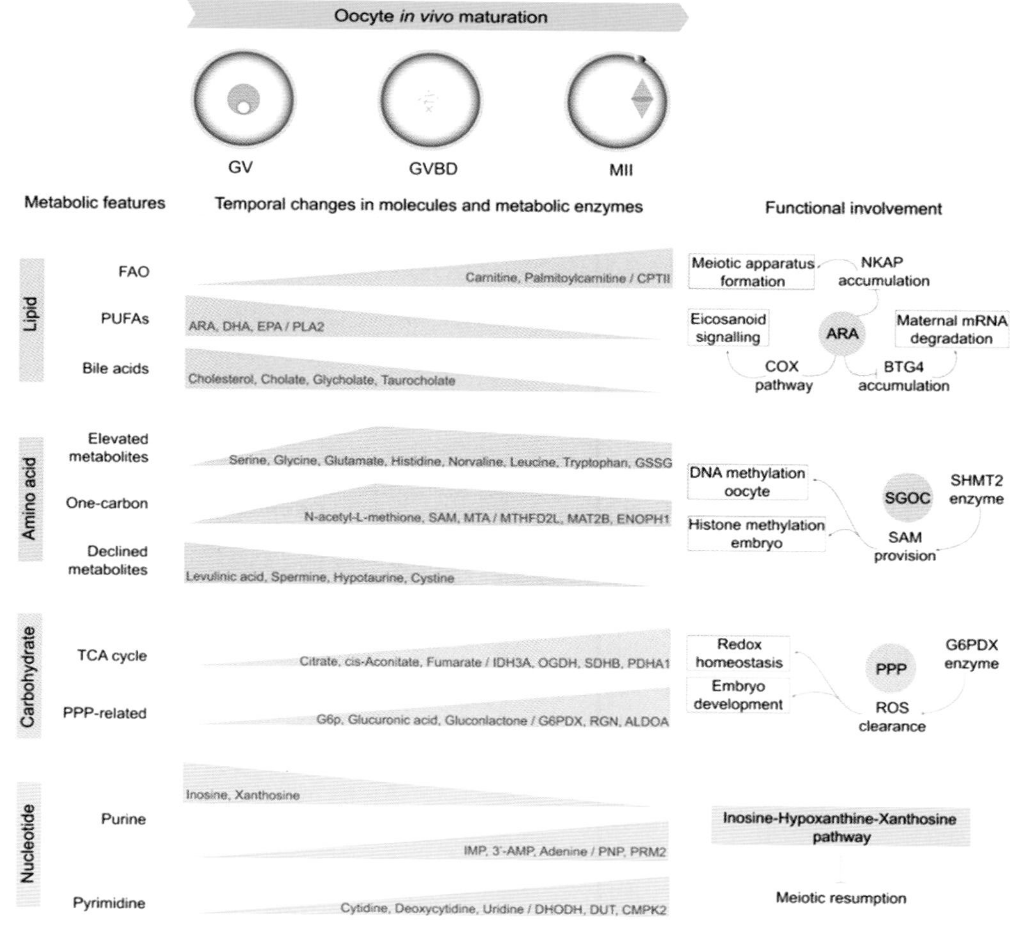

图 2–32　卵母细胞成熟过程中的代谢调控揭示人类卵子和受精卵中母源 mRNA 的降解规律及其与发育潜能的相关性

项目组确定了在卵母细胞中介导ARA作用的两个关键靶标分子NKAP和BTG4。ARA不仅可以通过下调NKAP积累来影响减数分裂装置的组装，而且也可以通过减少BTG4表达来控制mRNA正常有序降解。通过特异性敲降*SHMT2*（丝氨酸羟甲基转移酶2）和单细胞DNA甲基化测序，项目组发现SGOC途径产生的SAM（S-腺苷甲硫氨酸）对卵母细胞表观修饰的正确建立及向早期胚胎的发育过渡至关重要。此外，项目组还发现特异性敲降G6PD（葡萄糖-6-磷酸脱氢酶）会导致卵母细胞的成熟率降低，活性氧水平升高，早期胚胎的发育潜能受损。核苷酸代谢在卵母细胞成熟过程中也逐渐增强，它不仅参与减数分裂恢复的调控，而且也可能为后续早期胚胎的核酸合成提供物质基础，研究成果发表于*Molecular Cell*上。

（3）揭示多个线粒体蛋白调控其动态及能量代谢的新机制

线粒体不断进行融合分裂，是一个高度动态的细胞器。融合和分裂促进线粒体内部的物质交流，达到修复或去除损伤线粒体的目的。线粒体的动态与其功能息息相关，融合或分裂的失衡会导致多种疾病和卵母细胞能量代谢异常，但调控机制不清。CHCHD家族蛋白是一类核基因编码的含有CHCH结构域的线粒体蛋白。项目团队前期工作发现Chchd2突变会导致线粒体出现嵴损伤和碎片化。进一步研究发现，Chchd2蛋白可以通过竞争线粒体蛋白酶YME1L的伴侣蛋白抑制YME1L的活性，从而稳定线粒体内膜蛋白Opa1，促进线粒体内膜融合，调控细胞稳态（图2–33），研究成果发表在*Cell Death and Differentiation*上。

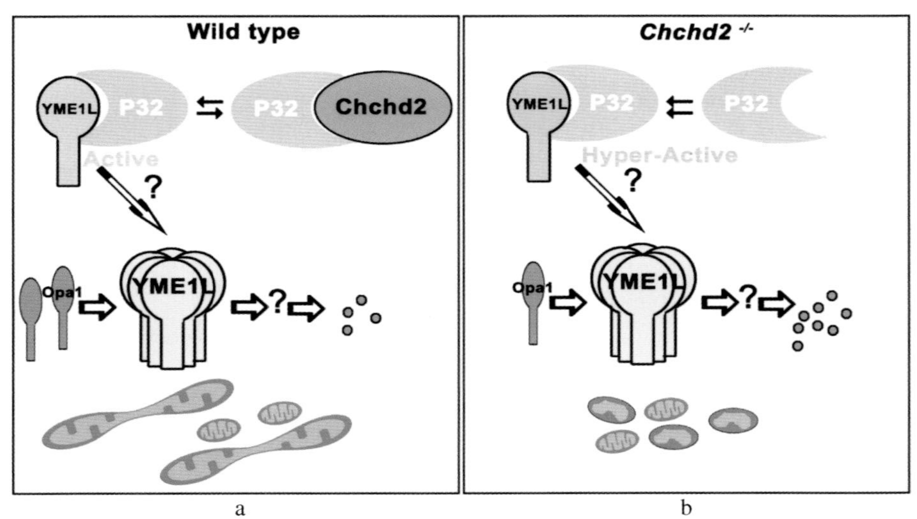

图2–33 线粒体动态调控机制

（4）揭示人类卵子和受精卵中母源 mRNA 降解规律及其与发育潜能的相关性

卵母细胞向早期胚胎的基因表达模式转换，即“母源－合子过渡（MZT）”，是早期胚胎发育过程中的第一个关键事件。但是，人类卵母细胞受精前后母源 mRNA 的降解规律、生理意义，特别是与临床上不孕不育的相关性还未见报道。

项目团队在全转录组水平系统分析了人类“母源－合子过渡”过程中母源 mRNA 的降解模式、调控途径及其与卵子成熟、合子基因组激活、胚胎发育潜能之间的相关性，发现人卵母细胞中积累的大量母源 mRNA 在“母源－合子过渡”过程中分两个波次发生降解。首先，伴随着卵母细胞减数分裂成熟和排卵，一些不稳定的母源 mRNA 发生降解。该过程主要受到母源性因子（包括去腺苷酸化酶复合体 CCR4-NOT 的关键催化亚基 CNOT6L、CNOT7 和 CNOT7 的辅助因子 BTG4）的调控，并且与卵子是否受精、胚胎基因组是否激活没有关联，因此也被称为母源性降解（M-decay）。其次，一部分母源性 mRNA 则比较稳定，直到受精卵发育到 8 细胞期才发生降解。而这一时期恰好是胚胎自身基因开始表达的时间点，说明这部分母源 mRNA 的降解依赖于新合成的胚胎因子，称为合子性降解（Z-decay）。进一步研究表明，与早期胚胎基因表达密切相关的转录因子 TEAD4 及其辅因子 YAP，以及受 YAP-TEAD4 诱导表达的 mRNA 末端尿嘧啶化修饰酶 TUT4 和 TUT7，是促进 Z-decay 的关键胚胎因子。

接着，项目组应用这些理论研究结果，解析了临床上辅助生殖病例中所观察到的一些病理现象，并发现了一些新规律：一些患者在激素超数排卵处理后取到的卵母细胞不能正常成熟，并且在受精后阻滞在 1 细胞阶段。常规基因筛查也未检测到这些患者携带已知的导致卵子成熟障碍的基因突变。但是，单细胞转录组分析结果表明，这些发育阻滞的受精卵虽然形态上看似正常，但未能有效清除那些本应发生 M-decay 的母源 mRNA。虽然目前已知 *TUBB8* 基因突变影响减数分裂过程中纺锤体组装和染色体正确分离，是导致人类卵子成熟障碍和受精卵发育阻滞的一个常见原因，但在 *TUBB8* 突变的卵母细胞和受精卵中，母源 mRNA 的 M-decay 仍然可以正常发生，说明减数分裂过程中细胞骨架的组装并非母源 mRNA 降解的必要前提条件。还有一些患者，虽然可以产生成熟的卵母细胞并能够正常受精、卵裂，但是在 8 细胞期发生不明原因的发育停滞，造成辅助生殖失败。对这些胚胎进行转录组测序发现，本应通过 Z-decay 被清除的母源 mRNA 发生了明显累积，而本应开始表达的早期胚胎基因未能有效进行转录（图 2-34），说明 Z-decay 途径的缺失是造成 8 细胞期人胚胎阻滞的一个关键原因。研究成果发表在 *Nature*

Communications 上。

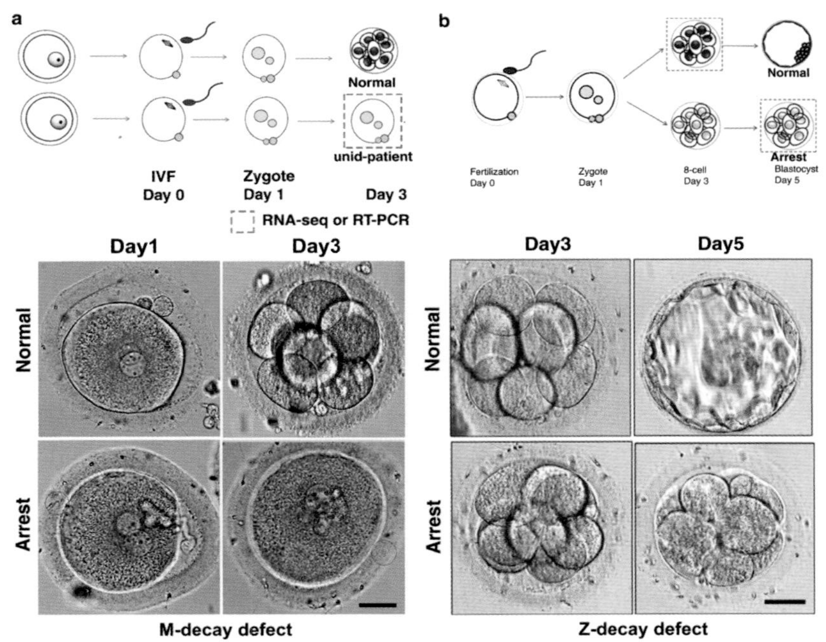

a：人卵母细胞母源 mRNA M-decay 的缺陷造成受精后发生 1 细胞期发育阻滞；b：人早期胚胎中母源 mRNA Z-decay 的缺陷造成胚胎发育在 8 细胞期发生阻滞。

图 2-34　母源 mRNA 降解对人卵母细胞和受精卵发育潜能的影响

（五）“建立有效的人卵母细胞体外成熟优化体系及其临床应用的安全性研究”项目

1. 项目简介

本项目由中山大学梁晓燕教授团队牵头，团队成员来自同济大学、清华大学、中国科学院广州生物医药与健康研究院、南京医科大学第一附属医院、山东农业大学等单位。项目拟通过研究能量代谢在卵母细胞成熟、早期胚胎发育中的作用，改善 IVM 卵母细胞的成熟效率；阐述高龄、心理应激、环境因素对卵母细胞成熟和 IVM 妊娠结局的影响；探索腐胺等小分子物质提高卵子质量的机制及临床应用；探究 RNA ac4C 修饰在卵母细胞成熟中的作用，筛选卵母细胞成熟中 RNA ac4C 修饰的关键基因。通过项目实施阐明卵母细胞体外成熟中的 RNA 表观遗传调控新机制，为改善卵母细胞体外成熟率和表观遗传修饰提供新的方案。

2. 研究进展

（1）卵母细胞成熟过程中核质成熟的相互作用及纺锤体组装和染色体精确分离的质量控制途径

项目组使用单细胞基因组测序技术比较体外成熟卵子与体内成熟卵子在转录水平、全基因组甲基化水平、染色体倍性之间的差异，对 DNA 拓扑异构酶Ⅱ（TOP2）在依赖 Aurora B 的纺锤体组装检验点中的作用开展研究，进一步将 GV 期卵子的染色质构型分为不同亚型，建立转录活性、组蛋白乙酰化等与发育能力的关系，并通过改变细胞周期抑制剂 Roscovitine 的浓度，促进卵母细胞染色质从 SN 构型转变为 RDC 构型，提高卵母细胞的发育能力，通过比较化学药物类抑制剂和生理性抑制剂的抑制效果来检测卵母细胞的发育能力，阐明了 IVM 影响因素的作用机制和关键信号通路及重要翻译调控基因在卵子成熟过程中的调控机制，通过不同抑制效果来选择最优体系从而提高了体外成熟卵母细胞的发育能力。

（2）探索了内质网 –Ca^{2+}– 线粒体轴在卵母细胞成熟中扮演的角色及机制

内质网 – Ca^{2+}– 线粒体轴参与调控卵母细胞成熟。氧化应激影响该轴作用，导致卵母细胞成熟障碍。调控该轴可作为临床 IVM 改善卵母细胞质量的潜在靶点之一。Glis1 直接结合并打开糖酵解基因的染色质，而关闭体细胞基因的染色质以上调糖酵解。随后，更高的糖酵解通量提高了细胞乙酰辅酶 a 和乳酸水平，从而在所谓的“第二波”和多能性基因位点上增强乙酰化（H3K27Ac）和乳酸化（H3K18la），打开它们，促进细胞重编程。该研究有助于进一步认识糖酵解代谢对表观遗传的反向调控，提供了通过糖酵解干预卵细胞成熟的全新手段。

（3）高龄女性卵细胞线粒体 DNA 突变率增加

女性卵子在衰老过程中累积着更多的 mtDNA 点突变。项目组发现小鼠注射玉米赤霉烯酮（0.5 ～ 1 mg/kg）5 天后显著影响植入前胚胎发育，导致氧化应激增加、纺锤体装配和染色体分离紊乱、引起染色质过早凝结及整体基因转录受损，导致卵母细胞能力、纺锤体组装、氧化还原电位和凋亡相关基因表达紊乱。玉米赤霉烯酮暴露通过引起氧化应激和损害染色质结构与基因，剂量依赖性地损害小鼠卵母细胞的能力转录。

（4）卵巢的细胞自噬参与原始卵泡池建立和卵母细胞程序性丢失，参与调节卵巢储备

当细胞出现氧化应激时，ROS 通过 PI3K/AKT、AMPK-mTOR 等通路引起自噬水平异常升高。通过钙稳态 - 内质网 - 线粒体通路，从亚细胞层面阐明 PRDX4 如何通过内质网应激保护卵巢颗粒细胞，并由此阐述其在 DOR 发病中的机制。项目组建立小鼠原代颗粒细胞的培养体系，使用毒胡萝卜素（Tg）阻断内质网的钙泵，从而打破钙稳态并诱发内质网应激。JC-1 染色提示，Tg 处理后线粒体膜电势呈下降趋势，诱发后续的氧化应激。Tg 处理 24 h 后，内质网应激信号分子 BiP 明显上调，提示内质网应激通路被激活，内质网应激的模型成功建立。而在以腺病毒下调 PRDX4 表达后再以 Tg 处理，细胞凋亡显著增加。提取颗粒细胞内质网，发现 PRDX4 蛋白富集，证实 PRDX4 定位于内质网，Tg 处理后 PRDX4 蛋白显著下降约 50%，提示内质网 PRDX4 被大量耗竭。因此，PRDX4 可能在钙稳态失衡所致的内质网应激中对卵巢颗粒细胞具有较强的保护作用。当线粒体通过社交得到外援而功能恢复时，OPA1 不含外显子 4b 的剪接体发挥了决定性作用；当线粒体自我功能恢复时，OPA1 含外显子 4b 的剪接体发挥了启动作用；当线粒体损伤严重将导致细胞死亡时，OPA1 则释放内嵴的细胞色素 c 引发凋亡。这一多层次的调控模式不但在生理发育中发挥重要作用，而且有助于后续改善卵细胞中线粒体的质量，进而提高生育率。

（5）Nat10 介导 RNA ac4C 修饰调控卵母细胞体外成熟的作用和机制研究

在卵母细胞成熟过程中，卵母细胞基因组 DNA 的复制和转录停止，处于翻译抑制状态的母源性 mRNA 大量积累。研究发现 ac4C 在卵母细胞成熟中显著减少，Nat10 介导了卵母细胞内 ac4C 的水平改变，并且抑制 Nat10 会影响卵母细胞体外成熟能力。项目组通过模式细胞中 Nat10 的 RNA 免疫共沉淀测序，Nat10 干预后的转录组和翻译组测序，结合 ac4C RNA 数据库，筛选并鉴定了 Nat10 介导的 ac4C 关键 RNA，发现 Nat10 通过调控复制和代谢相关基因的 ac4C 水平，影响其稳定性和翻译，从而影响卵母细胞成熟。进一步通过 RNA pulldown- 蛋白测序集合生物信息学分析鉴定了 TBL3 等 RNA 结合蛋白具有 ac4C 识别能力，可能是 ac4C 修饰调控靶基因稳定性和翻译的识别因子。

3. 项目主要成果

（1）利用单细胞多组学技术，发现体外成熟卵子和体内成熟卵子在染色体、基因表达、表观遗传等分子水平的差异

项目组发现体外成熟卵子和体内成熟卵子在整体转录水平上十分相似（图 2-35a）。

差异基因分析表明，该两种来源的卵子间有507个基因的转录水平存在显著差异（图2-35b）。项目组通过全基因组甲基化分析发现体外成熟卵子的CpG位点的甲基化平均水平略高于体内成熟卵子，但该结果没有显著差异（图2-35c）。而体外成熟卵子在CHH和CHG位点的甲基化平均水平低于体内成熟卵子，且在CHH位点上具有显著差异（图2-35d）。染色体倍性分析表明，体内成熟卵子和体外成熟卵子具有相似比例的异倍性。

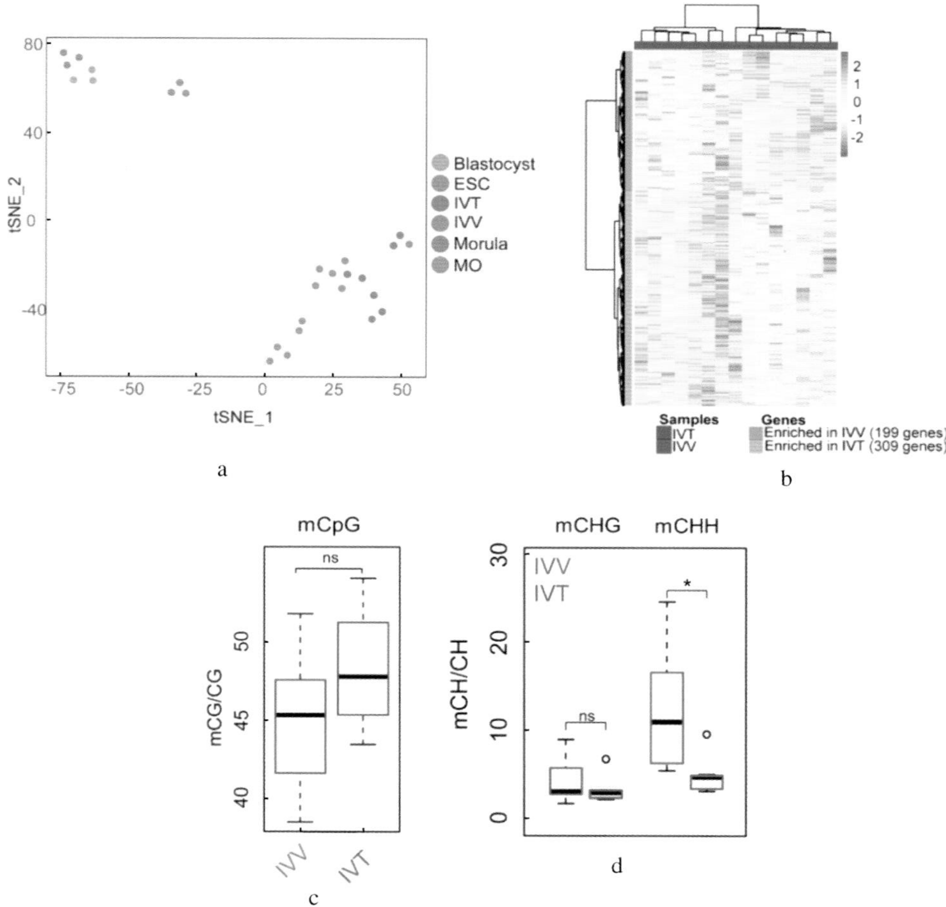

a：两种卵子的t-distributed stochastic neighbor embedding（t-SNE）分析；b：两种卵子的差异基因分析（ESC，embryonic stem cell；IVT，in vitro；IVV，in vivo；MO，MⅡ oocyte）；c：两种来源的卵子在CpG位点的平均甲基化水平；d：两种来源的卵子在CHG位点和CHH位点的平均甲基化水平。显著性检验为Welch T test（ns：$P > 0.05$，*：$P < 0.05$；**：$P < 0.01$）。

图2-35 体内成熟卵子和体外成熟卵子的转录组及甲基化比较

（2）高龄卵母细胞成熟的线粒体能量代谢及其调节

高龄未成熟卵母细胞在体内和体外成熟过程中，易发生氧化/抗氧化的失平衡。发现高龄女性的卵子比年轻女性的卵子呈现更低的囊胚形成率，并携带着更多的mtDNA突变。PDK4磷酸化PDH使其失活，进而阻断TAC使丙酮酸无法转变成乙酰辅酶A，是调节卵母细胞能量代谢的关键之一。小分子物质腐胺通过PDK4调控能量代谢，以抑制细胞内ROS，进而促进卵母细胞成熟，延缓IVM过程中的卵母细胞的老化。临床小样本体外试验表明，腐胺提高IVM卵母细胞质量和胚胎发育潜能，对高龄卵母细胞的作用具有更加显著性。在高龄小鼠的实验中，发现腐胺通过抗氧化应激、改善线粒体功能、提高线粒体自噬提高IVM卵母细胞质量，具有潜在的临床应用价值。

（3）研究线粒体DNA突变和线粒体动力学对卵母细胞成熟的作用

项目组通过建立线粒体DNA聚合酶γ-POLG突变小鼠模型，论证线粒体DNA突变主要通过下调卵母细胞的NADH水平损害了NADH/NAD$^+$氧化还原状态影响雌性小鼠的生育力，而不影响雄性小鼠的生育力。细胞内的线粒体通过融合分裂组成了一个整体，当个别线粒体出现损伤发生能量异常时，可以与其他功能正常的线粒体进行融合得到恢复。短暂的“kiss-and-run”，是由在内膜上的蛋白OPA1来决定的。发现OPA1的外显子之一4b不依赖于线粒体之间的融合；OPA1外显子4b调控线粒体DNA类核的结构，特异结合线粒体DNA的D-loop区来调控其转录，修复电子传递链，最终恢复线粒体呼吸功能，提高线粒体能量代谢效能。这项研究成果首次回答了衰老累积的线粒体DNA突变与哺乳动物生育力下降之间的因果关系及性别依赖性的基本问题，并发现了其中独特的代谢控制机制，为治疗老龄女性不育提供了新的思路和潜在候选药物。

（4）OOSP2蛋白促进GV期裸卵体外成熟

在临床取卵中可以获得不同发育阶段和成熟阶段的卵母细胞，ICSI治疗周期拆卵后，卵母细胞中存在5%～15%的未启动成熟GV期，这部分卵子往往废弃，如何能够促进GV卵母细胞体外成熟是能充分利用这些卵子的关键。项目组在卵母细胞体外成熟的翻译组学研究中发现，OOSP2蛋白可能是促进卵母细胞成熟发生的重要调控蛋白。对来自同一患者ICSI治疗周期中GV期拆除颗粒细胞的裸卵，在培养液中加入OOSP2，发现可以促进诱导GVBD的提前发生（图2-36），同时也促进卵母细胞第一极体的排出。这项研究成果首次发现OOSP2这种卵子自分泌蛋白有促进卵子成熟的作用，为改进卵母细胞体外成熟培养液提供了新的思路和潜在的候选促成熟因子添加物。

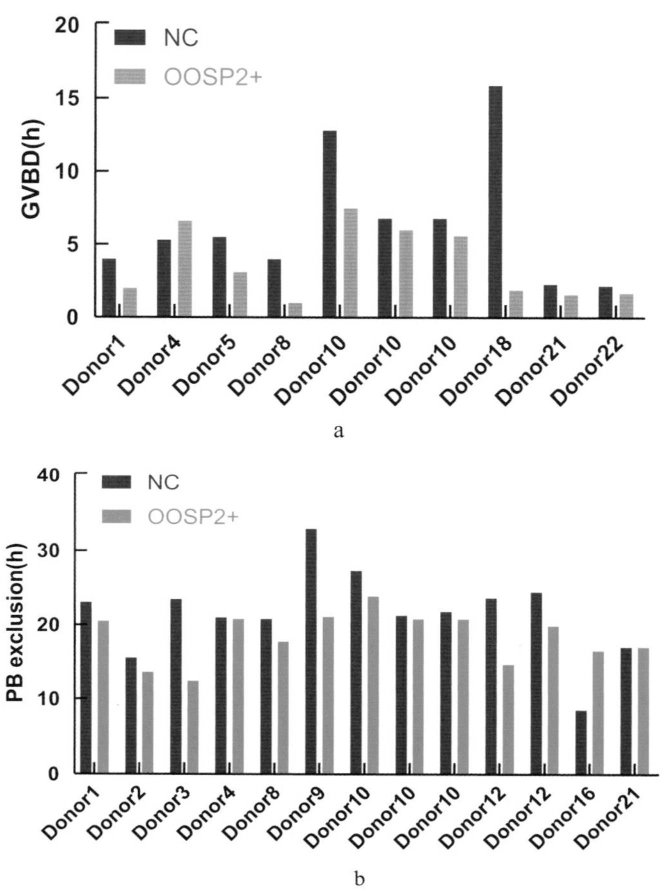

图 2–36　OOSP2 促进人 GV 期裸卵的 GVBD 发生和第一极体的排出

（六）“原始生殖细胞的命运决定、迁移和归巢机制”项目

1. 项目简介

本项目由中国科学院动物研究所陈大华研究员团队牵头，团队成员来自中国科学院北京基因组研究所、动物研究所、遗传与发育生物学研究所、南京医科大学、云南大学、北京师范大学和清华大学等单位。项目拟挖掘参与原始生殖细胞（PGC）特化、迁移、归巢和分化调控的关键基因；解析微环境在 PGC 命运决定中的作用；揭示表观遗传修饰在 PGC 维持和分化过程中的调控机制；发现和深入研究性别决定

的关键分子途径。通过项目实施将基础研究直接投射至临床应用，并培养一批从事蛋白质科学、发育生物学及生物数学等研究的复合型人才。

2. 研究进展

（1）RNA 结合蛋白 Elavl2 对斑马鱼原始生殖细胞形成的影响

Elavl2 作为 RNA 结合蛋白 Elavl 家族中的一员，同样参与到 RNA 代谢的多个过程。本研究发现在斑马鱼中 *elavl2* 基因突变导致卵巢无法发育，所有纯合体全部发育为可育的雄性，且实验检测发现突变体早期 PGC 数目偏少；为研究 Elavl2 对 PGC 的作用，项目组利用 Tol2 转座子系统构建了转基因品系 Tg（hsp70l：elavl2-mCherry-elavl2 3’UTR），筛选出 *elavl2* 突变体转基因胚胎，发现转基因表达后能够导致突变体中 PGC 数目略有上升；斑马鱼的原始生殖细胞受母源因素影响，母源提供的生殖质决定了胚胎原始生殖细胞的形成，生殖质包含大量的蛋白和 RNA，如 Buc、nano3、vasa、tdrd7 等。作为一个 RNA 结合蛋白，Elavl2 是否影响母源 RNA 的表达尚不清楚，项目组利用双荧光素酶报告系统，发现与对照组相比，Elavl2 能够较大地促进含有 Buc 和 ccnb1 的 RNA 表达，对含有 nanos3 的 RNA 也有促进作用，对含有 vasa 的 RNA 影响不大；Elavl2 缺失导致 PGC 数目减少，可能是因为影响了生殖相关基因的 RNA 的表达；Elavl2 通过结合 RNA 3’UTR，提高其稳定性，进一步导致表达量升高，产生更多的蛋白，促进了生殖细胞的形成和分裂，缺失 Elavl2 后，*Buc* 和 *nanos3* 等基因表达量下降，由于合子基因 *vasa* 在早期胚胎中不转录，因此母源提供的 vasa RNA 在 Elavl2 缺失的条件下变得不够稳定，易降解。多种相关基因的下调导致 PGC 分化和分裂能力减弱，造成 *elavl2* 突变体中 PGC 数目减少。

（2）tet 调控斑马鱼原始生殖细胞的发育

通过对不同发育时期的斑马鱼生殖细胞进行 DNA 甲基化测序分析，项目组发现在生殖细胞发育过程中 DNA 甲基化水平处在动态变化中。DNA 甲基化修饰通过 DNMT 家族对 C 进行甲基化修饰形成 5mC，DNA 甲基化水平的升高往往导致基因转录水平的降低。5mC 可由 DNA 去甲基化酶 tet 催化形成 5hmC，启动基因转录，但是 tet 对于斑马鱼生殖细胞发育的具体作用目前研究得还不够清楚。项目组利用 Crispr/Cas9 技术构建了 tet 家族突变体，分别获得了 *tet1*、*tet2*、*tet3* 的突变体，单突变并未发现明显的畸形发育等表型；进一步杂交获得了 *tet2/tet3* 双突变体（$tet2^{-/-}/tet3^{-/-}$），发现双突变体在 36hpf 左右出现明显的发育畸形，最终在 7dpf 时死亡；进一步对 $tet2^{-/-}/tet3^{-/-}$ 胚胎中 PGC 发育情况进行研究，发现 $tet2^{-/-}/tet3^{-/-}$ 胚胎中 PGC 迁移未见异常，但 PGC 数目明显少于 WT，3dpf 和 5dpf 时期的 PGC 数目与同一时期 WT 相比，均具有显著性差异；斑马鱼原始生殖细胞的 RNA-seq 数据显示，*tet1* 和 *tet3* 在原始生殖细胞中表达量较高，而 *tet2* 表达量较低；对 *tet3* 单突变体中 PGC 发育情况进行检测，发现 $tet3^{-/-}$ 中 PGC 发育稍有影响，PGC 数目低于野生型。

（3）揭示 m6A 修饰参与调控果蝇早期胚胎发育的分子机制

在果蝇胚胎的早期发育阶段 RNA 代谢非常活跃，包括母源 mRNAs 的降解和合子基因转录激活。m6A 的含量在果蝇早期胚胎的不同发育阶段呈现动态变化趋势，m6A 是否在果蝇早期胚胎中的母源 mRNAs 降解过程中发挥重要的调控作用目前还不清楚。通过质谱检测、转录组测序、m6A 抗体富集结合高通量测序（m6A-RIP-seq）、CRISPR/Cas9 系统构建突变体果蝇等技术，项目组明确了 m6A 与果蝇早期胚胎的母源 mRNAs 的降解具有相关性；FMR1 作为一个选择性的 RNA 结合蛋白，可参与调控 mRNA 代谢过程的诸多环节，包括 RNA 的稳定性、RNA 前体的成熟、转运和翻译等。FMR1 功能缺陷是导致脆性 X 综合征的病因，同时也在神经结构、求偶行为、突触发生和精子发生等方面表现出异常。通过生化及遗传实验发现 FMR1 通过优先结合 m6A 修饰的 RNA 来调控母源 mRNAs 的降解，初步揭示了 m6A 修饰参与调控果蝇早期胚胎的发育的分子机制。

（4）RNA 激酶 CLP1/Cbc 参与减数分裂启动

CLP1、TSEN 复合物和 VCP 是进化保守的蛋白质，其突变与神经退行性疾病有关，项目组发现它们也参与生殖细胞分化。为兼顾配子生产中的数量和质量，生殖细胞在减数分裂前通过有限的有丝分裂进行自我扩增。从项目团队先前关于 mRNA 3’加工与减数分裂启动之间的相关性研究中，发现高度保守的 CLP1 家族，果蝇 RNA 激酶 Cbc，是调节从有丝分裂到减数分裂的程序的一部分；在果蝇睾丸中进行遗传操作，证明核定位的 Cbc 是启动减数分裂所必需的；结合生化和遗传方法，揭示了在此过程中 Cbc 在物理和 / 或遗传上与 Tsen54 和 TER94（VCP 同源物）相互作用，Tsen54 的 C 端对于与 Cbc 结合既是必需的又是充分的；此外，项目组在亚细胞定位和果蝇繁殖力的测定中证明了 Cbc 与哺乳动物 CLP1 之间的功能保守性。由于在动物模型的神经退行性变中也发现了 CLP1、TSEN 复合物及 VCP，因此涉及这些因子的机制似乎在配子发生和神经发生中共有。

（5）Rb1 是精原前体细胞进入胚胎静息期的关键调控因子

哺乳动物雄性生殖细胞起源于原始生殖细胞（PGC），从 PGC 到精原干细胞的发育过程存在细胞周期的动态变化，其中最经典的是精原前体细胞胚胎静息期和产后细胞周期的再恢复，这一生物学过程意义及调控因子并不明确。项目组构建了不同转基因动物模型对自 PGC 时期、进入细胞静息状态的精原前体细胞、精原祖细胞和分化精原细胞等不同发育阶段的细胞周期关键调控因子进行条件性敲除，首次在体内证实 Rb1 是精原前体细胞进入胚胎静息期的关键调控因子；利用流式分选对照和敲除组雄性生殖细胞进行单细胞测序，发现精原前体细胞胚胎静息期是生殖细胞发生代谢转换、减数分裂抑制、预编程为产后精原干细胞命运特化所必需的，而未在正常时间点进入和退出细胞静息期的雄性生殖细胞则通过启动细胞凋亡以保证配子质量。

（6）研究分析染色体 3D 结构变化对小鼠原始生殖细胞不同发育时期基因表达的调控

项目组收集了小鼠胚胎处于胚胎期第 9.5 天（E9.5）、第 11.5 天（E11.5）、第 13.5 天（E13.5）、第 16.5 天（E16.5）4 个时期的 PGC 细胞，区分雌雄后分别进行 Hi-C 文库的构建，其中 E9.5 时期雌雄 PGC、雄性 PGC 分别取得 19.7 million cis reads、15.7 million cis reads；E11.5 时期雌雄 PGC、雄性 PGC 分别取得 123 million cis reads、136 million cis reads；E13.5 时期雌雄 PGC、雄性 PGC 分别取得 186.8 million cis reads、20 million cis reads；E16.5 时期雌雄 PGC，雄性 PGC 分别取得 150 million cis reads、105.5 million cis reads，总测序量约 1300 G。从目前已有的数据来看，小鼠 E9.5 时期的 PGC 的 TAD 和 compartment 结构清晰明显，和 E11.5 时期的 TAD 结构较为接近。

（7）*pactin* 在斑马鱼 PGC 发育中的功能和机制研究

项目组前期获得了一个 C 段缺失的突变体，但是该突变体在一些 F3 胚胎中并未表现出完全丢失 PGC 的表型，因此重新构建了一个启动子缺失的突变体，该突变体展示出完全缺失 PGC，显示 *pactin* 是 PGC 发育的至关重要基因；进一步研究发现，在突变体非常早期卵母细胞中，*Vasa*、*Dnd*、*Nanos*、*Dazl* 等重要 PGC 特异基因 RNA 表达均大幅降低，而不影响线粒体云的大致结构，同时在 4 细胞期胚胎中，生殖质的量大幅下调，保留的生殖质弥散在细胞质中，不再定位于细胞分裂沟；生化分析表明 Pactin 蛋白质直接结合 *Vasa*、*Dnd*、*Nanos*、*Dazl* RNAs 3’ UTR，进一步数据显示这种结合是 Pactin 功能发挥所必需的。因此，认为 Pactin 是脊椎动物中生殖质的组织者。Pactin 功能保守的蛋白质的研究正在进行中。

（8）*Vasa* 的生物化学功能研究

Vasa 作为保守的 PGC 标记基因，被认为具有 DEAD box 及 RNA 解旋酶的功能，但是至今 Vasa 的生化性质的研究非常缺乏。项目组重新构建了多个 *Vasa* 的斑马鱼突变体，发现纯合缺失突变全部为雄性发育，卵母细胞发生的研究表明，*Vasa* 不但影响 PGC 发育，还调控卵母细胞发生和维持。同时，项目组获得了 Vasa 抗体，并用该抗体进行了 Vasa 相互作用蛋白的分析，发现 Vasa 与 Tudor 家族蛋白质相互作用，Vasa-Tudor 复合体的功能研究正在进行中；通过 RNA 免疫沉淀，获得了多个在卵母细胞和睾丸中与 Vasa 结合的 RNAs，这些结合 RNAs（如 *nanos*）可能是 Vasa 的底物，确定这些分子相互作用及在 PGC 发育中的具体机制的研究正在进行中。

（9）PGC 特异性表达基因相关 gRNA 转基因鱼库构建

项目组前期通过分选 PGC 进行转录组学测序及分析，发现了一批表达水平有明显差异的基因。考虑到很多基因不仅富集在 PGC 中表达，还在其余组织表达，为了研究这些基因在 PGC 发育过程中的作用，则需要开发构建一套可以特异在 PGC 中敲降靶基因的系统。为解决这个问题，项目组尝试通过构建转基因鱼的方法来诱导 Cas9 蛋白的表达富集在 PGC 中，从而结合泛表达靶基因 gRNA 的 U6-gRNA 转基因品系实现PGC中特定基因的敲除。目前，已构建了33种泛表达gRNA的转基因鱼品系，已养殖至 F1 或者 F2 代。

（10）PGC 特异性表达 Cas9 转基因品系和诱导型 PGC 特异性表达 Cas9 转基因品系的构建

PGC 特异性表达 Cas9 转基因品系的构建，包括对 *ziwi*、*dnd1*、*tdrd7a*、*ca15b* 启动子序列的克隆、验证及转基因鱼构建筛选。目前，发现在原始生殖细胞中特异表达 Cas9 的转基因鱼 Tg（ziwi：Cas9-nano3UTR）中，外源 Cas9 mRNA、蛋白能够在生殖细胞内特异性表达，同时 Cas9 蛋白在体内具有切割靶基因的活性。该品系应用于筛选影响 PGC 发育基因的研究中，已发现 PGC 中敲除 *smad1*、*sub1b* 等基因可能会减少 PGC 的数目。此外，针对之前所考虑的部分基因在胚胎早期被敲除后可能会导致斑马鱼致死、生殖腺无法成熟、性别分化障碍、不育等情况，项目组构建 PGC 特异性表达诱导性 Cas9 的转基因鱼品系，并将其与泛表达靶基因 gRNA 的转基因品系杂交得到双转基因品系，以便于在将来的研究中在不同发育时期激活 Cas9 的切割活性，对靶基因进行敲除，进而避免上述可能的情况，以及更便利地探究这些基因在不同发育时期可能起到的作用。目前，已经通过基因型鉴定的方法筛选到了Tg（*ziwi*：*Cas9nER-nanos 3' utr*）的F1及F2代成鱼，其后代中可检测到外源Cas9 mRNA及蛋白，且Cas9蛋白可在TMX处理后进入细胞核内。

（11）斑马鱼及小鼠卵巢中不同体细胞类型的鉴定

项目组利用斑马鱼和小鼠作为模式动物，利用10×Genomics单细胞转录组测序的方式，鉴定其卵巢中不同的体细胞类型。发现斑马鱼成年雌鱼卵巢呈现细胞类型多样性，如免疫细胞、脂肪细胞、颗粒细胞、膜细胞等不同的细胞类型；在6周小鼠卵巢中也发现颗粒细胞、膜细胞、基质细胞、上皮细胞、血管、淋巴管内皮细胞、免疫细胞等15个不同类型的细胞；在此基础上，利用白喉毒素（DT）和白喉毒素受体（DTR）系统杀死小鼠卵子，来探究卵子死亡过程中其周围体细胞的状态及行为变化，以进一步探究卵巢体细胞和卵细胞的相互作用，及其对卵巢正常功能的重要性。

3. 项目主要成果

（1）体细胞表面糖蛋白的表达受Notch通路调控以界定生殖干细胞的范围

细胞表面蛋白多糖在器官发生、干细胞维持和癌症发生过程中起着关键作用，然而在发育或肿瘤发生过程中，不同水平的蛋白多糖与其生长表型的关系经常不一致。这就需要在不同的细胞环境中，明确蛋白多糖的空间分布与信号分子的分布有何关系，以及明确蛋白多糖的表达是如何被调控的。项目组前期工作发现Dally（果蝇中蛋白多糖成员）在卵巢中帮助BMP实现短距离信号来维持生殖系干细胞的微环境，然而蛋白多糖在卵巢干细胞微环境中的表达调控尚不明确。项目组目前发现Notch通路在Dally的遗传学上游，其依赖于Dally的表达从而维持GSC的功能；结合酵母和果蝇遗传学手段，证明了Dally通过转录因子Su（H）受Notch信号的转录调控（图2-37），研究成果发表在*Biology Open*上。此外，项目组还在果蝇卵巢中分析了蛋白多糖与疾病相关的突变，这可以作为一个评估人类同源蛋白的结构与功能之间关系的有效系统。

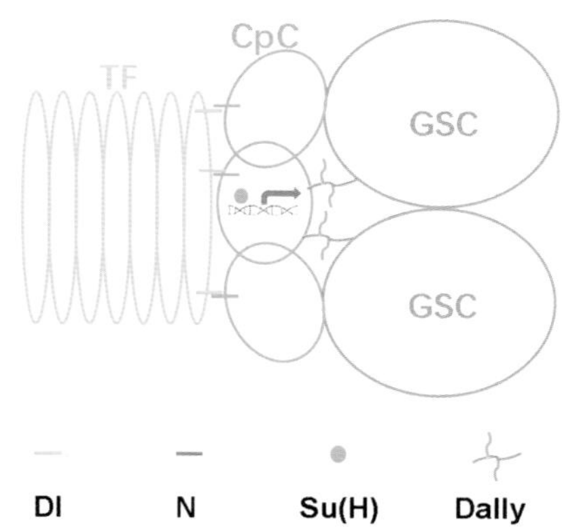

图 2-37　卵巢干细胞生态位中 Notch 信号和 Glypican Dally 表达的示意

（2）DNA 甲基化在斑马鱼的性别发育和性别可塑性中发挥重要的作用

DNA 甲基化对胚胎发育、胚胎谱系分化及生殖发育都起着重要作用。项目组探索了 DNA 甲基化重编程与斑马鱼生殖细胞发育的关系。关注不同时期样品中启动子 DNA 甲基化的动态变化，发现 9 dpf PGC 的启动子 DNA 甲基化模式与卵子 / 卵巢的启动子甲基化模式非常相似。通过对斑马鱼生殖发育过程中具有 DMPs 的基因进行基因 GO 富集分析，发现卵子和 9 dpf 中具有低甲基化启动子的基因显著富集在细胞运动、细胞因子介导的信号通路和激素介导的信号通路中，如与细胞运动、生长相关的基因；而卵子和 9 dpf PGCs 具有高甲基化启动子的基因则显著富集在生殖过程和生殖细胞发育过程，包括一些被报道的生殖基因，如 *dazl*、*tdrd1*、*tdrd5* 和多能性基因，如 *ta* 和 *nanog*。值得注意的是，在斑马鱼中也观察到精子发生和卵子发生的 DNA 甲基化重编程也是不同步的，雄性生殖细胞的 DNA 甲基化重编程更迅速。相关研究成果发表在 *Genomics Proteomics & Bioinformatic* 上。

（3）PA200-蛋白酶体维持转录和衰老过程中组蛋白修饰的稳定性

项目组前期研究发现 PA200-蛋白酶体负责精子发生及体细胞 DNA 损伤过程中由乙酰化（而非泛素化）介导的核心组蛋白降解，修正了科学界关于体细胞组蛋白不降解的理论。项目团队最新发现核心组蛋白在转录过程中也会通过蛋白酶体降解，并且 PA200- 蛋白酶体介导了这一组蛋白降解过程。*PA200* 的敲除显著改变组蛋白密码 H3K4me3 及 H3K56ac 分布位置和密度。同时，细胞衰老过程中蛋白酶体激活因子 PA200 的蛋白水平逐渐下降；PA200 的缺失加速细胞及小鼠个体衰老，导致免疫紊乱、焦虑，并缩短小鼠寿命（图 2-38）；项目组还发现 PA200 在酵母中的同源物

BLM10 也有类似的防衰老作用，表明这一现象在进化上高度保守。这样，PA200-蛋白酶体及其酵母同源物介导转录过程中核心组蛋白降解，并维持组蛋白修饰的稳定性，最终延缓衰老。相关研究成果发表在 *Biochemical and Biophysical Research Communications* 上。

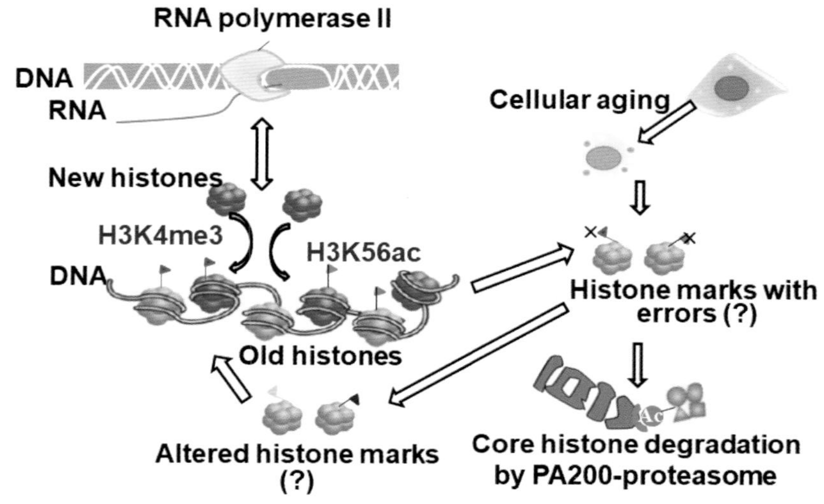

图 2-38　蛋白酶体激活因子 PA200 维持转录及衰老过程中组蛋白密码的稳定性

（4）α4s 通过促进组蛋白降解和减数分裂过程中 DNA 修复而掌控精母细胞的减数分裂

为进一步研究睾丸蛋白酶体降解组蛋白的机制，获得了睾丸特异蛋白酶体亚单位 α4s 敲除的小鼠。全身敲除 α4s 小鼠其他器官或部位正常，但精子发育受阻，出现无精现象；其精子发生停留在精母细胞阶段，睾丸中没有长形精细胞和精子，附睾中也没有精子；进一步研究表明 α4s 为生精蛋白酶体组装、减数分裂过程中组蛋白降解和 DNA 修复，以及精子发生所必须（图 2-39）。由此，推测 α4s 促进生精蛋白酶体组装、减数分裂过程中组蛋白降解和 DNA 修复，是精子发生过程中必需的蛋白酶体亚基，为精子发生所必需。该研究成果于 2020 年发表在 *Journal of Biological Chemistry* 上。

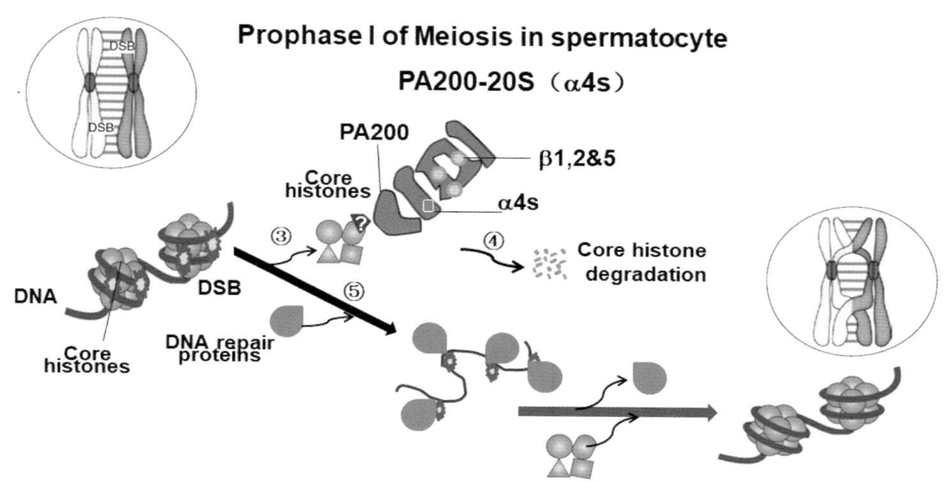

图 2-39 α4s 通过调控生精蛋白酶体组装促进减数分裂过程中组蛋白降解和 DNA 修复及精子发生的机制模式

（七）“生殖细胞染色体行为的分子调控”项目

1. 项目简介

项目由山东大学张亮然教授团队牵头，团队成员来自中国科学院分子细胞科学卓越创新中心、武汉大学、中国科学技术大学、四川大学、南京医科大学和青岛农业大学等单位。项目拟通过研究生殖细胞染色体行为的分子调控，解析减数分裂启动及同源染色体配对、联会和重组的分子机制；建立高效的哺乳类动物体外减数分裂体系；揭示减数分裂异常导致人类不孕不育的分子基础。通过项目实施将挖掘一批调控减数分裂染色体行为的关键因子并阐明其作用机制，为人类配子发生研究提供新技术、新方法；发现多个导致人类配子发生障碍的致病基因突变并揭示其致病机制，为生殖障碍疾病的精准诊治提供候选分子和靶点。

2. 研究进展

（1）雌性生殖细胞减数分裂启动的遗传调控机制解析

为精确解析雌性生殖细胞减数分裂启动的遗传调控机制，项目组对雌性小鼠生殖嵴（E11.5）和胚胎期卵巢（E12.5–E13.5）进行了单细胞转录组（scRNA–Seq）和染色质开放性（scATAC–Seq）测序分析。质控后获得 18 444 个高质量 scATAC 数据。基于标签转移和时间发育轨迹，总共鉴定出 7 个细胞群，其中生殖细胞包含 5 个亚群，代表了从有丝分裂至第一次减数分裂前期的偶线期不同阶段的生殖细胞亚群。在有丝分裂向减数分裂转变阶段，scRNA-Seq 差异分析结果显示 *Stra8* 等基因表达显著上调。项目组从 scATAC-Seq 数据发现，雌性生殖细胞从有丝分裂进入第一次减数分裂前期的偶线期期间，整体来看染色质开放性差异并不显著，但关键基因区段染色质开放性变化明显，如 *Stra8* 启动子区。在对生殖细胞从有丝分裂到第一次减数分裂转变的不同亚群的 ATAC 图谱进行了详细的阐述之后，项目组描绘了雌性生殖细胞减数分裂启动的表观遗传特征。生物信息学分析发现在减数分裂启动过程中转录因子 Qauz 发生显著改变，说明它很可能是调控减数分裂启动的关键转录因子。

（2）以筛选的潜在的关键分子为基础，应用 CRISPR/Cas9 技术构建小鼠模型，并研究其对减数分裂启动的影响

结合已经建立的生精细胞转录组动态变化图谱、DNA 甲基化、多种组蛋白修饰的动态变化图谱，筛选可能的减数分裂启动关键分子，应用 CRISPR/Cas9 技术构建了数个小鼠模型并研究其对减数分裂启动的影响。项目组对构建的 S 基因敲除小鼠模型研究发现，S 缺陷的雄性小鼠是不育的，其主要表现为减数分裂前期障碍，突变组小鼠睾丸中的精母细胞同源染色体联会异常。以上结果表明，S 可能是雄性小鼠减数分裂的关键调控因子。相关研究正在进行中。

（3）继续完善 B 型精原细胞启动减数分裂体外模型

在分离分化型精原细胞基础上，建立了包括 B 型精原细胞在内的分化型精原细胞体外培养方法。在此培养体系下，B 型精原细胞可发育至偶线期精母细胞，项目组对偶线期精母细胞进行了一系列的细胞行为学分析及转录组分析，并完善了该培养体系。通过该体系研究发现，体外培养细胞发育至偶线期时，大部分表现为联会异常，包括不完全联会与非同源染色体联会。

（4）探索小分子诱导干细胞向生殖细胞的定向分化

以往的分化诱导体系利用细胞因子，存在系统不稳定、实验成本高等缺点，而小分子诱导可弥补这些缺点，但其定向诱导机制不明确。为实现小分子诱导干细胞向生殖细胞定向分化，项目组分析了成纤维细胞通过化学重编程到一个类胚外内胚层（XEN）状态细胞的动态变化过程，发现 *Sox17* 最初是被化学小分子激活的，随后 XEN 细胞命运特殊化是由 *Sox17* 激活的其他 XEN 主基因的表达介导的，如 *Sall4* 和 *Gata4*，且该过程受差异调控：核心重编程化学分子 CHIR99021、616452 和 Forskolin 对 *Sox17* 的激活都是必要的，而 *Gata4* 和 *Sall4* 的表达则并非如此。在不同阶段添加化学助推剂进一步提高了 XEN 样细胞的产生效率。项目组的研究表明，化学重编程在 3 个不同的“prime - specify - transit”阶段中受到调控，由内源性 *Sox17*

激活启动，为探究细胞命运决定提供了一个新的框架，为实现小分子诱导干细胞向生殖细胞定向分化提供了初步线索。

（5）深入解析本项目鉴定的多个减数分裂调控因子的作用机制

项目组前期初步鉴定到新的减数分裂关键调控基因 *FBXW24*、*PAK4*、*MRNIP*、*CFAP61* 等，并发现这些基因的敲除或突变均会引发减数分裂异常从而导致雌性或雄性小鼠不育。2020 年度对上述因子调控减数分裂的分子机制进行了系统解析，发现了 *FBXW24* 调节联会复合体侧边组分 SYCP3 在粗线期后的及时降解，从而保证雌性早期减数分裂的正常进行。在前期体外研究基础上，构建 *PAK4* 条件敲除小鼠模型。已获得 *Pak4*-flox 小鼠，现正与实验室已有工具鼠 *Gdf9*-Cre、*Cyp17a1*-Cre 及 *Stra8*-Cre 交配，以获得卵母细胞及卵丘细胞特异敲除 *Pak4* 小鼠及早期生殖细胞减数分裂特异敲除 *Pak4* 小鼠。利用生物信息学分析发现，MRNIP 等多个因子可能参与同源重组修复 DSBs 的过程，目前已构建了相关敲除鼠。

（6）减数分裂调控因子 SPO11 复合物及联会复合体侧轴复合物 HOP1 等的结构解析和功能研究

SPO11 复合物的组装对于减数分裂程序性 DNA 双链断裂的形成至关重要。但是目前仍没有具有体外 DNA 切割活性的 SPO11 复合物，更没有 SPO11 复合物的结构信息。项目组通过内源性纯化发现 SPO11 可以与 SKI8-REC102-REC104 3 个蛋白形成稳定的四元复合物，并鉴定该四元复合物具有体外 DNA 切割活性且对 DNA 的切割并没有序列特异性。电镜分析该四元复合物呈现出了典型的“双闸门模型”结构特征，并且与已报道的 SPO11 同源蛋白 Topo VI 的晶体结构类似，呈现二体结构特征，且具有“打开”和“闭合”两种功能状态。后续将进一步提高复合物表达的纯度和均一度，进行高分辨率冷冻电镜结构解析。此外，联会复合体以“拉链状”将父本和母本同源染色体紧密结合在一起。目前，仍然缺乏侧轴蛋白复合物的结构信息，极大限制了对联会复合体组装机制的认识。项目组利用昆虫表达体系表达裂殖酵母的侧轴组分 Hop1、Mek1、Rec10。目前，已获得稳定表达和纯化的三元复合物，正在优化和侧轴成分组成稳定复合物的 DNA 类型，期望可以得到稳定、均一的 DNA-侧轴复合物，解析高分辨率冷冻电镜结构。

（7）进一步完善不孕不育病例样本库，推进 *SCHS* 与 *H2BP* 两个基因突变导致减数分裂异常进而引发男性不育的致病机制研究

通过积极推进多中心合作，项目进一步完善不孕不育病例样本库，本年度共收集人类无精子症散发病例 136 例；近亲婚配不育家系 11 例；非近亲婚配不育家

系 18 例。前期工作中通过外显子测序，从散发无精子症病例的测序结果中检测到 *SCHS* 和 *H2BP* 两个基因的多种突变，并制作了携带对应突变的突变体小鼠。进一步研究证明 *Schs* 突变小鼠减数分裂前期性染色体无法正常重组，并在晚粗线期及双线期细胞中提前分开，最终影响减数第一次分裂中期性染色体在赤道板上的正常排列。机制研究显示，SCHS 从细线期开始在联会复合体侧轴上呈点状定位，其在不同时期的 foci 数目与 RAD51 foci 数目相近。SCHS 可能参与 RAD51 的募集，或者被 RAD51 募集并参与随后的链入侵过程。另一个基因 *H2bp* 突变小鼠中，程序性 DSB 正常产生，但 DSB 修复蛋白 RAD51 和 DMC1 无法正常募集，继而导致减数分裂 DSB 无法修复，减数分裂无法完成。因此，H2BP 是 RAD51 和 DMC1 正常募集所必需的。

3. 项目主要成果

（1）针对配子发生调控技术开展前沿性研究并取得系列开创性成果

该项工作立足于当前生殖生物学的核心问题，针对配子发生调控技术开展了长期的前沿性研究，获得了一系列开创性成果：首次发现亲代代谢和营养异常会诱发配子发育过程中表观遗传修饰异常，影响配子发育质量，导致疾病代际传递；首次阐明环境类雌激素损害配子发生和减数分裂启动、诱发配子质量下降的内分泌机制；首次解析激活素 A 促进配子体外发生的作用机制，阐明 *CenpH* 等调节配子减数分裂染色体精准分离的机制和防止配子衰老的作用。“动物配子发生及其质量控制的机制”系列工作获 2020 年度山东省自然科学奖二等奖，项目成员沈伟教授为第一完成人。

（2）基于单细胞组学技术深度解析雌性生殖细胞减数分裂启动及卵泡形成的转录调控机制

雌性生殖细胞早期发生过程中由于其细胞异质性高及减数分裂启动存在非同步化的现象，导致减数分裂启动过程中的转录调控机制不明。单细胞测序技术（scRNA seq）的发展为解析细胞异质性及细胞谱系分化提供了一个非常有力的研究工具。鉴于此，本项目利用 scRNA seq 技术，对小鼠 E11.5、E12.5、E13.5、E14.5、E16.5、PND0 及 PND3 天的卵巢组织进行了单细胞转录组测序（图 2-40）。利用 tSNE/UMAP 降维分析，成功对小鼠早期生殖细胞发生过程中的细胞异质性进行了解析，并且从单细胞分辨率描绘了雌性生殖细胞减数分裂启动及卵泡形成阶段的转录图谱。此外，基于 SCENIC 转录因子富集分析，对减数分裂启动及卵泡形成过程中不同阶段的核心转录因子调控网络进行了深入的描绘，为更好地理解早期配子发生过程中奠定了理论基础，研究成果发表于 *PLoS Biology*、*Theranostics* 等。

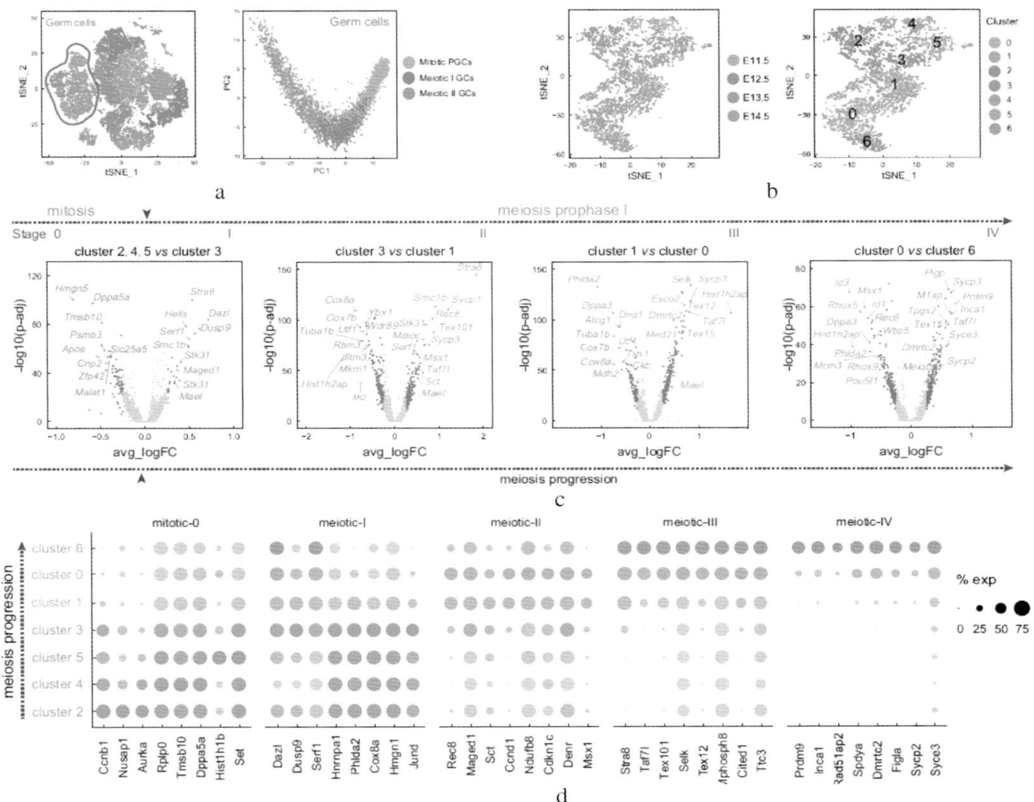

a：生殖细胞亚群的 PCA 分析；b：生殖细胞亚群的 tSNE 降维分析；c：生殖细胞不同亚群减数分裂启动阶段的差异基因表达分析；d：减数分裂启动阶段不同生殖细胞亚群的标记分子表达情况。

图 2-40　雌性生殖细胞减数分裂启动阶段单细胞图谱

（3）鉴定 *CFAP61* 基因缺失导致精子鞭毛多发性形态异常引起不育

不育症困扰世界范围内 10% ～ 15% 的育龄夫妇。男性不育常由少精、弱精、畸形精子症等引起，表现为精子数量减少、精子运动能力降低、精子鞭毛多发性形态异常（MMAF）及这些多重缺陷的组合。研究发现 *AKAP*、*CFAP* 和 *DNAH* 等基因家族与精子鞭毛多发性形态异常相关。然而已知的 *MMAF* 基因只能解释大约 60% 的 MMAF 病例，MMAF 存在很强的遗传异质性，仍有众多未知的 *MMAF* 致病相关基因。研究通过转录组及蛋白质组数据筛选到睾丸特异表达的鞭毛相关基因 *Cfap61*，通过构建 *Cfap61* 基因敲除小鼠，研究发现雄鼠精子活力下降，精子鞭毛多发性形态畸形（MMAF）（图 2-41），最终导致雄鼠不育。以上研究结果表明，*Cfap61* 基因可能参与人类男性少弱畸精子症并导致男性不育，为临床男性不育症的诊断、治疗及新型药物开发提供候选标靶分子，相关研究成果发表于 *Science Bulletin* 上。

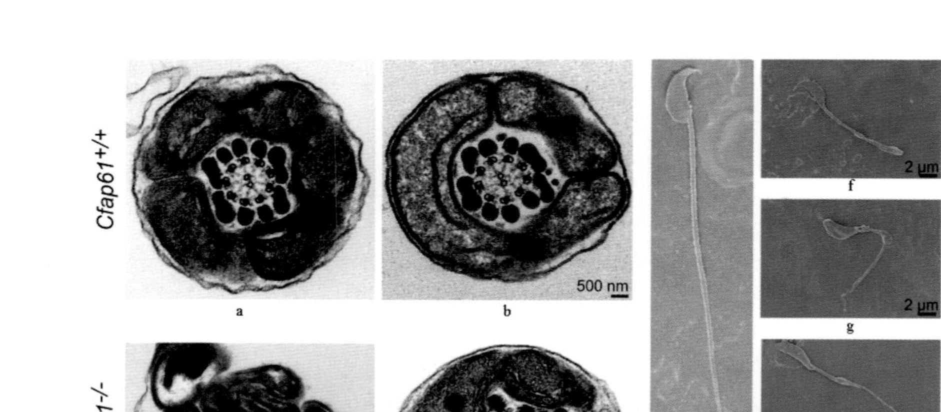

a、b：透射电镜下，Cfap61$^{+/+}$ 雄性小鼠睾丸横截面的超微结构；c、d：透射电镜下，Cfap61$^{-/-}$ 雄性小鼠睾丸横截面的超微结构；e：扫描电镜下，Cfap61$^{+/+}$ 雄性小鼠精子的超微结构；f–i：扫描电镜下，Cfap61$^{-/-}$ 雄性小鼠精子的超微结构。

图 2–41　*Cfap61* 基因敲除小鼠精子鞭毛多发性形态异常

（八）“精子发生的调节机制”项目

1. 项目简介

项目由南通大学孙斐教授团队牵头，团队成员来自上海交通大学、复旦大学、南京医科大学、中国科学院生物物理研究所、中国医学科学院基础医学研究所、扬州大学和南通大学等单位。项目拟通过研究精子发生关键节点（精原干细胞的增殖分化、精母细胞的减数分裂、精子变态、睾丸微环境及性腺内分泌轴）上起重要作用的分子发现调控精子发生的新机制。通过项目实施将为精子发生障碍所导致的男性不育症的预防、诊断和治疗提供新的理论依据及新方法，加快基础研究向临床转化，提高广大人民群众的生殖健康水平，促进我国经济与社会的可持续发展。

2. 研究进展

（1）精原干细胞发育的调控机制

完成了精原干细胞停滞型无精症致病因子的鉴定，筛选了 *Adgb* 基因，构建了 *Adgb*（T1055I）点突变小鼠模型，并初步解析了 *Adgb* 点突变对于精子发生异常的影响。建立了前体精原干细胞体外分化系统，并解析了前体精原干细胞分化过程中组蛋白修饰和染色质高级结构的变化规律。发现转录调控因子 PLZF 调控前体精原干细胞的增殖并通过结合于 *Kit*、*Stra8* 等分化相关基因的启动子区域抑制其表达活性；发现表观遗传调控因子 X（备注：因相关结果还未发表，故命名其为 X）参与前体精原干细胞的自我更新及抑制其分化。建立了基于组织原位的定量单细胞转录组技术、基于组织切片和激光纤维切割分选的 Hi-C 技术、STORM 成像的关键技术（包括样品准备、3D STORM 成像和数据分析）、建立了细胞中染色质无损标记的独特方法，实现新型的 Expansion Microscopy 技术。建立了人类前体精原干细胞诱导分化为功能性类精子的体外培养体系，类单倍体精子可以使配偶的卵子受精并形成囊胚。

（2）精母细胞减数分裂调控机制研究

完成了 314 例精母细胞停滞型无精症全外显子测序，确定 12 例携带已报道的致病基因突变，筛选出 20 个未被报道的无精症候选致病基因，开发检测特发性无精症病因的试剂盒（基因 *panel*）；对不育样本进行了单细胞转录组测序，明确了人类梗阻性无精症（OA）睾丸内的转录特征，为 OA 诊断提供高像素的分子标记集，为治疗提供指导（复通术、吻合术）；完成了不育样本的单细胞 ATAC 测序，揭示人减数分裂染色质可接近性的变化。综合运用了 Hi-C、RNA-seq、ChIP-seq 和单细胞 ATAC-Seq 等多种技术手段对精母细胞染色质三维结构进行了系统的研究，建立了精子发生过程染色质三维结构的动态图谱。发现核基质蛋白 SAFB 与卫星重复序列转录的 RNA 相互作用，通过促进相分离来维持近着丝粒异染色质的高级结构，揭示 SAFB 锚定核内染色体定位并调控其相互作用调控精子发生的分子机制。完成了 Rad7/Elc1 复合物与染色质重构因子 Rad16 的结构功能研究，获得了染色质重塑因子 fft3 与和核小体复合物低分辨率电镜结构，获得了用于电镜研究的线粒体翻译相关复合物样品，电镜数据收集工作基本完成，并获得部分低分辨率结构。

（3）精子变态过程中的 RNA 调控机制

鉴定了与精子变态相关的 RNA 结合蛋白及潜在的下游分子事件。构建了 RNA 解旋酶 *DDX43* 的基因修饰小鼠，发精子变态过程异常；利用 HITS-CLIP 技术鉴定了其 RNA 结合能力，并进行 eCLIP 建库测序，目前已成功建库，后续的测序和分析正在进行中。建立组蛋白去乙酰化酶 *Hdac3* 的基因敲除小鼠，发现该基因的缺失导致雄性不育；H3K9ac 和 H3K27ac 的 ChIP-seq 联合 RNA-seq 分析，发现在 *Hdac3* 敲除小鼠粗线期精母细胞和圆形精子内，所有基因的组蛋白乙酰化水平都发生了显著的上调，表明乙酰化的改变只是 *Hdac3* 敲除之后的一个伴随现象，和基因表达的改变并不存在因果关系。因此，HDAC3 调控减数分裂及单倍体圆形精子发育相关基因并不依赖于它的去乙酰化酶活性。建立了 RNA 结合蛋白 *spata20*、*Pex3* 的基因敲除小鼠；对 spata20 的相互作用蛋白进行聚类分析显示大多与核糖体结构相关，预测该蛋白在精子中参与精子晚期蛋白的合成和组装；发现支持细胞中缺乏 *Pex3* 不会影响雄性小鼠的生育，但生殖细胞特异敲除小鼠显示睾丸减小。发现 *Cabs1* 敲除后雄性小鼠精子畸形率达到 50% 以上、部分雄性小鼠不育，可能由精子环结构区的结构缺陷导致，背后的机制可能与精子骨架蛋白，尤其是维持精子环结构的相关蛋白表达异常有关。

（4）睾丸微环境和内分泌调控精子发生的机制

建立高脂饮食诱导肥胖模型，发现肥胖对雄性小鼠精子质量、生殖激素和生育力的影响，对肥胖小鼠睾丸进行了单细胞转录组研究，发现饮食引起的肥胖可能造成小鼠生殖细胞中一些功能基因的表达紊乱，从而造成了精子质量的降低。分析了纳米材料 Ferritin–FITC 对血生精小管屏障的通透性，发现 Ferritin–FITC 可通过血生精小管屏障，且主要富集在精子头部；发现 Ferritin 无生殖毒性和生理毒性；建立了纳米载药系统，为纳米材料对肥胖引起的弱精畸精的治疗提供依据。发现 CK1α 在小鼠生殖细胞和支持细胞中高表达，建立了 *CK1α* 的基因敲除小鼠，探究其在精子发生过程中的功能与机制研究。发现转录因子 Isl1 在小鼠生精细胞中高表达，建立了 *Isl1* 的基因敲除小鼠，以探究其在小鼠性腺发育过程中的作用及机制。

3. 项目主要成果

（1）全外显子测序鉴定中国无精子症患者致病基因的研究

目前临床上仅不足 1/3 的无精子症患者可获得明确的病因学诊断。生精相关基因的罕见突变被认为是导致无精子症的重要原因，然而目前缺少大规模筛查研究。本项目组目前已完成 314 例精子发生障碍患者的基因组全外显子测序，筛选出相应致病突变及候选致病基因。研究发现，在非梗阻性无精子症的研究队列中，总共对 314 例非梗阻性无精子症及重度少精子症的患者进行了测序。发现 1 例患者携带已知突变，9 例患者携带新突变，这些突变位于 *DMC1*、*MEI1*、*EX1AR*、*HAUS7*、*TEX1* 和 *WNK3* 等近期已有研究报道可导致人类生精障碍的基因上。同时，还在 20 例患者中发现共 20 个可能致人类生精障碍的候选致病基因，并通过结合生物信息学分析及数据挖掘，提供了这些潜在新的致病基因引起人类精子发生障碍的证据（图 2–42）。相关成果发表于 *Human Molecular Genetics* 上。

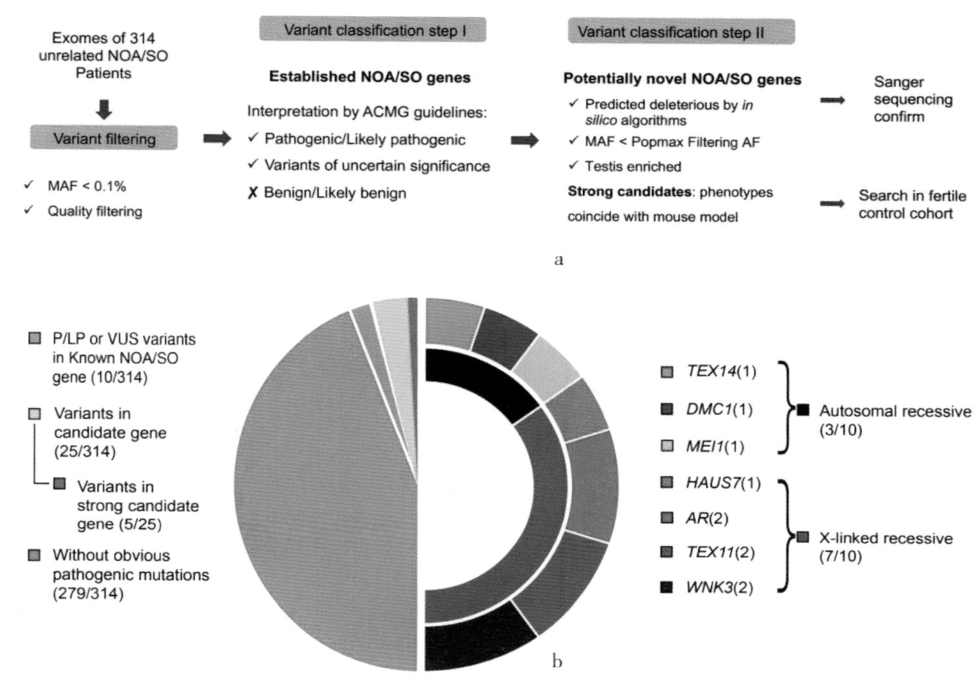

a：外显子分析流程示意；b：队列研究中发现的遗传变异的分布。

图 2-42　非梗阻性无精子症和重度少精子症外显子分析

（2）精子发生中染色质三维结构重构的研究

精母细胞阻滞型无精症是男性不育中的主要类型，大部分患者表现为精子发生阻滞在粗线期精母细胞（pacSC），但其具体机制不明。染色质三维构象是由拓扑相关结构域（TAD）组成的，TAD 是染色质的结构与功能单元，在基因转录调控、基因组稳定性等方面发挥着重要作用。项目组采用了 Hi-C、RNA-seq、ChIP-seq 和单细胞 ATAC-Seq 等多种技术手段对精母细胞染色质三维结构进行了系统的研究（图 2-43），成果发表在 *iScience* 上。利用 Hi-C 技术，重建了减数分裂染色质三维结构，确认了减数分裂过程中拓扑相关结构域和区室化的动态重组，发现染色质环出现于粗线期精母细胞之前和之后，但不存在于粗线期精母细胞；通过 Hi-C 和 RNA-Seq 数据联合分析，发现精子发生中 A/B 区室的转换与减数分裂特异的 mRNA 和 piRNA 的表达紧密相关；通过 ATAC-Seq 技术分析了减数分裂过程中的染色质可接近性，发现染色质可接近性本身并不是导致粗线期精母细胞时期 TADs 和染色质环消失的原因；ChIP-Seq 数据显示，在减数分裂过程中，CTCF 和粘连蛋白仍结合在 TAD 的边界区域，表明 TADs 的动态重组不需要 CTCF 和粘连蛋白的清除。

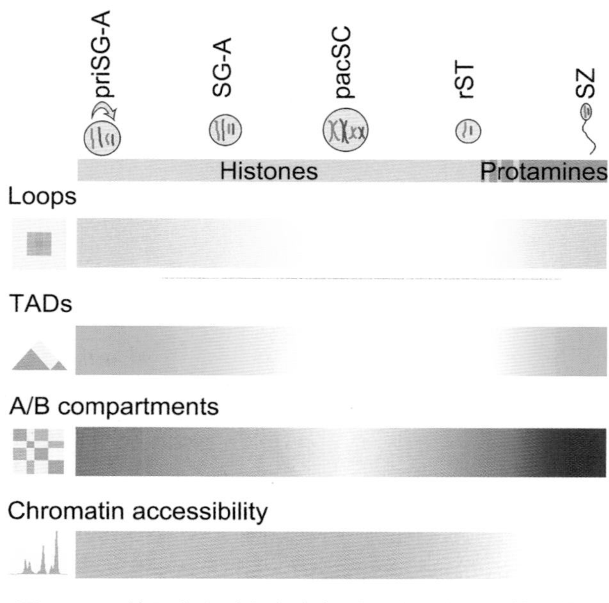

图 2-43　精子发生过程中染色质三维重构调控基因转录

（3）精子发生中减数分裂染色体端粒锚定的分子机制研究

减数分裂过程中，端粒通过 TERB1-TERB2-MAJIN（TTM）复合体与核膜上的 LINC（SUN-KASH domain）复合体结合，使得端粒与核膜相连，进而调控染色体的运动和同源染色体的联会、重组。LINC 复合体中的 SUN domain 蛋白包括 SUN1 和 SUN2，已有研究表明 SUN1 与 TERB1 结合，但是 TTM 如何通过 LINC 连接端粒—核膜的机制尚未明了。项目组研究发现 SUN1 与 MAJIN 结合，参与端粒—核膜连接，这一发现改写了对端粒—核膜连接的认知，即端粒—核膜的连接是通过 SUN1-MAJIN 介导的，并不是 SUN1-TERB1。进一步分析了 SUN1-MAJIN 的结合位点，发现 SUN1 的 NTD 190-216 Aa 与 MAJIN 结合；SUN1 与 SPDYA 结合，通过 SPDYA 的 Ringo 结构域募集 CDK2 到端粒；SPDYA-CDK2 调控 SUN1 和 MAJIN 的结合，SPDYA 是 CDK2 的激酶活性调节因子，利用 CDK2 的激酶抑制剂处理细胞后，SUN1-MAJIN 的结合减弱，表明 CDK2 的激酶活性在 SUN1-MAJIN 的结合中具有重要作用；SUN2 与 TERB1 参与端粒—核膜连接，这一发现可初步解释 *SUN1* 敲除小鼠中仍有部分端粒与核膜相连的原因，为减数分裂过程中染色体在核膜上锚定的分子机制提供新的认识（图 2-44），相关成果发表于 *Frontiers in Cell and Developmental Biology* 上。

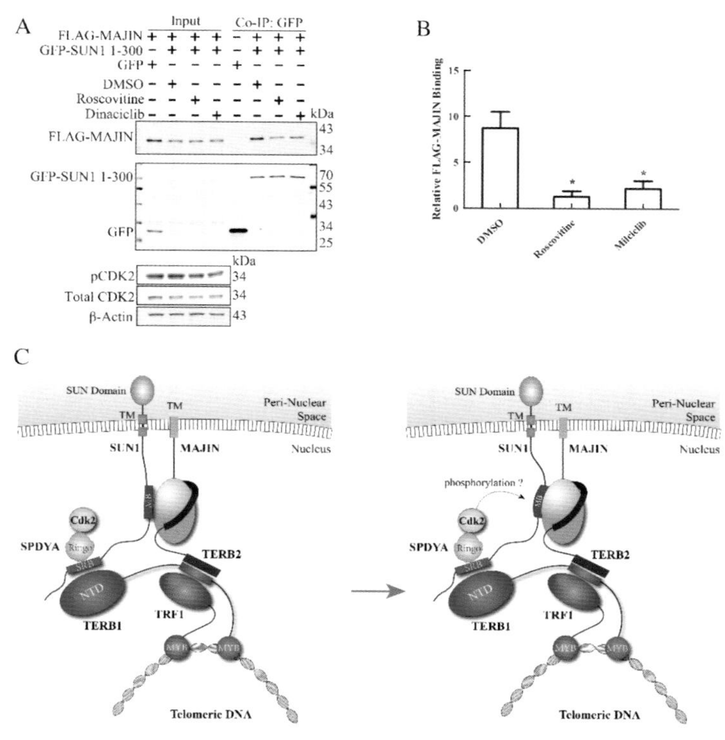

图 2-44　SPDYA-CDK2 调控 SUN1-MAJIN 的结合，促进减数分裂过程中端粒—核膜的连接

（九）“人类精子成熟关键分子的作用机制和临床转化研究”项目

1. 项目简介

项目由山东大学高建刚教授团队牵头，团队成员来自山东大学、国家卫生健康委科学技术研究所、四川大学、北京大学第三医院等单位。本项目通过筛选精子成熟过程中的关键调控分子，制作精子成熟过程关键调控分子的基因敲除小鼠，阐明附睾分泌因子与精子相互作用的重要分子机制，建立精子质量分子评价新技术，发展临床诊治新方法。通过项目实施揭示人类精子成熟微环境的分子基础，阐明精子成熟关键调控分子的功能与作用机制，以及与临床不育症发生的关系，提高我国男性生殖健康的防治水平。

2. 研究进展

（1）人类精子成熟相关分子数据库的建立与关键分子的筛选

已完成部分不同年龄（新生儿、青年、老年）附睾及附睾管腔液差异蛋白质组学鉴定，并完成了不同生理、病理状态的人精子样本的收集和膜蛋白质组学测定。鉴定前期工作发现的附睾分泌精子结合蛋白的精子膜受体。同时通过筛选人附睾分泌精子结合功能蛋白，已完成 15 种人附睾分泌精子结合功能蛋白的筛选，并交给课题四组进行临床研究。在此基础上，建立了精子成熟综合知识数据库。完成了精子数据库主网页界面设计，完成了搜索页面及查询结果页面的界面设计。

（2）精子成熟关键基因突变动物模型的构建与功能研究

根据本项目发现的附睾成熟相关的基因，利用 CRISPR/Cas9 技术建立了精子成熟关键分子基因敲除动物模型平台，并制作成功了 37 种基因敲除工具小鼠模型。验证和初步分析了前期制作的包括 *Lcn8*–Cre 小鼠及 *Lcn9*–Cre 小鼠等的表型。同时对部分模型小鼠的附睾头、体、尾三段，分离单细胞后进行单细胞测序及分析。

（3）附睾微环境对精子成熟的调控机制研究

利用基因敲除小鼠进行对精子成熟的调控机制研究，揭示了鞭毛纤维鞘的关键蛋白 AKAP4、QRICH2 等分子在精子成熟中的关键作用及与男性弱精子症与多发性精子畸形（MMAF）的发病关系；揭示了附睾分泌的关键的 GPCR 蛋白 ADGRG2 对精子成熟的调控及与 CFTR 的相关调控通路。另外通过研究揭示了可能与精子成熟相关的关键的 GPCR 蛋白如 PTH1R 等对精子成熟的关键作用及调控异常与睾丸炎、附睾炎等发病机制的关系。同时为精子成熟障碍疾病提供了几个关键的作用靶点，并通过体外与动物实验验证了至少 2 ～ 3 种药物可能对于临床的弱精子症有特异的疗效，这些研究为精子成熟障碍的药物干预提供了新的思路。

（4）人类精子质量分子评价系统的构建与临床转化相关研究

根据上述研究发现的有效靶点，项目组已筛选出引起男性不育密切相关的精子 5 种靶蛋白分子，分别影响精子运动、穿卵、精卵融合等功能，并研发出人类精子质量分子评价新技术方法（第二代技术），包括人类精子蛋白（5 种）联检试剂盒与配套的计算机分析软件。该技术已经过 500 余例临床正常人与不同类型不育症精液样本验证，可以精确评价出人类精子质量，覆盖两大类男性不育症约 85% 的病因学诊断，极大提升目前精液检测技术水平。项目组的产品临床试验，已经通过山东省药监局备案，临床试验已正式开展。

（5）开展人类精子质量分子评价临床试验

项目组的“人类精子质量分子评价系统”医疗器械临床试验，通过山东省药监局备案，于2020年6月在北京大学第三医院和中国医科大学附属盛京医院通过临床机构的伦理委员会审批，正式开展临床试验（山东省药监局医疗器械临床试验备案号“鲁械临备20200021”）。截至2020年年底累计完成样本收集389例（计划1150例）。

3. 项目主要成果

（1）揭示了胆汁酸受体GPBAR的结构及信号转导机制

胆汁酸受体GPBAR在睾丸和精母细胞中表达，其在维持血生精小管屏障和精子成熟等方面发挥重要作用。GPBAR被脱氧胆酸过度激活，可导致血生精小管屏障功能蛋白表达下降，从而使血生精小管屏障受损，引起精细胞发育障碍，最终导致男性不育。项目团队首次利用冷冻电镜单颗粒重构技术解析了GPBAR在小分子化合物P395及胆汁酸类似物INT-777作用下与下游Gs蛋白三聚体形成复合物的高分辨率结构，对GPBAR识别不同胆汁酸分子及下游偏向性信号转导机制进行了详细探讨，结果揭示了GPBAR识别多种胆汁酸的指纹图谱，阐明了受体下游偏向性信号途径的结构基础，同时发现天然胆汁酸结合受体的第二个别构位点及提出GPCR激活的新机制等（图2-45）。GPBAR信号转导复合物的高分辨率结构及其信号转导机制将有助于进一步理解GPBAR在男性生殖中的功能和作用，为靶向GPBAR的男性不育治疗药物研发奠定基础，具有重要的理论意义和临床价值。相关成果以“Structural Basis of GPBAR Activation and Bile Acid Recognition”为题发表在*Nature*上。

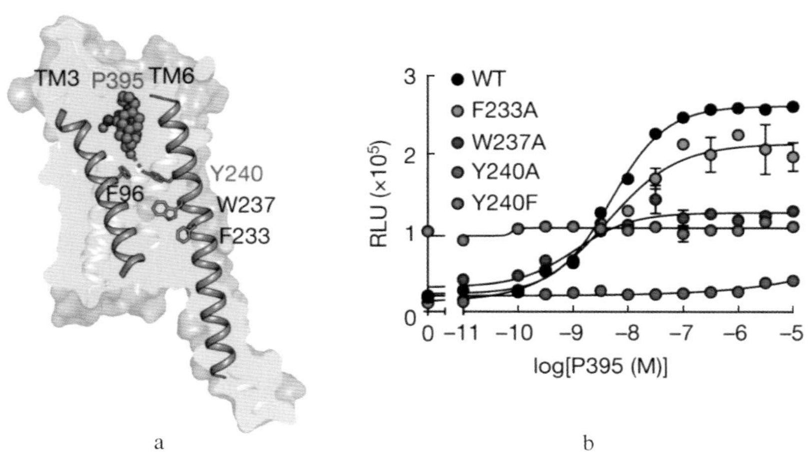

a：GPBAR激活过程关键位点剖面图；b：GPBAR激活过程关键位点突变对cAMP信号的影响。Y240A突变导致GPBAR对P395的响应缺失，而Y240F突变导致GPBAR的组成性活力显著升高，表明该位点对于GPBAR的激活至关重要。本图数据来自3次独立实验（*n*=3）。

图2-45　GPBAR的激活机制

（2）建立了精子成熟综合知识数据库

选用开源关系型数据库 MySQL 进行数据库底层架构，完成了精子数据库主网页、搜索页面和查询页面的界面设计。主页面包含转录组模块、蛋白质组模块、代谢组模块、表观组模块 4 个子模块，具有搜索功能（图 2–46）。在主页面或子模块页面中进行搜索后进入搜索页面。该页面可以浏览所有类型的数据，左侧选择框包含物种选择、组学选择和生物样本类别选择等，结果可以根据用户需要进行展示。在搜索页面下选择一个数据查看进入结果页面。该页面可以浏览数据，左侧选择框可以选择模块展示或隐藏，根据用户需要进行数据展示。

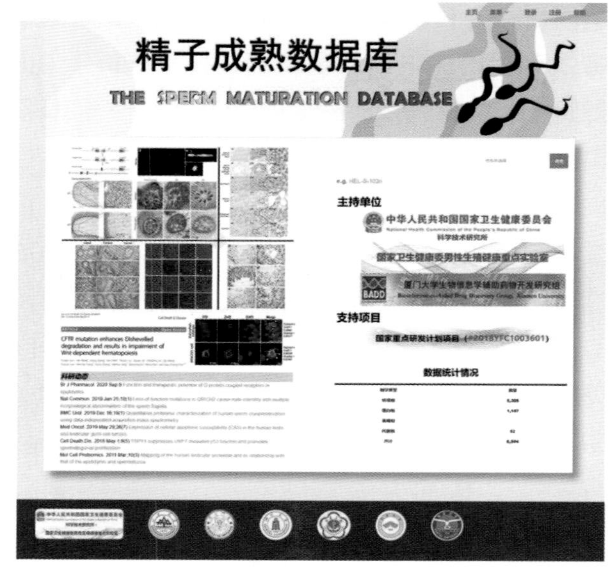

图 2–46　主页面

（3）建立了精子成熟关键分子基因敲除小鼠模型平台

项目组利用 CRISPR/Cas9 技术，建立了精子成熟关键分子基因敲除动物模型平台，本年度制作成功了 17 种基因敲除小鼠模型，制作了 *Pgds*–Cre 小鼠和 *He6*–Cre 小鼠，并构建了 Ca^{2+} 监测的 R26–hM4Di/mCitrine 小鼠和 CHRM3/mCitrine 小鼠。每种动物模型都保存有冷冻胚胎及活体动物，可随时为国内研究者提供精子成熟相关研究资源。

（十）“原始卵泡库的形成、维持与激活”项目

1. 项目简介

项目由中国农业大学夏国良教授团队牵头，团队成员来自厦门大学、宁夏大学、山东大学、中国科学技术大学、北京大学第三医院、南京医科大学、中科院深圳先进技术研究院和中国农业大学等单位。项目拟通过基础研究与临床数据结合，利用动物模型和体外培养体系，借助组学分析、超高分辨显微技术等手段揭示哺乳动物原始卵泡库的形成、维持与激活调控的新机制，从而阐明女性生殖储备建立及维持的内在机制。通过项目实施，将为挖掘原始卵泡潜在资源用于不育诊疗及实现新一代辅助生殖技术的研发奠定基础。

2. 研究进展

（1）原始卵泡形成及数量决定的分子机制

①证明组蛋白去乙酰化酶（HDAC6）通过调控 mTOR 分子的表达介导了原始卵泡选择性激活与休眠，参与了对原始卵泡数量的决定过程。研究组发现不同原始卵泡中 HDAC6 呈现异质性表达，如在新生小鼠和成年小鼠卵巢中 3% ～ 4% 的原始卵泡中的 HDAC6 表达较低，其中有约 65% 的低表达 HDAC6 原始卵泡的 FOXO3a 分子出核，而这些原始卵泡一般被认为是将被激活的卵泡，这提示 HDAC6 可能参与调控小鼠原始卵泡激活与休眠，进而影响卵泡数量消耗的速度或卵泡库的大小。进一步研究发现，在原始卵泡激活过程中，HDAC6 瞬时下调并通过调控 mTOR 的表达介导小鼠原始卵泡选择性激活。与此同时，鉴于 HDAC6 通过瞬时下降来促进原始卵泡激活这一特征，项目组开发了短时处理诱导原始卵泡体外激活的方法并正在申请国家发明专利 1 项。本研究为生育力维持和临床中原始卵泡体外激活技术的改善提供了新的理论依据。

②证明卵泡不同类型细胞内组蛋白去乙酰化酶参与卵泡发育和卵母细胞成熟的机制。研究以小鼠为模型，分别对卵泡体细胞和卵母细胞内表达的 HDAC 家族成员在不同的生理或病理环境下对卵母细胞成熟及质量的影响机制进行了系统研究。结果发现颗粒细胞中表达的 HDAC5 可能是 LH 下游另一个响应分子，并参与了对 NPPC/NPR2 的表达下调，而卵母细胞内表达的 Sirt1 可能作为一种重要的抗氧化剂参与了对发育中卵母细胞的抗氧化保护。研究结果为进一步阐明表观遗传修饰机制如何参与卵泡发育和卵母细胞成熟，并保障其成熟质量的生理调节机制奠定了基础。

③受邀对调控卵母细胞成熟及相关表观遗传的机制进展进行综述。本项目综述了卵母细胞减数分裂阻滞与成熟调控机制的最新进展，同时对表观遗传修饰如组蛋白甲基化、组蛋白乙酰化等在卵母细胞成熟过程中的研究进行了总结。cAMP 的合成和维持在较高水平是卵母细胞减数分裂阻滞所必需的，这种阻滞状态是由颗粒细胞和卵母细胞共同调控的。在小鼠壁颗粒细胞中，FSH 结合其受体（FSHR）、协同性激素及其受体（AN/AR、E2/ER）和 TGF-β/TGFBR2 信号通路促进 NPPC 转录，增加 NPPC 的生成量。在卵母细胞中，cAMP 激活 PKA 进而激活 WEE1B 激酶并抑制 CDC25B 磷酸酶，导致 CDK1 失活。CDC25B 蛋白水平受到 LSD1 的抑制。APC/CDH1 不断降解 cyclin B1/2，阻止了被阻滞的卵母细胞的 MPF 激活。卵母细胞的成熟受到 LH 的调控。在小鼠壁颗粒中，LH 诱导 HDAC3 表达下调并降低了 Ac-H3K14 水平，从而促进 Areg 转录。此外，在减数分裂恢复后，卵母细胞中激活的 CDK1 可以促进 CXXC1 蛋白的磷酸化和降解。CFP1 的降解确保了染色质中包含（SETD1）-CXXC1 复合物的 SET 结构域的缺失，进而促进卵母细胞成熟过程中染色体的凝结。

④分析了表观修饰及 cAMP 参与调控卵子发生和卵泡发育的机制。分析了组蛋白去乙酰化酶 HDAC1/2 共同调控生长卵母细胞的整体转录水平及凋亡水平，从而影响其后续发育，这体现了两者的功能冗余性。除此之外，HDAC1/2 也能够不依赖于对方、独立地发挥作用。现有研究表明，HDAC2 在卵子发生中更加重要，其可单独调控卵母细胞重新甲基化及减数分裂染色体分离。HDAC1 则在植入前胚胎发育过程中更为关键，单独缺乏 HDAC1 的胚胎干细胞增殖率降低，拟胚体体积减小且形状不规则。此外，总结了组蛋白赖氨酸甲基化（H3K4 及 H3K9）等甲基化修饰与生殖细胞发育的关系及作用机制，包括其在卵泡发育过程中的有序动态变化规律，以及 H3K4me3 等通过结合在不同基因启动子区来调控其表达进而影响生殖细胞表观遗传学重编程、卵母细胞转录和减数分裂等过程的进展。与此同时，分析了 cAMP 在卵子发生的多个环节参与重要调节的进展。最主要的发现是处于生长卵泡中的卵母细胞胞质内高水平的 cAMP 可维持第一次减数分裂长期阻滞。仅当下调 cAMP 合成量或其被 PDE3A 降解时卵母细胞才能恢复减数分裂并成熟，但 cAMP 在卵泡发育的过程中受调控信号的来源有待深入探究。上述分析为项目把握表观修饰如何参与卵泡发生发育和影响雌性生殖奠定了基础。

（2）原始卵泡维持和激活的遗传性调控机制

①证明 *TOP6BL* 纯合突变会导致减数分裂程序性双链断裂（DSB）产生失败并造成人类不孕。人类不育不孕以无精子症和原发性卵巢功能不全最为严重，但对

其共同的分子基础和机制，仍了解甚少。项目组发现了一个近亲婚配后代不育家系，该家系存在4位不育患者，其中一位女性成员则为不明原因不育；而且患者除不育问题外，未见其他异常。通过对该家系成员的外周血进行全外显子组测序、生物信息学分析及Sanger测序验证等分析，发现并证实该家系所有不育成员均携带*TOP6BL*基因的纯合移码突变（c.483dupT）。TOP6BL是拓扑异构酶Ⅵ的β亚基，其C端通过与SPO11β结合形成异源四聚体，介导减数分裂程序性DNA双链断裂（DSBs）的产生。突变会提前引入终止密码子（pE162*），造成TOP6BL与SPO11β无法正常相互作用，导致拓扑异构酶Ⅵ复合物无法形成。为进一步研究该突变的致病性，利用CRISPR/Cas9技术制备了携带该突变的基因修饰小鼠，发现*Top6bl*突变也破坏了卵母细胞DSB的形成，造成卵母细胞减数分裂Ⅰ中期阻滞，最终导致成年纯合突变雌鼠不育。以上研究表明项目组发现的*TOP6BL*突变（c.483dupT）会导致减数分裂程序性DSB不能形成，进而引起减数分裂停滞，最终诱发无精子症和女性不育；由此首次证实*TOP6BL*突变是导致人类男女均不育的共性分子，为相关不育症患者基因诊断和人工辅助生殖胚胎遗传诊断提供了分子标志。

②证明可变剪接异常与卵母细胞成熟障碍相关。部分不孕患者在IVF助孕时存在卵母细胞的完全成熟失败。这些成熟缺陷的卵母细胞可能在减数分裂Ⅰ中期进入异常停滞期，无法进行授精。项目团队通过单细胞RNA测序分析，对人成熟缺陷卵母细胞的转录谱和可变剪接模式进行了详细研究，并将其与正常成熟卵母细胞进行了比较。研究发现了2017个差异表达的基因，其中包含1611个上调基因和389个下调基因。对差异基因行通路富集分析，发现了具有显著变化的途径，剪接体蛋白最为显著。通过分析改变后的可变剪接事件和剪接变体，得知可变剪接模式发生了较大变化，且剪接发生改变的基因多集中于代谢等通路。因此，本研究阐明了转录后的剪接调节作为维持卵母细胞成熟的机制。

（3）表观遗传及环境因素调控原始卵泡维持和激活的分子机制

①初步发现长链非编码RNA Xist调控原始卵泡形成与激活的机制。目前，大量的非编码RNA，尤其是长非编码RNA（lncRNAs）在原始卵泡形成中的机制研究未见报道。研究组发现，YY1作为转录激活因子可以直接结合在*Xist*启动子上并促进Xist在围产期小鼠卵巢中表达。Xist在胎鼠卵巢18.5 dpc时高表达，随着出生后原始卵泡池的建立其表达量急剧下降。体外培养新生小鼠卵巢并过表达或敲减*Xist*后发现，Xist可促进围产期小鼠卵母细胞的自噬，其主要是通过与细胞核中前体miR-23b-3p（pre-miR-23b-3p）或前体miR-29a-3p（pre-miR-29a-3p）的结合，阻断

pre-miR-23b/pre-miR-29a 向细胞质输出，从而降低细胞质中成熟 miR-23b-3p/miR-29a-3p 的含量，最终上调 miR-23b-3p/miR-29a-3p 共同靶基因 Stx17 的表达，而 Stx17 正是直接参与细胞自噬的关键核心蛋白。因此，通过在新生小鼠原始卵泡库建立时对 YY1-Xist-miR-23b-3p/miR-29a-3p-Stx17 网络轴的研究，阐明 *Xist* 调节卵母细胞自噬进而导致围产期卵母细胞丢失的分子机制，可能会对哺乳动物卵巢早期卵泡形成的奥秘提供新的见解。

②发现蛋白质翻译后修饰核酶 PARP1 介导内质网应激调控小鼠原始卵泡激活的机制。原始卵泡激活时，包裹在卵母细胞周围的颗粒细胞快速增殖，并伴有大量蛋白质合成。内质网中未折叠或错误折叠的蛋白质的积累会提高内质网压力，引起未折叠蛋白反应。该反应在一定程度上可减轻内质网负担，恢复内质网的蛋白质稳态。但内质网应激控制原始卵泡激活的具体机制还不清楚。PARP1 作为一种催化聚 ADP 核糖化的蛋白质翻译后修饰核酶参与内质网应激，并在卵子发生过程中发挥重要作用。项目组发现原始卵泡激活时，只有被 PARP1 阳性颗粒细胞包裹的卵母细胞才被选择性激活。通过对体外培养的新生小鼠卵巢敲减 PARP1 或使用其抑制剂处理后，原始卵泡激活受到明显抑制且伴随内质网应激关键蛋白 GRP78 表达下调，而过度内质网应激反应造成的原始卵泡过度激活则可通过敲减 PARP1 或抑制其酶活性发生逆转。进一步，PARP1 可介导转录因子 YY1 的核糖基化修饰，促进 YY1 在 *GRP78* 启动子区的结合并激活 GRP78 表达，参与内质网应激。孕鼠暴露于环境内分泌干扰物时，可导致子代小鼠的原始卵泡过度激活且 PARP1 表达增强。使用 PADP1 抑制剂或褪黑素处理则可以缓解子代小鼠卵巢原始卵泡过度激活。综上，PARP1 在颗粒细胞中通过介导 YY1 的核糖基化修饰调控内质网应激，进而参与维持原始卵泡休眠与激活的动态平衡。

③高脂饮食肥胖诱导小鼠肠道菌群改变引发卵巢巨噬细胞浸润及炎性因子分泌对原始卵泡过度激活的影响。高脂膳食是引起女性 POI 的主要因素之一。肥胖症患者体内存在低度的、系统性的慢性炎症，而炎症对于原始卵泡过度激活的影响鲜有报道。本研究通过构建高脂膳食肥胖引起原始卵泡过度激活的小鼠模型，发现其肠道菌群中革兰阴性菌明显增多，其代谢物内毒素的浓度也明显升高。已知内毒素是炎症诱导物，可以诱导巨噬细胞在多种组织中的浸润与激活。我们发现高脂膳食肥胖鼠卵巢中巨噬细胞显著增多，无论卵黄囊来源或骨髓来源的巨噬细胞都可促进原始卵泡激活，但高脂膳食肥胖鼠卵巢中浸润的巨噬细胞主要是骨髓来源。这些被内毒素活化的 M1 型巨噬细胞通过分泌炎症因子 IL-6、TNFα 和 IL-8 来激活卵母细胞

中的 STAT3，进而活化 mTOR 通路以诱发原始卵泡激活。将正常小鼠肠道菌群移植到高脂膳食肥胖小鼠肠道后发现，正常小鼠的肠道菌群可部分挽救高脂膳食肥胖小鼠的原始卵泡过度激活，且这些肥胖鼠卵巢中巨噬细胞数量也明显降低。因此，高脂膳食肥胖导致肠道菌群改变引发的慢性炎症在 POI 诊断和治疗具有潜在临床价值。

④发现 *E2afl/flGdf9* Cre^+ DKO 敲除小鼠卵子成熟障碍。项目组前期发现转录因子 E2a 和 Heb 在调节卵母细胞发育中的剂量补偿效应，卵母细胞特异性敲除 E2a 和 Heb 小鼠卵泡无法发育到次级卵泡阶段。同时，*E2afl/flGdf9* Cre^+ DKO 单敲的小鼠的卵母细胞成熟出现了障碍，其受精后早期胚胎发育阻滞。研究证明，在生长卵泡中 E2A 与 CFP1 有共定位，且体内 IP 实验证明 E2A 与 CFP1 相互结合。相关研究仍在进行中。

⑤脐带血间充质干细胞所分泌的外泌体（HucMSC-exos）通过增加 miR-146a-5p 和 miR-21-5p 调节 PI3K 信号通路激活原始卵泡。项目组发现人脐带血间充质干细胞所分泌的外泌体 HucMSC-exos 能够特异富集于原始卵泡的卵母细胞并能激活原始卵泡。发现 HucMSC-exos 作用于新生小鼠卵巢后，其卵巢内 miR-146a-5p 和 miR-21-5p 表达水平升高，且 PI3K 信号通路被激活。重要的是，激活后获得的成熟卵母细胞的质量未受到不良影响，这进一步验证了 HucMSC-exos 作为激活剂用于激活原始卵泡的安全性是有一定保障的，证明了 HucMSC-exos 能改善老年小鼠的卵巢功能、提高卵母细胞的质量并延长老年小鼠的生育能力，提示 HucMSC-exos 是一种潜在的、可作为一种新的 IVA 方法用于改善年龄相关卵巢功能低下的候选物。

⑥原始卵泡激活相关因子的筛选。围绕 GPR1 靶点，项目组建立了 3 日龄的 C57 雌性小鼠卵巢的体外激活模型，通过卵巢形态学观察 GPR1 在原始卵泡体外激活过程中起到的作用。进一步通过体外激活处理的 3 日龄小鼠卵巢在去卵巢的成年母鼠肾被膜下移植，验证 GPR1 在原始卵泡体内激活过程中的作用，同时摸索小鼠体内原始卵泡激活所需的最佳浓度和激活时间。体内外实验结果表明，GPR1 对原始卵泡激活有一定的调控作用。除了原始卵泡激活相关因子的筛选，项目组针对靶点也筛选出了多条功能多肽并验证其作用。同时用烷化类化疗药物 Cyclophosphamide（CTX）诱导了小鼠卵巢早衰模型，造模组小鼠较对照组血清中 E2 降低而 FSH 升高，符合卵巢早衰临床表型；体重无明显变化，卵巢重量显著减轻，原始卵泡数量显著降低，后代产仔数也明显减少。基于该模型我们筛选出能够有效缓解化疗药物诱导的小鼠卵巢早衰的多肽药物。

⑦多肽介导的卵巢靶向研究。项目组基于生物信息学鉴定了新的活性多肽OCN15，通过小动物成像近红外二区镜头观察到吲哚菁绿（ICG）修饰的OCN15在尾静脉注射到小鼠体内后能够特异性靶向到卵巢。此外，项目组也发现了另一种多肽Ovbp-18，ICG修饰的Ovbp-18在尾静脉注射入小鼠体内后，在小动物成像仪下同样可见靶向到卵巢组织。通过对特异性靶向卵巢组织的功能多肽的筛选，实现卵巢的活体透皮直接观察。进一步，项目组对原代分离的小鼠（D21）卵巢颗粒细胞与膜细胞及卵巢颗粒细胞系COV434细胞进行流式分析，发现多肽探针可与卵巢颗粒细胞及膜细胞结合。

⑧干细胞分化。项目组通过构建*foxl2*-cre；ROSA-GFP工具小鼠，获得了卵巢颗粒细胞绿色荧光的小鼠，并分离和纯化了能够提示卵巢颗粒细胞分化的小鼠胚胎干细胞作为研究工具，能够在体外培养过程中直观地用荧光的变化展示*FOXL2*基因的表达，简化了分化结果的鉴定过程，并为小鼠卵巢原位移植重组卵巢的分离和鉴定奠定了坚实的基础。

3. 项目主要成果

（1）证明人脐带血间充质干细胞所分泌的外泌体（HucMSC-exos）通过增加miR-146a-5p和miR-21-5p调节PI3K信号通路激活原始卵泡

项目组发现人脐带血间充质干细胞所分泌的外泌体HucMSC-exos能够特异富集于原始卵泡的卵母细胞并能激活原始卵泡。同时，发现HucMSC-exos作用于新生小鼠卵巢后，其卵巢内miR-146a-5p和miR-21-5p表达水平升高，且PI3K信号通路被激活。重要的是，激活后获得的成熟卵母细胞的质量未受到不良影响（图2-47），这进一步验证了HucMSC-exos作为激活剂用于激活原始卵泡的安全性是有一定保障的。本研究证明了HucMSC-exos能改善老年小鼠的卵巢功能、提高卵母细胞的质量并延长老年小鼠的生育能力，提示HucMSC-exos是一种潜在的可作为一种新的IVA方法用于改善年龄相关卵巢功能低下的候选物。相关成果以“HucMSC-Derived Exosomes Mitigate the Age-Related Retardation of Fertility in Female Mice”为题发表于*Molecular Therapy*上。

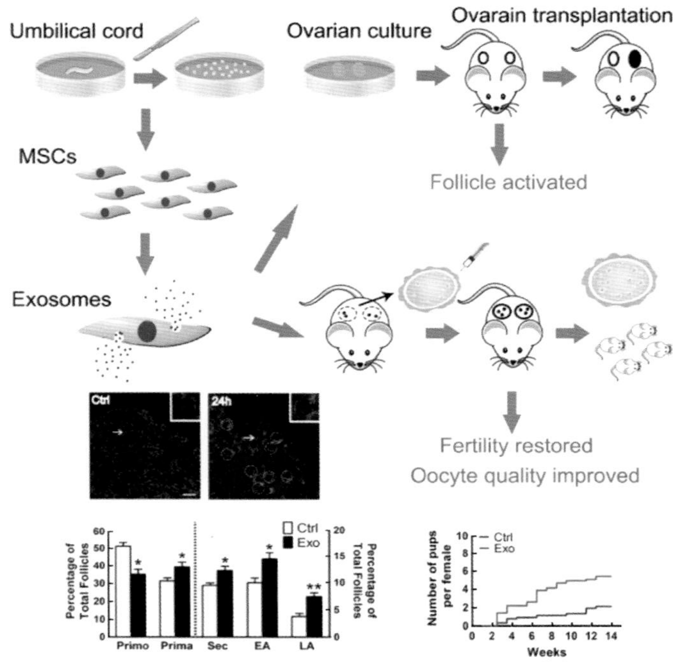

图 2–47 HucMSC–exos 通过增加小鼠 miR–146a–5p 和 miR–21–5p 调节 PI3K 信号通路，进而激活原始卵泡

（2）证明组蛋白去乙酰化酶（HDAC6）通过调控 mTOR 分子的表达介导了原始卵泡选择性激活与休眠

卵巢中的绝大多数原始卵泡处于休眠状态，休眠的原始卵泡被有序地选择性激活，对于卵巢中原始卵泡库的维持及生殖寿命的长度具有决定性作用。但是关于原始卵泡选择性激活的机制并不清楚。项目组研究发现不同原始卵泡中 HDAC6 呈现异质性表达，在新生小鼠和成年小鼠卵巢中 3% ～ 4% 的原始卵泡 HDAC6 表达较低，约 65% 低表达 HDAC6 的原始卵泡的 FOXO3a 出核，这些原始卵泡将被激活，这提示 HDAC6 可能参与调控小鼠原始卵泡激活。进行功能研究发现在原始卵泡激活的过程中 HDAC6 瞬时下调，通过调控 mTOR 的表达介导小鼠原始卵泡选择性激活（图 2–48）。鉴于 HDAC6 通过瞬时下降来促进原始卵泡激活这一特征，项目组开发了短时处理诱导原始卵泡体外激活的方法并正在申请专利。本研究为生育力维持和临床中原始卵泡体外激活技术的改善提供了新的理论依据。相关成果以“HDAC6 Regulates Primordial Follicle Activation Through mTOR Signaling Pathway”为题发表于 *Cell Death Diseases* 上；已申请国家发明专利（申请号：202011461141.5）。

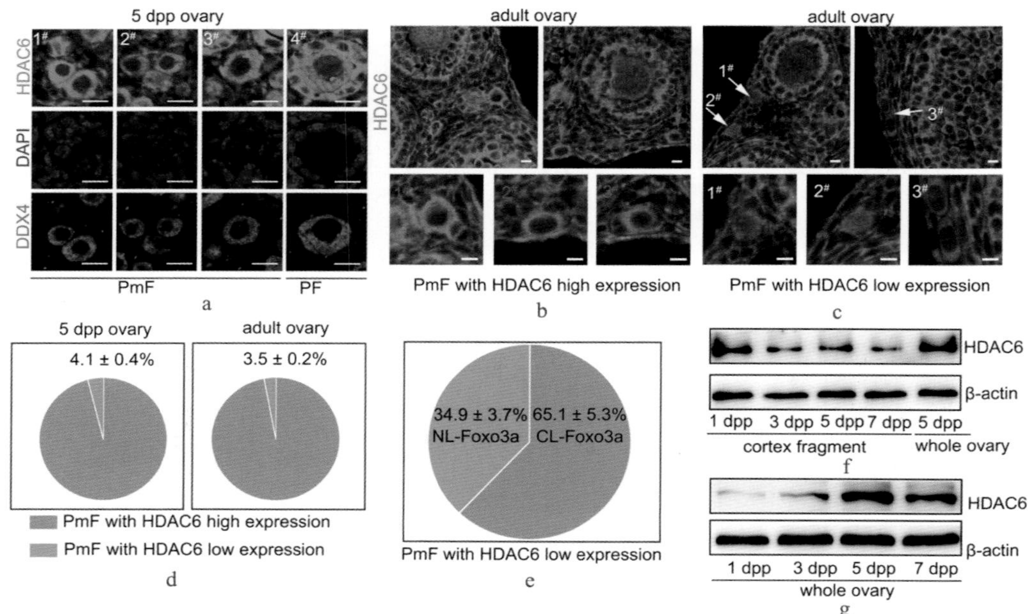

a–c：小鼠卵巢不同原始卵泡中的 HDAC6 呈现异质性，标尺为 10 μm；d：统计结果显示在小鼠卵巢中 3% ~ 4% 的原始卵泡 HDAC6 表达较低；e：在 5 dpp 小鼠卵巢中低表达 HDAC6 的原始卵泡 FOXO3a 的定位情况；f–g：从 1 dpp 到 7 dpp 期间，HDAC6 在皮质片（只含有原始卵泡）和全卵巢（含有原始卵泡和激活卵泡）中的表达模式。PmF 为原始卵泡，PF 为初级卵泡，CL–Foxo3a 为胞质定位 Foxo3a，NL–Foxo3a 为胞核定位 Foxo3a。

图 2–48 不同原始卵泡中 HDAC6 的表达呈现异质性

（3）证明 *TOP6BL* 纯合突变会导致减数分裂程序性双链断裂（DSB）产生失败并造成人类不孕

人类不育不孕以无精子症和原发性卵巢功能不全最为严重，但对其共同的分子基础和机制，仍了解甚少。项目组发现了一个近亲婚配后代不育家系，通过对该家系成员的外周血进行全外显子组测序、生物信息学分析及 Sanger 测序验证等分析，发现并证实该家系所有不育成员均携带 *TOP6BL* 基因的纯合移码突变（c.483dupT）。TOP6BL 是拓扑异构酶 VI 的 β 亚基，其 C 端通过与 SPO11β 结合形成异源四聚体，介导减数分裂程序性 DNA 双链断裂（DSBs）的产生。突变会提前引入终止密码子（pE162*），造成 TOP6BL 与 SPO11β 无法正常相互作用，导致拓扑异构酶 VI 复合物无法形成。进一步利用 CRISPR/Cas9 技术制备了携带该突变的基因修饰小鼠，发现 *Top6bL* 突变也破坏了卵母细胞 DSB 的形成，造成卵母细胞减数分裂 I 中期阻滞，最终导致成年纯合突变雌鼠不育（图 2–49）。以上研究表明项目组发现的 *TOP6BL*

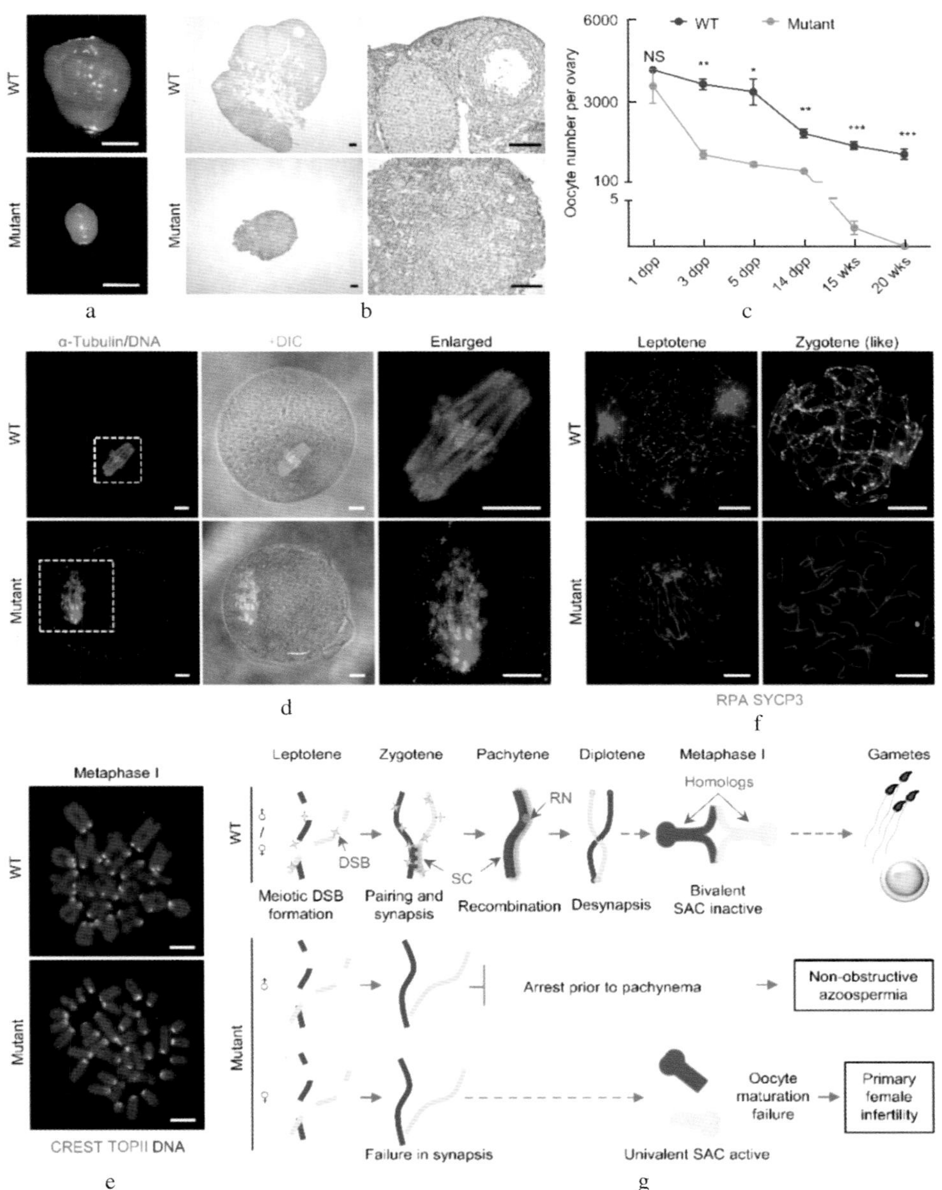

a：对照和突变小鼠卵巢形态图；b：对照和突变小鼠卵巢切片 HE 染色图；c：对照和突变小鼠卵巢卵母细胞统计；d：对照和突变小鼠减数分裂 I 中期卵母细胞纺锤体图；e：对照和突变小鼠减数分裂 I 中期卵母细胞染色体铺展图；f：对照和突变小鼠胚胎期卵母细胞减数分裂 DSB 标记物 RPA 染色；g：TOP6BL 突变致病模式图，TOP6BL 突变导致程序性 DSB 不能产生，在男性诱发精子发生停滞在偶线期，无精子产生，在女性则引起卵母细胞成熟失败和原因不明的不孕。

图 2-49 *TOP6BL* 突变导致卵泡减少，卵母细胞成熟失败，雌性不孕

突变（c.483dupT）会导致减数分裂程序性 DSB 不能形成，进而引起减数分裂停滞，最终诱发无精子症和女性不育；由此首次证实 *TOP6BL* 突变是导致人类男女均不育的共性分子，为相关不育症患者基因诊断和人工辅助生殖胚胎遗传诊断提供了分子标志。相关成果以“A *TOP6BL* Mutation Abolishes Meiotic DNA Double-Strand Break Formation and Causes Human Infertility”为题发表于 *Science Bulletin* 上。

（4）证明可变剪接异常与卵母细胞成熟障碍相关

部分不孕患者在 IVF 助孕时存在卵母细胞的完全成熟失败。这些成熟缺陷的卵母细胞可能在减数分裂 I 中期进入异常停滞期，无法进行授精。项目团队通过执行单细胞 RNA 测序分析，对人成熟缺陷卵母细胞的转录谱和可变剪接模式进行了详细研究，并将其与正常成熟卵母细胞进行了比较。研究发现了 2017 个差异表达的基因，其中包含 1611 个上调基因和 389 个下调基因。对差异基因行通路富集分析，发现了具有显著变化的途径，剪接体蛋白最为显著。项目组专门分析了改变的可变剪接事件和剪接变体，得知可变剪接模式发生了较大变化，且剪接发生改变的基因多集中于代谢等通路。因此，本研究阐明了转录后的剪接调节作为维持卵母细胞成熟的机制。该研究成果以“Aberrant Spliceosome Expression and Altered Alternative Splicing Events Correlate with Maturation Deficiency in Human Oocyte”为题发表于 *Cell Cycle* 上。

（十一）“卵泡微环境以及卵巢病变影响卵母细胞发育成熟的作用和机制研究”项目

1. 项目简介

项目由南京医科大学生殖医学国家重点实验室苏友强教授团队牵头，团队成员包括来自 4 个国家级重点实验室 / 中心和 3 个部级重点实验室，以及 4 家综合性医院的 14 名优秀中青年研究骨干。项目拟通过研究卵母细胞—颗粒细胞相互作用和代谢微环境因素调控卵母细胞发育与成熟的分子机制，以及卵巢病变对卵母细胞发育和成熟的影响，以期深入揭示卵泡微环境及卵巢病变影响卵母细胞发育和成熟的分子新机制。通过项目实施，将为卵母细胞发育和成熟缺陷所致不孕症的预防诊疗及新型卵子质量改善体系的建立提供理论指导。

2. 研究进展

（1）发现卵母细胞微绒毛网络介导了卵母细胞—颗粒细胞互作，并揭示了卵母细胞—颗粒细胞互作调控卵母细胞发育成熟的系列机制

卵母细胞与颗粒细胞之间的物理连接介导了二者之间物质和信息流动，是卵泡

微环境因素作用于卵母细胞并调控其发育成熟的重要枢纽。本项目利用细胞膜示踪荧光报告小鼠模型和高分辨率活细胞成像技术，发现透明带中同时存在着颗粒细胞来源的跨透明带凸起（GC–TZP）和卵母细胞来源的顶端带有膨胀囊泡的“蘑菇”状微绒毛（Oo–Mvi）。透明带蛋白质谱分析筛选到调控微绒毛结构的蛋白 Radixin（RDX）在卵内高表达。卵内特异敲除 Rdx 引起卵母细胞表面微绒毛结构缺失，卵母细胞与卵泡发育迟缓、GC–TZP 构建失败、卵泡丢失加速，最终导致卵巢早衰。进一步研究发现，Oo–Mvi 通过富集并介导卵母细胞分泌因子的高效排放而参与调控卵泡发育及雌性的生育寿命。这为进一步深入揭示卵母细胞—颗粒细胞交互作用的结构与分子基础奠定了坚实基础。此外，本项目揭示了颗粒细胞内 1– 磷酸鞘氨醇（S1P）在早期卵泡发育及卵母细胞成熟过程中的特异调控功能。S1P 的过度积累会引起腔前卵泡发育阻滞和雌性不孕；而 S1P 不足则引起卵母细胞成熟和排卵障碍进而导致雌性育性降低。本项目发现颗粒细胞表达的 HDAC5 通过促进钠肽系统的表达来参与维持 LH 峰出现之前卵母细胞的减数分裂阻滞，为研究颗粒细胞对卵母细胞发育成熟的调控开辟了新的视角。

（2）揭示了蛋白质糖基化修饰及线粒体介导的能量代谢通路调控卵母细胞发育成熟的作用和机制

在女性生殖系统特别是卵泡微环境中所存在的一些重要蛋白质因子，如促性腺激素 FSH 和 LH、卵源性旁分泌因子 GDF9 和 BMP15，以及卵巢储备功能的重要标志因子抗缪勒氏管激素（AMH）等均发生了糖基化修饰。然而，糖基化修饰在卵母细胞发育成熟过程中的具体作用和机制尚不十分清楚。本项目通过小鼠正向遗传学及卵母细胞条件性基因敲除的方法，揭示了 DPAGT1 介导的蛋白质 N 连接糖基化修饰调控卵母细胞减数分裂进程与发育潜能，进而控制卵子质量和雌性生育能力的作用及机制。这为研究蛋白质糖基化在人类卵子发生过程中的作用和机制奠定了基础。本项目发现线粒体分裂相关蛋白 DRP1 活性抑制会造成卵母细胞线粒体功能异常并引起卵子的氧化应激，最终造成卵母细胞凋亡，而囊泡运输蛋白 Rab7 通过调控 DRP1 的磷酸化来维持卵母细胞线粒体分布并影响线粒体膜电位和功能，进而调控卵母细胞成熟。卵泡液中环境毒素（乙二醇丁醚、桔青霉素、2，2，4，4 – 四溴联苯醚、壬基酚）暴露能通过影响线粒体的分布和功能而危害卵母细胞的成熟。同时，本项目利用 APEX 邻近蛋白标记策略在活细胞状态下捕获了卵母细胞线粒体蛋白质组，并探究了化疗药物对线粒体蛋白质组造成的改变。这为深入研究能量代谢调控卵母细胞发育成熟的机制奠定了新的基础。

（3）从生理生化、免疫和遗传的角度阐释了卵子成熟障碍与卵巢功能不足等临床疾病的发生机制，探索出预测卵巢功能不足和改善卵巢储备的潜在新方法

本项目的一个关键研究内容为揭示人卵母细胞发育成熟障碍的遗传学机制。本年度发现了导致人类卵子第一次减数分裂中期（MI）阻滞的第二个突变基因 *TRIP13*，并初步揭示了其致病机制，更为重要的是注射正常 mRNA 可以挽救这类患者的不能成熟的卵。本研究不仅首次揭示了 *TRIP13* 在调控人类卵母细胞减数分裂成熟进程中的重要作用，也为临床卵母细胞成熟障碍患者的基因治疗奠定了基础。此外，本项目发现 *REC114* 基因的新突变位点引起人卵母细胞在受精后形成多原核和早期胚胎停育，为揭示临床卵母细胞受精后出现多原核和早期胚胎停育的机制提供了新线索，为卵母细胞受精异常和早期胚胎停育的诊治提供了新的分子靶标。本项目发现血清 INSL3 水平与 FSH 和 LH 负相关，与 AMH、INHB、AFC 和 T 显著正相关，对于亚临床期和临床期卵巢功能不全（POI）患者都是较好的预测指标。此外，本项目在患者 POI 发生过程中内分泌指标的变化和多指标预测 POI 的临床价值方面也取得了可喜的进展，发现 POI 患者早期卵泡液中趋化因子和生长因子水平的上升可能是导致 POI 的重要原因。本项目还发现电针干预可以通过改善卵巢微环境提高高龄女性的卵巢储备功能。

3. 项目主要成果

（1）卵母细胞微绒毛通过优化卵泡的选择而促进雌性生殖

卵母细胞与颗粒细胞之间的物理连接介导了二者之间物质和信息流动，是卵泡微环境因素作用于卵母细胞并调控其发育成熟的重要枢纽。本项目研究发现透明带中同时存在着颗粒细胞来源的跨透明带凸起（GC-TZP）和卵母细胞来源的顶端带有膨胀囊泡的“蘑菇”状微绒毛（Oo-Mvi）。通过卵内特异敲除编码调控微绒毛结构的蛋白 Radixin（RDX）的基因，明确了 Oo-Mvi 通过富集并介导卵母细胞分泌因子的高效排放而参与调控卵泡发育及雌性的生育寿命。该研究揭示了卵母细胞透明带中的微绒毛通过调节卵母细胞—颗粒细胞之间高效有序的通信来优化卵泡的发育命运，进而平衡卵巢内卵泡的生存和死亡，以达到选择最优卵泡进行发育，为后代繁育提供最优卵母细胞的目标（图 2-50）。该研究不仅首次揭示了哺乳动物卵母细胞精细调控卵泡发育的结构基础，而且为卵泡发育及选择中的两细胞对话系统提供了关键的拼图。相关成果以“Oocyte-Derived Microvilli Control Female Fertility by Optimizing Ovarian Follicle Selection in Mice”为题发表于 *Nature Communications* 上。

（2）发现 DPAGT1 介导蛋白质糖基化修饰调控卵母细胞减数分裂及发育潜能入选专项标志性成果，详见本书第三章第三节。

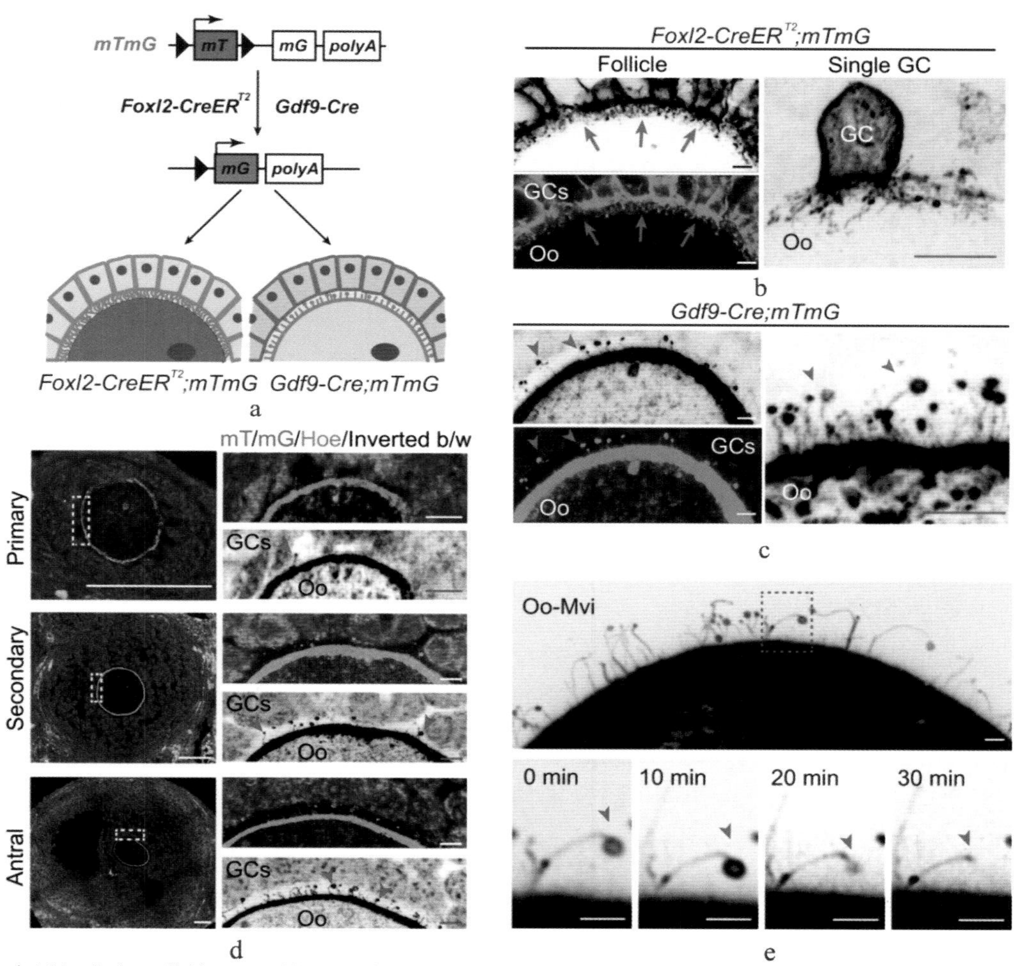

a：卵母细胞表面微绒毛和颗粒细胞表面微绒毛小鼠模型构建模式图；b–c：高分辨率 Confocal 观察颗粒细胞和卵母细胞表面微绒毛的结构；d–e：卵泡发育不同时期卵母细胞表面微绒毛形态的动态变化观察。

图 2–50　卵泡卵母细胞与颗粒细胞内微绒毛高清动态观察体系的构建

（3）发现了导致人类卵母细胞 MI 期阻滞的第 2 个突变基因 *TRIP13*

项目组本年度发现了导致人类卵母细胞第一次减数分裂中期（MI）阻滞的第二个突变基因 *TRIP13*，并初步揭示了其致病机制。项目组在 4 个卵母细胞 MI 期阻滞家系中发现了 *TRIP13* 基因的不同纯合 / 复合错义突变。*TRIP13* 基因编码产生

AAA+-ATPase 蛋白，先前研究显示其在减数分裂染色体配对重组中发挥重要作用，也是有丝分裂纺锤体检验点的关键成员。我们在细胞系及患者永生化细胞中，发现突变降低 TRIP13 及其下游 HORMAD2 的蛋白表达，可解释减数分裂阻滞表型。患者永生化细胞的染色体分离未有明显异常说明有丝分裂不受影响。本研究中 *TRIP13* 的纯合错义 / 复合突变患者仅存在生殖异常，且纯合错义突变患者永生化细胞中的染色体不存在异常，提示 *TRIP13* 不同突变类型会引起蛋白剂量差别，导致其在减数分裂与有丝分裂中的差异作用，最终导致不同疾病的发生。此外，给予一名突变患者的卵母细胞体外注射一定剂量的正常 *TRIP13* mRNA，可使卵母细胞成功排出第一极体，并成功受精发育到了囊胚。因此，本研究不仅首次揭示了 *TRIP13* 在调控卵母细胞减数分裂成熟进程过程中的重要作用，也为临床卵母细胞成熟障碍患者的基因治疗奠定了基础。该研究成果以“Bi-Allelic Missense Pathogenic Variants in *TRIP13* Cause Female Infertility Characterized by Oocyte Maturation Arrest”为题发表在 *The American Journal of Human Genetics* 上。

（十二）“免疫对配子发生和胚胎发育的影响”项目

1. 项目简介

项目由中国科学技术大学魏海明教授团队牵头，团队成员来自中国科学技术大学、南京医科大学、中国医学科学院、北京大学、华中科技大学等单位。项目拟通过研究血生精小管屏障、母胎界面和卵巢微环境的基本免疫学特征，发现血生精小管屏障损伤后免疫特征的改变和触发抗精子免疫应答的机制，以及母胎免疫界面调节胚胎生长发育的功能。通过项目实施将寻找免疫系统失衡导致生殖障碍的关键分子，并基于关键分子提出免疫干预的理论基础。项目研究血生精小管屏障和母胎界面等生殖免疫微环境的基本特征、血生精小管屏障损伤触发抗精子免疫应答的机制、母胎免疫界面调节胚胎生长发育的功能、寻找引起反复着床失败和多囊卵巢综合征等生殖障碍疾病的关键免疫分子，提出免疫干预的理论基础。通过项目的实施，有望发现 NK 细胞、巨噬细胞等在生殖免疫微环境中的关键机制，在本领域获得突破性发现，为靶向免疫失衡关键分子的生殖免疫干预措施提供理论基础，还将在该领域建设国际领先的研究团队，确立我国在人类生殖免疫领域的国际领先地位。

2. 研究进展

（1）睾丸生殖免疫微环境的基本特征研究

建立了睾丸微环境免疫细胞分离方法并利用单细胞测序技术深入分析了睾丸免

疫微环境的免疫细胞构成，并结合多色流式细胞术进行了验证。以往关于睾丸免疫细胞的研究主要聚焦于巨噬细胞，项目组通过多色流式全面分析了不同年龄段小鼠睾丸中的免疫细胞构成，发现在幼年鼠（6 周）睾丸中巨噬细胞占较高比例，而 10 周后巨噬细胞比例减少，树突状细胞 DC 维持相对恒定的数目且以 DC2 亚类居多，B 淋巴细胞数量在睾丸中含量较少，自然杀伤细胞 NK 具有和巨噬细胞类似的变化。意外的是，CD3 阳性的 T 淋巴细胞在睾丸中含量较高，在 6 周左右就有 30%，10 周以后上升到 60% 以上，其中 CD4 和 CD8 阳性的 T 细胞也随着年龄增长有动态变化，早期大约 1∶1 的比例，而 10 周后小鼠睾丸 CD8 T 细胞的比例显著增加。

（2）发现多个导致睾丸生殖细胞功能障碍的突变

项目组收集了一个有 3 位不育患者的家系，该家系的父母来自同一个村子。其中，有两位不育患者确诊为无精子症，一位不育患者尚未做精液分析检查。其中一位患者 2008 年时做过一次睾丸活检，发现其生精细胞排列紊乱、成熟障碍，极少数管道存在精子、曲精小管基底膜增厚。通过对这个可育的兄弟和两位患者进行全外显子测序，经过一系列的分析和筛选，锁定了 2 个潜在致病突变（*TBP*，c.227_229A；*CLDN11*，c.C355T），Sanger 测序确认这两个突变在可育的兄弟中都是杂合，在两位患者中都是纯合。其中，*TBP* 的这个突变在人群中的最高携带率有 0.44，不符合不育这个疾病的特征，故排除。因此，就只有 *CLDN11* 这个无义突变为潜在致病突变。该突变在不同物种中高度保守，且软件预测有害（10/11，90.0%）。项目组发现支持细胞中 *Rac1* 敲除之后，小鼠不育，成年小鼠睾丸减少，生精小管直径变小，生精细胞减少、出现大量多核细胞，且不能产生成熟精子。提示，很可能是血生精小管屏障出现问题。为了寻找 *Rac1* 在支持细胞中缺失导致精子发生异常的最早时间点，对早期不同时间点睾丸大小和精子发生进行了细致分析，发现和对照小鼠相比，在出生后 10 天（即 10 dpp），敲除小鼠未见明显异常，但是从 12 dpp 开始，敲除组睾丸切片中精子发生开始表现出明显异常，如生精细胞脱落和支持细胞空泡化。对 12 dpp 的敲除和对照小鼠的支持细胞进行全转录组测序，发现了很多与免疫通路相关的基因被富集，提示 *Rac1* 很可能参与血生精小管屏障形成前的睾丸免疫稳态的维持。

（3）发现腮腺炎病毒导致睾丸炎的新机制

腮腺炎病毒（Mumps Virus，MuV）感染常常导致睾丸炎，进而造成男性不育。MuV 是如何感染睾丸细胞的呢？项目组发现唾液酸、AXL 和 MER 受体酪氨酸激酶调节 MuV 入侵小鼠 Sertoli 细胞和 Leydig 细胞及其在细胞中的复制。唾液酸、AXL 和 MER 均在小鼠 Sertoli 细胞和 Leydig 细胞中表达，唾液酸可以特异性地介导 MuV

侵入 Sertoli 细胞和 Leydig 细胞，而 AXL 和 MER 可以通过抑制 I 型干扰素信号通路，从而抑制细胞的天然免疫反应，进而促进 MuV 在这些细胞中的复制。

（4）发现非感染性附睾炎的病因新机制

感染性和非感染性因素都可以引起附睾炎，但是非感染性附睾炎的病因未明。利用腹腔注射白消胺，项目组成功建立了非感染性附睾炎小鼠模型。白消胺导致小鼠睾丸中生殖细胞大量脱落甚至缺失，进而引起附睾尾部间质明显增生且伴有大量巨噬细胞浸润，且附睾炎与附睾内损伤生殖细胞的聚集呈正相关；并发现体外凋亡的雄性生殖细胞会诱导附睾上皮细胞的天然免疫反应，附睾上皮细胞中炎性因子 TNF-α、IL-6 和 IL-1β 及趋化因子 MCP-1、MCP-5 和 CXCL10 的表达上调；进一步研究发现 TNF-α 在其中发挥关键作用，TNF-α 可诱导附睾上皮细胞表达 MCP-1 和 CXCL10，而白消胺不能诱导 TNF-$\alpha^{-/-}$ 小鼠产生附睾炎。综上所述，损伤的雄性生殖细胞通过诱导附睾上皮细胞的天然免疫反应，从而诱导非感染性附睾炎，TNF-α 在其中发挥关键作用。

（5）自体蜕膜样 NK 细胞的体外诱导方法建立及功能鉴定

项目组通过自体人外周血自然杀伤（pbNK）细胞在细胞因子 TGF-β1 的作用下，下调杀伤功能相关分子 CD16 的表达，且配合低氧环境可以促进该类细胞分泌 dNK 细胞的功能分子 VEGF、IFN-γ 和生长因子 PTN、OGN。将人 pbNK 细胞进行体外诱导，获得杀伤活性显著降低、分泌功能显著提高的蜕膜样 NK 细胞。在前期研究中，已证实小鼠模型中建立骨髓造血干细胞体外诱导扩增蜕膜样 NK 细胞的体系，能够有效提高 NK 细胞缺陷小鼠和老年小鼠胚胎的质量和数量，改善其妊娠结局。项目组拟使用患者自体 pbNK 细胞于体外无饲养细胞存在情况下诱导扩增蜕膜样 NK 细胞，将获得的蜕膜样 NK 细胞灌注至患者宫腔，改善患者宫腔微环境，提高患者临床妊娠率和活产率。目前，体外诱导的蜕膜样 NK 细胞的培养方案和功能活性检测均已建立完成。在完成蜕膜样 NK 细胞的体外制备的前提下，项目组积极准备临床伦理所需的伦理审查书、质量控制方案、风险评估及处置方案等临床试验所需材料，准备进行临床试验。

（6）转录因子 PBX1 调控子宫蜕膜组织 NK 细胞促进胚胎发育功能

通过对人子宫 trNK 细胞全基因表达谱芯片数据分析，揭示 PBX1 是人子宫 trNK 细胞中高表达的特异性转录因子。项目组在转录因子 PBX1 检测过程中，制备了抗 PBX1 的单克隆抗体，目前已申请国家专利并已受理。鉴定转录因子 PBX1 在产生生长因子的蜕膜组织 NK 细胞亚群中高表达。进一步通过染色质免疫共沉淀测序分析，发现转录因子 PBX1 可以直接结合生长因子 *PTN* 和 *OGN* 的启动子，增强其转录表达。项目组的工作一方面在 NK 细胞中鉴定了新的转录因子 PBX1，丰富了 NK 细胞转录调控研究领域；另一方面在人子宫蜕膜组织 NK 细胞中，揭示了新转录因子 PBX1 调控生长因子转录表达的分子机制，为阐述蜕膜组织 NK 细胞促进胚胎早期发育提供新的分子理论基础，为女性妊娠相关疾病的免疫诊断和治疗提供新的靶点。

（7）子宫内膜 Treg 细胞在 RIF/RPL 中的致病机制及干预方案

前期分析妊娠成功与妊娠失败内膜免疫细胞的差异，结果表明 $Foxp3^+$ 的 Treg 细胞比例在各人群中没有明显的差异，但 RIF 和 RPL 组 $Foxp3^+$ 细胞率的范围远大于对照组，提示 RIF/RPL 中存在炎症反应低下和炎症反应过激的患者；回顾性分析 hCG 宫腔灌注治疗对子宫内膜免疫环境的影响，结果提示 hCG 宫腔灌注显著增加子宫内膜 $Foxp3^+$Treg 细胞的数量，其他包括 $CD56^+$ NK 细胞、$CD68^+$ 总巨噬细胞、$CD163^+$M2 巨噬细胞、$CD8^+$T 细胞等免疫细胞比例在 hCG 灌注前后无显著性变化。基于上述研究结果，针对 hCG 灌注治疗 $Foxp3^+$ Treg 细胞异常低患者的临床疗效开展多中心前瞻性随机对照研究，目前正在进行伦理审批及注册工作。

（8）子宫内膜巨噬细胞在 RPL 中的致病机制及干预方案

基于前期研究发现 RPL 患者蜕膜巨噬细胞以 M1 型占优势的现象，本年度进一步探究导致巨噬细胞极化偏移的原因。收集早期正常妊娠和 RPL 患者蜕膜组织进行代谢组学和转录组学检测及分析，结果显示两组蜕膜组织代谢物存在明显差异（62 种）。KEGG 富集分析显示差异代谢物主要在鞘脂信号通路、鞘脂代谢、坏死、AGE–RAGE 信号通路和 MAPK 信号通路明显富集。同时，转录组学验证代谢相关的关键差异代谢酶，结果显示 RPL 组多种糖酵解、多不饱和脂肪酸代谢及氨基酸代谢相关酶明显上调，提示 RPL 组糖酵解增强、多不饱和脂肪酸代谢旺盛。同时，在前期关于乳酸能调控巨噬细胞极化的研究发现基础上，进一步探讨 RPL 患者蜕膜微环境中乳酸及其内在调控机制。结果显示 RPL 患者蜕膜中乳酸、HIF–1、LDHA 和 $LDHA^+$ $CK7^+$ 细胞明显高于正常妊娠组，提示 RPL 患者蜕膜微环境呈现无氧糖酵解增强的高乳酸状态，且滋养细胞可能是主要来源。机制研究发现：滋养细胞来源乳酸在常氧或乏氧下，分别上调巨噬细胞线粒体氧化磷酸化或糖酵解相关基因和蛋白质表达，进而使其向 M2 或 M1 型极化，且依赖于 HIF–1，而非 HIF–2 调控，提示乳酸通过 HIF–1 介导的代谢重编程调控常氧或乏氧下巨噬细胞极化。

（9）肠道菌群调控下的肠道免疫在 PCOS 中的致病机制及干预方案

基于上一年度研究的基础，项目组本年度深入探究了在高雄激素诱导的 PCOS 中，天然免疫因子 IL–22 的作用及其分子机制。揭示了肠道菌群调控下的天然免疫因子 IL–22 对高雄激素诱导的 PCOS 胰岛素抵抗和卵巢功能异常的表型具有明显的改善作用，发现了 IL–22 通过促进白色脂肪组织棕色化，增强能量代谢而改善 PCOS 的新机制。明确了补充 IL–22 改善高雄激素诱导的 PCOS 小鼠的糖耐量和胰岛素耐量；显著改善 PCOS 小鼠的激素异常、动情周期紊乱、卵巢多囊样变，增加 PCOS 小鼠的胚胎数。机制研究揭示，IL–22 通过显著上调白色脂肪棕色化标志物的表达、增强脂肪组织能量代谢而改善 PCOS 表型。

3. 项目主要成果

（1）蜕膜 NK 细胞高表达转录因子 PBX1，能够增强生长因子转录，促进胚胎发育；NK 细胞 PBX1 功能异常与不明原因复发性流产病因存在相关性

妊娠早期，母胎界面蜕膜组织中 NK 细胞迅速增加，可约占淋巴细胞总量的 70%。先前研究已报道蜕膜 NK 细胞具有产生生长因子促进胚胎发育的重要功能。然而，调控蜕膜 NK 细胞产生生长因子促进胚胎发育的关键转录因子及分子机制尚不清楚，与不明原因复发性流产病因相关性也有待进一步探讨。本研究全基因筛选并结合蜕膜 NK 细胞亚群分析，鉴定转录因子 PBX1 在产生生长因子的蜕膜 NK 细胞亚群中高表达。发现胚胎来源的 HLA–G 信号可以通过蜕膜 NK 细胞表面 ILT2 分子激活蜕膜 NK 细胞 PI3K–AKT 信号通路驱动 PBX1 的表达。证明转录因子 PBX1 可以直接结合生长因子 *PTN* 和 *OGN* 的启动子，增强其转录表达。提示不明原因复发性流产患者蜕膜 NK 细胞中，存在 PBX1G21S 功能性突变，利用小鼠模型进一步确认蜕膜 NK 细胞 PBX1 功能异常与不明原因复发性流产病因存在相关性。该研究鉴定了生理状态下调控人蜕膜 NK 细胞产生生长因子的关键转录因子 PBX1，阐释 PBX1 的上、下游分子调控机制，揭示了 $CD49a^{+}PBX1^{+}$ 蜕膜 NK 细胞为孕早期产生生长因子促进胚胎发育的蜕膜 NK 细胞功能亚群，也为临床不明原因复发性流产疾病诊断和治疗提供新靶点及新策略（图 2–51）。相关成果以“PBX1 Expression in Uterine Natural Killer Cells Drives Fetal Growth”为题发表在 *Science Translational Medicine* 上。

（2）一种基于内膜免疫细胞评分（EI–Score）的 IVF/ICSI 成功率预测模型

子宫内膜免疫微环境中的细胞和分子在胚胎着床和妊娠维持方面发挥着关键作用，本研究通过检测黄体中期子宫内膜免疫标志物的表达情况，包括 NK 细胞标志物 CD56、总巨噬细胞标志物 CD68、M2 巨噬细胞标志物 CD163、Treg 细胞标志物 FOXP3、未成熟树突状细胞标志物 CD1a、成熟树突状细胞标志物 CD83、细胞毒性 T 细胞标志物 CD8、成熟 NK 和 T 细胞标志物 CD57。将建模队列的数据进行单因素

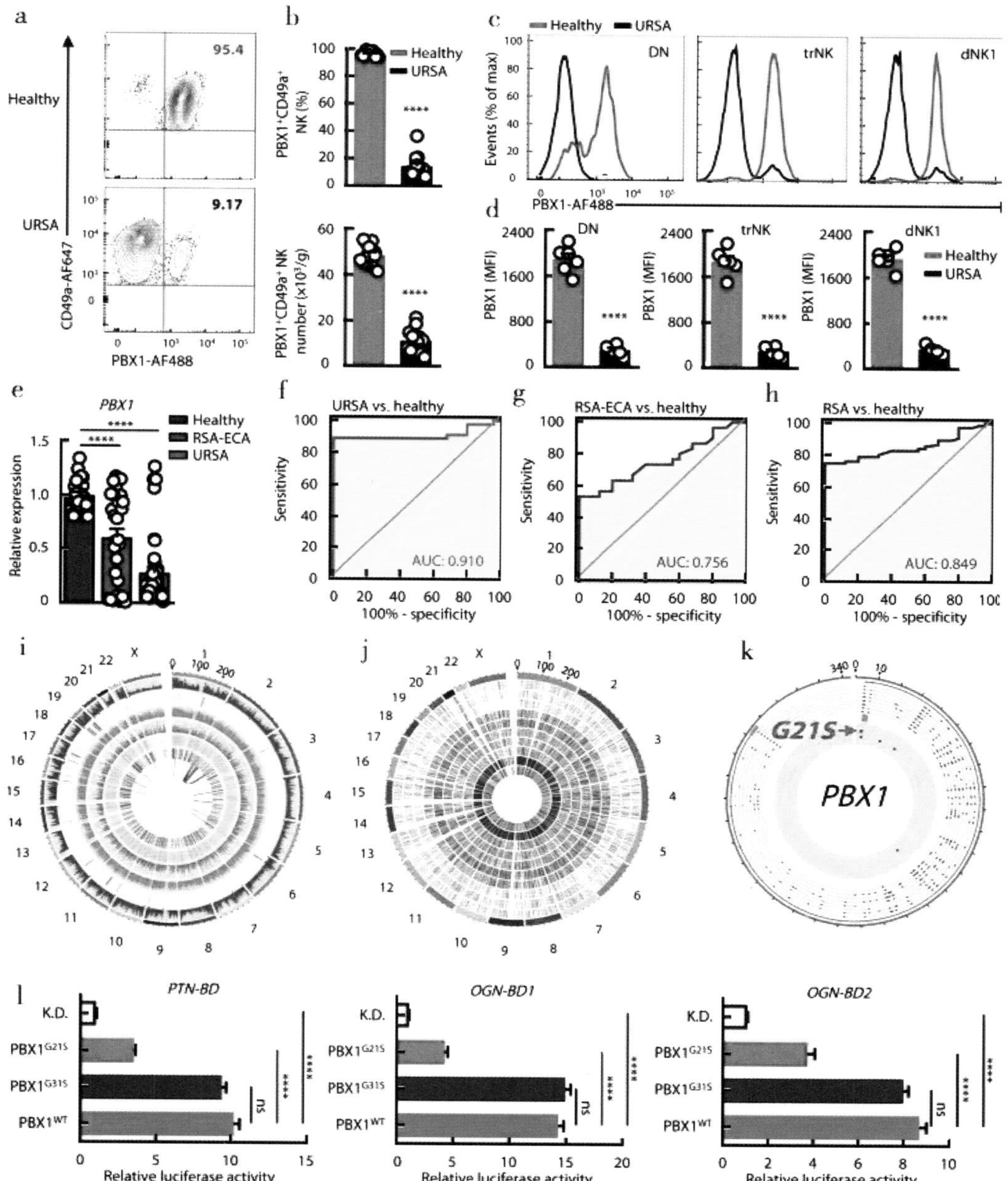

a-c：转录因子直接结合生长因子基因启动子，促进其转录表达；d-i：蜕膜 NK 细胞 PBX1 异常（低表达或 $PBX1^{G21S}$ 突变）与不明原因复发性流产病因存在相关性。

图 2-51　产生生长因子的蜕膜 NK 细胞亚群高表达转录因子 PBX1

分析、二元逻辑回归分析构建基于列线图（Nomogram）的妊娠成功率预测模型。在建模队列中，妊娠成功组和着床失败组患者的子宫内膜免疫细胞谱存在显著差异。多因素逻辑回归分析表明，$CD68^+$ 总巨噬细胞的百分比（$P < 0.001$）、$CD163^+$M2 巨噬细胞的百分比（$P = 0.029$）以及胚胎移植策略（$P = 0.004$）与首次接受 IVF/ICSI 患者的胚胎着床结果相关，但是 Foxp3 的比例在两组之间是没有明显差异的。

（3）IL-22 通过促进白色脂肪组织棕色化而改善 PCOS 表型的新机制

PCOS 是一种内分泌和代谢紊乱的复杂综合征。肠道微生物群和肠道免疫因子 IL-22 在 PCOS 病的发病机制中起重要作用。然而，IL-22 在高雄激素诱导的 PCOS 小鼠中的治疗作用尚不清楚。项目团队对 DHEA 诱导的 PCOS 小鼠给予 IL-22 治疗后，进行胰岛素抵抗水平和卵巢功能的研究，发现 IL-22 可逆转 DHEA 小鼠的胰岛素抵抗、动情周期紊乱、卵巢形态异常和胚胎数量减少（图 2-52）。在机制上发现 IL-22 上调 DHEA 小鼠白色脂肪组织棕色化（图 2-53），促进能量代谢而改善 PCOS，表明 IL-22 相关的白色脂肪组织棕色化调节 PCOS 胰岛素敏感性和卵巢功能，IL-22 对于高雄激素的 PCOS 亚型可能具有很好的治疗作用。IL-22 作为制备治疗 PCOS 药物的应用及药物制剂的国家发明专利于 2020 年 10 月获得授权。

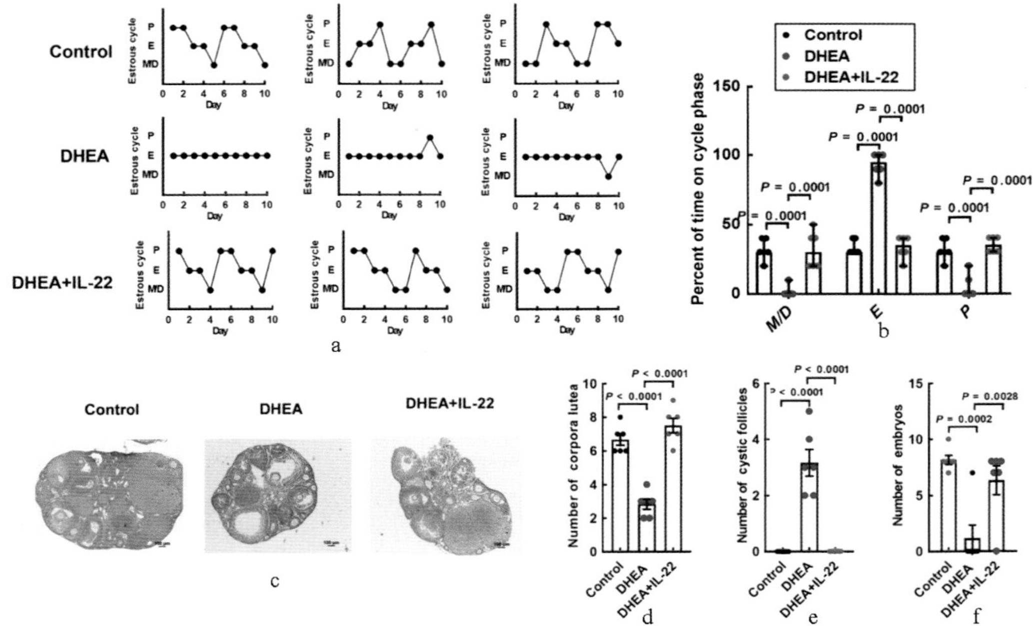

a–b：对照组、DHEA 组和 DHEA +IL-22 组小鼠的代表性动情周期；c–f：卵巢形态和胚胎数量。

图 2-52　添加 IL-22 改善卵巢功能障碍

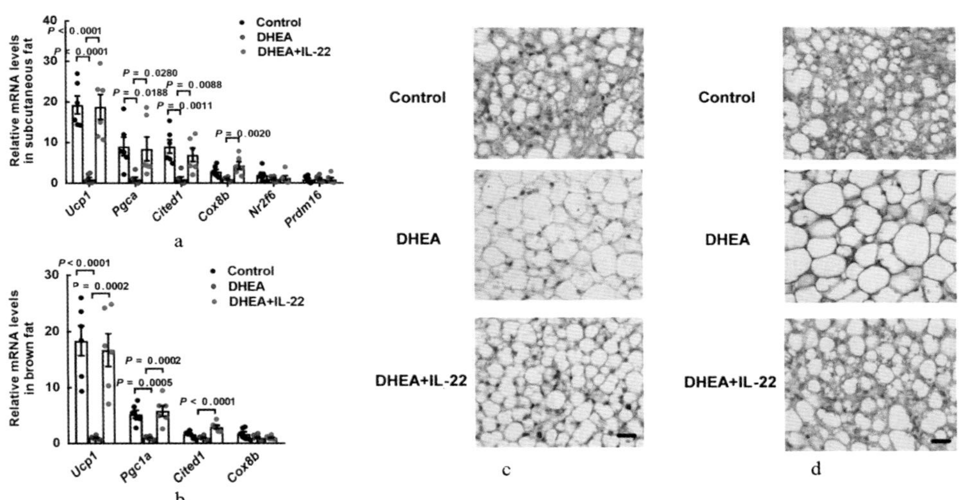

a–b：通过定量 PCR 检测皮下脂肪和棕色脂肪中棕色化标志物的基因表达；c–d：皮下脂肪 HE 染色及 UCP-1 免疫组织化学染色。

图 2–53　IL–22 处理促进 PCOS 小鼠白色脂肪组织棕色化

（十三）“植入前胚胎发育的调控网络研究”项目

1. 项目简介

项目由北京大学第三医院牵头，团队成员来自同济大学、山东大学、中科院遗传与发育生物学研究所、山东农业大学、南京医科大学、华中科技大学、中国科学院动物研究所等单位。项目拟通过研究植入前胚胎发育调控网络这一关键科学问题，深入挖掘调控早期胚胎发育的关键基因，解析表观基因组重编程、全能性维持、母源基因与合子基因调控、染色体倍性维持等关键过程的分子基础，进而揭示疾病状态下早期胚胎发育障碍的致病机制。通过项目实施将为预防和治疗不孕症、提高辅助生殖妊娠率提供新思路及新方法。

2. 研究进展

（1）人植入前胚胎中组蛋白 H3 球形结构域乙酰化在细胞命运转换中的作用

利用废弃的人卵母细胞和植入前胚胎揭示组蛋白 H3 球形结构域乙酰化修饰的动态变化规律，发现人植入前胚胎中组蛋白 H3 球形结构域乙酰化具有动态变化。进一步发现 H3K56ac 在早期胚胎中对逆转座子 LINE1 的激活和细胞命运转换可能具有重要调控作用。

（2）早期胚胎发育的母源调控和合子调控机制研究

在前期筛选到参与母源 mRNA 调控 / 合子基因组激活（ZGA）的关键调控分子，构建基因敲除小鼠模型并观察到相应表型的基础上，利用 RNA-seq/ 蛋白质组 / ATAC-seq 等多组学技术手段及蛋白质互作等分析方法开展深入的机制研究，主要发现了 m6A 甲基转移酶 KIAA1429 作为母源调控因子，通过参与 mRNA 转录后调控在卵母细胞成熟过程中发挥重要作用；母源 RNF114 蛋白通过调控异染色质蛋白 1α（HP1α，CBX5）降解在 ZGA 中发挥重要作用。

烟酰胺单核苷酸（NMN）通过恢复老龄动物卵母细胞中烟酰胺腺嘌呤二核苷酸水平，改善线粒体功能，增强了卵子减数分裂成熟率、受精能力及受精后的胚胎发育潜能。补充 NMN 不仅获得更多的卵子数量，还能有效减少老化造成的纺锤体组装及染色体排列异常，避免减数分裂成熟阻滞和非整倍体的产生，促进老龄动物形成高质量的成熟卵子，从而提高受精率和囊胚发育率。

（3）SAC 关键分子对于早期胚胎染色体分离的调节功能

早期胚胎的质量对于胚胎发育和植入至关重要。卵裂过程中的错误会导致胚胎的非整倍性。为防止这种现象的发生，检查点蛋白在胚胎发育过程中起到重要的监控作用。项目组发现细胞周期检验点蛋白 CKH1 和 CHK2 的缺失会影响早期胚胎发育，进一步证实了细胞周期蛋白在胚胎发育过程中的作用。接下来，项目组分析了这两种周期蛋白的作用机制，发现纺锤体构型被严重破坏，染色体排列紊乱，还发现了纺锤体组装检验点蛋白 MPS1 的缺失，会导致合子提前地分裂为 2 细胞的胚胎。然而，长时间的培养干扰了早期胚胎向胚泡的发育。与此同时，MPS1 抑制后，纺锤体形态被破坏，染色体在第一次卵裂过程中排列紊乱。此外，动粒微管连接失败，Aurora B 未被招募到动粒上，这表示纺锤体组装检查点（SAC）已激活。此外，项目组研究表明 survivin 活性对于小鼠早期胚胎发育也至关重要。survivin 活性的丧失导致早期小鼠胚胎的卵裂失败。进一步分析表明，survivin 参与了纺锤体的组装和染色体排列。抑制 survivin 会引起氧化应激和 DNA 损伤。

（4）肥胖影响胚胎 DNA 损伤的修复并诱发 DNA 损伤

肥胖会引起许多生殖功能障碍，如受孕减少、不育和早孕流产，这主要是由于肥胖对卵母细胞和胚胎质量的负面影响。在本研究中，项目组采用单细胞 RNA 转录组测序来研究母体肥胖对小鼠胚胎发育的潜在影响，结果表明肥胖小鼠胚胎发育过程中 4 细胞率和桑椹胚及胚泡率均显著降低。全基因组分析表明肥胖症改变了 2 细胞胚胎中 1100 多个基因的表达，包括与 p53 信号通路和细胞凋亡相关的基因。进一步分析表明，与DNA损伤相关的47个基因的表达发生了变化，肥胖胚胎中γH2A阳性，Rad51和Tex15表达改变。肥胖症也影响组蛋白甲基化，表现为H3K4-me2水平降低。除此之外，项目组观察到肥胖小鼠胚胎中自噬和细胞凋亡的发生。有42个与自噬/凋亡相关的基因显示异常表达，并且还观察到了LC3阳性信号，以及Clec16a、Rraga和Atg10水平的降低，提示肥胖会诱导DNA损伤、异常的组蛋白甲基化和小鼠自噬水平，从而影响早期胚胎发育。项目团队揭示了肥胖影响胚胎DNA损伤的修复诱发DNA损伤，并影响与调控活性基因表达相关的组蛋白H3K4me2的甲基化，进而共同影响胚胎染色体分离。

（5）鉴定早期胚胎染色体倍性调控的关键代谢分子

项目组前期发现褪黑素的体外补充、体内给药均能够改善老化卵母细胞中减数分裂纺锤体/染色体的组装异常和非整倍体性的产生。但是，褪黑素在卵母细胞中的关键作用靶点尚不明确。在本研究中，进一步发现褪黑素可以改善老化卵母细胞中的减数分裂缺陷表型，并且可以增加老化卵母细胞内SIRT2蛋白的表达。通过特异性敲减小鼠卵母细胞内SIRT2，确定其为介导该过程的关键分子。通过系列的点突变分析，显示模拟组蛋白H4K16去乙酰化的突变体H4K16R可部分改善老化卵母细胞的减数分裂异常；相反，模拟乙酰化的突变体H4K16Q的过表达则抵消了褪黑素对老化卵母细胞减数分裂缺陷表型的改善作用。这些研究证实了褪黑素通过SIRT2-H4K16去乙酰化途径改善母源衰老相关的早期胚胎非整倍性。此外，项目组收集GV、GVBD和MII三个阶段的卵母细胞进行了代谢组学和蛋白组学整合关联分析，描绘出小鼠卵母细胞体内成熟过程中代谢的动态变化图谱。氨基酸代谢方面，SGOC（serine-glycine-one-carbon）代谢通路在卵母细胞成熟过程中持续活跃。通过特异性敲降SHMT2和单细胞DNA甲基化测序，发现SGOC途径产生的SAM（S-adenosylmethionine）对表观修饰的正确建立及向早期胚胎的发育过渡至关重要。碳水化合物代谢方面，三羧酸循环、丙酮酸氧化及磷酸戊糖途径在成熟过程中较为活跃。特异性敲降葡萄糖-6-磷酸脱氢酶（G6PD）会导致卵母细胞的成熟率降低、活性氧水平升高、早期胚胎的发育潜能受损。

（6）建立早期胚胎染色体的单倍型分析方法

对于具有遗传病家族史或生育史的夫妇，可以通过PGT-M进行胚胎诊断，挑选不携带已知致病变异的胚胎移植，从而获得健康子代。在PGT-M中，最早通过PCR的方式进行致病位点检测。但是由于活检的胚胎细胞极少，需要先进行单细胞扩增，之后进行位点检测。由于单细胞扩增存在等位基因脱扣、非均一性扩增等问题，会导致检测的假阴性，给临床造成极大困难。因此，在胚胎诊断中，需要同时进行连锁分析，得到胚胎的单体型，进而判断胚胎是否携带突变。在连锁分析中，由于单细胞扩增引入的错误，会导致连锁分析的不准确，从而导致所得单体型的不准确，影响诊断的准确性。为解决这个问题，项目组开发了基于隐马尔可夫模型的单倍型矫正方法，矫正单体型错误，得到胚胎最大概率的单体型，实现对胚胎的准确诊断。使用该方法分别对常染色体显性和常染色体隐性遗传单基因病家系进行胚胎诊断，结果显示该方法可准确推断胚胎中继承的单体型。

（7）绘制人早期胚胎发育过程中组蛋白修饰动态变化图谱

项目组绘制了 8 细胞到 6 周胚胎的组蛋白 H3K4me3 和 H3K27ac 的组蛋白修饰图谱，发现启动子区域的 H3K4me3 修饰绝大部分十分稳定，而 H3K27ac 在启动子上的修饰动态变化明显，各个时期有大量新增的 H3K27ac 修饰的启动子，并且发现启动子上时期特异的 H3K27ac 修饰与基因的时期特异表达相关联。目前，我们正在开展 H3K27ac 参与基因表达调控机制上的研究。

（8）建立早期胚胎发育的表观遗传图谱

构建了小鼠核移植胚胎染色质高级结构的动态变化图谱，发现组蛋白 H3K9me3 修饰的去除障碍影响了胚胎发育中 TAD 结构的去除及增强子调控作用的发挥；筛选出调控胚胎基因激活的关键转录因子，并成功获得条件性敲除小鼠；建立了人早期胚胎发育过程中 H3K9me3 修饰动态变化的图谱，发现了 H3K9me3 修饰在转座子表达中的调控作用。

3. 项目主要成果

（1）补充烟酰胺单核苷酸可逆转老龄动物的卵子质量

作为老龄动物普遍存在的一个难以克服的问题，卵子质量低下是造成生育力丧失的主要原因，成为当今人类生殖面临的最大挑战。目前还没有一种有效的方法和策略来维持或恢复老龄化卵子的质量。项目组研究阐明了烟酰胺腺嘌呤二核苷酸（NAD+）的前体代谢物烟酰胺单核苷酸（NMN）通过恢复老龄动物卵母细胞中 NAD+ 水平、改善线粒体功能，增强了卵子减数分裂成熟率、受精能力及受精后的胚胎发育潜能，最终提高动物产仔数的机制。项目组对 14 ～ 16 月龄小鼠连续 10 天注射 NMN 后观察排卵数和卵子质量，发现补充 NMN 不仅可获得更多的卵子，还能有效减少由于老化造成的纺锤体组装及染色体排列异常，避免减数分裂成熟阻滞和非整倍体的产生，促进雌性动物形成高质量的成熟卵子，从而提高受精率和囊胚发育率。进一步，运用单细胞转录组测序发现补充 NMN 使得老龄小鼠卵子内线粒体功能相关基因表达得以恢复，进而降低老龄卵子内积累的活性氧和 DNA 损伤水平，阻止卵子发生凋亡。该研究不仅拓展了对母源老化诱导卵子质量退化的生物学特征和分子机制的认知，同时也为应用 NMN 改善高龄妇女的生育力和辅助生殖技术成功率提供了理论依据，相关成果发表于 *Cell Reports* 上。

（2）RNA m6A 修饰在卵母细胞成熟及母胚转换中的作用

m6A 修饰在 RNA 转录后调控的多个层面发挥重要作用，荧光结果显示 m6A 信号在小鼠卵母细胞和植入前胚胎中持续存在，为探究 m6A 修饰在母胚转换过程中特征性转录调控事件中的可能作用，项目组分别对 m6A 甲基化转移酶重要组分——METTL3 和 KIAA1429 展开研究，这两个分子均在卵母细胞优势表达，符合母源因子表达特性。

项目组通过在卵母细胞中敲降 *Mettl3*，发现在卵母细胞成熟过程中，METTL3 调控 mRNA 翻译效率和 mRNA 降解，并影响卵母细胞向受精卵的转变和合子基因组激活（图 2-54），证明 METTL3 介导的 m6A 修饰在小鼠卵母细胞成熟和后续早期胚胎发育过程中的重要作用，相关成果发表于 *Cell Cycle* 上。

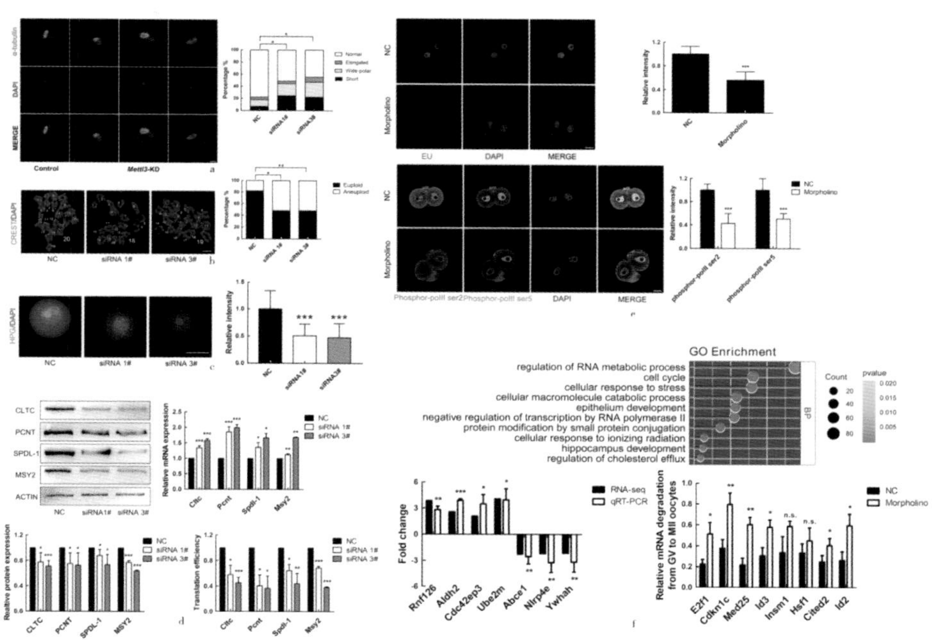

注：在卵母细胞中注射 siRNA 敲降 *Mettl3* 导致卵细胞纺锤体异常率、非整倍体率显著增加，卵母细胞成熟相关基因的 mRNA 的翻译效率下降，ZGA 时期的转录活性下降，mRNA 的降解受到抑制。

图 2-54 METTL3 在卵母细胞成熟和母胚转换过程中发挥重要作用

KIAA1429 为新近发现的 m6A 甲基化转移酶之一，在卵母细胞中优势表达，但功能未知，项目组通过构建卵母细胞特异性敲除 *Kiaa1429* 的小鼠模型发现雌性小鼠完全不孕，表型分析显示敲除小鼠的卵母细胞减数分裂成熟障碍，GVBD 率显著下降，卵母细胞核重塑障碍，说明 *Kiaa1429* 在卵母细胞减数分裂的核成熟过程中发挥重要作用。随后项目组对其机制进行了探讨，发现 KIAA1429 通过调控 mRNA 剪接从而在卵母细胞核成熟过程中发挥重要作用（图 2–55），这一研究丰富了对 RNA m6A 修饰在配子发生中作用的认识，相关成果发表在 *Cell Death and Differentiation* 上。

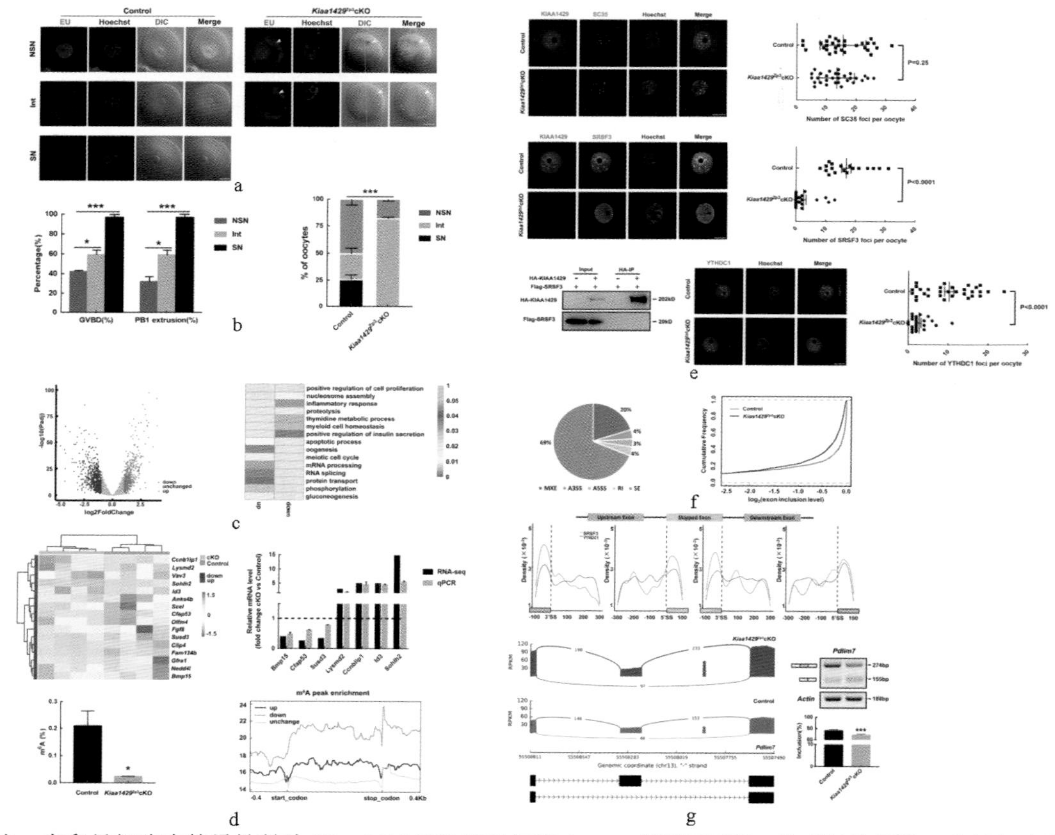

注：在卵母细胞中特异性敲除 *Kiaa1429* 导致卵母细胞 GVBD 率明显下降；核型转换异常；卵母细胞发育相关基因表达异常；剪接因子 SRSF3 的定位明显减少；剪接事件中外显子跳跃受到影响。

图 2–55　*Kiaa1429* 在决定卵母细胞质量中的关键作用

（3）G0 检验点调控蛋白 CHK2 缺失导致早期胚胎发育异常

早期胚胎的质量对于胚胎发育和植入至关重要。卵裂过程中的错误导致胚胎的非整倍性。作为细胞周期检查点蛋白，CHK2 参与 DNA 复制，以及细胞周期阻滞和纺锤体组装。在这项研究中，项目组阐明了 CHK2 在小鼠胚胎早期发育中的调控作用，研究发现 CHK2 定位在中期的纺锤体上，并且主要在小鼠胚胎的第一次卵裂期间聚集在后期 / 末期的纺锤体极（图 2-56）。CHK2 抑制导致早期胚胎发育中的卵裂失败，并伴有异常的纺锤体组装和染色体排列。此外，CHK2 活性的丧失提高了细胞 DNA 损伤的水平，从而导致氧化应激，并发现细胞凋亡和自噬在这些胚胎中是活跃的，表明 CHK2 是小鼠早期胚胎发育过程中纺锤体组装和 DNA 修复的重要调节因子。相关成果发表于 *Aging* 上。

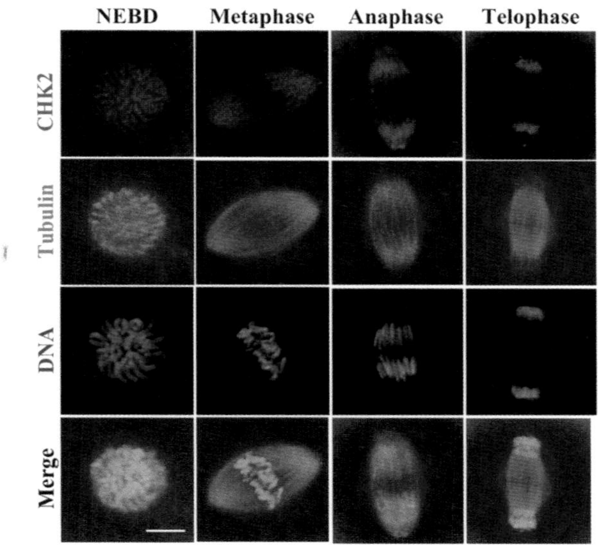

图 2-56　CHK2 在小鼠胚胎中的定位

（4）揭示 SIRT2-H4K16 通路在控制早期胚胎基因组稳定性中的作用

卵母细胞和早期胚胎非整倍性随着女性年龄的增加而增加。迄今为止，虽然已经发现各种分子参与该过程，但如何预防与高龄有关的生育问题仍然是一个挑战。项目组发现老化卵母细胞中 H4K16 的乙酰化水平显著高于对照组，但在褪黑素处理后，H4K16 的乙酰化水平显著降低。为明确 H4K16 乙酰化对卵母细胞减数分裂的作用，项目组将组蛋白 H4 的第 16 位上的赖氨酸（Lysine，K）突变为精氨酸（Arginine，R）或谷氨酰胺（Glutamine，Q）分别模拟 H4K16 的去乙酰化和超乙酰化状态，再将两种突变体的 mRNA 注入正常的 GV 期卵母细胞。结果表明表达 H4K16Q 突变体卵母细胞中出现动粒 - 微管间连接错误的比例显著高于对照组，而表达 H4K16R 突变体的卵母细胞与对照组相比没有显著差异。随后，项目组改变老化卵母细胞中 H4K16 的乙酰化状态，结果显示模拟组蛋白 H4K16 去乙酰化的突变体 H4K16R 可部分改善老化卵母细胞的减数分裂异常；相反，模拟乙酰化的突变体 H4K16Q 的过表达则抵消了褪黑素对老化卵母细胞减数分裂缺陷表型的改善作用。该研究证实了褪黑素通过 SIRT2–H4K16 去乙酰化途径改善与母源衰老相关的卵母细胞和早期胚胎非整倍性问题。相关成果发表于 *Aging*（*Albany NY*）上。

（十四）“胎盘形成的分子机制”项目

1. 项目简介

本项目由中国科学院动物研究所王雁玲研究员团队牵头，团队成员来自南开大学、重庆医科大学、南方医科大学、北京大学第三医院、中科院动物所、广州医科大学、厦门大学等单位。项目拟通过研究人类胎盘滋养层细胞谱系分化的编程机制、人类胎盘功能单元构建的调控机制、胎盘发育障碍致子痫前期的机制及相关干预策略、靶向胎盘的妊娠进程动态监测和妊娠结局预测，发现胎盘形成和功能调节机制及其与妊娠结局的关联。通过项目实施将深入揭示人类胎盘发育和功能维持的动态调控机制，阐明胎盘功能障碍与子痫前期的分子关联，提出靶向胎盘的妊娠进程监测和疾病干预策略。

2. 研究进展

（1）人类胎盘滋养层细胞谱系分化的编程机制

①妊娠不同阶段滋养层细胞亚群的鉴定。根据单细胞转录组图谱和细胞位置，分离到植入前一个极滋养层细胞亚群、3 个壁滋养层细胞亚群和植入后两个细胞亚群，并鉴定了胚胎孵化前和孵化后新的滋养层细胞标记基因；分析比较了人胚胎植入极和非植入极滋养外胚层细胞的转录组差异，确定对植入和维持妊娠起重要作用的基因表达动态。鉴于人和小鼠胚胎的植入极相反，通过对比人和小鼠两极滋养层细胞的转录组表达谱，鉴定出人和小鼠植入极滋养层细胞保守基因，这些基因可能引导了胚胎不同极滋养层细胞与子宫内膜作用，从而正确植入。围绕着人类胎盘的发育，采用较新的测序技术研究不同病理（胎盘植入）和生理状态（早、中、晚三个时期）的胎盘发育，以期对胎盘有全面的认识。

②滋养层干细胞平台的搭建。已建立人类滋养层胚胎干细胞并掌握其培养条件。同时利用 CRISPR/Cas9 突变库对人类胚胎干细胞进行突变，后对突变库进行滋养层干细胞方向的诱导，获得了转变成功的诱导滋养层干细胞并进行了简单验证，后续

准备进一步获得人类胚胎干细胞向滋养层干细胞转化的关键候选基因列表并进行验证。另外，通过过表达人类滋养层干细胞中特异性转录因子的方式，尝试将人类单倍体胚胎干细胞转变为人类单倍体胎盘滋养层干细胞，目前已基本确定其滋养层干细胞属性。同时还积极探索单倍体细胞二倍化的机制，发现抑制凋亡可以有效减缓单倍体细胞的二倍化，对人类单倍体胎盘滋养层干细胞的建立具有较大的借鉴意义。相关成果发表于 *Stem Cell Reports* 上，是深入揭示人类胎盘发育过程中细胞谱系分化机制的重要阶段性成果。

（2）人类胎盘关键功能单元的构建

①胎盘发育早期外胎盘锥滋养层细胞的分化命运。发现缺失 WNT 信号通路抑制分子 sFRP1/5 的小鼠的外胎盘锥滋养层细胞分化出现异常；经典 WNT 信号的过激活会通过抑制关键转录分子 Mash2 导致外胎盘锥滋养层细胞过多地分化成滋养层巨细胞。这一结果表明经典 WNT 信号的稳态是胎盘发育过程中外胎盘锥滋养层细胞的分化必需的，对揭示异常 WNT 信号通路导致胎盘相关疾病的分子基础具有重要科学意义。相关结果发表于 *BMC Biology*。

②胎盘血流灌注功能单元的构建调控。发现在螺旋动脉改建前、改建初始、活跃改建和完全改建过程中，血管平滑肌细胞逐渐发生去分化，受到蜕膜基质细胞、蜕膜 NK 细胞、蜕膜巨噬细胞和绒毛外滋养层细胞的程序性诱导，而 DSCs 可能提供了 SPA–VSMCs 细胞去分化的启动因素。相关结果发表于 *Biology of Reproduction*，并被选为当期的 Editor's Choice。

③胎盘营养摄取和代谢功能调节。发现滋养层细胞合体化激发了独特的巨胞饮功能，吞噬环境中的大分子物质作为替代营养供应；滋养层细胞合体化和巨胞饮能力在营养缺乏的情况下由 mTOR 信号通路介导，被大大增强，以保障胎儿的应用供应。相关研究结果发表于 *PNAS*。另外，通过定量化学蛋白质组学鉴定到与人类滋养层细胞合体化相关的一系列蛋白质糖基化修饰，进而证明 O– 糖基化修饰的 CSE 协调 PKA 和雄激素受体信号并平衡控制滋养层细胞合体化的机制。相关研究发表于 *Cell Chemical Biology*，并入选当期封面文章。

④母胎界面免疫豁免功能单元调节。发现胎盘血管内滋养层细胞（enEVTs）是特殊的细胞类群，通过取代螺旋动脉血管内皮细胞，训导母体 T 细胞向 Treg 分化，促使母体 – 胎盘循环路径上的免疫保护，结果发表于 *Cell Proliferation* 上。进而利用单细胞转录组技术对妊娠早期人类子宫蜕膜中免疫细胞的亚群特性进行挖掘，结合细胞时空定位分析，明确了多种免疫细胞亚群的独特分子特性及其相互作用的基

础。结果发表于 *Genomics Proteomics and Bioinformatics* 上，并被选为当期 Research Highlight。

（3）胎盘发育障碍致子痫前期的机制及相关干预策略

①子痫前期胎盘 RNA 表观修饰谱。利用优化的全转录组 m6A 测序方法，首次绘制了人类主要组织的 m6A 图谱，首次发现 m6A 直接逆向调控抑制性组蛋白标记 H3K9me2 去甲基化的现象和机制，确立了 RNA m6A 修饰与组蛋白动态修饰之间的直接关系，揭示了环境和发育信号产生转录增强和记忆的新机制。相关结果发表于 *Nature Genetics* 上。

②建立小鼠胎盘特异的小分子药物投递系统。从胎盘疟疾中得到启示，开发了胎盘样硫酸软骨素 A 结合肽（plCSA-BP）能够特异性地结合 plCSA。plCSA 只在胎盘中表达，为胎盘靶向药物递送提供了强有力的工具。为了建立更加全面的滋养细胞特异的基因调控工具，对妊娠第 11 天小鼠胎盘进行了单细胞测序，测序结果表明存在 15 种不同的细胞类型，包括不同的滋养层细胞、免疫细胞、血管内皮细胞、上皮细胞及间充质细胞，其中在不同的滋养层中存在一些特异的可与投递载体特异结合的受体分子，为后续靶向药物的设计提供了参考。为了在人和小鼠的不同滋养层细胞中验证基因的功能，团队建立了利用 PiggyBac 质粒对候选基因进行过表达的系统，为后续验证导致子痫前期基因在不同滋养层细胞中的功能提供保障。研究结果发表于 *International Journal of Molecular Sciences* 上。

③胎盘发育障碍致子痫前期的机制及相关干预策略的研究。利用丰富子痫前期病理样品的优势，通过不断比较正常和病理状态下胎盘的基因表达及代谢产物差异，揭示若干对滋养细胞代谢起重要调节作用的基因；结合业已建立的纳米投递系统，积极探索干预策略。研究以两个最重要的细胞代谢中心展开：其一是 mTOR/AKT 中枢；其二是低氧状态下被激活的信号通路。研究首次揭示低氧环境下 MAPK 的活性异常，通过调节 Wip1-P53 和 Yap 活性，调控滋养细胞的侵袭能力。项目组使用胎盘特异纳米投递系统，试图干扰 AMPK 活性以改善子痫前期病症表现，同时探索了使用一种线粒体特异的抗氧化剂 MitoQ 改善子痫前期病症表现。研究结果发表于 *Biology of Reproduction* 和 *Antioxidants & Redox Signaling* 等期刊上。

（4）靶向胎盘的妊娠进程动态监测和妊娠结局预测

①基于影像学的胎盘发育动态监测。在前期研究确定了针对子痫前期等胎盘功能不全患者的磁共振序列（T2* 和 IVIM）后，继续扩大样本量，纳入了超过 150 名孕妇的功能磁共振资料。对相关数据进行了分析，证实 T2* 序列和 IVIM 序列均可

鉴别出胎盘功能正常孕妇和胎盘功能异常孕妇，并鉴别出被误诊为胎盘功能不全的患者。此外这些功能序列还可以预测胎儿的出生体重，后者是预测新生儿围产期转归的关键指标。另外，多个中心招募受试者在早孕期通过知情同意后进入研究，建立规律产检档案，于 12 ～ 36 孕周及分娩前连续动态监测胎儿发育及胎盘情况，超声采集胎盘及子宫动脉相关数据，受试者分娩后送胎盘病理检查。

②基于血管造影及铸型的胎盘血管发育研究。收集不同孕周（妊娠 14 ～ 39 周）的人离体胎盘组织，分别进行脐动脉、静脉灌注及灌注后 CT 扫描，用 CT 数据进行图像数据分析。同时开展孕鼠胎盘血管网精细化三维重建模型构建，通过注射 NO 抑制剂等药物，构建了小鼠妊娠高血压模型，收集胎盘进行灌注和 CT 分析。妊娠高血压小鼠胎盘灌注 CT 扫描显示胎盘的血管化程度明显较对照组低。

③妊娠结局的综合预测。项目组建设了妊娠高危队列，开展多种不良妊娠结局的临床前研究，发明了一种利用血清的多种细胞因子组合计算法进行胎盘植入的筛查方法，申请系列国家专利。通过与已知的产前诊断技术相比较，本检测法具有最低的技术水平要求和经济成本，以及良好的检测敏感性和特异性。研发的血清学无创筛查技术成本低廉，正在进行专利转让和技术转化，为降低重症孕产妇死亡率、开发临床 IVD 检测新技术奠定了基础。

3. 项目主要成果

（1）阐明 m6A 共转录调控组蛋白 H3K9me2 去甲基化的现象及机制

项目团队前期利用优化的全转录组 m6A 测序方法，绘制了包括胎盘在内的人类胚胎主要组织中动态的全转录组 m6A 图谱，然而对于 m6A 对染色质的直接调节作用仍所知甚少。为进一步筛选 m6A 共转录调控的表观修饰，项目团队建立了一个染色质修饰的报告系统，当报告基因转录本上发生了 m6A 修饰时，发现对应染色质上的抑制型组蛋白修饰标志物 H3K9me2 会被特异地去除，而其他的组蛋白修饰则变化不大（图 2–57）。为更精确地探索体内 m6A 和 H3K9me2 的关系，项目团队在小鼠胚胎干细胞中构建了 m6A 核心甲基转移酶 METTL3/METTL14 和去甲基化酶 FTO 的突变体，发现甲基化酶 METTL3 和 METTL14 突变后，H3K9me2 上调，FTO 突变后，H3K9me2 下降，并证明 METTL3 的酶活对维持全局的 H3K9me2 是必需的。进一步的研究显示，m6A 识别蛋白 YTHDC1 和 KDM3B 存在相互作用，且 YTHDC1 可以招募 KDM3B 到 m6A 相关的区域，从而促进对应染色质区域 H3K9me2 的去甲基化（图 2–58）。上述结果首次发现 m6A 直接逆向调控抑制性组蛋白标记 H3K9me2 去甲基化的现象和机制，揭示了 RNA 表观修饰信息通过共转录方式从 RNA 流动到染色质的新现象，建立了

RNA 修饰和组蛋白修饰之间相互作用的新机制，并为发育和表观记忆的研究提供了新视角，同时也为解答“RNA 修饰在人类发育和相关疾病中的功能和调控”这一重大问题的研究提供了新线索。相关成果以“N6-Methyladenosine Co-Transcriptionally Directs the Demethylation of Histone H3K9me2”为题发表于 *Nature Genetics* 上。

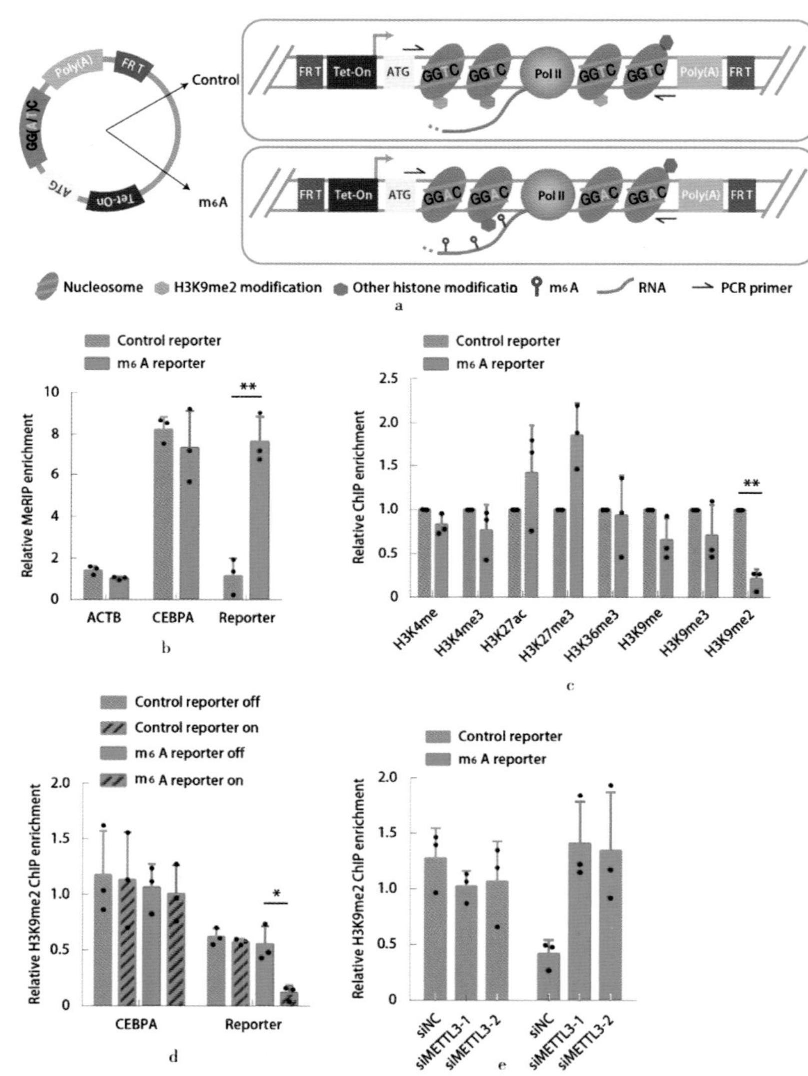

a：共转录过程中响应 m6A 发生的表观修饰报告系统示意；b：报告系统的 m6A 修饰水平；c：m6A 发生后报告系统响应位置 H3K4me、H3K4me3、H3K27ac、H3K36me3、H3K9me、H3K9me3 和 H3K9me2 组蛋白修饰水平的改变；d：Dox 诱导转录发生前后，报告系统中组蛋白 H3K9me2 修饰的改变；e：m6A 甲基转移酶 METTL3 敲低前后，报告系统中 H3K9me2 修饰的改变。

图 2-57　筛选转录过程中响应 m6A 发生的表观修饰

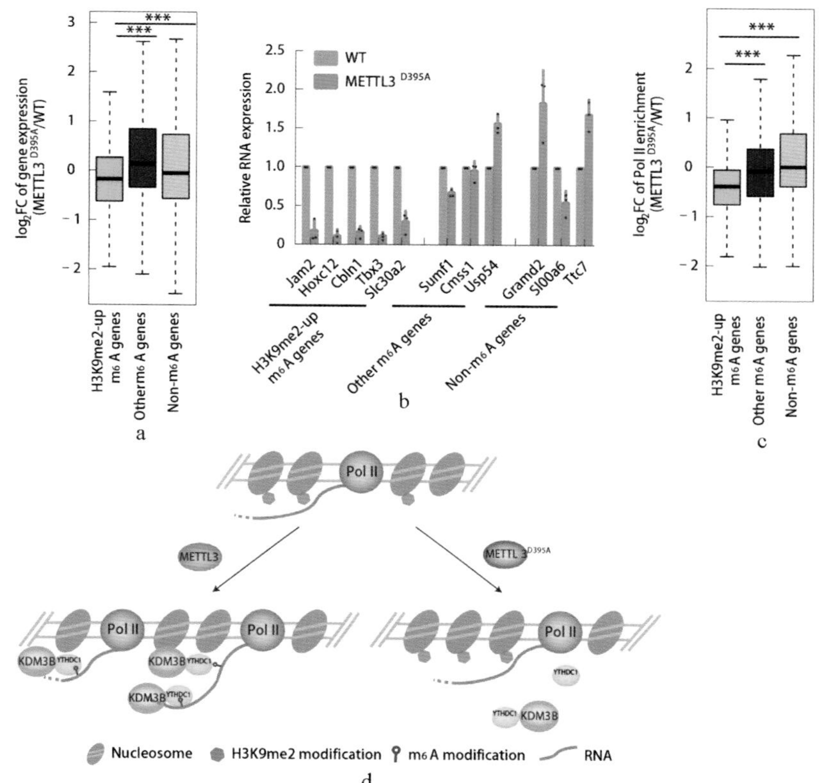

a：METTL3 酶活突变体 D395A 细胞中，H3K9me2 上调的 m6A 修饰基因、其他 m6A 修饰基因和非 m6A 修饰基因的整体表达水平改变；b：qPCR 展示部分基因的表达水平在 $METTL3^{D395A}$ 细胞中的改变；c：$METTL3^{D395A}$ 细胞中三类基因上 PolⅡ 的富集改变；d：m6A 通过 YTHDC1 招募 KDM3B 调控 H3K9me2 去甲基化，进而促进转录的模式图。

图 2-58　m6A 通过 YTHDC1 招募 KDM3B 调控 H3K9me2 去甲基化

（2）发现胎盘滋养层细胞应对妊娠期营养压力的机制

入选专项标志性成果，详见本书第三章第六节。

（3）解析人类复发性流产的免疫细胞图谱

有较多研究提示不明原因复发性流产（RM）的发生与母体免疫耐受微环境的异常相关，但迄今对其免疫适应性失衡的整体模式的认识仍然有限，因而 RM 的预测和 / 或干预策略也受到限制。项目组通过 10X Genomics 单细胞测序分析、流式分选、免疫荧光等技术，对不明原因 RM 患者的蜕膜及外周血中免疫细胞亚群分布及分子特性进行了系统的比较，发现 RM 患者外周血中多个 T 细胞亚群和 NK 细胞亚群比例发生改变，综合表现为免疫炎性激活状态；RM 患者蜕膜局部 CD4+ 和 CD8+T 细胞及 dNK 细胞亚群比例及细胞间互作模式呈现免疫耐受－免疫激活失衡的状态；推演了 dNK 细胞的发育轨迹，证明 dNK1 亚群处于发育早期阶段，具有发育为其他 dNK 亚群的潜能；部分 RM 患者蜕膜中 dNK4 细胞亚群比例的显著增高，提示其 NK 细胞的募集和训导分化异常，并预示了不良妊娠结局的记忆机制。这一结果揭示出 RM 患者妊娠早期外周和局部免疫细胞向免疫炎性激活方向转变的特征，显示母胎界面免疫耐受状态被破坏与复发流产的密切关联，对不明原因复发流产的免疫学病因的探究提供了重要线索。相关成果以“Single-Cell Immune Landscape of Human Recurrent Miscarriage”为题发表在 *Genomics Proteomics and Bioinformatics* 上。

（4）强效抗氧化剂 MitoQ 用于干预子痫前期的科学策略

子痫前期（PE）一直缺乏有效的治疗和干预方法。MitoQ（24-26）是一种亲脂性阳离子上的泛醌（辅酶 Q）化合物，在细胞质内积累 1 ～ 10 倍，在线粒体内积累数百倍，可作为一种线粒体特异性的高效抗氧化剂，有望成为改善治疗 PE 的新方法。项目团队首先建立了小鼠子宫动脉灌注压减少（RUPP）模型。在传统 RUPP 操作的基础上采用高选择性血管阻滞，将银夹置于小鼠的子宫血管和卵巢血管，成功建立高选择性子宫血流灌注压减少（sRUPP）手术，为随后的实验提供了稳定的 PE 小鼠模型。进一步选择线粒体特异性氧化剂 MitoQ 这一高效抗氧化药物，在 RUPP 小鼠基础上分别于妊娠早期（GD 7.5 ～ 11.5）和妊娠晚期（GD 13.5 ～ 17.5）予以 MitoQ 药物饲喂，观察高效抗氧化剂是否可预防和治疗子痫前期。与以往结果类似，孕晚期应用抗氧化剂可有效缓解 PE 的高血压及胎儿生长受限（FGR）等表型，但孕早期给药不但不能预防 PE，反而会加重其临床表现。同时，妊娠早期对正常妊娠小鼠饲喂 MitoQ 后将会出现胎盘源性疾病，如流产、PE 和 FGR 等，早期应用抗氧化剂的小鼠胎盘出现迷路层变窄、血窦数量减少等胎盘发育不良的表现。研究结果显示，氧化还原稳态对于成功怀孕至关重要。过多的氧化应激会导致一系列的细胞损伤，表现为流产、PE 和 FGR 等，而适当的氧化应激对于维持滋养层功能至关重要。因此，在妊娠期不适当的时间干预氧化还原稳态很可能是抗氧化剂不能治疗改善 PE 的原因。这一研究强烈提示，临床上在妊娠期早期使用抗氧化剂要慎重。相关成果以“The Potent Antioxidant MitoQ Protects Against Preeclampsia During Late Gestation but Increases the Risk of Preeclampsia When Administered in Early Pregnancy”为题发表于 *Antioxidants & Redox Signaling* 上。

（十五）"不孕不育人群环境与遗传致病因子鉴定及交互作用研究"项目

1. 项目简介

本项目由南京医科大学胡志斌教授团队牵头，项目组成员来自安徽医科大学、北京大学第三医院、华中科技大学、宁夏医科大学、中国医科大学附属盛京医院、中国科学院动物研究所、中国人民解放军陆军军医大学等单位。项目拟通过建立不同特征的人群队列，采集丰富的临床诊疗和随访数据并形成共享平台，采集不孕不育早期筛查和临床诊疗全过程的生物样本构建大型样本库，开展暴露组、代谢组和基因组等多组学检测，揭示不孕不育相关环境与遗传因素，并阐述其潜在的生物学机制。本项目的实施将为开展大样本、全链条不孕不育早期预防和临床诊疗研究提供重要支撑，为制定不孕不育精准防治策略提供依据，进而提高人口素质和健康水平。

2. 研究进展

（1）队列建设稳步推进并积极拓展子队列建设

截至 2020 年 12 月 31 日，项目组已纳入符合标准的不孕不育队列 18 069 对、新婚夫妇队列 25 063 对、大学生队列 4132 人、特殊暴露人群队列 1925 人，已完成纳入人群的基线数据库整理（包含问卷、病案及临床信息）及生物样本分装入库工作。此外，基于已有队列人群，项目组拓展建设了反复种植失败子队列和显微取精子队列。截至 2020 年 12 月 31 日，反复种植失败子队列共计纳入病例 74 人，种植成功的对照 21 人，采集了男女方血液、尿液、精浆、精子、宫颈管分泌物、子宫内膜组织、唾液和粪便等生物样本，各类生物样本收集率均在 80% 以上；显微取精子队列已纳入非梗阻性无精子症患者 769 例。

（2）生物样本库和数据库建设进一步优化

本年度项目组进一步完善了数据和样本质量控制策略与措施，完成了队列已纳入人群的数据库质控体系及生物样本库建设。生物样本库覆盖了综合监控、物资储备、档案管理、样本处理和样本存储五大功能区域。生物样本库的建设参考《中国医药生物技术协会生物样本库标准（试行）》和《ISBER 最佳实践 2012》关于生物样本库建设的要求，同时严格遵守《中华人民共和国生物安全法》《人类遗传资源管理暂行办法》《人类遗传资源采集、收集、买卖、出口、出境审批行政许可事项服务指南》等法律法规的相关规定。此外，项目组成立了专门的数据管理委员会，负责多中心问卷及临床信息清理工作的全流程质控。

（3）不孕不育相关环境影响因素研究取得重要进展

阐明了空气污染物、饮用水消毒副产物、全氟和多氟烷基物质（PFASs）等多种环境暴露物与男性精液质量之间的关系，系统探讨了男性生殖健康的关键影响因素；基于辅助生殖人群分析了多种生物样本中元素浓度对辅助生殖结局的影响；构建了真实世界小鼠染毒模型，探讨 PM2.5 暴露的跨代效应及其机制。

（4）进一步开展了不孕不育的遗传因素研究

基于前期文献报道和本项目组开展的人群大样本测序数据，筛选出 *WDR63*、*GGNBP1*、*PDCD5* 和 *PRMT5* 等导致男性不育和女性不孕的关键基因，构建了多个基因敲除小鼠模型，阐明了基因和蛋白在男性不育和女性不孕中发挥作用的关键机制。

3. 项目主要成果

（1）精子发育过程中不同窗口期空气污染物暴露与精液质量下降有关

项目组基于重庆大学生队列的研究揭示了空气污染物暴露与精子质量下降相关；精子发生不同关键阶段空气污染物的暴露与精子 mtDNA 和精子氧化损伤标志物的关联研究发现，污染物水平高的区域的志愿者精浆 MDA（精子氧化损伤标志物）水平明显更高；精子发育早期（采精前 70 ～ 90 天）空气污染，尤其是 SO_2 的暴露，与精浆 MDA 水平升高密切相关（表 2-1）。上述结果从人群水平证实，氧化应激和氧化性损伤可能是空气污染物致精子损伤的重要机制之一。相关成果以“Associations of Ambient Air Pollutant Exposure with Seminal Plasma MDA，Sperm mtDNA Copy Number，and mtDNA Integrity”为题发表在 *Environment International* 上。

表 2-1　多元回归分析精子发育关键阶段空气污染物的暴露与精子氧化损伤标志物之间的关联

	MDA†		mtDNA copy number†		mtDNA intehrity†	
	Estimate（%）	*P* value	Estimate（%）	*P* value	Estimate（%）	*P* value
采精前 70 ～ 90 天						
PM10，μg/m^3	-1.1（-16.6，14.6）	0.889	-1.2（-8.9，6.5）	0.753	3.2（-7.4，14.0）	0.556
PM2.5，μg/m^3	4.9（-8.0，17.9）	0.457	-0.8（-8.8，7.2）	0.838	0.7（-10.1，11.7）	0.895
SO_2，μg/m^3	74.7（32.1，119）	＜0.001	-28.2（-84.7，31.7）	0.347	40.3（-41.4，129）	0.343
NO_2，μg/m^3	10.4（-15.2，36.6）	0.431	-3.1（-18.8，12.8）	0.700	3.6（-17.8，25.5）	0.744

续表

	MDA[†]		mtDNA copy number[†]		mtDNA intehrity[†]	
	Estimate（%）	P value	Estimate（%）	P value	Estimate（%）	P value
O_3，μg/m^3	−1.0（−6.9，4.9）	0.735	1.2（−6.3，8.7）	0.761	1.8（−8.4，12.0）	0.734
CO，μg/m^3	504（−243，1993）	0.244	−71.9（−461，599）	0.787	69.7（−490，1242）	0.858
AQI	12.2（5.3，19.1）	＜0.001	−0.7（−10.6，9.4）	0.893	1.8（−11.8，15.7）	0.791

注：[†] Log10- 转化 . 结果表示为空气污染物 10 各单位的增加导致的结局指标改变百分比。

项目组在武汉育龄期男性人群中分析了精子发育不同窗口期(精子有丝分裂期、精子减数分裂期和精子形成期)空气污染物暴露与男性精液质量的关系(图 2–59)。研究发现,不同空气污染物在精子发育过程中不同窗口期暴露与精液质量下降有关。相关成果以“Identifying Critical Exposure Windows for Ambient Air Pollution and Semen Quality in Chinese Men”为题发表于 *Environmental Research* 上。

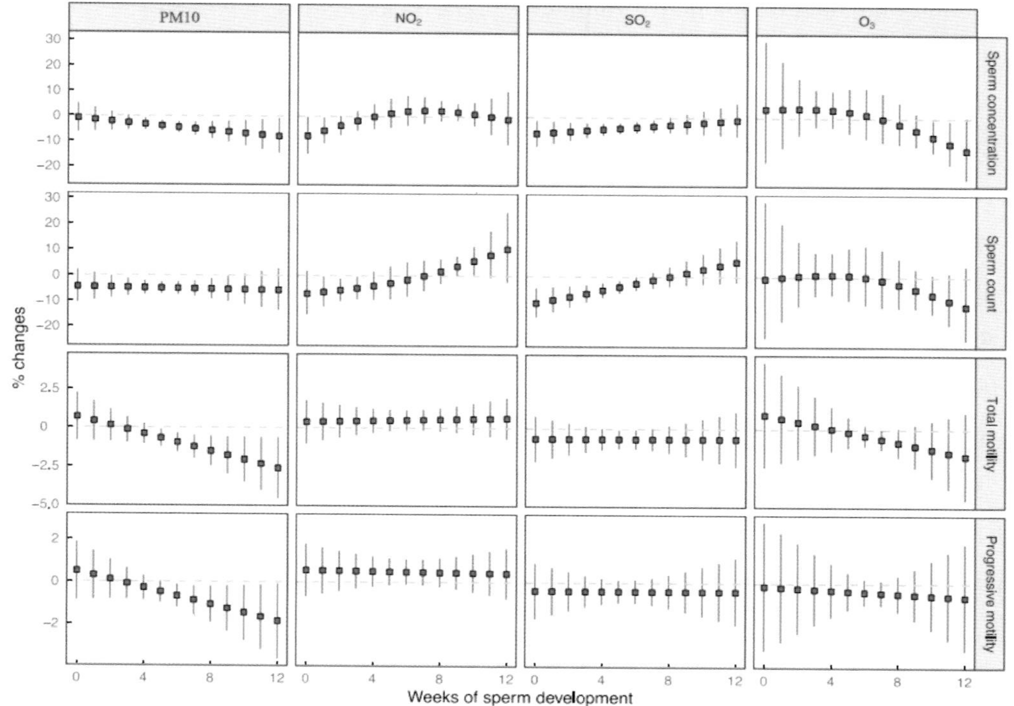

图 2–59　精子发生不同时期空气污染物暴露与精液质量之间的关系

（2）饮用水三卤甲烷暴露与精子质量降低有关

项目组测定了湖北省健康男性血液中 4 种三卤甲烷（THMs），包括三氯甲烷（TCM）、二氯一溴甲烷（BDCM）、一氯二溴甲烷（DBCM）和三溴甲烷（TBM），分析了饮用水 THMs 暴露与男性精液质量之间的关系。研究发现，血液中 TCM、DBCM、Br-THMs（BDCM、DBCM 和 TBM 之和）和 TTHMs（TCM 和 Br-THMs 之和）与精子总数、精子密度、精子活力等降低有关。相关成果以“Associations of Blood Trihalomethanes with Semen Quality Among 1199 Healthy Chinese Men Screened as Potential Sperm Donors”为题发表于 *Environment International* 上。

（3）血清和精浆中 PFASs 暴露与男性激素水平下降有关

项目组探讨了血清和精浆中 PFASs 浓度对男性生殖健康的影响，发现精浆和血清中 PFASs 浓度与总睾酮存在显著负相关，部分 PFASs 与游离睾酮、睾酮 - 雌二醇结合球蛋白等性激素存在显著负相关；性激素与精浆中 PFASs 的负相关性强于血清中 PFASs。该研究表明 PFASs 的暴露影响男性激素水平，可对男性生殖健康产生不利影响；精浆可以更直接反映 PFASs 在生殖系统的暴露水平。相关成果以“Exposure to Per-And Polyfluoroalkyl Substances（PFASs）in Serum Versus Semen and Their Association with Male Reproductive Hormones”为题发表于 *Environmental Pollution* 上。

（4）有毒和必需微量元素暴露与辅助生殖治疗结局的关系

基于 103 对 IVF 治疗夫妇，通过电感耦合等离子体质谱法检测了男女方血清、女方卵泡液及男方精浆中铬、镍、镉、砷、硒、铅 6 种元素水平，并探讨其与 IVF 结局间的关系，研究发现女性血清硒水平与胚泡期胚胎发育呈正相关，此外，较高的精液硒水平和较低的卵泡镉水平与较高的妊娠和活产概率相关。相关成果以“Associations of Toxic and Essential Trace Elements in Serum，Follicular Fluid，and Seminal Plasma with In Vitro Fertilization Outcomes”为题发表于 *Ecotoxicology and Environmental Safety* 上。

（5）不孕不育相关的基础研究取得重要进展

项目组针对 243 例严重少精子症患者和 289 例非梗阻性无精子症患者进行全外显子测序，筛选到两个功能丧失型突变均位于 *WDR63* 基因上，构建相应敲除小鼠模型后，发现 *WDR63* 的双等位基因突变导致内动力蛋白臂组装异常进而引起男性不育，目前该工作已被 *Cell Discover* 接收。

既往研究已证实 miR-125b-5p 在多种女性生殖相关疾病中均异常表达，但 miR-125b-5p 是否与窦前卵泡中的异常类固醇生成有关仍然未知。项目组通过体外敲减

miR-125b-5p，发现小鼠窦前卵泡雄激素分泌相关基因表达及睾酮分泌增加，而雌激素分泌相关基因及雌二醇分泌降低。经过体内及体外多囊卵巢综合征（PCOS）小鼠模型验证，发现 miR-125b-5p 通过靶向 PAK3/ERK1/2 信号来调控甾体激素的分泌（图 2-60）。该研究揭示了 PCOS 发病原因的新机制，为 PCOS 的治疗提供新的思路。相关成果以“Decreased MicroRNA-125b-5p Disrupts Follicle Steroidogenesis Through Targeting PAK3/ERK1/2 Signalling in Mouse Preantral Follicles”为题发表于 *Metabolism-Clinical and Experimental* 上。

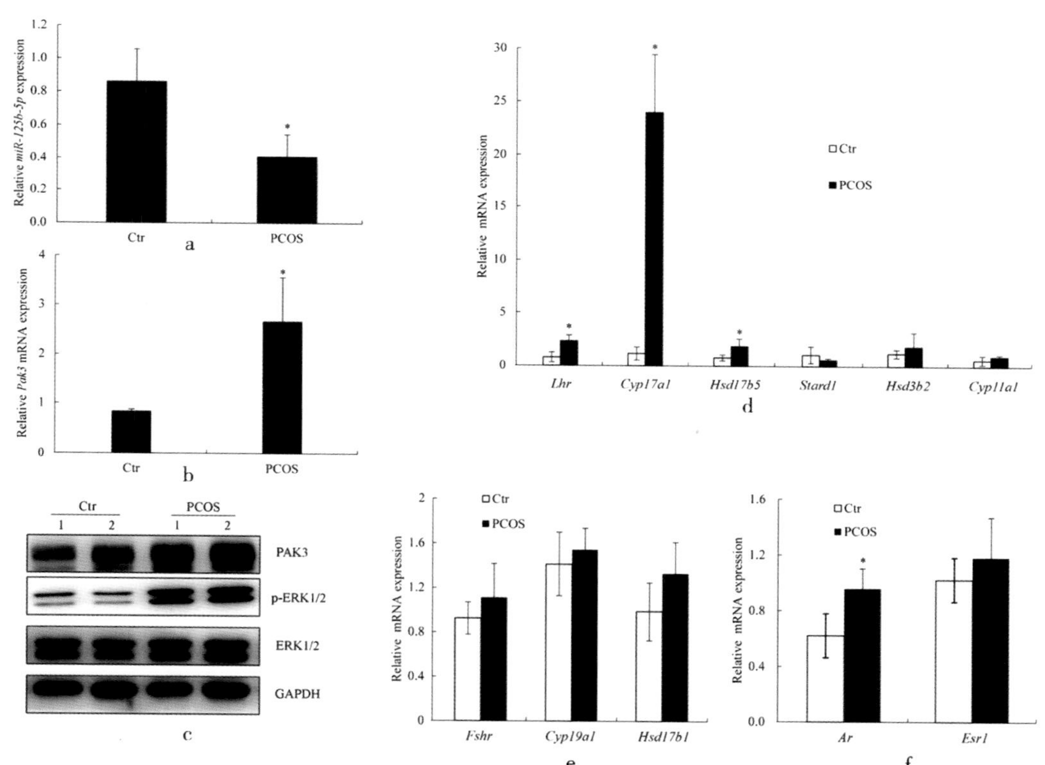

a-b：来曲唑诱导的 PCOS 小鼠卵巢中 miR-125b-5p（A）和 PAK3（B）的相对表达水平；c：Western blot 显示来曲唑诱导的 PCOS 小鼠和对照组卵巢中 PAK3、p-ERK1/2、ERK1/2 和 GAPDH 的蛋白水平；d-e：PCOS 组和对照组 Lhr、Cyp17a1、Hsd17b5、Stard1、Hsd3b2、Cyp11a1、Fshr、Cyp19a1 和 Hsd17b1mRNA 的相对表达；f：用 qRT-PCR 法检测 PCOS 组和对照组小鼠卵巢中 mRNA 的相对表达。

图 2-60　来曲唑诱导的 PCOS 小鼠 microRNA-125b-5p/PAK3/ERK1/2 信号通路

项目组研究发现并首次报道了 HucMSC-exos 可以特异性地富集于原始卵泡的卵母细胞，通过 PI3K/mTOR 信号通路激活原始卵泡。将 HucMSC-exos 体内卵巢包囊注射后，可以显著提高老龄小鼠的卵母细胞质量和生育能力。进一步机制研究表明，外泌体携带的 miR-146a-5p 和 miR-21-5p 通过 PI3K/mTOR 信号通路参与调控原始卵泡的激活。相关成果以“ HucMSC-Derived Exosomes Mitigate the Age-Related Retardation of Fertility in Female Mice”为题发表于 *Molecular Therapy* 上。基于石家庄真实世界 PM2.5 暴露模型，探索父代 PM2.5 暴露对子代的影响，研究代际 / 跨代遗传机制。发现 PM2.5 暴露后小鼠雄性子代表现亚生育力并且持续影响到第三代，借助于高通量测序技术，发现可能通过精子中小 RNA 及甲基化改变影响后代生育力，后续将对传代的机制进行深入研究。

（十六）“基于内外暴露监测的环境和行为因素对胚胎发育与妊娠影响研究”项目

1. 项目简介

本项目由中国人民解放军东部战区总医院商学军教授团队牵头，团队成员来自北京大学、华中科技大学、遵义医科大学、华中农业大学、山东大学、浙江大学、中山大学等单位。项目从基于内外暴露监测的环境和行为因素暴露评估入手，筛选识别影响我国育龄人群胚胎发育及妊娠相关疾病的高危环境和行为因素、易感基因及环境遗传交互作用，进而探索影响机制及生物标记，最终建立胚胎发育异常和妊娠疾病风险综合预测模型和预防策略指南。项目的实施将对改善我国育龄女性及子代健康结局具有重要意义。

2. 研究进展

（1）我国育龄人群孕期环境和行为因素外暴露数据库，以及对胚胎发育及妊娠相关疾病的影响研究进展

项目组已在广东、北京、济南等研究现场募集了孕早期妇女 3 万余名，完成了相关数据、生物样本收集和部分结局的随访，建立了育龄女性孕期环境和行为因素外暴露数据库和生物样本库，并协助武汉、遵义、南通和杭州开展队列募集和建立生物样本库。基于天津地区人群队列的出生队列数据，评估了孕前及孕期暴露于较高大气污染水平及超出世界卫生组织（WHO）和我国空气质量标准时，对早产及低出生体重风险的影响，完成了 PM2.5 暴露对部分生殖健康结局指标的影响分析，并初步观察了北京地区妊娠糖尿病和妊娠期高血压疾病的发病情况，为后续研究奠定了基础。

（2）建立我国育龄人群孕期环境污染物内暴露数据库

项目确定了符合我国人群暴露特点的主要环境污染物及其体内代谢产物组合。按照检测技术的不同，项目最终确定检测的主要环境污染物及其体内代谢产物组合分为三大类：使用 ICP-MS 检测血液中铅、锰、砷、汞、镉、硒、钴、镍、钒、钛共 10 种重金属；使用 GC-MS-MS 检测尿液中多环芳烃、邻苯二甲酸酯及代谢产物共 20 种；使用 LC-MS-MS 检测血液中三氯生、三氯卡班、全氟化合物及其新型替代物、人工合成雌激素及其代谢产物共 6 种。另外，项目完成了内暴露试验性检测工作：通过文献查询、派员学习、内部委托等方式，结合各单位自有设备和仪器条件，最终摸索完成了上述物质的前处理方案和仪器参数调试设置工作，并进行了预检测工作。2020 年度，项目已完成 1900 人份生物样本内暴露水平的检测工作。

（3）基于内暴露监测的环境内分泌干扰物、重金属等污染物对胚胎发育及妊娠相关疾病的影响

项目组在遵义和杭州完成了 3100 名妊娠女性基线资料的收集及生物样品的采集工作，并使用已完成随访研究对象的数据，开展巢式病例对照研究，评估环境污染物内暴露水平对胚胎发育及妊娠相关疾病的影响，完成了新型全氟化合物对妊娠结局影响分析。项目基于 1000 例巢式病例对照研究的早产胎儿和正常分娩胎儿脐带血中重金属的测定，完成了北京地区 158 对妊娠期糖尿病的外周血生物样品的收集和 452 例尿样生物样品的收集，目前样品正在分析测定中。

（4）基于全外显子组测序技术筛选妊娠期糖尿病易感基因

通过对妊娠期糖尿病女性 DNA 样本进行全外显子组测序，筛选出与妊娠期糖尿病显著相关的易感基因和位点。研究共纳入 563 名妊娠期糖尿病女性和 479 名健康对照女性。测序与关联分析结果显示，具有显著差异的基因多位于 2 号、6 号和 12 号染色体，而具有显著差异的位点多位于 9 号、12 号和 13 号染色体。基于基因和位点的关联分析表明性状并非由群体分层造成。目前，正在扩大样本开展验证工作。

（5）尼古丁诱导早期胚胎的凋亡并影响后期胎盘发育机制研究进展

项目组研究了尼古丁对早期胚胎发育影响的调控机制。在小鼠胚胎培养液中添加尼古丁来研究尼古丁对小鼠早期胚胎发育的影响。结果显示：1.5mM 尼古丁对桑葚胚之前的发育没有显著的影响，但是到了囊胚这个阶段，会发生显著的囊胚率下降。通过对尼古丁实验组与对照组桑葚胚进行转录组测序发现有 697 个下调与 610 个上调的差异基因。对差异基因进行 GO 分析，发现差异基因与胎盘发育过程，以及胎

盘发育关键信号通路。此外，这些差异基因还与凋亡、氧化应激及DNA损伤过程相关。由于胎盘是由囊胚阶段的滋养层细胞（TE）发育而来，因此我们又将对照组与实验组囊胚分离出的TE细胞进行测序，结果显示有666个下调和723个上调差异基因，GO分析显示这些差异基因同样与胎盘发育通路相关。从测序结果分析发现尼古丁会引起桑葚胚中与凋亡、活性氧及DNA损伤相关基因的表达发生异常，发现尼古丁会导致桑葚胚出现凋亡、活性氧水平增高及DNA损伤。将尼古丁处理的桑葚胚进行胚胎移植，发现尼古丁处理组胎盘的重量显著上升，胚胎的海绵层所占胎盘比例显著上升，异常侵入迷路滋养层。对胎盘进行基因的定量检测发现尼古丁处理组胎盘中海绵层细胞表达基因上升、迷路层基因表达下降。此外，还发现胎盘出现异常纤维化，并且与纤维化相关的基因Thy1表达上升。

（6）三氯卡班（TCC）胚胎毒性评价及与*tmbim4*交互作用影响发育毒性的机制研究进展

项目组研究了TCC对斑马鱼胚胎心脏发育的影响。通过对斑马鱼胚胎培养液中添加TCC来研究不同浓度TCC对斑马鱼胚胎心脏发育的影响。结果发现，胚胎在300 μg/L、450 μg/L暴露组死亡率明显增加，在暴露浓度达到300 μg/L时，胚胎的心率明显降低，心脏畸形率明显增加，胚胎出现明显的心包积液，ODA染色回心血流明显降低，通过质谱检测发现TCC浓度在300 μg/L时胚胎内TCC含量大量增加，每克胚胎组织内TCC含量达到70.9 μg/g。研究发现TCC可与*tmbim4*基因交互作用共同影响斑马鱼的胚胎发育。当TCC浓度达到400μg/L时，*tmbim4*$^{-/-}$斑马鱼胚胎在暴露至72 hpf时头部出现凋亡，并在84 hpf时全部死亡。而400 μg/L TCC暴露的WT斑马鱼胚胎发育未受到明显影响。过表达*tmbim4* mRNA可拯救400 μg/L TCC暴露浓度下的*tmbim4*$^{-/-}$斑马鱼胚胎的死亡，发现TCC暴露导致tmbim4$^{-/-}$斑马鱼胚胎自噬体的过度积累。加入自噬的抑制剂3-MA与TCC共同暴露后，WT及*tmbim4*$^{-/-}$斑马鱼胚胎自噬水平均明显下调，且*tmbim4*$^{-/-}$组胚胎死亡率降低。研究结果说明TCC暴露导致*tmbim4*$^{-/-}$胚胎诱导斑马鱼胚胎头部的自噬体积累进而导致细胞凋亡，从而影响胚胎发育，最终引起胚胎死亡。

3. 项目主要成果

（1）推进了妊娠女性队列科研信息平台开发及生物样本库建设

项目组依托北京大学公共卫生学院建立了队列科研信息管理平台。信息管理平台实现了受试者在线填写问卷，免去了问卷集中录入环节，提高了工作效率。项目组研究人员可通过平台在线查询募集进展、在线进行生物样本定位，可查询不同时期募集妇女的基本信息，以便对队列成员进行追踪随访；还可通过信息平台对募集人群的问卷调查资料和生物样本进行在线管理，从而为扩大队列募集规模奠定了坚实的基础。迄今为止，项目参与单位合计已募集3万余名妊娠女性，并收集了其外环境和行为因素暴露水平，为研究环境污染物内外暴露对胚胎发育和妊娠相关疾病的影响、识别高危因素、筛选相关生物标志物等提供生物样本和数据资源。

（2）基于出生队列的环境外暴露因素对出生结局影响研究

项目组研究发现孕前及孕期对大气污染物（CO、O_3、NO_2、SO_2、PM10和PM2.5）的暴露可增加早产及低出生体重的风险。整合天津ELEFANT人群队列中的出生队列数据（n=10 960），评估了孕前及孕期暴露于较高大气污染水平及超出世界卫生组织（WHO）和我国空气质量标准时，对早产及低出生体重风险的影响，发现孕前及孕期暴露于几种大气污染物（CO、O_3、NO_2、SO_2、PM10和PM2.5）与早产及低出生体重的风险增加均有显著关联（图2–61）。在基于不同空气质量标准的PM2.5超标率变量中，全孕期PM2.5日均浓度超过25 μg/m^3的天数比例每升高10%，与早产和低出生体重的关联风险比最为显著。结果提示需要制定更严格的空气质量标准，以保护高污染物地区孕期人群免受大气污染的危害。相关成果以“Associations of Adverse Pregnancy Outcomes with High Ambient Air Pollution Exposure: Results from the Project ELEFANT”为题发表在*Science of the Total Environment*上。

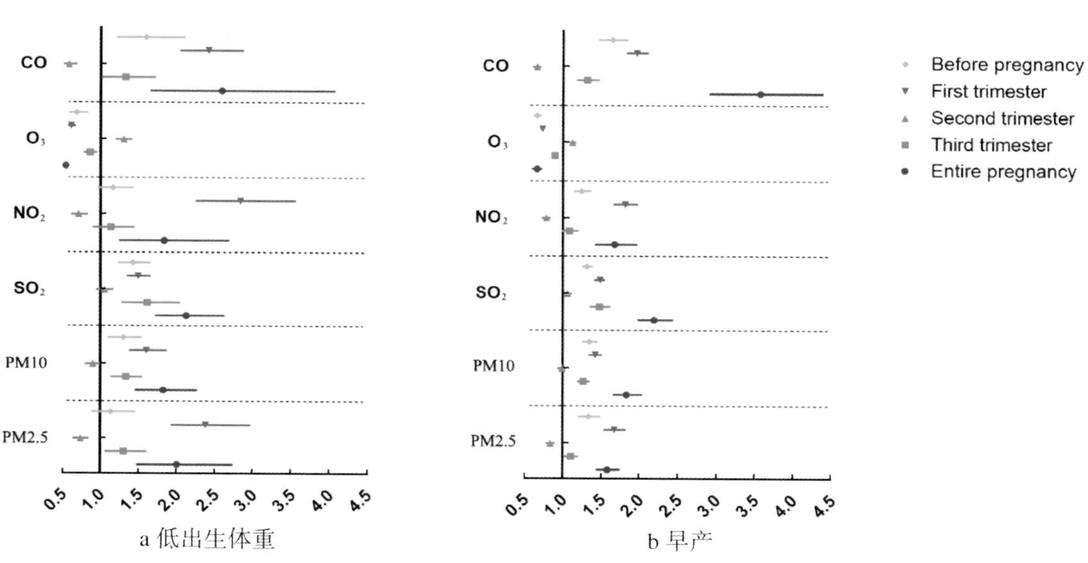

图2–61　不同孕期大气污染物暴露对低出生体重和早产的影响

（3）北京地区妊娠期糖尿病和妊娠期高血压疾病的研究取得成果

项目组对北京地区妊娠期糖尿病和妊娠期高血压疾病的发病情况进行了调查分析。基于队列数据对北京地区孕期保健检查数据和产科诊断信息进行的研究发现2013—2018年北京市妇女妊娠期糖尿病发病率高达24.24%，且呈上升趋势，相关成果以“Prevalence of Gestational Diabetes Mellitus and Its Determinants Among Pregnant Women in Beijing”为题发表在*The Journal of Maternal-Fetal & Neonatal Medicine*上。研究发现2016—2018年北京市妇女妊娠期高血压疾病（包括妊娠期高血压、子痫前期和子痫）的总发病率为5.4%，三年的患病率也呈逐年上升趋势。相关成果以“孕早期血清维生素E水平与妊娠期高血压疾病发病风险的关系”为题发表在《北京大学学报（医学版）》上。上述研究结果为后续深入研究奠定了基础。

（4）血浆外泌体microRNA的差异表达可能增加多囊卵巢综合征的风险，严重影响生殖健康

多囊卵巢综合征（PCOS）是一种高度流行的生殖内分泌代谢紊乱性疾病，影响6%～8%女性的生殖健康和生育能力，常导致更高的孕产期并发症风险。目前认为环境因素和遗传因素是其主要病因，但具体机制还有待阐明。本研究以济南地区的数据为基础，通过检测多囊卵巢综合征女性和正常对照女性血浆外泌体microRNA的差异表达，探究其在多囊卵巢综合征发病机制中的潜在作用。结果发现，血浆外泌体microRNA的差异表达可能增加多囊卵巢综合征的风险，并与其内分泌改变直接相关，可能是其病理生理影响乃至孕产并发症高风险的基础（图2-62）。相关成果以“Differential Expression Profile of Plasma Exosomal microRNAs in Women with Polycystic Ovary Syndrome”为题发表于*Fertility and Sterility*上。

（5）基于巢式病例研究环境内暴露与出生结局

氯化多氟醚磺酸（C1-PEESA 6：2和8：2）是一种全氟烷基化合物（PFAS），常被用作全氟辛烷磺酸（PFOS）替代物。实验研究表明C1-PEESA 6：2和8：2在体内和体外都是生殖毒物。然而，妊娠期间暴露于C1-PEESA 6：2和8：2与出生结局之间的关系尚不清楚。项目基于广州市出生队列募集的372对母婴，收集新生儿出生体重、头围、体长等指标及母亲孕晚期静脉血，并检测血中6：2 C1-PEESA、8：2 C1-PEESA、PFOS和全氟辛酸（PFOA）暴露水平。研究发现，母血中PFO含量最高（中位数：7.15 ng/mL），其次是6：2 C1-PEESA（中位数：2.41 ng/mL）。随着全氟化合物，尤其是两种PFOA替代品（6：2 Cl-PFESA和8：2 Cl-PFESA）暴露水平增加，新生儿低出生体重及早产的风险增加。该研究首次评估了6：2 Cl-

PFESA 和 8：2 Cl-PFESA 与出生结局的关系，表明含氟化合物的使用对新生儿健康可能造成威胁。相关成果以“Are Perfluorooctane Sulfonate Alternatives Safer? New Insights from a Birth Cohort Study”为题发表在 *Environment International* 上。

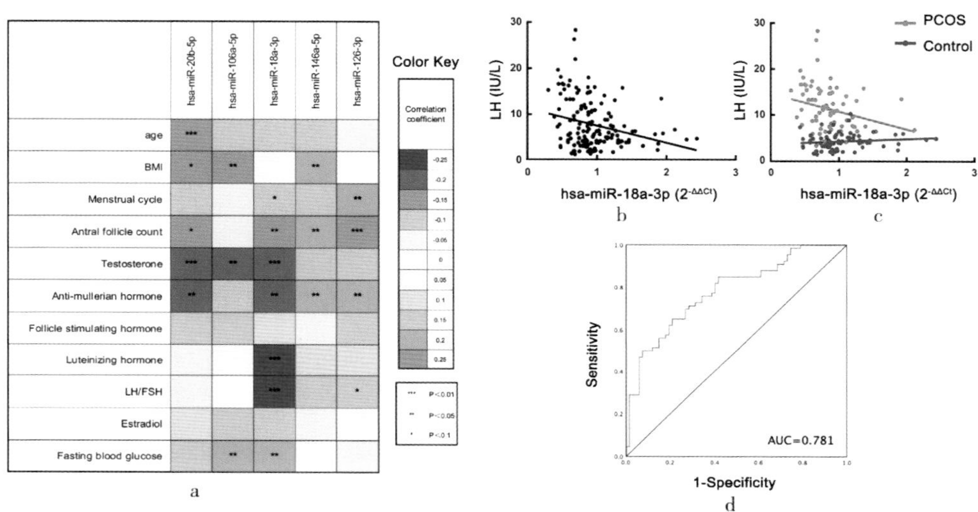

a：microRNA 差异表达与 PCOS 表型的相关分析；b：所有受试者的黄体生成素水平和 miR-18a-3p 表达的散点图和线性相关分析；c：PCOS 女性与正常对照女性的黄体生成素水平和 miR-18a-3p 表达的散点图和线性相关分析；d：结合血浆外泌体 microRNA 鉴别 PCOS 的受试者工作特征分析。

图 2-62　多囊卵巢综合征（PCOS）表型与血浆外泌体 microRNA 的相关性

（十七）“母胎界面分子事件与病理妊娠”项目

1. 项目简介

项目由华南农业大学杨增明教授团队牵头，团队成员来自南京大学、浙江大学、厦门大学、北京大学、重庆医科大学、香港大学和华南农业大学等单位。项目拟围绕“子宫内环境如何决定妊娠结局”这一关键科学问题，具体研究子宫容受性是如何决定的、子宫微环境如何影响胚胎着床、子宫内膜蜕膜化和胚外组织发育如何协同作用促进妊娠进程，以及母胎界面的发育障碍如何导致异常的妊娠结局。通过项目实施，将为精准有效的容受性评估体系建立、改善子宫内膜容受性的干预靶点选择、阐释子宫内膜和胚外组织发育异常导致复发流产和子痫前期疾病的分子机制提供新理论和基础数据支撑，所得结果将有效提升临床助孕技术的成功率，最大限度地降低妊娠期疾病对于母胎所造成的危害。

2. 研究进展

（1）P38 参与调控 PR 蛋白的稳定性

项目组发现子宫中特异的 P38 缺失的小鼠模型胚胎植入失败，内膜容受性相关标记分子检测提示 P38 缺失造成了容受性建立异常，其中孕激素受体 PR 的蛋白水平明显下调，而其 mRNA 水平没有明显变化。体外培养基质细胞中进行蛋白半衰期等实验发现 P38 可以调控孕激素受体的蛋白稳定性，利用质谱技术，发现在 P38 野生型和敲除组织中孕激素受体的互作蛋白差异，其中 Ube3c 在 P38 缺失后与 PR 的互作更强，提示其可能是介导 PR 降解的关键催化酶。

（2）人分泌期子宫内膜蛋白质谱和磷酸化修饰质谱

项目组采用最新的 IMAC 材料富集发生磷酸化的蛋白并通过 4D 非标（Label-free）蛋白质组定量技术对不同时间点（LH2–LH12，注射 hCG 当天计为 LH 日）人分泌期子宫内膜组织进行蛋白质谱和磷酸化修饰质谱检测。通过蛋白质组学定量研究分析，共鉴定 3057 个总蛋白及 1891 个磷酸化修饰蛋白。基于蛋白质组学及磷酸化修饰组学定量数据，生物信息学数据深入挖掘揭示了分泌期子宫内膜组织中总蛋白及磷酸化修饰蛋白的表达模式，并绘制出蛋白激酶网络和信号通路调控网络。在此基础上，进一步进行数据挖掘及验证，得到了一类以 SOS1 蛋白为代表的可能作为子宫内膜分泌中期调控胚胎植入窗口期的重要磷酸化蛋白。这使得从磷酸化蛋白角度入手精准判断胚胎植入窗口期成为可能，更有利于提高辅助生殖技术的成功率，从而减轻患者负担和社会压力。后续将进一步验证这一类调控胚胎植入窗口期的磷酸化蛋白，并对其调控机制做更进一步的深入研究。

（3）建立评估子宫内膜容受性所需的技术和模型

项目组已建立来源于人 ESC 及 EPSC、类似人胚胎的细胞球，该模型与人胚胎大小及形状极其相似，具有分泌 hCG 的功能，且具有特异黏附在容受性的子宫内膜细胞上的特性，是评估子宫内膜容受性的理想模型，并发现子宫内膜来源 let-7 是小鼠胚胎休眠的重要调节分子。

（4）扩充生化妊娠样本资源库并细致分类，明确已有分子标志物作用

已收集部分女性不孕症患者围着床期（LH+5 到 LH+7）子宫内膜生物样本库，通过其后续妊娠结局（未孕、生化妊娠、临床妊娠）对其进行匹配分组，下一步将继续纳入患者，扩充子宫内膜生物样本库，此部分由于医学生殖伦理委员会认为有损于患者健康及权益，故调整为建立临床妊娠及生化妊娠患者血液 miRNA 资源库，分析绒毛来源的 miRNA 表达谱系差异及其与生化妊娠的关系，筛选可能的预测指标。

（5）胚泡来源乳酸刺激子宫上皮释放 ATP 进而诱导基质细胞的蜕膜化过程

近年来的研究表明，由损伤或应激细胞释放的 ATP 可通过无菌炎症反应来调节很多生理过程。项目组证实小鼠子宫腔液中 ATP 的浓度增加依赖胚胎的存在。接受态上皮中 ATP 的释放受到胚泡来的乳酸的刺激，着床前期子宫上皮中表达 ATP 的受体 P2Y2 并在妊娠第 5 天胚胎周围的基质细胞中显著上调，抑制 P2Y2 可显著阻止胚胎着床和蜕膜化过程。细胞外的 ATP 和受体 P2Y2 可能通过磷酸化上皮中的 Stat3 及上调基质细胞中的 EGR1 及 COX-2 来调节胚胎着床及蜕膜化过程。高浓度的 ATP 可在短时间内促进蜕膜化过程。蜕膜细胞中高表达的外核苷酸酶可很快水解 ATP，以免细胞长时间暴露于高浓度的 ATP 中。这些结果表明，损伤的人子宫内膜上皮细胞可迅速释放 ATP 进入细胞外环境，胚泡来的乳酸也可诱导接受态的人子宫内膜上皮细胞释放 ATP，但不能诱导非接受态的上皮细胞释放 ATP。细胞外的 ATP 可刺激上皮细胞释放 IL-8，从而诱导蜕膜化过程。细胞外的 ATP 也能通过其受体 P2Y2 促进蜕膜化过程。

（6）ΔNp63α 启动子宫内膜纤维化的分子机制

宫腔粘连（IUA，Asherman 综合征）导致的子宫性不孕是影响人类生育力的难题，在不孕症中患病率高达 25% ～ 30%。手术分离是治疗 IUA 的唯一方法，然而重度患者术后粘连复发率＞60%，且子宫内膜瘢痕化，胚胎不能着床。因此，探明其内在分子机制，创建子宫内膜功能性重建方法具有重大意义。项目组研究证实，ΔNp63α 是启动子宫内膜纤维化的关键分子。IUA 患者子宫内膜腔上皮及腺上皮在高表达 ΔNp63α 的同时，E-cadherin 表达降低，而 N-cadherin、Vimentin 及 α-SMA 表达均显著升高，提示内膜上皮细胞发生上皮 - 间质转化（EMT）。通过对高表达 ΔNp63α 的原代子宫内膜上皮细胞（EEC）进行转录组分析发现，ΔNp63α 高表达后会使 EEC 中一系列促进 EMT 的信号通路激活，尤其是上调 pro-EMT 关键转录因子 SNAI1 的表达。进一步通过体外实验证实，ΔNp63α 通过 DUSP4/GSK3β 通路促进 SNAI1 表达，从而促进 EEC-EMT，诱导上皮细胞向肌成纤维细胞转分化，最终导致子宫内膜纤维化。而体内及体外实验证明，碱性成纤维细胞生长因子（bFGF）可以逆转 ΔNp63α 激活的 DUSP4/GSK3β/SNAI1 信号通路，从而抑制子宫内膜纤维化。

（7）筛选及鉴定滋养层细胞分化与命运决定的重要功能分子

阐明了调控胚外组织早期发育的关键分子维生素 C 在妊娠维持中的重要作用及可能的分子机制；初步揭示了 Wnt5a 通过 Hippo 信号调控胚外组织早期发育的重要作用及可能的分子机制；探索了氨基酸缺乏对于滋养层细胞分化的调控作用及分子机制；初步研究了自噬溶酶体通路关键转录因子调控滋养层细胞合体化的分子机制。

（8）子痫前期发病相关的重要分子及致病机制

挖掘并鉴定出 CD81、miR-155 及 JAM-C 为滋养层细胞来源参与子痫前期发病的重要致病分子，证明 CD81 可能通过改变母胎界面免疫平衡影响妊娠结局，同时发现滋养细胞特异性 miR-155 高表达可准确模拟子痫前期患者的临床亚型。预测及诊断子痫前期的分子标记物：妊娠纵向队列已入组 3955 人，并已完成大部分的随访；CD81 ELISA 检测试剂盒完成抗体生产和抗体配对，筛选的配对抗体组合检测灵敏度达到了 pg/mL 级别，正在进一步优化检测灵敏度。

3. 项目主要成果

（1）子宫内膜容受性标志分子 HOXA10 调控网络的建立

利用蛋白质谱技术分析围种植期小鼠子宫组织中（孕 0d、3.5d 和 4.5 d）蛋白质磷酸化修饰情况，发现孕 3.5 d 和 4.5 d 小鼠子宫组织中子宫内膜容受重要标志分子 HOXA10 蛋白第 319 位丝氨酸残基存在高水平的磷酸化修饰状态。酵母双杂交与免疫共沉淀实验证实，有丝分裂原活化蛋白激酶激酶激酶 4（MEKK4）为新的 HOXA10 磷酸化修饰调节蛋白激酶。MEKK4 特异性表达于分泌中期人子宫内膜组织的上皮细胞中，而在子宫内膜间质细胞中无表达；小鼠围种植期子宫组织中 MEKK4 的表达水平逐渐升高，且在胚胎种植窗口期孕 4.5 d 表达最高；MEKK4 促进 HOXA10 对靶基因 *ITGB3* 的转录活性，初步提示 MEKK4 可能通过促进 HOXA10 磷酸化修饰参与子宫内膜容受性建立及胚胎种植的调节。目前正在鉴定 HOXA10 蛋白中 MEKK4 特异性的磷酸化修饰位点。项目组还发现了人内膜中 HOXA10 新的互作蛋白 MEIS1，证实 MEIS1 与 HOXA10 结合后，共同调节下游基因（*KAT2B* 和 *ETA*）的转录，影响蜕膜化进程。

此外，作为 HOXA10 的重要调节者，Nur77 对调控子宫内膜容受性的建立也发挥着重要的作用。与增殖期内膜相比，分泌期子宫内膜高表达丝氨酸 / 苏氨酸蛋白激酶 MST1，而在反复种植失败患者子宫内膜中其表达下调，项目组通过进一步的分子水平验证发现 MST1 可以与孤儿核受体 Nur77 直接结合，并能够磷酸化其 366 位苏氨酸，具体机制可能是 366 位苏氨酸磷酸化的 Nur77 能够增加下游 ITGB3 的表达，提高子宫内膜容受性。这将为临床反复种植失败患者的治疗提供新的思路（图 2-63）。

（2）子宫内膜外泌体来源的 let-7 影响胚胎存活率

项目组通过纯化休眠小鼠子宫液中的外泌体，用 RNA-Seq 的方法检测了外泌体中小 RNA 的表达，发现 let-7 家族成员在休眠小鼠外泌体中表达升高，提示 let-7 与胚胎休眠相关。用 let-7 转染小鼠胚胎，发现转染 let-7 的胚胎体外存活时间显著增加，且细胞分裂、DNA 合成、葡萄糖及丙酮酸的代谢显著降低。这些结果提示转染 let-7

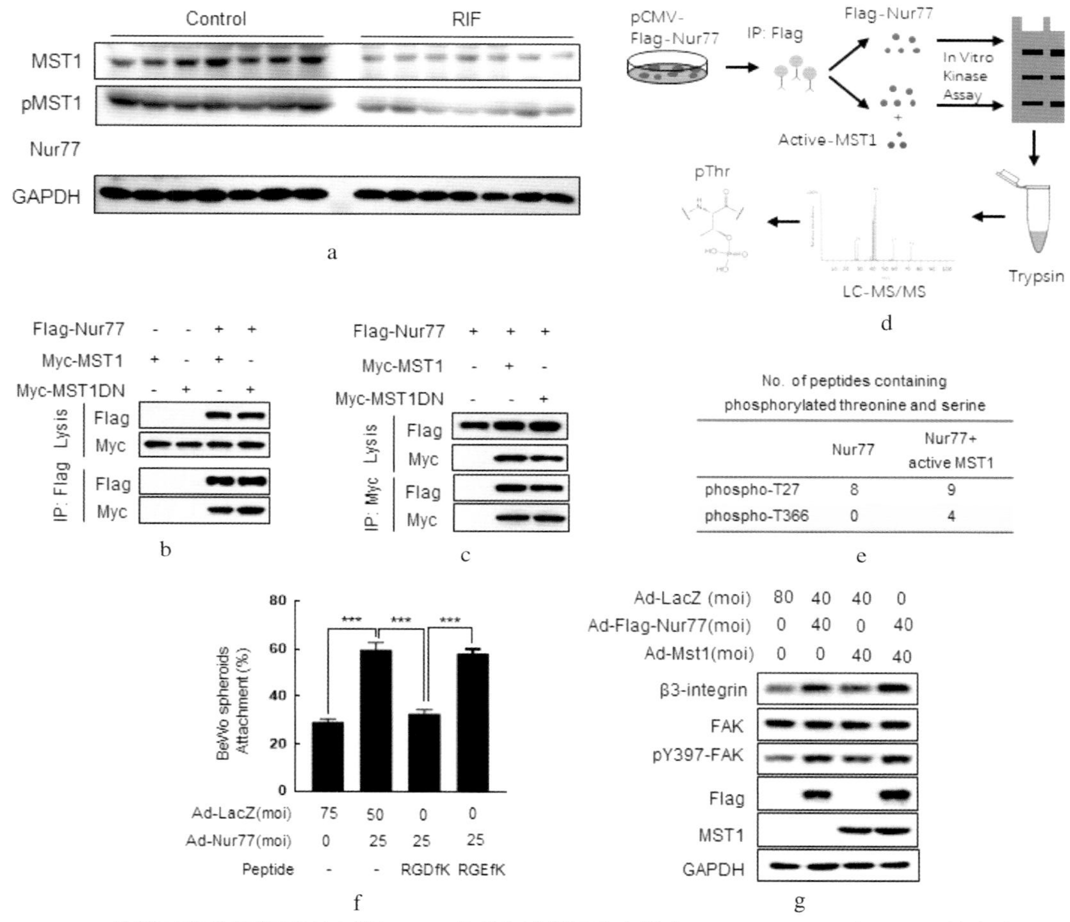

a：WB 检测正常分泌期子宫内膜与 RIF 患者分泌期子宫内膜中 MST1、pMST1 和 Nur77 的表达；b、c：免疫共沉淀实验验证 MST1 与 Nur77 相互作用；d、e：液相色谱串联质谱鉴定活化的 MST1 磷酸化 Nur77 的具体位点；f：BeWo 球黏附实验检测 Nur77 对胚胎黏附的影响；g：WB 检测 MST1 能否促进 Nur77 转录激活 Itgb3 的作用。

图 2-63　MST1 通过磷酸化 Nur77 影响其下游功能

的胚胎进入休眠状态。在体内，休眠胚胎可以被重新激活，并进行正常着床及发育。为了验证 let-7 诱导的胚胎是否有发育能力，项目组将转染 let-7 三天后的胚胎移植到假孕小鼠子宫中，发现转染 let-7 的胚胎可以着床并正常发育。由于小鼠胚胎转染 let-7 的方法会引起胚胎 let-7 的含量过高，可能会引起 let-7 脱靶效应，为排除这方面的影响，项目组利用多西环素（DOX）诱导型 *let-7* 转基因小鼠，得到与 let-7 转染相似的结果。为证明休眠胚胎中高水平的 let-7 来自子宫内膜，将野生型小鼠胚胎移植到 *let-7* 转基因小鼠子宫内，进而切除卵巢并注射 P4，人工诱导胚胎休眠，D7

取出胚胎后检测转基因小鼠的 let-7 特异序列，发现胚胎中有来源于子宫内膜的 let-7。为了证明子宫内膜的 let-7 如何进入胚胎，标记了来源于子宫上皮细胞的外泌体，发现胚胎可以吞噬外泌体（图 2-64）。

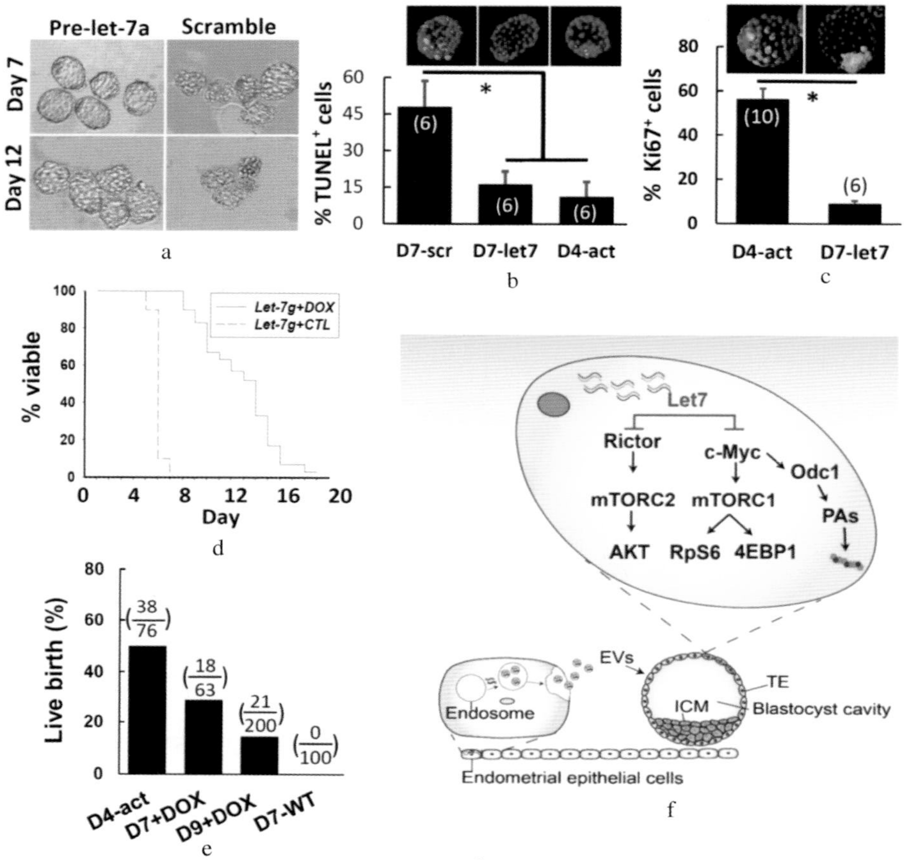

a：体外培养中，转染 let-7a 的囊胚具有较高的存活率；b：转染 let-7a 的囊胚凋亡细胞数显著少于对照；c：转染 let-7a 的囊胚增殖细胞数显著少于 D4 天活性囊胚；d：Dox 诱导的 let-7a 表达同样可以延长囊胚体外存活时间；e：Dox 诱导 let-7a 表达的囊胚移植回受体子宫后，可以产生活体后代，但对照囊胚无法产生活体后代；f：let-7a 调节胚胎休眠示意图。

图 2-64　子宫内膜来源 let-7 促进小鼠胚胎休眠

（3）ATP 介导胚胎、子宫上皮和基质细胞的蜕膜化研究

项目组研究发现小鼠子宫腔液中 ATP 的浓度增加依赖胚胎的存在，且胚泡来源的乳酸可刺激接受态上皮细胞释放 ATP。细胞外的 ATP 和受体 P2Y2 可能通过磷酸化上皮细胞中的 Stat3 及上调基质细胞中的 EGR1 和 COX-2 从而调节胚胎着床和蜕

膜化过程。蜕膜细胞中高表达的外核苷酸酶可快速水解 ATP，以免蜕膜细胞长时间暴露于高浓度 ATP 中。另外，损伤的人子宫内膜上皮细胞可迅速释放 ATP 进入细胞外环境，胚泡来源的乳酸也可诱导接受态的人子宫内膜上皮细胞释放 ATP。细胞外 ATP 可通过 P2Y2 受体及刺激上皮细胞释放 IL-8，诱导蜕膜化过程（图 2-65）。

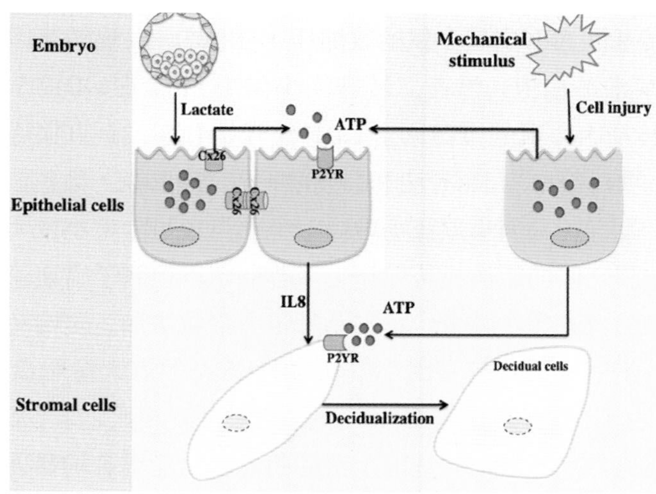

注：内膜上皮损伤导致 ATP 释放，并直接通过其受体 P2YR 诱导基质细胞蜕膜化。另外，胚胎分泌的乳酸刺激接受态上皮细胞通过 Cx26 释放 ATP 到细胞外，并通过诱导相邻上皮细胞分泌 IL8，从而启动基质细胞的蜕膜化。

图 2-65　ATP 介导人囊胚—子宫内膜相互作用示意

（4）Wnt5a 通过 Hippo 信号关键分子 TAZ 调控胚外组织发育及其分子机制

已有研究表明非经典 Wnt（Wnt5a）信号通过 Fzd/Ror2 受体活化 Hippo 信号从而导致 YAP/TAZ 的激活。项目组发现 Wnt5a 及其受体 Ror2 与 Hippo 信号关键分子 YAP 和 TAZ 均主要表达于小鼠胎盘迷路层；而在人类绒毛组织中 Wnt5a 和 TAZ 与 GCMa 的表达形式相似，主要表达于滋养层细胞而不是绒毛芯内；这些结果提示 Wnt5a 在胎盘可能调控 Hippo 信号。*Wnt5a* 敲除的小鼠胎盘和慢病毒介导的 *Ror2* 敲降的胎盘中，TAZ 呈明显的低表达而 YAP 水平轻微地下调；而在 Wnt5a 重组蛋白处理的 CTB 中，TAZ 表达显著地升高而 YAP 水平几乎不受影响；这些结果提示 Wnt5a 在胎盘中激活 Hippo 信号中关键分子主要是 TAZ 而不是 YAP。分析 *Wnt5a* 或 *TAZ* 敲除的小鼠胎盘发现，Wnt5a 或 TAZ 的缺失没有显著地影响滋养巨细胞层和成胶质细胞层标记分子 PL-2 和 Tpbpa 的表达，也不影响迷路层 SynA 和 CD31 的表达，但极大地减少了迷路层 SynB 的表达；利用培养的人滋养层细胞模型 BeWo 细胞研究表明，Wnt5a 激活 TAZ

而诱导 GCMa 的表达及其转录活性。因此，上述研究结果提示 Wnt5a 通过激活 TAZ 调控 GCM1 的水平和转录活性支配小鼠胎盘迷路 Syn Ⅱ层的发育及可能的人胎盘 CTB 的合体化，为妊娠生理及可能的人类妊娠病理提供新的理论和实践依据。

（5）miR-155 在子痫前期发病过程中的调控作用研究

为了解胎盘特异性高表达 miR-155 在小鼠中是否会引发 PE 样症状，项目组首先比较了 miR-155 转基因和野生型小鼠的收缩压（SBPs）。发现转基因和野生型小鼠在 GD9.5 之前的 SBPs 水平相似。然而，转基因小鼠中 SBPs 在 GD12.5 时急剧升高，并维持至 GD17.5。转基因小鼠的蛋白尿于 GD12.5 开始升高，一直保持较高水平，直至 GD16.5。接下来，项目组采用 H&E 法和高碘酸—希夫（PAS）染色法对肾脏切片中的肾小球进行分析，发现转基因小鼠肾小球内细胞数量较野生型小鼠明显增多，且转基因小鼠肾小球与包膜之间的距离显著缩短。多普勒超声检测子宫血流显示，与野生型相比，转基因小鼠的血流灌注减少，子宫动脉阻力指数增加，表明转基因小鼠子宫螺旋动脉转化受损。进一步发现转基因小鼠从 GD11.5 开始有大量胎盘出血，GD13.5 时约 20% 的胎儿死亡，GD17.5 时显示 25.40% 的胎儿死亡。相比之下，野生型小鼠（n=9）只有 2.38% 的胎儿死亡。此外，转基因小鼠的胎儿和胎盘重量均显著降低。这些结果表明，胎盘限制性 miR-155 过表达可诱发典型的人类子痫前期样综合征。

（十八）“获得性性状的生殖传递机制”项目

1. 项目简介

本项目由中国科学院动物研究所李磊研究员团队牵头，由国内从事哺乳动物获得性性状遗传及紧密相关领域的 16 位优秀中青年专家担任课题骨干，团队成员包括来自高等院校和科研院所国家重点实验室、国内知名生殖医学中心等的 80 多位研究人员。项目拟通过研究获得性性状的生殖传递机制，筛查新型获得性性状和新型表观传递载体；研究哺乳动物新型获得性性状的表观遗传载体的功能；解析表观遗传载体传递过程中重要分子的调节机制。该项目的实施将有助于丰富获得性性状、生殖发育和表观遗传等领域的知识，为相关领域提供新型研究工具和方法，并为探索人类健康的奥秘提供新的理论依据。

2. 研究进展

（1）表观修饰检测技术的优化和应用

利用不同品系小鼠杂交获得 F1 代杂交小鼠，同时在父本、母本与杂交小鼠中构建 Hi-C、ChIP-seq、RNA-seq 等组学数据，进而研究了单倍体的遗传机制及其在杂交小鼠细胞核微环境中的相互作用；利用C1单细胞组学技术分析了CTCF对细胞间异质性的影响；详细介绍了通过Seurat（一种用于单细胞基因组学的R工具包）使用t-SNE可视化单细胞RNA-seq数据的过程。项目组利用前期建立的检测RNA中核苷类化合物的LC-MS/MS的方法对纯化鉴定的特定tRNAGlu的修饰核苷进行定性和定量。后续将研究这些修饰在tsRNA的结构和功能方面的作用。利用转录组测序技术，首次证明了早期妊娠过程母胎界面的NKs lncRNA异常的表达可能参与早期稽留流产的发生。

（2）表观遗传修饰改变及表观调控因子对配子、胚胎发育及后代的作用

项目组系统地研究了模式生物获得性性状（饥饿）的生殖传递，发现精子和卵子似乎都参与了将饥饿信号传递到后代的过程，并发现多种非编码RNA，包括lncRNA、miRNA和circular RNA等，均可能参与了获得性性状的生殖传递。同时，项目组研究了多种表观调控因子，包括Rybp等，通过组蛋白修饰对精子发生的调控作用，研究了两种母源效应基因对卵母细胞及早期胚胎发育的影响，发现太空辐射影响小鼠早期胚胎的发育。

（3）研究新型获得性性状表观遗传信息载体功能机制和重要表观遗传调控因子机制

建立阿片类药物海洛因成瘾模型，探究跨代遗传方面的调控机制；为明确人类糖尿病和代谢综合征是否可以通过配子的表观遗传修饰传递给子代，收集了人类糖尿病患者的精子进行表观遗传学检测。为探索CTCF是否可以调控获得性性状遗传，项目组开展了深入的机制研究，发现了两个重要的机制，即CTCF/粘连蛋白的染色质高级结构非对称阻断机制和CTCF所介导的增强子和启动子选择的机制。项目组已建立了多种表观遗传复合体成员的敲除鼠，并开展了相关研究：研究了*Setd2* H3K36甲基化的机制，发现并鉴定了Setd2介导的组蛋白K36三甲基化的特异功能，并从生化角度研究Setdb1的作用机制。另外，进一步研究了snRNA、microRNA与跨代遗传的关系，探索了重要染色质重塑的分子机制，完成了对野生型高脂饮食肥胖小鼠模型的探索工作，正在进行相关的生信分析。

3. 项目主要成果

（1）新型可遗传获得性性状和表观载体的筛选

项目组利用两个亲缘关系较远的品系B6和Cast杂交产生F1代杂合小鼠，构建了杂交小鼠父本与母本的Hi-C、ChIP-seq、RNA-seq等组学数据。根据杂交小鼠的多态位点和小鼠品系特异基因型把杂交小鼠组学数据分成父本来源基因组和母本来源基因组，可在单倍型水平构建三维基因组和研究基因调控。分析表明，同源染色

体具有高度相似的相互作用模式，这种相互作用模式的相似性与其等位基因的共表达水平高度相关。此外，发现同源染色体到细胞核中心的距离高度一致。杂交小鼠细胞核中单倍体的拓扑结构域（TAD）、染色质状态（A|B compartment）与其亲本来源保持高度一致，说明表观相关的高级染色质结构和染色质状态很大程度可能遗传。在杂合小鼠单倍体与亲本相比发生染色质状态转变的区域中，95% 的区域杂交小鼠同源染色体的染色体状态变为一致，表明同源染色体的细胞质状态在杂交小鼠同样的细胞核微环境中变得相似（图 2–66、图 2–67）。该研究对理解细胞核中同源染色体结构、对基因表达调控机制具有重要意义，相关成果以“Diploid Genome Architecture Revealed by Multi–omic Data of Hybrid Mice”为题发表在 *Genome Research* 上。

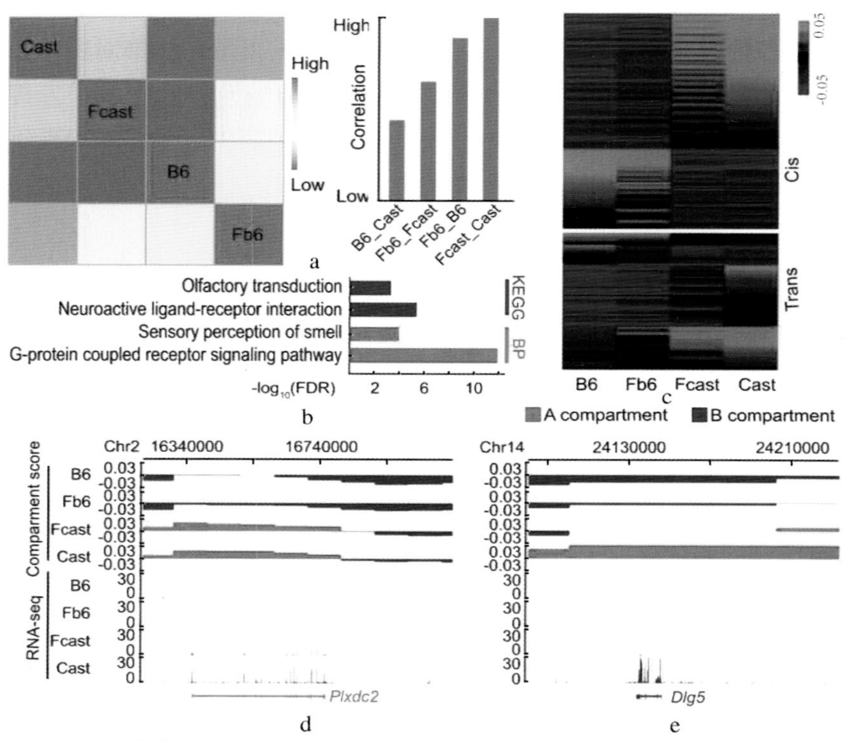

注：杂合小鼠中来自 Cast 和 B6 的单体型分别称为 Fcast 和 Fb6。

a：杂合小鼠的两个单倍体及其两个亲本的全基因组 A | B 区室评分的相关性，不同基因组间相关系数的热图（左）和条形图（右）；b：亲本间染色质状态相反的区域上基因功能富集分析；c：亲本间染色质状态相反的区域在杂交小鼠中的状态聚类图，Cis，杂交小鼠中两套染色体的染色质状态分别保持与亲本一致，Trans，杂交小鼠至少一个单体型和一个亲本的染色质状态不同；d：顺式调控的 Plxdc2 周围 B6、Cast、Fb6 和 Fcast 的 A | B 区室和基因表达；e：反式调控的 Dlg5 周围 B6、Cast、Fb6 和 Fcast 的 A | B 区室和基因表达。

图 2–66　杂合小鼠基因组上的顺式效应和反式效应影响了染色质室的状态和基因表达

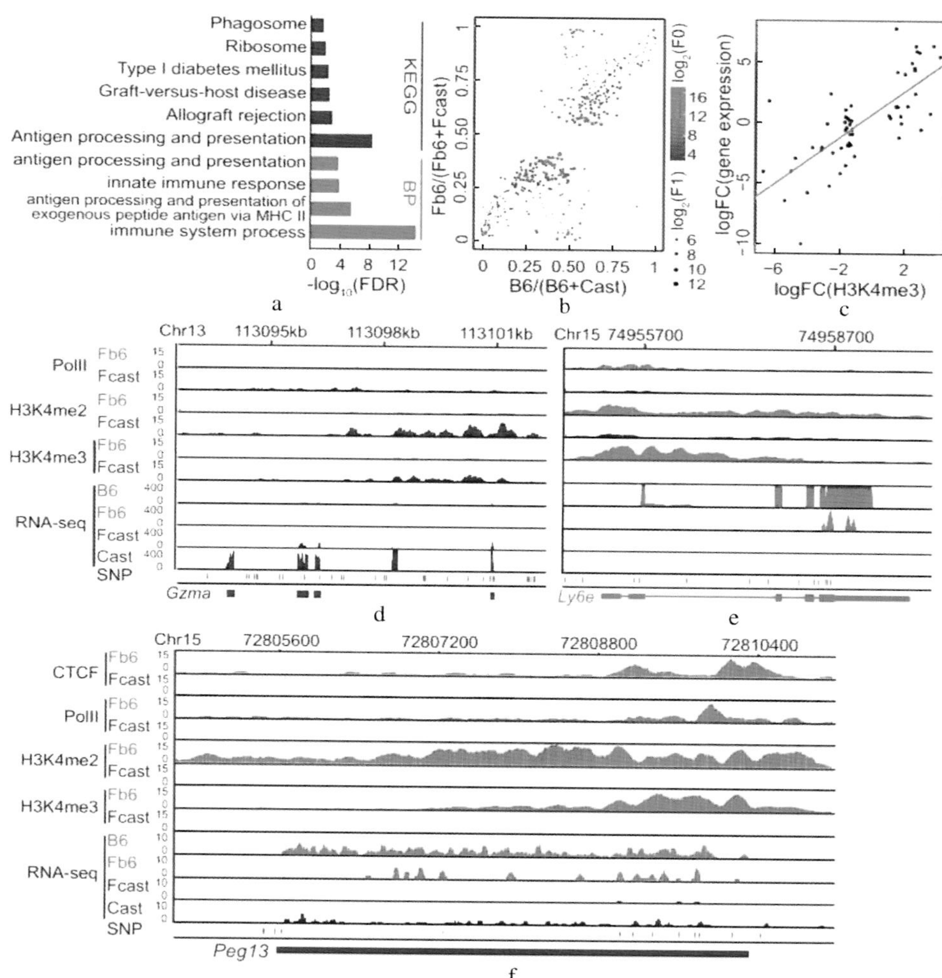

a：B6 和 Cast 差异表达基因的基因功能富集分析；b：Fb6 与 Fcast 间差异表达基因在杂交小鼠中及亲本间不同基因型表达比值散点图，图中沿对角线分布的基因主要为受顺式作用调控基因，沿纵轴分布的基因主要为受反式作用调控的基因，点大小代表 Fb6+Fcast 的平均表达值，蓝色到红色代表 B6+Cast 平均表达值；c：等位基因特异性 H3K4me3 与杂种等位基因特异性基因表达呈正相关，每个点代表一个有偏的 ChIP–seq 峰及其调控基因（$R = 0.85$，$P\text{-value} = 1.2 \times 10^{-13}$）；d：Gzma 附近 Cast/Fcast 特异性表观遗传修饰和表达；e：B6/Fb6 特异的表观遗传修饰和 Ly6e 附近的表达；f：母系印记基因 Peg13 在杂合子中仅表现出父系特异的表观遗传修饰。

图 2–67　遗传和表观遗传调控共同塑造了杂交小鼠的基因表达

（2）保守 *BOULE* 基因产生的环 RNA 在热应激下保护雄性生育力

BOULE 是一个保守存在于动物中、参与生殖的重要基因。项目组研究发现保守的 *BOULE* 基因会编码产生环状 RNA（circBoule RNAs），而且这些环状 RNA 在果蝇、

小鼠和人睾丸及精子中表达。circBoule RNAs 敲除的雄性果蝇在高温环境下的生育能力呈现快速下降；而这些环状 RNA 敲除小鼠的成熟精子在热应激后的体外受精能力也快速下降。进一步研究发现，在果蝇睾丸中 circBoule RNAs 与热激蛋白（Hsp70 家族的 Hsc4 蛋白及 Hsp60C 蛋白）相互作用并促进热激蛋白的泛素化进而调控热激蛋白降解。在小鼠精子中，circBoule RNAs 也与热激蛋白 HSPA2（属于 Hsp70 家族）互作并促进 HSPA2 泛素化降解。人类精子 circBoule RNAs 与 HSPA2 蛋白也有互作，并且正常人类精子中 circBoule RNAs 与 HSPA2 蛋白水平呈负相关。circBoule RNAs 在弱精症患者精子中表达量有显著下降，而且弱精症患者精子中缺少了 circBoule RNAs 与 HSPA2 蛋白水平的相关性，提示 circBoule RNAs 可能与临床男性弱精症有关联。该研究揭示了 circBoule RNAs 通过保守的分子细胞生物学机制在环境热应激条件下保护雄性生育力；该研究提示环状 RNA 可能在长达 6 亿年的动物进化中保守存在（图 2–68）。研究成果以“Circular RNAs from BOULE Play Conserved Roles in Protection Against Stress Induced Fertility Decline”为题发表在 *Science Advances* 上。

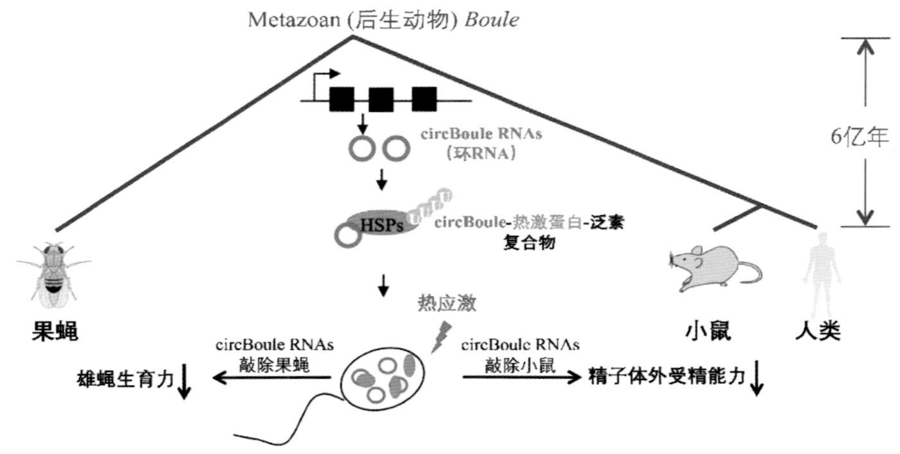

图 2–68　保守的 circBoule RNAs 在环境热应激条件下保护雄性生育力的示意

（十九）“分娩启动和早产机制与干预”项目

1. 项目简介

本项目由上海交通大学医学院附属国际和平妇幼保健院范建霞教授牵头，团队核心成员来自四川大学、上海科技大学、复旦大学附属儿科医院等单位。本项目重点聚焦于分娩启动的调控机制，自发性早产的动因，自发性早产的预测、预防和治疗的优化，以及早产儿治疗体系的完善等内容。项目的实施将为建立早产和早产儿的综合防控体系提供科学依据和技术支撑。

2. 研究进展

（1）解析分娩启动的调控机制

①对分娩启动与早产相关的关键基因（如 *OXTR* 和 *AGTRII*）在早产样本胎盘、蜕膜、肌层组织中的表达进行了研究，发现临产组 OXTR 表达量较未临产组显著降低。

②为了进一步研究 OXTR 在分娩启动过程中的详细机制，体外重组表达了 OXTR，并研究其与下游 G 蛋白互作的模式，确认在分娩启动过程中 Gq 和 Gi 信号通路的作用。通过大量实验，发现在 OXTR 的羧基端加上 MBP 标签能够获得性质较好的蛋白。目前正在尝试表达 Gq 复合体，并重组 OXTR-Gq 复合体蛋白。

③发现外源性 G-CSF 可以通过激活 PI3K/AKT 及 Erk1/2 通路，进一步促进 NF-κB 的核内异位，从而促进滋养细胞的侵袭迁移能力。进一步检测 G-CSF 处理后滋养细胞 EMT 的核心转录因子的变化，发现 Foxq1 的差异最为明显，推测 G-CSF 通过促进 NF-κB 异位，后者与 *Foxq1* 的启动子区域结合，从而促进滋养细胞的 EMT 进程。

（2）鉴别自发性早产的动因

①已收集血样和组织标本共约 1500 例，其中正常对照组 938 例，早产组 500 余例，同时进行相关的临床数据库建立。

②通过一项前瞻性队列研究，发现与甲状腺功能正常的孕妇相比，单纯性低甲状腺素血症孕妇的小孩早产风险更高。进一步的早产亚组分析表明单纯性低甲状腺素血症与非胎膜早破型自发性早产有关，与胎膜早破型自发性早产和医源性早产无关。提示单纯性低甲状腺素血症导致早产的机制可能和过早发动生产相关。

③构建了新型碱基编辑系统 BEACONs，不仅能够精准、高效地介导碱基编辑，而且能够避免激活细胞 DNA 损伤响应通路造成的细胞凋亡。此外，项目组把 BEACONs 系统应用到小鼠动物体内，成功实现精准、安全的碱基编辑，矫正了与生殖发育 / 早产相关的易感基因突变。

④初步完成了足月生产和早产的胎盘单细胞测序数据的分析与质控。此外，针对早产的单细胞数据，项目组开发了一种新的单细胞标准化方法。

（3）优化自发性早产的预测、预防及治疗

①早产预测模型的建立。根据研究方案，基于华西第二医院电子病历数据库建立早产预测模型。目前已完成华西第二医院 2015—2019 年回顾性电子病历的整体抓

取，经数据连接、数据标准化等数据清理工作，共得到58 888份回顾性病例数据，包括HIS、LIS和PACS三大系统共计1058个变量。

②具有早产高危因素孕妇的队列研究。根据《中国早产诊治指南》的高危因素进行修订，各个参研中心讨论。改良后的具有高危因素的孕妇自愿入组，完成高危孕妇相关指标的检测，如PCT、IL-6、D二聚体，共完成1390例。

③早产的预防研究。宫颈环扎的研究采用整群随机对照试验方案，已经通过临床研究伦理答辩，并通过临床试验注册（注册号：ChiCTR2000029721），与国内17家三级甲等医院联系并签订科研合作协议，招募宫颈机能不全的孕妇。已有85例进入队列，尚无妊娠结局者。

④早产的治疗。采用真实世界的研究，已经通过临床研究伦理答辩，并通过临床试验注册（注册号：ChiCTR2000030175），已获取阿托西班组27例、安宝组331例。

（4）完善早产儿的治疗体系

①胎龄小于等于32周早产儿及对照组新生儿的临床队列纳入基本完成，已纳入的早产儿粪便样本及部分正常对照粪便样本已完成16 s扩增子测序及临床信息的采集，早产儿/足月儿的个体化肠道菌群库正在积极建立完善中。

②已建立早期抗生素干预的小鼠实验模型，并发现抗生素使用导致小鼠在14天时出现盲肠增大、有气泡的现象，盲肠内容物含量显著增加；此外，利用质谱成功测量并鉴定出抗生素使用所引起的一系列血清代谢产物变化，如lysine的代谢产物cadaverine在抗生素小鼠的血清中显著升高。

③针对不同胎龄早产儿相同营养阶段血氨基酸水平对比及同一胎龄组早产儿不同营养阶段表达水平进行分析。

④宫外生长受限（EUGR）患儿不同营养阶段氨基酸表达水平的分析结果显示EUGR患儿在不同营养阶段血代谢谱的表达与非EUGR患儿存在差异，主要表现为氨基酸谱的表达差异，其中未行营养干预前阶段His的表达水平对预测EUGR发生的敏感性和特异性最高。

⑤完成了小剂量促红细胞生成素早期干预对小于等于32周颅内出血早产儿远期神经系统并发症的防治效果分析、小剂量促红素早期干预对小于等于28周早产儿远期不良预后的防治作用研究，样本信息收集已过半，正在继续进行样本收集和随访工作。

3. 项目主要成果

（1）早孕期单纯性低甲状腺素血症与早产的关系

妊娠期单纯性低甲状腺素血症（IMH）与早产（PTB）之间的关系，特别是PTB

亚型之间的关系尚不清楚。本研究旨在确定妊娠早期诊断的 IMH 与 PTB 之间的关联，并进一步研究 PTB 的各种亚型。项目组纳入 2013 年 1 月至 2016 年 12 月在中国上海国际和平妇幼保健院（IPMCH）接受妊娠早期产前筛查的 41 911 名孕妇（963 名 IMH 患者和 40 948 名甲状腺功能正常妇女），如图 2–69 所示。PTB 定义为妊娠 37 周前出生。PTB 进一步分为 3 个临床相关组，以研究 PTB 的临床异质性：自发性早产伴胎膜早破（PROM–PTB）、自发性早产伴完整膜（S–PTB）、医学介导的早产（MI–PTB）。使用 logsitic 回归估计 IMH 对 PTB 和各种 PTB 亚型的总体和性别特异性影响。研究发现：与甲状腺功能正常的女性相比，IMH 孕妇发生 PTB 的风险增加（OR: 1.32, 95% CI: 1.02 ～ 1.70, *P*=0.03）; PTB 风险增加主要由 S–PTB 驱动（OR: 1.57, 95% CI：1.11 ～ 2.24，*P*=0.01），而妊娠早期 IMH 患者 PROM–PTB 和 MI–PTB 风险无统计学意义; IMH 对 PTB 的影响由胎儿性别改变（交互作用 *P* 值 =0.04）（图 2–70）。本研究提示妊娠早期 IMH 孕妇与甲状腺功能正常者相比，PTB 风险较高。IMH 对 PTB 的影响主要由 S–PTB 驱动，并受胎儿性别的影响。相关成果以“The Association Between Isolated Maternal Hypothyroxinemia in Early Pregnancy and Preterm Birth”为题发表在 *Thyroid* 上。

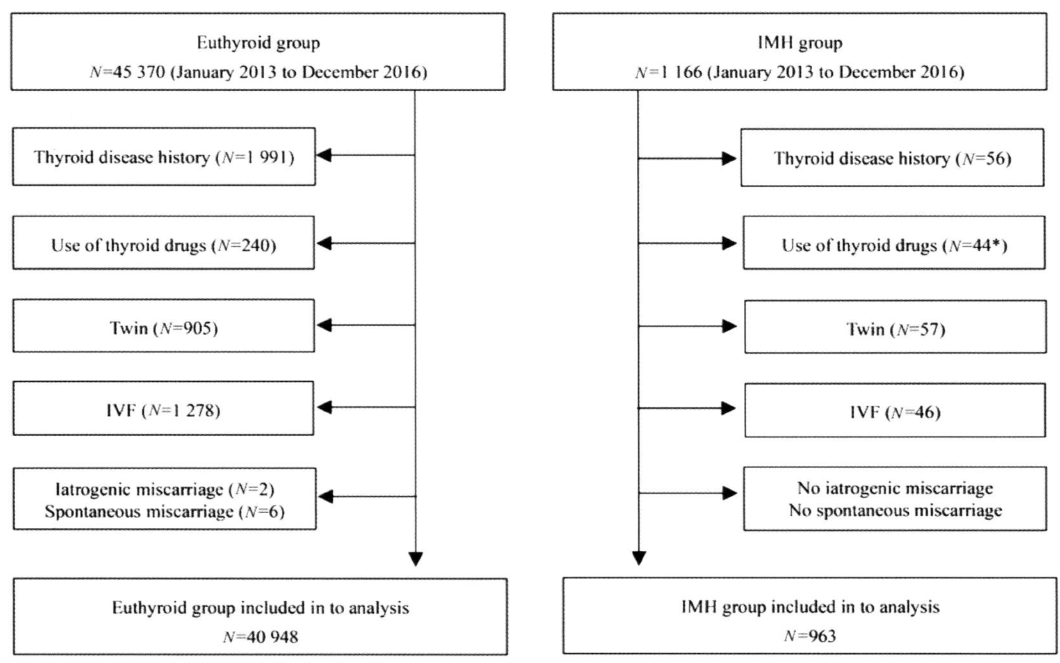

图 2–69　研究人群纳入与分组

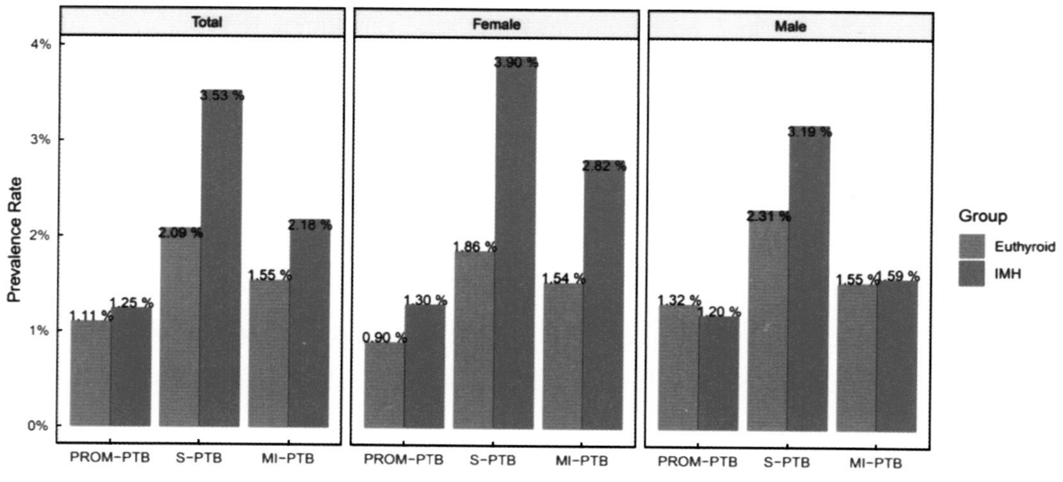

图 2-70　妊娠期单纯性低甲状腺素血症和与甲状腺功能正常样本在早产各亚型中的患病率比较

（2）建立益生菌防治早产儿严重预后不良并发症的个体化干预策略

纳入小于等于 32 周早产儿，排除致死性先天异常及预测近期死亡的无效病例，采集早产儿出生后 1 天内、2 ～ 4 天、5 ～ 7 天、14 ± 2 天、21 ± 2 天、28 ± 2 天共 6 个时间点的粪便样本；对于在出生后 24 小时内进行气管插管有创呼吸支持的患儿，还需在插管时，以及 2 ～ 4 天、5 ～ 7 天、14 ± 2 天、21 ± 2 天、28 ± 2 天共 6 个时间点采集呼吸道分泌物样本。目前已纳入早产儿 70 例（包括插管患儿 12 例），采集样本共 352 份；纳入正常对照新生儿 32 例，采集样本共 171 份。样本收集接近尾声，剩余的少量对照组新生儿持续纳入中，已纳入的新生儿均完成病史采集，患儿远期预后的随访工作持续进行中。此外，约 50% 的新生儿粪便样本已完成 16s 扩增子测序及后续生物信息学分析，正逐步分离细菌并建立早产儿 / 足月儿的个体化肠道菌群库。目前已建立早期抗生素干预的小鼠实验模型（图 2-71 a），并发现抗生素的使用导致小鼠在 14 天时出现盲肠增大、有气泡的现象，盲肠内容物含量显著增加（图 2-71 b）；此外，利用质谱成功测量并鉴定出使用抗生素所引起的一系列血清代谢产物变化，如 lysine 的代谢产物 cadaverine 在抗生素小鼠的血清中显著升高（图 2-71 c）。同时建立了孕期抗生素使用模型，以研究孕期使用抗生素对早产发生发展的影响。

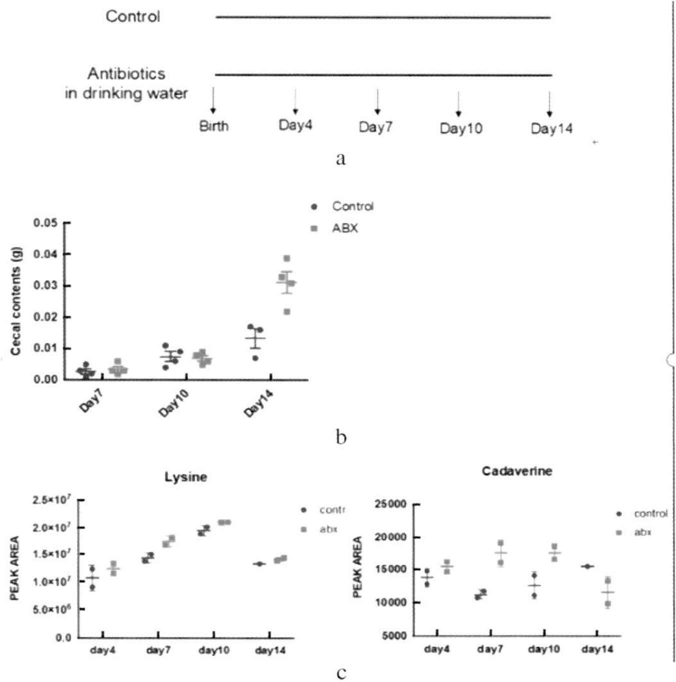

a：抗生素实验方案；b：对照组和抗生素组小鼠第 7、10、14 天的盲肠内容物含量；c：对照组和抗生素组小鼠第 4、7、10、14 天血清中的 lysine 和 cadaverine 水平。

图 2–71　抗生素使用导致小鼠盲肠内容物增多，血清 cadaverine 水平升高

（3）小剂量促红细胞生成素早期干预防治早产儿预后不良并发症的多中心研究

目前参与的 3 个临床医学中心，收集小于等于 28 周早产儿，排除严重感染、遗传代谢病、红细胞增多症、呼吸衰竭、先天畸形及拒绝参加的病例，给予小剂量 rhEPO（500 U/kg，隔日一次），用药 4 周，EPO 组入组 115 例，对照组入组 122 例，完成随访至 2 岁的早产儿共计 118 例。按照实验设计的样本量，病例收集已完成一半的工作量，随访工作尚在进行中。

探讨早期小剂量促红细胞生成素（EPO）对极早早产儿颅内出血的远期神经预后的疗效和安全性。目前参与两个临床医学中心，纳入胎龄小于等于 32 周确诊为颅内出血的早产儿，早期给予小剂量 rhEPO（500 U/kg，隔日一次，共 2 周），随访至纠正胎龄 18 个月，观察死亡和不良神经系统并发症的发生率。目前纳入早产儿 482 例，初步分析发现，早期小剂量 EPO 能够降低极早早产儿 18 个月时伤残和 MDI 小于 70 的发生率，未见副作用。同时收集 28 ～ 30 周早产儿用药前和用药后 RNA 血对照组 82 例和 EPO 组 61 例，并完成部分样本的 RNA 测序。

第三节　前沿技术和产品创新

一、总体进展

前沿技术和产品创新方面的主要任务是“实现出生缺陷出生前阻断的前沿技术突破，研发辅助生殖新技术，建立避孕药具研发和不孕不育防治技术平台”。专项于2016—2019年共立项16项，资助生殖健康领域前沿技术与产品研发项目。各项目在2020年度均按照研究计划顺利实施，研发多项新产品、新技术，取得多项国内外专利授权，完成部分成果转化并在全国范围内进行了推广应用。

中国人民解放军总医院牵头的“常见单基因病及基因组病无创产前筛查及诊断技术平台研发及规范化应用体系建立”项目完成全自动胎儿有核红细胞富集检测仪及全自动有核红细胞富集微流控仪样机研发。建立了体外试验系统模拟采集器在体捕获胎儿有核红细胞，设计了一种用于外周血中胎儿有核红细胞特异捕获的装置，包括注射器、与活塞结合的修饰特异抗体的导丝和留置针，完成动物模型的安全性及有效性验证。完成胎儿游离DNA富集优化并降低NIPT原料成本，《低成本的胎儿T21/T18/T13的NIPT检测试剂》国产化试剂盒已完成10 000人份的CFDA临床试验，获体外诊断试剂医疗器械注册证（国械注准20203400708）。研发胎儿基因组病的NIPT检测试剂盒配套软件“染色体拷贝数变异无创产前分析软件”。整合OMIM、Clinvar等公共数据库及项目组建立的中国人群多态性数据库，获得计算机软件著作权登记证书（软著登字第5015065号）。完成新型核酸提取仪（NAE-96）的研发，并获批医疗器械备案凭证（苏苏械备20200978号）。申请1项发明专利“一种针对细胞分选后的单细胞全基因组扩增方法”（专利申请号：2020104233237）；申报软件著作权1项“CNV质控信息汇总统计软件V1.0”（登记号：2020SR0684605）；发布广东省精准医学应用学会团体标准1项《基于孕妇外周血浆游离DNA高通量测序无创产前筛查胎儿基因组疾病技术标准》；建立了中国人群基因组病的临床数据库。

中国科学院遗传与发育生物学研究所牵头的“出生缺陷组织器官再生修复产品的研发”项目利用已建立的多种动物模型对生物材料的再生修复效果进行研究，并初步分析了其可能的修复机制。开展了阴道重建胶原再生支架送检工作，并完成部分项目检测。获取了尿道下裂再生修复产品注册检验、生物学检验、免疫学检验、动物实验报告等；开展了唇腭裂再生修复同品种比对临床研究。开展了神经管畸形骨修复材料的临床研究，《硬脑（脊）膜补片注册技术审查指导原则》（非临床部分）已由国家药监局公开发布实施（2020 年第 48 号公告）。获得了羟丁基壳聚糖－纳米纤维 3D 打印水凝胶。重新调整了外耳模型框架的设计，并进行了新一轮的皮瓣预构手术。

中国医学科学院药物研究所牵头的“避孕节育及兼有治疗作用的新药具研发”项目完成 8 种国家级避孕节育类药物的标准物质申报，获得了规格为 0.2 g/ 片的米非司酮片一致性评价批件。完成生物降解型左炔诺孕酮长效注射微球的工艺移交。完成超细晶铜 IUD 申报创新医疗器械审查并获得受理，完成 IUD 用新材料的理化性能检测及生物安全性评价。完成 4 种长效缓控释制剂及材料、1 种缓释避孕微针贴剂、9 种新型阴道环避孕产品的部分临床前研究工作。完善已建立的筛选模型和化合物的筛选，并对化合物进行复筛，筛选获得一个促进精子功能的化合物。完成 13 种先导物的晶型研究和 7 种先导物的共晶研究和成药性研究，完成乙酸避孕凝胶的中试研究和生产，完成米非司酮临床前实验研究。

中国人民解放军总医院牵头的“新生儿遗传代谢病筛查诊断集成化产品自主研发”项目注册申报了一体化质谱检测系统（包括三重四极杆质谱仪、二元溶剂管理器、样本管理器）二类医疗器械。完成配套研发的新生儿血斑质控品和检测试剂盒相关临床试验。获得了甲基丙二酸、甲硫氨酸、甲基枸橼酸和总同型半胱氨酸测定试剂盒第一类体外诊断试剂备案；新生儿血斑质控品正在进行三类医疗器械证申报，已经完成体系考核，进入发补流程。完成新生儿遗传代谢病筛诊治基础数据采集系统、临床咨询系统、在线会诊系统的开发，提供网络协作的平台支持；已完成 1 份政策建议报告——《中国新生儿遗传代谢病串联质谱筛查现状调查报告》，将提交国家卫生健康委，为相关决策提供基础数据。发表了 3 个遗传代谢病筛查诊治专家共识。

上海交通大学牵头的“出生缺陷一级预防孕前检测技术设备及应用平台的研发”项目基于免疫荧光定量法检测促甲状腺激素（TSH）、总三碘甲状腺原氨酸（TT3）、总甲状腺素（TT4）的即时检测（POCT）设备及相关配套试剂取得 NMPA 注册证，并在 2020 年度取得了较大的市场效益；已完成研发的家用 POCT 尿碘检测相关试剂进入试产阶段；完成小型化全自动荧光定量 PCR 仪的升级，并通过江苏省医疗器械检验所检测，完成省药品监督管理局的质量体系现场考核；完成一台小型化液相生物芯片检测工作站样机生产，获小型液相芯片工作站软件著作权授权 1 项；基于前期研发的仪器和配套试剂开展了多中心临床样本的收集和筛查工作，完成检测设备试剂的临床应用性评估研究。建立出生缺陷云平台管理系统，同步微信公众号服务，进行部分示范应用验证，对具有环境或遗传高危因素的育龄女性及配偶进行孕前咨询与干预。

天津医科大学牵头的“儿童重症遗传病的基因编辑、干细胞及药物治疗”项目研发了高效的双 AAV 介导拆分单碱基编辑器体内递送和编辑系统，建立和完善了基于猪非成熟卵子体外成熟过程中单碱基编辑母系遗传信息获得纯合点突变基因型 F0 猪胚胎的单碱基编辑新策略；完成新型小分子运输辅助剂的筛选与鉴定，发现甘氨酸（Gly）能够显著提高反义寡核苷酸药物 PMO 的活性。继续扩展 DMD/BMD 患者数据库，建立 DMD 患者多能干细胞（iPSC）系的诱导分化；对项目组创立的 BE-PLUS 碱基编辑工具进行了创新性改造，得到没有碱基偏好性、编辑窗口宽、不增加脱靶和插入缺失等优点的 BE-PLUS-AID。编写完成 β-地中海贫血治疗的安全、有效性标准；在食蟹猴模型上完成间充质干细胞治疗成骨不全的实验研究，为制定安全、有效的成骨不全（OI）治疗临床方案奠定基础。进行了Ⅰ型成骨不全小鼠 HIF-1α 与 YAP 协同促进间充质干细胞成骨分化的机制研究，发现 HIF-1α 可能作为成骨不全治疗的潜在靶点。

北京大学牵头的“人类生育力下降机制和防护保存新策略研究”项目发现颗粒细胞中 CFP1 通过介导组蛋白 H3K4 甲基化维持小鼠卵泡的发育，揭示了多种新的长链非编码 RNA 在 BPDE 导致女性胚胎滋养层细胞功能障碍的分子机制；基于单细胞转录组测序发现生精障碍发病新机制，基于大样本 WES 测序发现无精子症新致病基因。评估了玻璃化冷冻保存对人卵母细胞转录组的影响，结合卵母细胞体外成熟和冷冻保存技术搭建了中国新模式“OP-IVM 卵子库”，分析了乳腺癌、甲状腺癌患者生育力保存与恢复的临床助孕或产科结局，并结合研究进展完成肿瘤患者生育力干预策略分析，完善了肿瘤生殖储备库协作信息系统的建设。

同济大学牵头的“重大胎儿疾病宫内诊断和治疗新技术研发”项目累计纳入复杂性双胎 867 例、胎儿水肿 184 例、胎儿骨骼系统发育不良 112 例，基本建立了三种重大胎儿疾病的多中心临床研究队列。建立了双胎输血综合征（Twin-Twin Transfusion Syndrome，TTTS）的评估表，将其用于临床并完善超声，以及功能磁共振对 TTTS 围手术期胎儿的脑血流灌注及脑部发育情况的监测，初步建立人工智能超声影像诊断体系，诊断双胎输血综合征胎儿脑发育，评估胎儿及新生儿预后。探索了非免疫性胎儿水肿的病因分布及全外显子测序在产前非免疫性胎儿水肿宫内干预的价值；采用 CMA 结合 Trio-WES 完成 5 个胎儿水肿家系的遗传学检测。收集胎儿骨骼系统发育不良病例病史和超声数据，开展家系研究，进行相关基因检测、遗传学评估与诊断，建立了数据库、基因库，并形成了诊断和评估方法；初步形成了标准化的胎儿骨骼发育异常疾病的产前诊断体系与预后评估方法，初步建立了重大胎儿疾病的诊断和干预平台。

上海交通大学医学院附属第九人民医院牵头的“线粒体遗传疾病治疗的辅助生殖新技术研究”项目在前期成功构建出第一极体纺锤体复合体互换猴的基础上，进一步对第一极体和纺锤体复合体的基因完整性、功能特征和线粒体数量等进行了检测和比较，分析了出生后代猴的基因型和线粒体来源；建立了人 naïve ES 建系技术，已传 22 代，为快速观测 ES 发育与线粒体漂变打下了基础；创新了一种 Trim-away 技术，实现卵自身功能破坏残留线粒体，成功实现了受体线粒体 DNA 零残留；累计募集了 2 例生育有致死致残 Leigh 综合征子代的患者和匹配的 11 例健康供体，成功获得低突变男性胚胎 3 枚；发现通过 INK128 抑制 mTOR 通路可显著改善干细胞移植后重组卵巢的卵泡形成等生理功能。

中国人民解放军总医院牵头的“胚胎植入前遗传学诊断新技术研发及规范化研究”项目完成人类配子及植入前胚胎发育过程的 DNA 甲基化与染色质可接近性图谱绘制，以及异常核型囊胚和发育异常胚胎的单细胞表观遗传学平行多组学测序，发现了与植入前胚胎发育异常相关的标记分子。发现了致死性和非致死性胚胎的特异 RNA 表达模式差异，以及植入前胚胎发育异常的标志分子，有助提高对植入前胚胎发育潜能评估的准确性。构建了基于单分子高通量测序（三代测序）技术的胚胎植入前遗传学检测平台并开展了临床试验，完成 24 个平衡易位和 2 个单基因遗传病家系检测；完成 ESNI-PGT 多中心临床试验设计并进行国际注册；启动了 ESNI-PGT 多中心 RCT 临床试验，并完成 272 例患者的随机入组。开展了针对胚胎 DNA 甲基化对 PGT 累积妊娠率的影响及不同检测体系 PGT 对胚胎妊娠率的影响的两项临床试验。

南京大学牵头的“基于代谢偶联的生殖细胞发生障碍研究与生育力重塑”项目鉴定了新的代谢感知蛋白糖异生限速酶果糖 1, 6- 二磷酸酶 1（FBP1）、氨酰 tRNA 合成酶，解析了生殖系统代谢微环境中代谢分子与感知蛋白作用的分子机制及对于生殖系统的影响，证明了线粒体上的氨酰 tRNA 合成酶（LARS2、HARS2、AARS2）缺陷与卵巢发育缺陷相关，发现了附睾蛋白氨基酰化修饰可能对“生殖细胞代谢微环境”造成影响，并且是精子发生的关键事件。构建了一系列代谢感知蛋白相关基因的基因敲除小鼠，分析关键代谢通路失调引起的生殖细胞发生障碍的表型。解析了生殖细胞 - 体细胞代谢偶联相关通道蛋白的结构，阐述生殖细胞代谢偶联的分子机制。开发了基于生殖细胞与体细胞偶联的代谢小分子治疗靶点，建立了改善生育力的方法。建立了生殖细胞体外活细胞显微镜观察细胞器动态变化的方法；建立了利用 Hi-C 解析小鼠卵母细胞不同发育阶段及衰老过程中染色体三维结构变化的新方法。

浙江大学牵头的“生殖器官功能障碍与生育力重塑”项目发现了化疗损伤对卵母细胞产生持久性损伤影响，发现 SHH（Sonic Hedgehog）信号通路调节自噬参与宫腔粘连的发生，发现宫腔粘连的发生发展与生殖道的菌群失衡相关；建立了褪黑素保护冻存卵巢和提高压力应激下卵子质量的新方法，建立了人羊膜上皮细胞治疗卵巢早衰的新方法，获批人羊膜上皮细胞治疗卵巢早衰的临床试验批件并开展临床试验；建立了人羊膜上皮细胞、胶原支架复合人脐带间充质干细胞外泌体、点阵激光修复子宫内膜损伤的新方法、新技术，开展了干细胞原位募集及捕获一体化的 E7/SDF-1α 复合胶原多孔支架修复子宫内膜损伤的研究；完成脐带间充质干细胞治疗薄型子宫内膜的临床试验研究。

浙江大学牵头的“辅助生殖的遗传安全性研究”项目完成超过 2000 个早期卵裂球胚胎、超过 30 000 个囊胚、约 290 个极体（卵子）样品 DNA 的收集和染色体拷贝数变异（CNV）的遗传学检测；并对已检测的 ART 卵母细胞及早期胚胎的 CNV 频率、分布及致病性特点均进行了分析评估，初步明确了 4 个不同 ART 关键环节与染色体 CNV 的相关性。完成 247 个家系共 791 个成员高深度全基因组测序，并进行初步分析。分别从纺锤体结构、染色体分离、复制叉压力、DNA 修复酶表达等方面分析了 ART 环节对基因组稳定性的影响；开展了利用 PCOS 大鼠模型分析 PCOS 对子一代神经发育和 DNA 损伤的分子机制研究。

复旦大学牵头的“辅助生殖的表观遗传安全性研究”项目完成人精子的 ChIP-seq 组蛋白修饰检测；基于多重 PCR 和液相捕获探针研发靶向区域的 DNA 甲基化检测方法，检测了胎盘组织印记基因和其他 DNA 甲基化异常；通过制备单一静液压力刺激仿生细胞培养装置和多力场耦合式主动脉瘤仿生控制系统，建立了仿生输卵管胚胎动态培养研究平台；完成小鼠早期发育代谢组学研究，发现 α- 酮戊二酸能够参与发育过程中 H3K9me3 的表观遗传重塑并进而影响多能性基因表达和胚胎发育；研发了一种具有更好重现性和高灵敏性的用于 DNA 甲基化修饰检测的 UHPLC-MS/MS 分析方法；构建了孕早期高雌激素状态的猕猴模型，初步证实该模型能较好地模拟 ART 中女性超促排卵后的高雌激素水平状态，并初步确定了猕猴子代生长发育、社交能力等评估指标；进一步优化了 CUT&RUN 方法，初步确定激光刺激能够影响人囊胚中 H3K27ac 信号；基于 NamiRNA- 增强子 - 基因激活全新机制，初步证实 miRNA 的确能够激活印记基因表达。

国家卫生健康委统计信息中心牵头的“规范化、全周期重大出生缺陷大数据平台建设”项目完成规范化、全周期重大出生缺陷大数据平台的整体架构设计与初步开发、部分病种上报模块的开发，以及基因知识库和基因数据工作站的技术验证和开发。完成数据库需求设计，初步提出了复杂先天性心脏病等19个病种的数据采集因子表单，基因数据的采集和标准化等。初步完成《重大出生缺陷数据质控方案编制》。制定出标准化血清学筛查、NIPT检测、孕期胎儿超声异常数据库词条格式，初步编制完成《“重大出生缺陷大数据孕期染色体病筛查超声异常数据库建设”研究者手册》。完成1万例血清学筛查数据的汇总、清洗及标准化，形成标准化数据集合。编制完成《重大出生缺陷数据质控方案》的框架设计，完成《辅助生殖技术出生缺陷数据项标准》初稿。编制完成《全生命周期数据库模板》，掌握了孕前、产前和生后全链条数据的来源，完成院内数据申请的流程。

北京大学牵头的“妇科肿瘤患者保留生育功能相关技术研发”项目筛选出若干个逆转子宫内膜癌及逆转后影响子宫内膜容受性关键分子，阐明了逆转子宫颈上皮内瘤变对宿主基因组三维结构的影响；发现褪黑素可缓解顺铂引起的小鼠卵巢损伤和生育力下降及紫杉醇对小鼠生育力的短暂影响；发现拉帕替尼通过STAT3通路代偿对EGF受体产生抑制作用而不影响卵巢功能；开展了搭载子宫内膜间充质干细胞水凝胶体系对于逆转早期子宫内膜癌及重塑损伤内膜生育力的安全性和有效性的评估，发现经皮穴位电刺激技术可改善化疗损伤大鼠生育功能，并发现了自发性早产的母体外周血新型分子标记物；优化了卵巢恶性生殖细胞肿瘤和滋养细胞肿瘤的保育方案；探索了新型冠状病毒肺炎对女性及母胎的影响。

二、各项目研究进度

（一）“常见单基因病及基因组病无创产前筛查及诊断技术平台研发及规范化应用体系建立”项目

1. 项目简介

本项目由中国人民解放军总医院戴朴教授牵头，团队成员涵盖国内生殖健康领域领先的临床团队和产品研发团队。项目拟通过NIPT 4个底层核心技术的研发胎儿有核红细胞高效识别、捕获及鉴定技术、游离核酸富集优化及微量核酸分析技术，针对胎儿有核红细胞的单细胞全基因组扩增技术和基于基因捕获、高通量测序的常见单基因病及基因组病一体化检测技术，形成具有自主知识产权的 NIPT 相关核心技术、国产化仪器设备、配套软件及试剂，覆盖更多的疾病种类，实现精准快速检测，引领产业化发展。通过项目实施将优化现有 NIPT 试剂盒、降低检测成本，开发新的单基因病、基因组病检测试剂盒；建立孕早期常见单基因病及基因组病的一体化多层次 NIPT 平台、建设临床数据库，形成临床应用规范体系，面向广大基层推广精准、快速、覆盖广的 NIPT 技术方法。

2. 研究进展

（1）胎儿有核红细胞捕获鉴定

全自动有核红细胞富集微流控仪：实现了用于分离吸附胎儿有核红细胞的微球惯性力微流控结构的设计和制造；基于全自动胎儿有核红细胞富集检测仪，主要针对脐带血和孕母外周血样品进行实验，对抗体方案进行了验证和优化，基于逆流鞘液再聚焦的微流控芯片设计及其流场分析，完善了整个实验和鉴定流程。胎儿有核红细胞采集器研发进入安全性及有效性验证阶段：动物实验方面，利用设计开发的胎儿有核红细胞采集器，在孕猴中进行了多次胎猴有核红细胞的在体捕获，对捕获的细胞进行了全基因组扩增和 STR 分型检测，发现捕获的细胞中有胎猴细胞，但比例不高；体外捕获方面，设计了一种用于外周血中胎儿有核红细胞特异捕获的装置，包括注射器、与活塞结合的修饰特异抗体的导丝和留置针，申请 1 项专利“一种胎儿有核红细胞的捕获方法”（专利号：202011347952.2）。

（2）游离核酸富集优化

低成本的胎儿 T21/T18/T13 的 NIPT 检测试剂，通过 10 000 例以上的前瞻性临床试验，获得了国家药品监督管理局批准的体外诊断试剂医疗器械注册证“胎儿染色体非整倍体（T21、T18、T13）检测试剂盒（半导体法）”（国械注准 20203400708），通过国产化及扩大生产，将其原料成本降至 100 元 / 人份左右。核酸自动提取仪在原 32 通量全自动核酸提取仪的基础上研发 96 通量全自动核酸提取仪；完成新型核酸提取仪（NAE-96）的研发，并获批医疗器械备案凭证（苏苏械备 20200978 号）。

（3）新型的全基因组扩增技术

优化单细胞扩增技术，研发了一种针对细胞分选后的单细胞全基因组扩增方法：ChromInst 单细胞扩增成库试剂盒，ChromInst 技术是把 illumina 测序接头直接设计到 MALBAC 扩增体系中，使得两轮扩增后的产物直接形成完整的测序文库，避免建库去接头时碱基丢失。通过减少扩增循环数降低扩增偏移。相较于 MALBAC，

ChromInst 单细胞全基因组扩增建库试剂盒的 bin size 可以设置 1 M 以下，提高小片段 CNV 的检出。基于 B 等位基因偏移算法，ChromInst 产物进行的母源污染判定更具优势。ChromIns 单细胞全基因组扩增建库试剂盒，得到 84.9% 的产物总量大于 2 μg，11.5% 的产物总量在 0.1 ～ 2 μg，仅 3.6% 的产物总量少于 0.1 μg；0.1 μg 以上的扩增产物即可用于高通量测序，因此整体的实验成功率约为 96.4%。

（4）常见的单基因病及基因组病的一体化捕获相关技术

项目团队实现了涵盖染色体（5 条染色体）、微缺失微重复（12 种）和单基因病（50 个单基因）这三类疾病 NIPT 一体化捕获试剂盒优化。其主要从探针设计和捕获流程两个方面优化，使捕获效率达到 40%，覆盖度可达 98%，同时完成 709 例 NIPT 一体化单基因病临床样本检测及验证。完成“基于 10X 和捕获测序的无创单基因分析软件”的软件著作权申报（登记号：2020SR0149794）和“一种用于 50 种遗传病单基因突变检测的试剂盒及其使用的探针组”“耳聋单倍型基因突变无创检测方法”“一种模块化高精度自动化液体工作站”3 项专利申报。

（5）高标准质控的一体化检测平台

高通量测序高灵敏度污染质控系统的污染检出灵敏度达 0.1% 及污染溯源准确度达 99%，“通过成组 SNP 位点检测高通量测序样本污染的方法”已申请专利（专利申请号：202010061621.6）。通过超低频变异检测、DNA 双链液相基因捕获及半导体测序等不同技术，建立全面的单基因病 NIPT 平台（涵盖 50 ～ 100 种常见单基因病，约 500 个致病基因），研发地中海贫血、遗传性耳聋、杜氏肌营养不良等 5 种单基因病专病检测试剂盒及相应的 NIPT 自动化一体式工作站。

（6）基因组病的 NIPT 设备及配套试剂研发

研发胎儿基因组病的 NIPT 检测试剂盒配套软件“染色体拷贝数变异无创产前分析软件”。该软件整合 OMIM、Clinvar 等公共数据库，以及项目组已建立的中国人群多态性数据库，并获得计算机软件著作权登记证书（软著登字第 5015065 号）。

（7）单基因病的 NIPT 设备及配套试剂研发

项目组本年度完成 824 例常见单基因专病多层次临床样本 NIPT 检测及验证，涉及的单基因病有地中海贫血（152 例，阳性率 8.1%）、苯丙酮尿症（45 例，阳性率 91.1%）、杜氏肌营养不良（268 例，阳性率 76.7%）、肝豆状核变性（16 例，阳性率 68.8%）、耳聋（361 例，阳性 36.7%）。建立了一种模块化、高精度、高可靠性、操作简便的无创产前基因检测的自动化液体工作站，该工作站包括四大系统：装载系统、运动系统、控制系统及应用软件系统。四大系统进行模块化设计，通过相互协调实现了高精度、高可靠性及操作简便的自动化液体工作站。开发 NIPT 实验分析数据和筛查软件，实现了 NIPT 实验分析数据和筛查报告出具系统实现一体化控制。样品库信息、筛查结果和产前诊断结果实现一体化信息管理。可以便捷地录入、获取数据分析结果，以及满足出具报告以数据统计、查询等需求。

3. 项目主要成果

（1）孕母外周血的胎儿有核红细胞的捕获与鉴定

循环胎儿有核红细胞采集器：设计了一种用于外周血中胎儿有核红细胞特异捕获的装置，包括注射器、与活塞结合的修饰特异抗体的导丝和留置针，申请专利“一种胎儿有核红细胞的捕获方法”（专利申请号：202011347952.2），该捕获方法包括采用洗脱剂将捕获装置上捕获的胎儿有核红细胞进行洗脱；洗脱剂选自胰蛋白酶、胃蛋白酶和 Gly HCl 中的任意一种。捕获装置包括导丝和注射器；导丝位于注射器内，一端固定于注射器的活塞上，另一端插入注射器的针头的内部，与针头活动连接；导丝的表面固定有用于结合胎儿有核红细胞的抗体。捕获时，将导丝置于含胎儿有核红细胞的环境，如孕妇外周血中进行目的细胞的有效捕获。该捕获方法操作简单，无需昂贵的仪器也能进行胎儿有核红细胞的有效获取。

（2）胎儿基因组病的 NIPT 检测试剂盒研发

项目组开发的“胎儿染色体非整倍体（T21、T18、T13）检测试剂盒（半导体法）”通过国家药品监督管理局评审，获体外诊断试剂医疗器械注册证（国械注准 20203400708），经过国产化及扩大生产，使其原料成本降低至约 100 元 / 人份。研发的基因组 NIPT 试剂盒已定型，可覆盖胎儿染色体非整倍体及微缺失微重复，已完成超过 12 000 例临床样本研究，检出率可达 98.9%，其中对于 1 ～ 5 M 的微缺失微重复，检出率也可以达 92.86%，为了方便后续临床应用，项目通过整合 OMIM、Clinvar 等公共数据库，以及项目已建立的中国人群多态性数据库存，开发了胎儿基因组病的 NIPT 检测试剂盒配套软件，并获计算机软件著作权登记证书（“染色体拷贝数变异无创产前分析软件”，软著登字第 5015065 号）（图 2-72），日后可供临床医师查询使用，辅助其进行遗传咨询。截至 2020 年完成 13 877 例临床标本收集工作，对 8757 例临床样本检测中，非整倍体检出 461 例，CNV 检出 486 例。

中华人民共和国

医疗器械注册证（体外诊断试剂）

注册证编号：国械注准20203400708

注册人名称	东莞博奥木华基因科技有限公司
注册人住所	东莞松山湖高新技术产业开发区桃园路1号莞台生物技术合作育成中心11栋
生产地址	东莞松山湖高新技术产业开发区桃园路1号莞台生物技术合作育成中心11栋
代理人名称	/
代理人住所	/
产品名称	胎儿染色体非整倍体（T21、 T18、 T13）检测试剂盒（半导体测序法）
包装规格	160测试/套
主要组成成分	试剂盒A：末端修复缓冲液、末端修复酶、DNA连接酶、连接缓冲液、PCR扩增试剂、PCR扩增引物、定量扩增试剂、定量扩增引物、定量标准品S1~S4、阳性对照品PC、阴性对照品NC、接头、标签A01-A48；试剂盒B：磁珠1、磁珠2、TE缓冲液。（具体内容详见说明书）
预期用途	本试剂盒用于定性检测孕周为12⁺⁰周及以上的孕妇外周血血浆中胎儿游离脱氧核糖核酸（DNA），通过分析样本中的胎儿游离DNA的21号、18号及13号染色体数量的差异，对胎儿的染色体非整倍体疾病21-三体综合征、18-三体综合征和13-三体综合征进行产前筛查。本试剂盒仅用于构建测序文库。
附件	产品技术要求、说明书
产品储存条件及有效期	试剂盒A于-30℃~-10℃储存；试剂盒B于2℃~8℃储存。产品有效期为9个月。
其他内容	/
备注	

审批部门：国家药品监督管理局　　批准日期：二〇二〇年八月二十[illegible]日　　有效期至：二〇二五年[illegible]月[illegible]九日

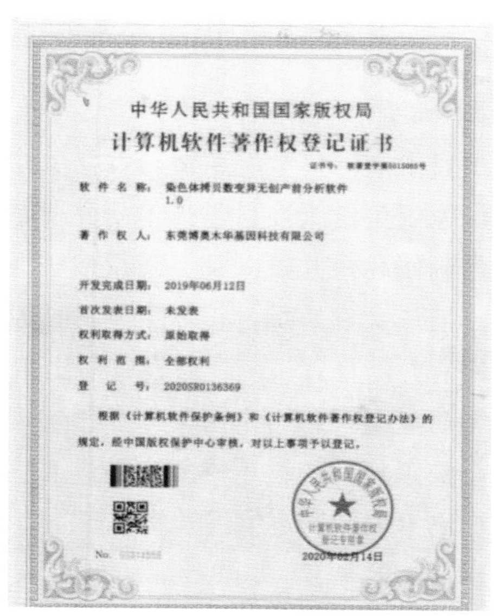
中华人民共和国国家版权局

计算机软件著作权登记证书

软件名称：染色体拷贝数变异无创产前分析软件 1.0

著作权人：东莞博奥木华基因科技有限公司

开发完成日期：2019年06月12日

首次发表日期：未发表

权利取得方式：原始取得

权利范围：全部权利

登记号：2020SR0136369

根据《计算机软件保护条例》和《计算机软件著作权登记办法》的规定，经中国版权保护中心审核，对以上事项予以登记。

2020年02月14日

图 2–72　体外诊断试剂医疗器械注册证及软件著作权登记证书

（3）一种针对细胞分选后的单细胞全基因组扩增方法

项目组提供了一种针对细胞分选后的单细胞全基因组扩增方法，能够降低细胞分选后的细胞损伤、核酸片段化、DNA- 蛋白质交联及碱基变异，从而提高扩增效率、扩增均匀性及降低扩增错误率。对含有目标微量细胞的样本进行细胞分选后，采用温和裂解体系对目标微量细胞进行裂解，温和裂解体系采用温和的裂解配方，可以减少细胞损伤，同时降低裂解温度并且延长裂解时间，可以减少 DNA- 蛋白质交联；将获取的 DNA 采用优化的扩增体系进行扩增，优化的扩增体系是在 ChromInst 技术的基础上进行优化，优化的 ChromInst 体系具有优化的扩增缓冲液和引物配比，使之更适合核酸短片段的扩增并且有针对性的提高短片段的扩增效率，可以降低核酸片段化及核酸片段化的影响，从而提高扩增效率及扩增均匀性；更重要的是，优化的扩增体系应用了无 dU 容忍性的 DNA 聚合酶，该 DNA 聚合酶对于 dU 碱基不耐受，不能识别 DNA 模板上的 U 碱基，因此受细胞分选固定剂作用 C–U 的错误突变在扩增阶段就会被排除，从而极大地降低了扩增错误率；扩增后的产物可用于测序平台或芯片平台进行检测及数据分析。已申请发明专利“一种针对细胞分选后的单细胞全基因组扩增方法”（专利申请号：2020104233237）。

（二）“出生缺陷组织器官再生修复产品的研发”项目

1. 项目简介

本项目由中国科学院遗传与发育生物学研究所戴建武研究员团队牵头，团队成员来自国家卫生健康委科学技术研究所、北京大学口腔医院、陆军军医大学、首都医科大学附属北京儿童医院、南京鼓楼医院、中国科学院苏州纳米技术与纳米仿生研究所、清华大学及烟台正海生物科技股份有限公司等单位。项目通过研究出生缺陷再生修复并阐释其机制，研发针对出生缺陷组织修复的再生修复产品，并通过3D打印技术研发个性化再生医学产品，实现缺损组织重建。项目的实施将使一批针对重大出生缺陷疾病的再生修复产品进入临床研究或获得注册证，开发我国具有原创性的治疗出生缺陷的再生医学修复产品，取得重大社会效益。

2. 研究进展

（1）出生缺陷动物模型建立及组织再生机制研究

项目组本年度以大鼠为模式动物，利用化学物质视黄酸（RA）进行脊柱裂造模，发现发生脊柱裂的胎鼠体外存活时间极短。后又在小鼠给予视黄酸后，利用脐带间充质干细胞（hUC-MSCs）静脉注射进行宫内干预，发现hUC-MSCs可以抑制胎鼠的吸收，但胎儿仍然出现神经管畸形。半胱氨酸可以通过增加氧化损伤和干扰甲基化代谢诱导鸡胚发生神经管畸形。项目组本年度还摸索了新的可以诱导骨再生的生物材料，研究发现PDGF转基因蚕丝材料对干细胞骨向分化具有促进作用，LRP6与BMP9参与了丝胶材料诱导干细胞成骨分化。

（2）唇腭裂修复产品研发

项目组针对先天性唇腭裂出生缺陷，研究了新型具有组织再生修复能力的生物材料，对腭裂软组织缺损修复后松弛切口裸露的骨组织创面，以生物膜材料覆盖，对比有生物膜覆盖的伤口与裸露伤口的愈合情况，发现有生物膜覆盖的伤口愈合快，黏膜表面瘢痕减轻。在唇腭裂的牙槽嵴裂骨缺损修复中，使用生物骨材料，可免除既往自体骨供骨区的手术创伤，缩短手术时间，更可以替代自体骨材料进行骨缺损修复。

（3）先天性腹疝/膈疝修复产品研发

项目组已建立巴马香猪膈肌缺损膈疝动物模型；开展了胶原材料对巴马香猪膈肌缺损的修复实验，并对中期数据进行整理分析，完成实验报告；对腹疝修复组织的胶原结构进行MPM成像分析，发现胶原补片组再生肌肉旁新生胶原与其他材料组修复组织的胶原的差异，为进一步研究腹疝修复与再生的特点与机制奠定了基础。

（4）神经管畸形再生修复产品研发

项目组进行了动物试验及临床试验两部分。在动物实验方面，乳兔椎板缺损动物模型的结果表明，胶原靶向骨生长因子 CBD-BMP2 复合胶原骨粉支架材料，能够明显促进椎板缺损损伤部位的结构恢复。对于该功能材料在未来椎板缺损修复的应用中具有重要的显示指导意义，为未来在临床上推广应用胶原靶向骨生长因子 CBD-BMP2 复合胶原骨粉支架材料修复提供了良好的技术支持和保障。同时顺利开展骨修复材料的临床研究，进行了骨修复材料与自身骨组织的对照研究。

（5）先天性尿道缺陷组织再生修复支架研发

本年度已取得产品注册检验报告、生物学检验报告、免疫学检验报告、动物实验报告，完成项目所有临床前研究。完成项目的临床预实验。在临床试验方面，本年度完成试验方案的修订与定稿，完成所有临床试验样品的生产及检测。确定临床试验参研单位，包括首都医科大学附属北京儿童医院、首都儿科研究所附属儿童医院、中国医科大学附属盛京医院、浙江大学医学院附属儿童医院、复旦大学附属儿科医院、郑州儿童医院，以及数据管理与统计分析单位、试验保险单位、SMO 公司。其中组长单位首都医科大学附属北京儿童医院，通过伦理审查、签订临床试验合同、完成省局备案与遗传办备案；浙江大学医学院附属儿童医院、首都儿科研究所附属儿童医院、中国医科大学附属盛京医院已通过伦理审查，复旦大学附属儿科医院、郑州儿童医院，完成伦理初次审查。首都医科大学附属北京儿童医院召开临床试验启动会，2020 年 11 月已经正式启动入组招募工作。

（6）先天性心脏病再生修复支架研发

完成猪的房间隔缺损修复实验取材及部分项目的检测，包括对术前术后的心脏彩超数据进行分析，对取材后标本行组织学检测等。

（7）耳鼻缺损组织修复 3D 生物打印新型支架材料研发

开发了壳聚糖基打印材料，通过对壳聚糖改性同时复合短棒状的 PLGA 纳米纤维，获得固化速度快、力学性能良好的羟丁基壳聚糖 – 纳米纤维（HBC-NF）水凝胶。该水凝胶对间充质干细胞（MSCs）的生长无毒副作用，能够促进 MSCs 增殖。纳米纤维的掺杂，有效提高 MSCs 中与软骨分化相关基因的表达，促进蛋白聚糖与二型胶原的产生，从而增强 MSCs 的软骨分化。在此基础上利用 3D 打印技术构建 PCL-Pluronic 网格支架，将负载人间充质干细胞 HBC-NF 水凝胶灌注在网格支架中，获得有微孔道结构的 HBC–NF 复合水凝胶支架。将该支架经软骨分化培养 4 周后移植到裸鼠的皮下组织，结果显示 PCL 在体内和体外都显现出较好的力学支撑作用，支架的力学强度可达 3 ～ 4 MPa。在体内促软骨分化方面：由于 HBC–NF 水凝胶的粗糙表面能够促进细胞的黏附及细胞间的相互作用，与单独的 HBC 水凝胶支架相比，该支架能显著促进 MSCs 的软骨分化；与无微孔道结构的 HBC–NF 复合水凝胶支架相比，有微孔道结构能够促进支架内部与外部的营养物质和废物的交换，提高移植 MSCs 的活性，因而更有利于软骨组织的形成。该 3D 打印水凝胶在耳鼻损伤中的软骨的修复方向显现出潜在的应用价值。相关成果发表在 *J Mater Chem B* 上。

（8）3D 打印在耳鼻缺损组织重建中的应用

完成开发定制化构建“上皮 – 软骨”复合组织的新方法，两项发明专利获得正式授权。根据缺损的个体化需求，定制化构建外耳组织、外鼻组织。完成模式动物的外耳及鼻缺损修复。

3. 项目主要成果

（1）神经管畸形再生修复产品研发

主要进行了补充硬脊膜缺损的人工生物膜修复动物实验，以及人工骨修复材料在儿童脊柱手术中的应用。

①动物实验：主要检测指标为动物存活情况、硬膜修复有无脑脊液漏、解剖观察修补部位的再生修复程度，了解修补的严密性；通过病理检测膜修复材料诱导的生长性及与周围组织的粘连性。术后 3 个月、6 个月分别取膜交界区进行免疫组化及电镜检测。目前已有 3 个月免疫组化结果。实验组比格犬术后 3 个月均生存良好，未见脑脊液漏。术中见硬脊膜与表面瘢痕轻度粘连，较易分开，硬脊膜表面可见薄层纤维膜及少量脂肪覆盖，硬脊膜表面未见明显增生的瘢痕组织（图 2–73）。免疫组化见修复膜中表皮生长因子及碱性成纤维生长因子分布均匀，DAB 染色阳性面积及光密度值与自体硬膜区无明显差异，说明项目组所用人工膜修复材料在动物实验中有良好的生物学相容性，可达到膜修复效果。

②人工骨修复材料试验：选择行脊柱畸形后路矫形融合患者，年龄 2 ～ 14 岁，试验组使用人工骨修复材料混合，对照组使用自体骨行脊柱后方椎板融合术。按照 1 ∶ 1 入组，术后 3 天出血化验患儿肝肾功能及骨代谢指标；术前及术后 3 个月、6 个月、1 年拍脊柱正侧位 X 片，测量患者的脊柱畸形程度及有无融合发生。记录患者并发症发生情况。

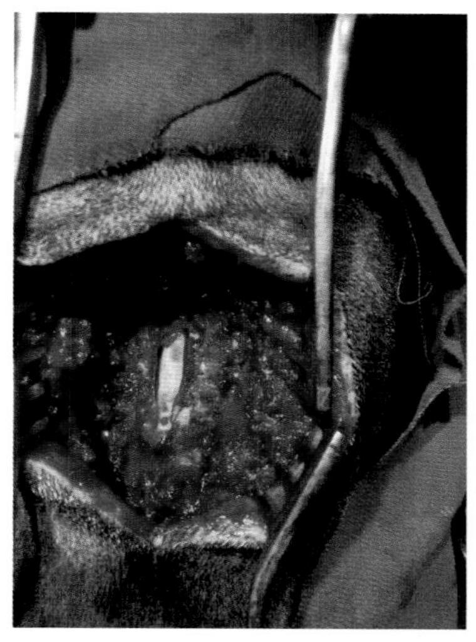
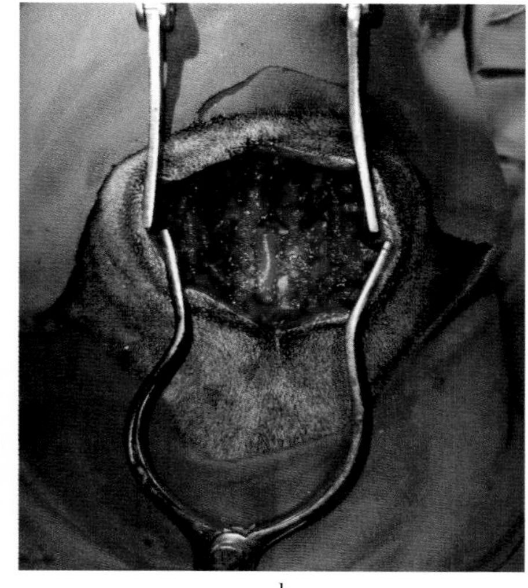

a　　　　　　　　　　b

a：将硬膜剪除 0.7 cm × 2.5 cm 大小缺损；b：人工硬膜原位缝合后。

图 2-73　增加膜修复材料的直接缝合实验组

（2）羟丁基壳聚糖 - 纳米纤维 3D 打印水凝胶的研发

获得一种羟丁基壳聚糖 - 纳米纤维（HBC-NF）3D 打印水凝胶。该水凝胶对 MSCs 无毒副作用且能够促进其增殖。纳米纤维的掺杂，有效提高 MSCs 中与软骨分化相关基因的表达并增强其软骨分化。将负载人 MSCs 的 HBC-NF 水凝胶灌注在通过 3D 打印技术构建的 PCL-Pluronic 网格支架中，获得有微孔道结构的 HBC-NF 复合水凝胶支架（图 2-74）。动物实验显示支架的力学强度可达 3 ～ 4 MPa，并能显著促进 MSCs 的软骨分化，更有利于软骨组织的形成。综上，获得的羟丁基壳聚糖 - 纳米纤维 3D 打印水凝胶，可构建具有适当力学强度、生物功能及可调控的内部微结构的仿生复合支架，在耳鼻损伤修复中显现出潜在的应用价值。相关成果以“HBC-Nanofiber Hydrogel Scaffolds with 3D Printed Internal Microchannels for Enhanced Cartilage Differentiation”为题发表在 *Journal of Materials Chemistry B* 上。申请 2 项专利“一种双交联透明质酸水凝胶、其制备方法与应用”和“胶原 -PEG 自组装缓释体系及其制备方法和应用”（申请号：202010059642.4，202010460213.8）。

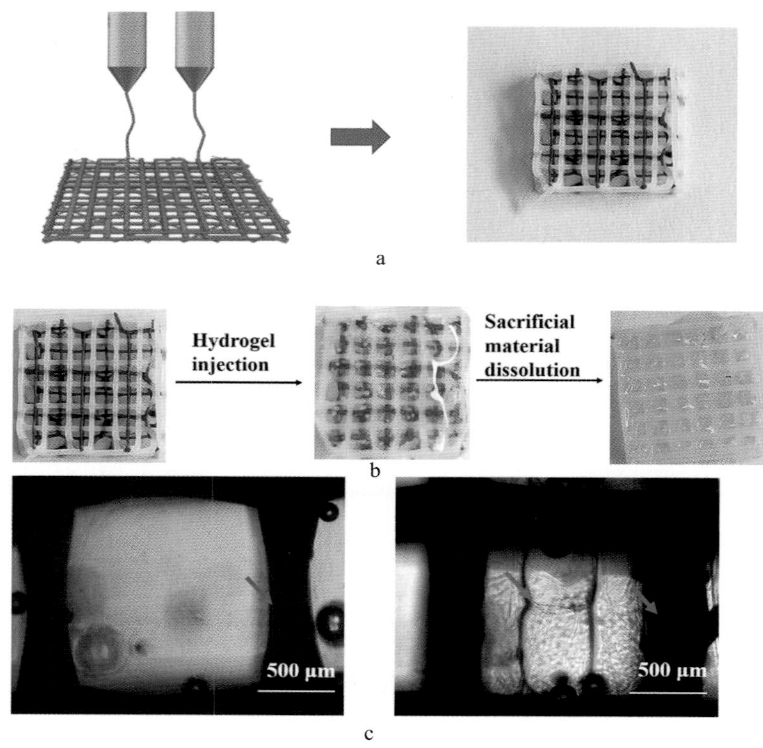

a：3D 打印构建 PCL-Pluronic 网格支架；b：有微孔道结构的 HBC-NF 复合水凝胶支架的构建过程；
c：无微孔道结构（左）及有微孔道结构（右）的 HBC-NF 复合水凝胶支架的显微镜图。

图 2-74 有微孔道结构的 HBC-NF 复合水凝胶支架

（3）3D 打印在耳鼻缺损组织重建中的应用

完成 3D 仿生外鼻及外耳组织的构建和体内移植应用，研究成果以封面文章的形式以“TGase-Enhanced Microtissue Assembly in 3D-Printed-Template-Scaffold（3D-MAPS）for Large Tissue Defect Reparation”为题发表在生物医用材料权威期刊 *Advanced Healthcare Materials* 上。1 项发明专利获得正式授权：谷氨酰胺转氨酶介导的细胞膜表面修饰方法（专利号：ZL201810563286.2），如图 2-75 所示。在上述封面文章中，项目组也应用了该专利来促进微组织之间的组装，以获得表面塑形与机械支撑良好的外鼻 / 外耳组织。“一种从经血中分离宫内膜间充质干细胞的方法”获专利授权（专利号：ZL201711371272.2），如图 2-75 所示。

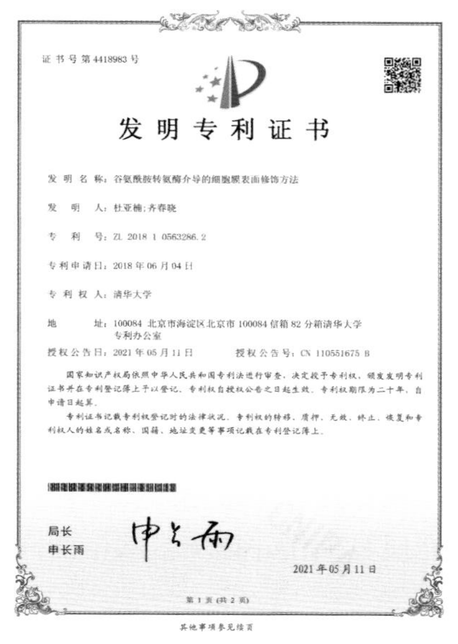

证书号第4418983号

发明专利证书

发明名称：谷氨酰胺转氨酶介导的细胞膜表面修饰方法

发明人：杜亚楠；齐春晓

专利号：ZL 2018 1 0563286.2

专利申请日：2018年06月04日

专利权人：清华大学

地址：100084 北京市海淀区北京市100084信箱82分箱清华大学专利办公室

授权公告日：2021年05月11日　　授权公告号：CN 110551675 B

国家知识产权局依照中华人民共和国专利法进行审查，决定授予专利权，颁发发明专利证书并在专利登记簿上予以登记。专利权自授权公告之日起生效。专利权期限为二十年，自申请日起算。

专利证书记载专利权登记时的法律状况。专利权的转移、质押、无效、终止、恢复和专利权人的姓名或名称、国籍、地址变更等事项记载在专利登记簿上。

局长
申长雨

2021年05月11日

第1页（共2页）

其他事项参见续页

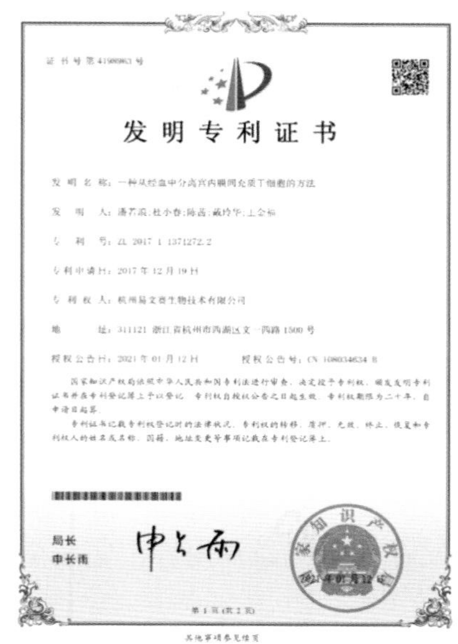

证书号第[illegible]号

发明专利证书

发明名称：一种从经血中分离宫内膜间充质干细胞的方法

发明人：[illegible]

专利号：ZL 2017 1 1371272.2

专利申请日：2017年12月19日

专利权人：杭州易文赛生物技术有限公司

地址：311121 浙江省杭州市西湖区文一西路1500号

授权公告日：2021年01月12日

国家知识产权局依照中华人民共和国专利法进行审查，决定授予专利权，颁发发明专利证书并在专利登记簿上予以登记。专利权自授权公告之日起生效。专利权期限为二十年，自申请日起算。

专利证书记载专利权登记时的法律状况。专利权的转移、质押、无效、终止、恢复和专利权人的姓名或名称、国籍、地址变更等事项记载在专利登记簿上。

局长
申长雨

第1页（共2页）

其他事项参见续页

图 2-75　发明专利证书

（三）“避孕节育及兼有治疗作用的新药具研发”项目

1. 项目简介

本项目由中国医学科学院药物研究所吕扬研究员团队牵头，团队成员由中国医学科学院药物研究所与国家卫生健康委科学技术研究所负责组织，联合了国家级科研机构、省市级专业科研机构、大学、企业等18家具有丰富研究经验和技术实力的单位，200余人共同组成项目联合研究体。项目通过研究新型避孕节育及兼有治疗作用的新药具产品研发，进一步验证项目建立的关键技术平台的普适性和可操作性，最终实现新型避孕节育药具产品的研发。项目的实施将提高我国在避孕节育及兼有治疗作用药具研发的技术水平，提升我国新药具产品的自主创新能力。研发一系列我国市场需求大、临床效果好的生殖健康新药具产品，符合我国临床需要，并在研发过程中形成自主知识产权。

2. 研究进展

（1）基于高效晶型筛选技术平台的优势晶型避孕药物研发

项目组开展了米非司酮、左炔诺孕酮、炔雌醇、醋酸棉酚、诺美孕酮等避孕节育类药物品种的晶型制备筛查、表征分析、体内外评价和质量控制等研究。在晶型研究基础上，通过分子结构、分子构象、空间位阻等分析选择合适的共晶形成物，采用不同的物理、化学方法设计制备出噁拉戈利－帕莫酸共晶、炔雌醇－哌嗪、炔雌醇－烟酰胺、炔雌醇－川芎嗪、炔雌醇－咪唑等新的共晶物质，对不同种类共晶物质进行多种分析方法联合表征，探索其共晶形成机制及成因；将获得的共晶物进行系统的成药性评价以确定优势药用共晶。通过共晶技术改善避孕节育类药物水溶性，提高生物利用度，降低用药剂量以减轻不良反应。完成地诺孕素、炔诺孕酮、孕二烯酮等 8 种避孕节育药物标准物质研制工作，并按照国家标准物质研制规范召开了标准物质研制成果专家鉴定会，根据专家提出的修改意见，补充实验、完善研制报告，于 2020 年 11 月完成申报。华润紫竹药业有限公司申报的米非司酮片（0.2 g）提交国家药品监督管理局药品审评中心申报一致性评价，根据药品审评中心通过技术审评下发补充研究通知内容，完成全部补充研究工作并提交。共申请国家发明专利 5 项。

（2）新型可生物降解长效缓控释的制剂研发

生物降解型左炔诺孕酮长效注射微球的原辅料、设备、处方工艺信息和分析检测方法已经交予临床样品的生产委托方，预计将在 2022 年在美国或澳大利亚开始进行 I 期临床研究。1 项实用新型专利获得授权；曲普瑞林微球完成临床前药学部分研究工作。生物降解型左炔诺孕酮长效皮下埋植剂完成 12 个月的长期稳定性研究。完成新药临床前药学部分研究报告。生物降解型孕二烯酮长效皮下埋植剂完成 12 个月的长期稳定性研究及新药临床前药学部分研究报告。左炔诺孕酮缓释避孕微针贴剂完成优化处方的体内评价和体内外相关性研究，以及 1 年稳定性考察。建立微针贴剂的初步质量评估方法。已建成 1 条中试生产线。生物降解型长效缓控释药物载体材料完成结构与功能的优化。

（3）宫内节育器创新材料 / 部件和新产品研发

完成超细晶铜 IUD 申报创新医疗器械的研究工作，提交了创新医疗器械特别审查程序申报并获得受理。在前期对聚合物合金基宫内节育器的有效性和安全性研究基础上，进一步进行了含铜 IUD 出血副作用的机制研究。参照 GB/T 16886 系列标准，对含有壳聚糖铜配位物的节育器抗菌高分子部件用的复合材料的生物相容性进行了进一步的验证，验证结果表明 pH 为 3.7 时 CTS–Cu 的复合材料后基本没有细胞毒性，无阴道刺激性，且无急性全身毒性，生物安全性良好。完成基于温敏型形状记忆镍钛记忆合金的新型 IUD 的工艺及企业标准研究，完成 IUD 用新材料理化性能检测及生物安全性评价。镍钛记忆合金新型 IUD 完成第三方机构理化性能检测及生物安全性评价，基于新型超细晶铜材料 Cu-IUD 提交创新医疗器械特别审查程序申报并获得受理。

（4）避孕节育及兼有治疗作用的阴道环新产品研发

项目组开展了复方依托孕烯周期性阴道环、天然雌孕激素周期性避孕阴道环、醋酸诺美孕酮皮下埋植剂 3 种新型避孕产品的成药性研究，完成 3 个产品的处方工艺研究，建立了体外分析方法，完成体外稳定性研究。天然雌孕激素周期性避孕阴道环、醋酸诺美孕酮皮下埋植剂 2 个产品完成动物体内药动学和药效学研究。研发适用于治疗子宫内膜异位的孕三烯酮阴道环、用于抗感染治疗的洁阴环、更年期阴道环新型产品。完成更年期阴道环的处方工艺研究，以及体外分析和稳定性研究，并完成更年期阴道环产品的动物体内药动学和药效学研究。开展复方左炔诺孕酮避孕阴道环、复方希诺孕酮避孕阴道环 2 种新型制剂的临床前药学研究，以及复方阿那曲唑 / 左炔诺孕酮阴道环处方药学研究。完成复方左炔诺孕酮避孕阴道环、复方希诺孕酮避孕阴道环和复方阿那曲唑 / 左炔诺孕酮阴道环 3 个产品的处方工艺研究，建立了体外分析方法。复方左炔诺孕酮阴道环进行了放大预实验，完成动物体内药动学研究，初步确定阴道环的中试生产工艺。

（5）非甾体、中药与抗病原微生物类避孕节育兼有治疗作用新药的早期发现及成药性评价研究

项目组完善已建立的筛选模型和化合物的筛选，对化合物进行复筛；利用精子特异性离子通道抑制剂筛选模型筛选获得一个促进精子功能的化合物 Scutellarein。完善醋酸棉酚等 13 种活性先导物的晶型物质基础研究，以及白杨素等 7 种活性先导物的共晶物质基础研究，累计获得 41 种不同晶型物质及 20 种新共晶物质，完成上述晶型与共晶物质的安全性、有效性、稳定性等初步成药性评价，确定了先导物的优势晶型与优势共晶，其中棉酚的 2 种新晶型物质申请了国家发明专利保护。合成 SSC-6-T 衍生化合物，并制备用于钓取 SSC-6-T 在人精子上相互作用分子的荧光标记衍生化合物；对鹿藿抗生育活性成分进行研究，获得 5 个新化合物，并对其中的新化合物 Rhynchone A 进行了功能研究。开展了“乙酸避孕凝胶”的仓鼠穿卵试验；与凝胶 GMP 药厂共同进行了原辅料、包材的内控标准的拟定，按照拟定的制剂工艺流程要求进行了生产车间的改造，完成“乙酸避孕凝胶”的中试研究和生产，基本完成中试样品的稳定性研究工作，正按照 CFDA 规定格式整理“乙酸避孕凝胶”的临床试验申报资料，完成米非司酮的临床前实验研究。

3. 项目主要成果

（1）生物降解型长效缓控释药物载体材料的结构与功能的优化

项目组在国内外首次研究阐明了脂肪酶对聚碳酸酯类载体材料的作用机制，揭示脂肪酶的表面活性剂作用；国内外首次监测聚碳酸酯类载体材料的降解产物对降解介质pH值的影响，验证了聚碳酸酯类载体材料在降解过程中无酸性降解产物生成，可有效避免无菌炎症的发生。研究成果以“Highly Efficient Self-healing Material with Excellent Shape Memory and Unprecedented Mechanical Properties”为题发表在 *Journal of Materials Chemistry A* 上，以“Self-assembly and in Vitro Drug Release Behaviors of Amphiphilic Copolymers Based on Functionalized Aliphatic Liquid Crystalline Polycarbonate with pH/Temperature Dual Response”为题发表在 *Journal of Molecular Liquids* 上。

（2）基于药物共晶技术的创新避孕节育类药物研发

项目组应用国际先进的共晶研究技术，以避孕节育类药物活性成分（API）为基础，选择非甾体类抗炎药、氨基酸、药用辅料等作为共晶形成物（CCF），通过分子结构、分子构象、空间位阻等分析选择合适的共晶形成物，采用不同的物理、化学方法设计并制备出噁拉戈利－帕莫酸共晶、炔雌醇－哌嗪等新的共晶物质，探索其共晶形成机制和成因，并进行成药性评价以确定优势药用共晶。通过共晶技术改善避孕节育类药物的水溶性、生物利用度，并降低用药剂量以减少不良反应；同时建立药物共晶研究技术方法，为创新避孕节育类药物共晶药物临床前研发提供科学依据。申请“一种噁拉戈利和帕莫酸的药物共晶及其制备方法”“橙皮素与卡马西平共晶物及制备方法和其组合物与用途”等国家发明专利 5 项。

（3）温敏型形状记忆镍钛记忆合金的新型 IUD 新材料部件

项目组研制了基于温敏形状记忆镍钛记忆合金的新型立体 IUD 及其输送器；在猕猴子宫内放置立体 IUD 后开展子宫粘连及抗生育试验，发现新型立体 IUD 与子宫相容性较好，放置 3、6、12 个月后，子宫病理切片无明显改变，抗生育效果好，与对照组相比，有显著性差异；完成基于温敏型形状记忆镍钛记忆合金的新型 IUD 的工艺及企业标准；按照产品技术要求，通过包括腐蚀敏感性、酸碱度、重金属、外观、尺寸、软化温度、恢复率、垂直支撑力及压缩变形率的理化性能检测，取得了第三方检测报告；参照国标 GB/T16886 医疗器械生物学评价要求，对 IUD 及输送器分别进行了细胞毒性、皮肤致敏、皮内反应、急性全身毒性、亚慢性全身毒性、遗传毒性、小鼠淋巴瘤及染色体畸变及植入试验，发现 IUD 及输送器无潜在细胞毒性且无皮肤致敏反应，皮内反应最终记分均不大于 1.0，无急性全身毒性出现，90 天试验未见明显全身毒性反应，鼠伤寒沙门氏菌回复突变试验阴性，体外小鼠淋巴瘤试验阴性，体外哺乳动物细胞染色体畸变试验发现无染色体畸变，植入试验发现植入处肌肉组织未见异常，取得了第三方检测报告。

（4）扁桃酸作为一种潜在的非表面活性剂型杀精剂的研究

项目组评估了扁桃酸的精子制动活性及其局部安全性。用 CASA 系统检测扁桃酸处理后精子的活力，分别用 FITC-PSA 和 JC-1 检测质膜完整性和线粒体膜电位，采用家兔阴道刺激试验评估含扁桃酸的凝胶剂的局部刺激性。研究发现，扁桃酸以浓度依赖的方式抑制精子的活力和运动轨迹。在 20 s 内，扁桃酸诱导精子制动，最低 100% 有效浓度（MEC）和中位有效浓度（ED50）分别为 0.86 mg/mL 和 0.54 mg/mL。经扁桃酸处理的精子质膜破裂相对较轻，线粒体去极化明显。组织病理学检查显示，扁桃酸暴露对精子膜结构的完整性影响不明显，且对家兔阴道上皮仅有轻微刺激。阴道刺激评分显示空白胶对照和 N-9 凝胶对照组分别为 1.38 ± 0.65、7.88 ± 1.67，而扁桃酸凝胶组 10 mg/mL、20 mg/mL 和 40 mg/mL 分别为 1.69 ± 1.04、2.98 ± 0.77、4.35 ± 1.04，均在临床可接受范围内（< 8）。研究结果证实了扁桃酸具有显著的精子制动和轻微的质膜损伤作用，表明其具有作为非表面活性剂杀精剂的研发潜力。

（5）新型复方阿那曲唑长效控释阴道药环研究

项目组研制了一种可中试放大生产的 28 天长效控释的新型载药阴道环。采用不同于硅橡胶的 EVA 材料，制备得到的 ATZ EVA 储库型 VRs 具有良好的释药特性，且制剂成本低，用料环保，制备工艺稳定；可通过调整控释膜厚度、控释膜材料、载药量和药环横截面直径来调整药物释放行为，以达到理想的药物释放要求。通过单螺杆挤出机二次挤出的方法，使成型的棒状线条粗细更加均匀，能更好地控制得到预期的横截面直径，显著提高了产品质量的均一性，增加了工艺放大的可行性及便捷性。实现了 ATZ 28 d 平稳且缓慢地释放（零级释放），无明显突释效应，且释放速率能够通过调节得到控制，达到符合临床治疗要求的日释放剂量；同时，使用新型高分子环保材料可以降低成本，不仅便于产业化，还减轻患者的经济负担；使得总用药量减少，但可以获得相同或更佳的治疗效果。在研究过程中，解决了包膜和环接口的关键技术问题，并申请了 1 项国家发明专利“含有芳香化酶抑制剂的阴道缓控释给药系统及其制备方法”（申请号：202011217032.9）。

（四）“新生儿遗传代谢病筛查诊断集成化产品自主研发”项目

1. 项目简介

本项目由中国人民解放军总医院田亚平主任团队牵头，团队成员来自解放军总医院第七医学中心、浙江大学、北京大学第一医院、北京医院、四川大学、浙江博圣生物技术股份有限公司、博奥晶典生物技术有限公司等国内多家儿科遗传病和遗传代谢病基础和临床研究单位，以及出生缺陷防控和遗传诊断领域优势企业。项目拟通过新筛和遗传代谢病基因检测设备、诊断试剂、分析软件的研发，形成体系化自主知识产权的产品，并在遗传代谢病筛查诊断的实施中进行推广应用。通过项目实施将改变国外产品的垄断局面，形成适合中国人的新筛技术路径、产品解决方案，为全国相关工作的开展提供科学依据，减少筛诊成本，降低出生缺陷的比例。并且项目累积的数据、成果，将进一步为遗传代谢病的防治提供科学手段，为家庭和社会提供特殊人群的生存保障和生活质量改善。

2. 研究进展

（1）新筛质谱设备和配套试剂研发

本项目的重点研发指标质谱设备已经完成一体化体系的开发，质谱检测系统包括三重四极杆质谱仪、二元溶剂管理器、样本管理器，产品型号为 MSS MA，目前该套设备正在进行二类医疗器械注册证申报。使用时配套新生儿血斑质控品和非衍生化多种氨基酸、肉碱和琥珀酰丙酮测定试剂盒（串联质谱法），对新生儿血斑样品中多种氨基酸、肉碱和琥珀酰丙酮等遗传代谢病生化标志物进行浓度检测，检测结果用于新生儿遗传代谢病筛查诊断。配套质谱检测系统开发的遗传代谢样本前处理系统，产品名称为“遗传代谢样本（液相色谱—串联质谱法）前处理系统”，产品型号 AMTS Pre，由分样模块、封膜模块、振荡孵育模块、传输模块和控制软件组成，已经取得第一类医疗器械备案（浙杭械备 20200789 号）。一体化的设备体系可解决新筛从样本处理到检测的路径化需求。配套试剂开发上，甲基丙二酸、甲硫氨酸、甲基枸橼酸和总同型半胱氨酸测定试剂盒已获得第一类体外诊断试剂备案（浙杭械备 20190696 号）。新生儿血斑质控品正在进行三类医疗器械证申报中，预计 2021 年拿证。

（2）基因检测试剂和配套开发

本年度微流控遗传代谢病筛查试剂盒产品进入注册检验批次的生产，开始临床试验和医疗器械注册证的申报。已完成试剂盒分析性能测试，包括全血样本的分析灵敏度和分析范围、准确性、特异性、重复性和抗干扰能力等内容，试剂盒产品正在准备提交注册检申报材料。同时完成微流控芯片检测仪器设备配套开发和使用的优化，形成试剂检测、结果分析的一体化解决路径。在捕获测序试剂方面，基于遗传代谢病基因筛查诊断一体化解决方案和标准化实验室流程，通过应用遗传代谢病捕获测序试剂盒已完成2500例的临床样本检测，并提交基因测序的原始数据和分析结果，已获得遗传代谢病筛查诊断一体化解决方案相关产品第一类体外诊断试剂备案一项（测序反应通用试剂盒，渝械备20190132）。

（3）遗传代谢病人工智能辅助诊断平台应用进展

遗传代谢病人工智能辅助诊断平台软件完成开发后，目前已进入注册流程。“人工智能辅助诊断软件与相关专利”方面，本年度已申请国内专利2项，累计申请国内专利5项，其中获得授权1项，年底前计划再申请专利2项；累计获得软件著作权3项，年底前计划再申请软著。在“筛查验证与部分数据库完善”方面，本年度已完成364 631例筛查验证，累计完成592 792例筛查验证；累计整理覆盖全国22个省市34家课题参与单位筛查数据7 104 126例，确诊数据3052例，构建7种疾病的基因数据库，涵盖基因突变位点和突变频率数据8200例。

（4）遗传代谢病的筛诊治和救助协作网络

针对产业、科研成果的推广应用，达到从根本上改善遗传代谢病筛诊治过程和效果的目标，项目组继续推进协作网络的实体化建设和在线网络建设。在项目联合单位的协助下，共筛查2 007 869例新生儿，工作网络覆盖全国31省（区、市）。针对在线环境支持，已完成新生儿遗传代谢病筛诊治基础数据采集系统、临床咨询系统、在线会诊系统的开发。已开展全国31省（区、市）新生儿遗传代谢病发生现状调查，调查新生儿数700余万例（非个案数据），基于调查完成的1份政策建议报告——《中国新生儿遗传代谢病串联质谱筛查现状调查报告》，将提交国家卫生健康委，为相关决策提供基础数据。在专家组的协作下，累计已完成并发表5篇遗传代谢病的筛诊治共识，2篇在修订编审。

3. 项目主要成果

（1）遗传代谢血片样本前处理系统

为了配套三重四级杆质谱检测系统的使用，项目组开发了“遗传代谢样本（液相色谱—串联质谱法）前处理系统”，型号AMTS Pre（图2-76），已获第一类医疗器械备案（浙杭械备20200789号），组件包括分样模块、封膜模块、振荡孵育模块、传输模块和控制软件。产品分样模块配置4通道，全流程可加载4块96孔板，采用

CO–RE 技术、空气置换式移液、抗悬滴、空气置换监控、全程吸放液实时监控等技术，实现分液控制；传输模块采用机械臂，实现液体转移和微孔板运载；封膜模块用于微孔板封膜；振荡孵育模块用于实现板内液体振荡混匀和恒温孵育。产品控制软件（自动化工作站）通过设定的实验流程对分样模块、封膜模块、振荡孵育模块、传输模块进行控制，实现自动化样本前处理流程，包括工作液配制、分液、液体转移、封板及振荡孵育，同时对全实验过程进行控制监控。可降低人为产生的实验操作失误率，解放人力，有助于提高科室整体的检测效率。

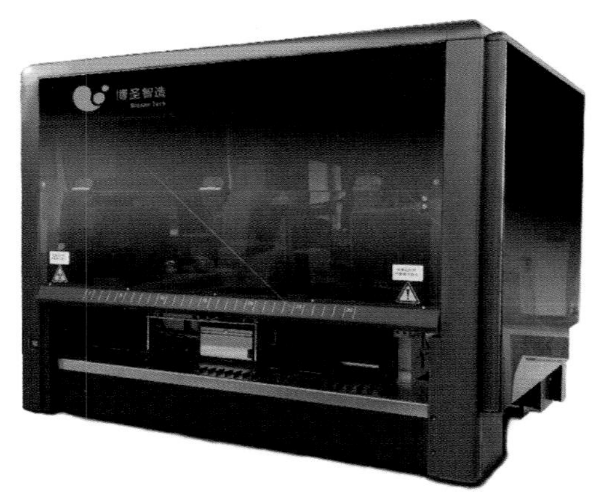

图 2–76　遗传代谢样本前处理系统

（2）质谱检测系统

项目组研发的质谱检测系统（包含三重四极杆质谱仪、二元溶剂管理器和样本管理器等组成部分）（图 2–77），已于 2019 年 8 月通过了中检院对仪器技术要求涉及的所有项目的性能测试验证，符合医疗器械注册法规的各性能要求，完成注册检验。并已在浙江大学医学院附属儿童医院和济南市妇幼保健院两家临床机构完成临床试验，提交第二类医疗器械注册材料后，进入注册材料评审和发补阶段。根据质谱检测系统的结构组成、工作原理及适用范围，结合仪器的临床应用——新生儿筛查，拟定了临床方案，质谱检测系统的样本管理器及其组成的流路系统将萃取的样品传递到三重四极杆质谱仪的离子源。离子源能够形成由带电液滴组成的均匀喷雾，离子在溶剂蒸发后从中形成。这些离子被导入三重四极杆质谱仪中，根据离子的质荷比（m/z）进行分析，最终送到检测器内得到信号。每种分析物相对于内标准品的信号强度与它的浓度成比例，数据采集与处理由配套软件执行。

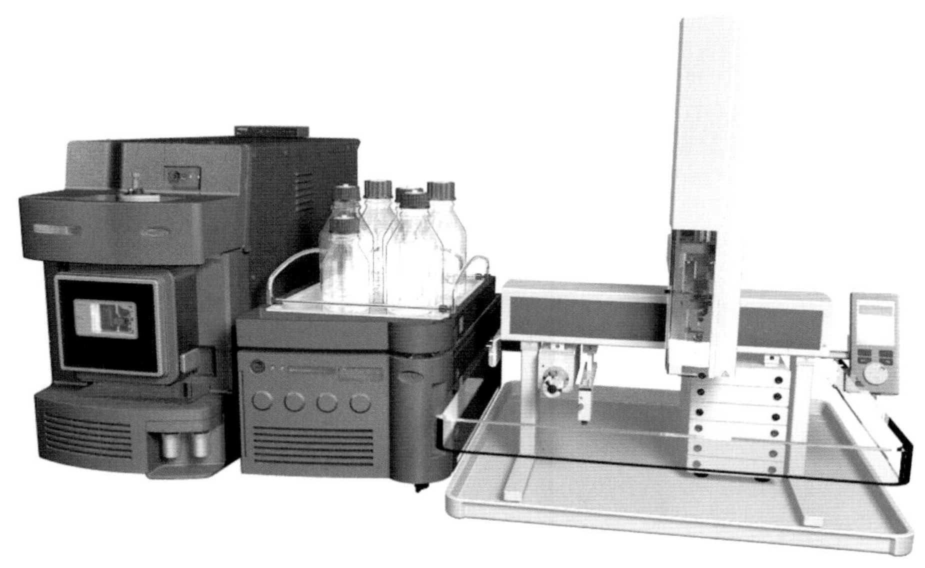

图 2-77 质谱检测系统

（3）质谱检测相关试剂的研发

配套质谱设备研发的试剂包括甲基丙二酸、甲硫氨酸、甲基枸橼酸和总同型半胱氨酸测定试剂盒（浙杭械备 20190696 号）和新生儿血斑质控品（图 2-78）。甲基丙二酸试剂盒用于体外定量测定干滤纸血片中甲基丙二酸（MMA）、甲基枸橼酸（MCA）、甲硫氨酸（MET）和总同型半胱氨酸（tHCY）的浓度，其结果辅助指标水平异常相关的疾病或继发性引起的生理变化，辅助临床诊断，监测评价治疗效果。针对包括甲基丙二酸血症单纯型与合并型、丙酸血症、维生素 B12（钴胺素）缺乏等疾病。目前已在项目组课题三的承担单位浙江大学医学院附属儿童医院开展筛查相关的科研合作，并已在上海儿童医院作为创新试剂，依托于自建方法学开展临床检测。新生儿血斑质控品产品用于采血滤纸保存的全血标本中氨基酸、肉碱和琥珀酰丙酮检测时的室内质量控制，确定试剂检测性能的精密度。本产品包含多个指标，即 9 种氨基酸、13 种肉碱和琥珀酰丙酮，包含 3 个浓度值，可以确定更为精确和合理的检测区间，同时具有一年有效期，有利于实验室的长期监测。该产品为省中心开展全省室间质评增添了一个质控产品，有利于促进实验室间报告互认，已陆续应用在山东、江苏、福建新生儿多种遗传代谢病筛查室内质控室间质评（省级监控）等项目中。

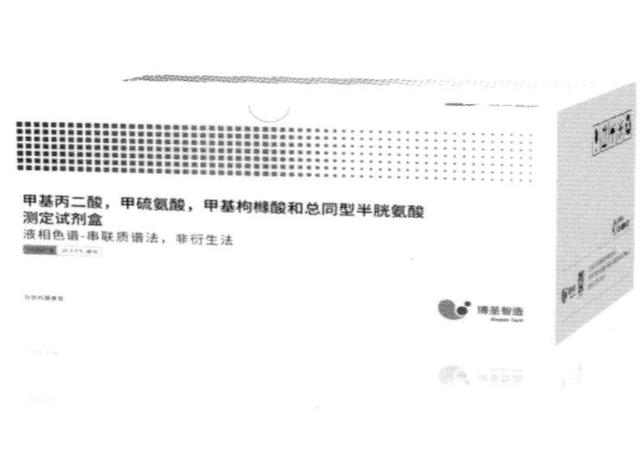

a

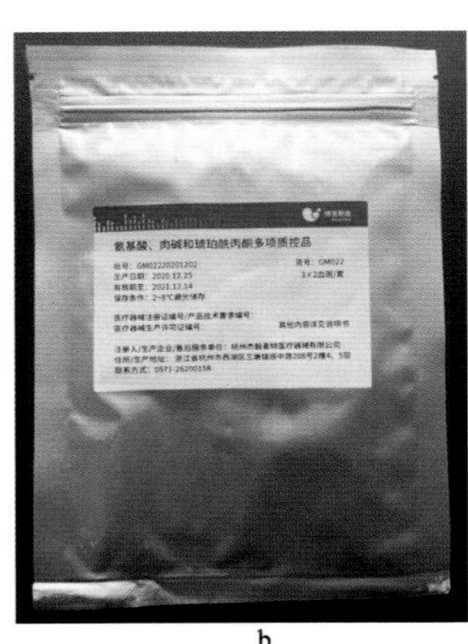

b

a：甲基丙二酸、甲硫氨酸、甲基枸橼酸和总同型半胱氨酸测定试剂盒；b：新生儿血斑质控品。

图 2-78　质谱检测配套试剂

（4）遗传代谢病筛诊治规范

为建立遗传代谢病筛诊治规范，进一步完善遗传代谢病的筛查与诊断、治疗路径，规范串联质谱技术进行新生儿疾病筛查的实验室技术各环节，分析临床病例的诊疗数据，参考国内外的经验及指南，项目组组织国内相关领域的专家进行深入讨论，就 OTCD 诊断和治疗、新生儿 G6PDd 实验室检测技术与管理，以及新生儿疾病筛查串联质谱技术形成《鸟氨酸氨甲酰转移酶缺乏症诊治专家共识》（浙江大学学报 · 医学版，2020）等专家共识。

（5）协作网络建设

项目参与单位四川大学华西第二医院中国出生缺陷监测中心基于全国新生儿遗传代谢病筛查网络和中国出生缺陷干预救助网络，通过梳理相关机构的能力建设情况，在全国不同地区不同省份搭建集新生儿遗传代谢病筛查、诊断、治疗、救助等一体化的协作网络。该网络的建立有助于提高新生儿遗传代谢病筛诊治效率，确保遗传代谢病患儿早发现、早诊断和早治疗，切实提升我国出生缺陷综合防控水平。新生儿遗传代谢病筛诊治救助协作网络平台是利用互联网工具，通过筛查、诊断、治疗等子平台的开发，实现串联质谱筛查相关血片采集、检测、诊断、治疗、随访及救助等全流程信息的收集、报送和交换，实现信息互联互通和信息共享，实时掌握我国新生儿遗传代谢病串联质谱筛查工作动态，为各级政府制定新生儿遗传代谢病串联质谱筛查工作相关政策和措施提供科学依据。该网络平台的网址为 https：//zl.mchscn.cn/。该协作网络已正式申请 4 个软件著作权，分别为全国新生儿疾病筛查信息直报系统 V3.0、出生缺陷监测 – 新生儿遗传代谢病筛查信息系统 V1.0、出生缺陷监测 – 新生儿遗传代谢病诊治管理系统 V1.0、出生缺陷监测 – 新生儿遗传代谢病随访信息移动端平台 V1.0。

（五）“出生缺陷一级预防孕前检测技术设备及应用平台的研发”项目

1. 项目简介

本项目由上海交通大学吴皓教授团队牵头，团队包括解放军总医院、中南大学、南方医科大学等在出生缺陷防控领域具有丰富经验的临床团队，此外，还包括中国科学院苏州生物医学工程技术研究所、广州万孚生物技术股份有限公司、苏州百源基因技术有限公司和广州达安临床检验中心有限公司等研发团队，在 POCT 设备和核酸一体机研发领域具有良好的研究基础和能力。项目通过研发具有国际先进性和创新性的出生缺陷一级预防智能设备和信息平台，建立多层次信息互联互通平台和数据中心，形成出生缺陷一级预防规范体系。建立有效的出生缺陷孕前一级预防网络化体系；实时汇总全国范围内出生缺陷检测数据，分析各种出生缺陷的分布规律、发生趋势，为公共卫生政策制定提供决策支持。

2. 研究进展

（1）家用 POCT 尿碘检测仪设备和相关试剂研发

项目组在完成设备和相关试剂研发的基础上，已将家用 POCT 尿碘检测仪送往广东省医疗器械质量监督检验所进行医疗器械检验；配套试剂进入试产阶段，提交 NMPA 注册证受理申请。同时，为了方便操作，对软件进行优化：增加新功能建立可视图化质控图，让操作人员随时可以了解到仪器检测情况；优化实验结果查询功能，增加多个查询条件，让用户能更快速、准确搜查到需要的检测数据；优化实验流程，向导式操作，每个步骤有提示信息，让整个实验流程简单易用，不会出现误操作。

（2）基于免疫荧光定量法检测 TSH、TT3、TT4 的 POCT 设备及相关配套试剂的研发

基于免疫荧光定量法检测 TSH、TT3、TT4 的 POCT 设备及相关配套试剂已完成研发，获得 NMPA 注册证，并进行市场推广，2020 年度收获了较大的市场效益。

（3）小型化全自动荧光定量 PCR 仪的研发

项目组在完成一代核酸提取 – 荧光定量 PCR 仪一体机工作站组装的基础上，对仪器设备进行升级，研发了新型二代荧光定量 PCR 仪 ASA–9600 plus，极大提升了

检测通量；对自动核酸提取仪等装置也进行了调整。现已初步完成小型化全自动荧光定量 PCR 仪二代样机的组装和试运行。二代荧光定量 PCR 仪 ASA-9600 plus 的各项性能，包括激发光波长、对标记荧光的反应、温度控制等指标均达到国际水平。升级后的全自动 PCR 分析系统，现已通过江苏省医疗器械检验所的检测，并完成省药品监督管理局的质量体系现场考核。

（4）小型化液相生物芯片检测工作站的研发

完成一台小型化液相生物芯片检测工作站样机生产，利用 Java 语言开发了一项仪器配套的软件，名称为“小型液相生物芯片检测工作站平台”。

（5）出生缺陷一级预防孕前检测技术的临床验证及示范应用

项目组基于前期研发的 TSH、TT3、TT4 的 POCT 设备及相关配套试剂，二代荧光定量 PCR 仪 ASA-9600 和配套的脊肌萎缩症（SMA）、地中海贫血检测试剂盒的基础上，开展多中心临床样本的收集和筛查工作，完成检测设备试剂的临床应用性评估研究。建立出生缺陷云平台管理系统，同步微信公众号服务，进行部分示范应用验证，对具有环境或遗传高危因素的育龄女性及配偶进行孕前咨询与干预。

3. 项目主要成果

（1）实现检测甲状腺功能的 POCT 检测仪及相关试剂的成果转化

成功开发检测甲状腺功能指标的 POCT 检测仪器及开发出基于荧光免疫层析法检测促 TSH、TT3、TT4 测定试剂，该试剂为 POCT 设备检测 TSH、TT3、TT4 的配套试剂。2020 年度以上试剂及仪器得到了市场的推广和应用，获得了较大的市场收益，实现销售总额为 4674.97 万元。其中，TSH 试剂销售额为 877.47 万元；TT3 试剂销售额为 415.03 万元；TT4 试剂销售额为 464.13 万元；POCT 设备仪器销售额为 2918.34 万元。

（2）开发小型化液相生物芯片检测工作站软件一项

完成一台小型化液相生物芯片检测工作站样机生产，利用 Java 语言开发了一项仪器配套的软件，名称为“小型液相生物芯片检测工作站平台”，主要是为生物芯片量身定制一款智能的检测控制管理和维护的理软件。该软件系统能够实现对样本突变检测的相关情况进行控制，同时结合用户的需求进行功能改进，有效提高系统的管控和操作效率。本软件可以在 Windows 2003 Server 及以上版本和操作系统 +SQL SERVER2005 中运行。已获软件著作权授权，登记号：2020SR0013075（图 2-79）。

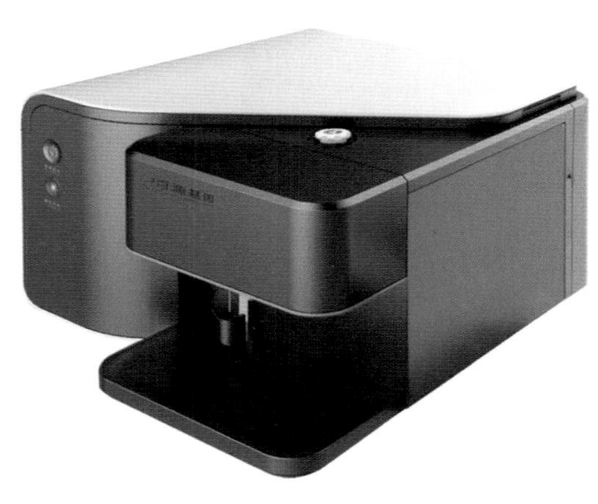

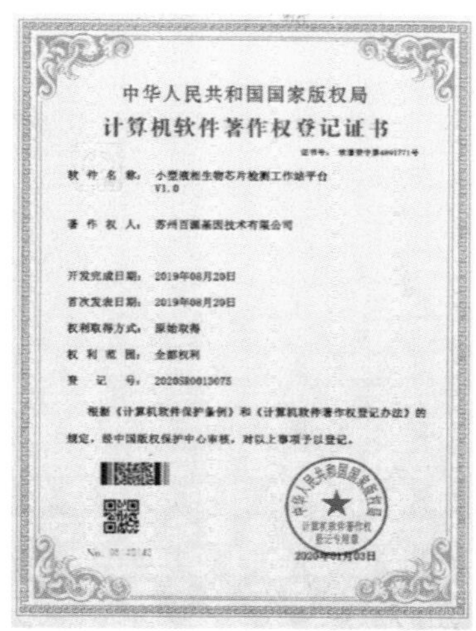

中华人民共和国国家版权局

计算机软件著作权登记证书

软件名称：小型液相生物芯片检测工作站平台 V1.0

著作权人：苏州百源基因技术有限公司

开发完成日期：2019年08月29日

首次发表日期：2019年08月29日

权利取得方式：原始取得

权利范围：全部权利

登记号：2020SR0013075

根据《计算机软件保护条例》和《计算机软件著作权登记办法》的规定，经中国版权保护中心审核，对以上事项予以登记。

2020年01月03日

图 2–79　小型化液相生物芯片检测工作站样机及软件著作权登记证书

（3）出版“十三五”国家重点图书——《孕产前筛查与精准诊断》

本年度出版“十三五”国家重点图书——《孕产前筛查与精准诊断》（图 2–80）。本书从出生缺陷三级预防的孕前和产前两个阶段出发，介绍了不同的遗传学技术、分子影像技术和生物信息技术在染色体病、染色体微缺失 / 微重复综合征和单基因病等不同种类遗传病的孕前和产前检测中的作用与意义。通过孕前和产前两个阶段的检测，为生育遗传病患儿潜在风险的夫妇提供个体化的预防方案，减少遗传病患儿的出生，从而达到降低出生缺陷、提高人口素质的目的。同时本书重点介绍了如何对相关检测技术的结果进行判读与遗传咨询，并通过案例进行了详细讲解，这将为临床医生的实践工作提供指导和帮助，提高临床医生对检测结果判读的准确性和遗传咨询的合理性，从而保证孕前和产前两个阶段遗传病防控的工作质量。总之，本书介绍了在孕前和产前两个阶段如何通过对遗传病进行精准防治降低遗传病患儿的出生，以期帮助推进出生缺陷防治工作。

（4）建立出生缺陷云平台管理系统：出生缺陷一级预防平台

项目组建立的出生缺陷一级预防平台（网址：https：//birthcloud.sjtu. edu.cn/admin/admin/login）同步微信公众号（出生缺陷一级预防云数据中心）服务，包含调查问卷、报告查询、遗传咨询、专家预约、科普知识等，整合平台功能，建立有效的出生缺陷孕前预防体系。

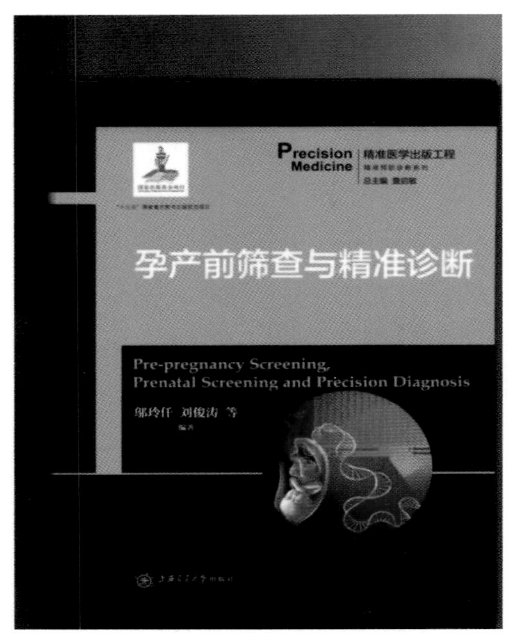

图 2-80 《孕产前筛查与精准诊断》图书封面

（六）“儿童重症遗传病的基因编辑、干细胞及药物治疗”项目

1. 项目简介

本项目由天津医科大学李光教授团队牵头，团队成员来自天津医科大学、中山大学、陆军军医大学第一附属医院、深圳微芯生物科技股份有限公司、江苏恒瑞医药股份有限公司、云南中科灵长类生物医学重点实验室、中国医学科学院北京协和医院等单位。项目针对杜兴肌肉萎缩症（DMD）、β－地中海贫血症和OI等儿童重症遗传病的治疗困境，通过基因编辑、干细胞和药物治疗三个方面研究，探索儿童重症遗传病治疗的新途径，提出安全性、有效性评价标准，并最终提出相关临床治疗方案。

2. 研究进展

（1）基因编辑技术平台建设

①建立了高效的双AAV介导拆分单碱基编辑器体内递送和编辑的系统，研究发现的两套新型split-ABE系统可在细胞和动物水平诱导高效的A-G单碱基编辑，并能影响动物内源基因表达。上述研究显示出双AAV介导的split-ABE系统在体内基因治疗的巨大潜力，有望开发为新型的基因治疗策略用于遗传病的治疗。

②建立了基于猪卵母细胞体外成熟过程中单碱基编辑母系遗传信息获得纯合点突变基因型F0猪胚胎的单碱基编辑新策略，为一步法建立大型猪的DMD模型提供重要的方案。建立电转单碱基编辑器ABE蛋白到小鼠受精卵，快速、高效、低成本制备点突变基因型的小鼠遗传疾病模型。

③研究发现单个AAV1可以有效递送SaCas9在治疗HSK和抑制TG神经潜伏的HSV-1，利用该技术体系有望开发新的治疗遗传疾病的治疗策略。

（2）筛选候选药物分子

建立有效的基于CRISPR/Cas9和gRNA库筛选Utrophin基因调控因子细胞系，并进行了有效的初次筛选；确定了部分新的药物分子，初步研究其对地中海贫血症的治疗机制。

（3）DMD猴模型在基因治疗疗效评估中的应用

利用前期已建立的DMD猴模型中的3只嵌合体猴，通过扩繁的方式获得了雄性纯合突变的DMD猴模型和雌性杂合子，对流产猴的组织通过蛋白表达和免疫组化分析发现：Dystrophin蛋白表达量显著下降，肌肉的核中心化、肌纤维肥大及结构病变明显；除此之外利用CRISPR/Cas9系统获得了exon 50敲除的DMD猴模型，这为治疗DMD疾病的研究提供了可靠的模型。

（4）DMD/BMD患者数据库扩展为全国性数据库及患者iPSC系的诱导分化

北京协和医院牵头的中国国家罕见病注册系统DMD/BMD患者数据库继续快速发展。2020年10月成立中国罕见病联盟DMD/BMD学组，全国31个省（区、市）（除港澳台外）均参与其中，从而成为唯一的全国性DMD/BMD专业学组，为今后开展全国多中心DMD/BMD新药临床试验打下坚实基础。依托患者数据库，在伦理获批及患者知情同意后，采集血样并成功建立DMD/BMD诱导iPSC系10余条，并对iPSC进行定向诱导分化，生成携带患者特异性基因缺陷的心肌细胞。

（5）新型DMD药物运输辅助剂的鉴定及评估

为提高反义寡核苷酸药物PMO的系统运输效率，完成新型小分子运输辅助剂的筛选与鉴定，发现甘氨酸能够显著提高反义寡核苷酸药物PMO的活性。在此基础上，系统评估了甘氨酸治疗在mdx小鼠肌肉功能恢复中的应用，同时对甘氨酸治疗增强PMO的作用进行了药理学分析。

（6）50和52外显子突变的RD细胞系作为DMD模型的构建

由于快速生长的人横纹肌肉瘤细胞系相比传统的成肌细胞更适合用于构建DMD疾病体外模型，所以利用CRISPR/Cas9技术构建DMD基因外显子50和52突变的人横纹肌肉瘤细胞系，用于 DMD 新药的优化筛选。

（7）间充质干细胞治疗食蟹猴成骨不全的实验研究

通过卵巢摘除（OVX）及小分子药物 Col003 给药后股骨损伤构建食蟹猴 OI 模型，在人脐带间充质干细胞（hUCMSCs）治疗后 4 周、8 周，通过 X 线检查、micro-CT、骨密度、血常规、血生化及 PINP、CTX-1、组织学、免疫荧光等手段，评价 hUCMSCs 治疗 OI 的安全、有效性。目前共 7 只雌性食蟹猴已完成 OI 建模，通过手术致骨损伤后进行 hUCMSCs 联合缓释 BMP2 丝素微球治疗。

（8）甲基化酶抑制剂阿扎胞苷治疗成骨不全的实验研究

应用甲基化酶抑制剂阿扎胞苷（Azacitidine，Aza）对 OI 小鼠脂肪间充质干细胞（ADSCsoim，ADSCs）和骨髓单核巨噬细胞（BMMs）进行处理，并对 8 周龄 OI 小鼠进行治疗，结果发现 Aza 注射 1 个月后可以显著抑制破骨细胞活性、增加 OI 小鼠的骨骼面积和骨骼周长、改善股骨微观结构，提示 Aza 治疗可显著改善 OI 小鼠的骨代谢失衡情况，明显促进骨形成。

（9）OI 小鼠生长板软骨发育异常机制探讨及治疗研究

研究发现 $Col1a2^{oim}/J$ 小鼠存在生长板缩短及生长板软骨细胞减少、缺如和排列紊乱等现象。对 OI 小鼠生长板软骨细胞的增殖性能进行检测，结果发现该小鼠生长板软骨细胞增殖减弱，细胞周期呈 G1 期阻滞，多种细胞周期相关蛋白的转录水平显著下降等现象，提示 OI 小鼠的生长板发育异常可能由软骨细胞增殖能力下降引起。这些结果提示 $Col1a2^{oim}/J$ 小鼠的骨骼异常可能与软骨细胞分化、增殖异常导致的生长板发育障碍有关。

（10）Ⅰ型成骨不全小鼠 HIF-1α 与 YAP 协同促进间充质干细胞成骨分化的机制研究

利用反转录病毒转染技术将正常人 *COL1A1* 基因导入 $Col1a1^{+/-365}$ 小鼠的 ADSCs，结果发现基因修饰可抑制 YAP 上游的 hippo 激酶活化，进而有效恢复核内 YAP 介导的成骨基因表达。研究还发现 $Col1a1^{+/-365}$ 小鼠股骨组织及其来源的 ADSCs 中 HIF-1α 也呈现低表达，或许也是引起 $Col1a1^{+/-365}$ 小鼠来源的 ADSCs YAP 信号下降的可能原因。探究 HIF-1α 能否通过联合 YAP 改善 OI 小鼠 ADSCs 的成骨分化能力及其具体机制，或者可成为 OI 治疗的新靶点。

3. 项目主要成果

（1）高效的双 AAV 介导拆分单碱基编辑器体内递送和编辑系统研发

CRISPR/Cas9 系统的编辑效率和脱靶效率与靶位点及 gRNA 识别序列密切相

关，而 CRISPR/Cas9 切割双链 DNA 的特性也大大增加了其脱靶的可能性，因此存在一定安全隐患。2019 年团队发表在 *Nature Communications* 的论文证明了单碱基编辑器比 CRISPR/Cas9 更加特异和安全，如腺嘌呤碱基编辑系统（Adenine Base Editor，ABE），能在基因组靶位点实现精准、高效的 C/G 和 T/A 碱基间的转换编辑。目前有效和安全递送基因编辑器的主要是腺相关病毒（Adenovirus Associated Virus，AAV）。然而当前 ABE 系统远大于 AAV 可包装长度，因此本研究系统地构建 42 个组合，将 ABE 拆分至两个不同的 AAV 上，通过不同的内含肽（Intein）介导使它们能在细胞内重新合并成全长具有功能的 ABE 蛋白，构建新的双 AAV 介导的 Split-ABE 系统。然而由于拆分位点对蛋白稳定性等带来的差异，我们通过体外筛选体系并结合小鼠肝脏和视网膜的体内编辑，对 Split-ABE 系统变体进行了筛选和体内编辑有效性验证。我们的研究鉴定出 split-ABE-Rma573、split-ABE-Rma674 两种组合。通过该递送体系，在小鼠肝脏中有效靶向与脂质代谢密切相关的 *PCSK9* 基因，A 到 G 的编辑效率约为 6%，这种编辑效率已经可以达到治疗部分阴性遗传病的要求。血清检测发现，小鼠血清 PCSK9 蛋白水平降低约 50%，而 VLDL/LDL 比例降低，证明靶向肝脏靶细胞基因组的成功。此外，设计了靶向眼睛视网膜细胞中 *NR2E3* 基因，经过编辑的小鼠视网膜的非剪接 *NR2E3* mRNA 增加了 5 倍，其下游基因的表达改变，导致编辑后的视网膜视杆细胞特异性基因 *CRX* 和 *RHO* 表达降低，视锥细胞特异性基因 *PDE6c* 和 *GNAT2* 基因表达升高，证实了双 AAV 介导 split-ABE 系统能在小鼠视网膜进行单碱基编辑并改变基因的表达，有望促进不同类型感光细胞的转发进而治疗相关的遗传病。建立的双 AAV 递送系统可为单碱基编辑器的体内应用及单基因点突变遗传病的体内治疗提供有效的工具（图 2-81）。相关成果以“Development of Highly Efficient Dual-AAV Split Adenosine Base Editor for In Vivo Gene Therapy”为题发表在 *Small Methods* 上，申请 1 项发明专利“一种拆分 Cas9 的方法及其应用”（专利申请号：202010077502.X）。

（2）负载 myostatin-propeptide 外泌体在 DMD 上的治疗研究

通过体外构建表达 CD63 myostatin-propeptide 细胞系，获取负载 myostatin-propeptide 的外泌体（EXO-pro），并在 DMD 模型鼠 -mdx 小鼠上开展系统功能测试。结果表明 EXO-pro 能够有效提高 propeptide 短肽血清稳定性，显著降低小鼠血清中 myostatin 水平，在 mdx 小鼠上多次重复注射 EXO-pro，能够显著促进肌肉再生和分化，提高肌肉修复能力，促进肌肉生长。研究发现 EXO-pro 治疗能够显著改善 mdx 小鼠骨密度，促进骨生长（图 2-82）。相关成果以“Effects of Exosome-Mediated Delivery of Myostatin Propeptide on Functional Recovery of Mdx Mice”为题发表在 *Biomaterials* 上。

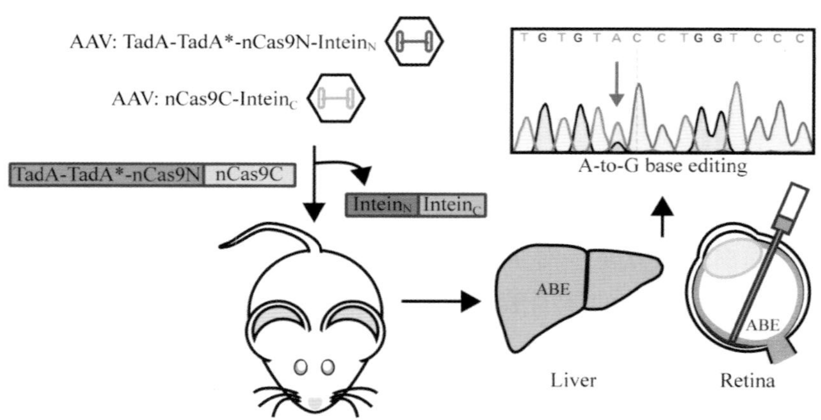

图 2-81 高效的双 AAV 介导拆分单碱基编辑器体内递送和编辑的系统

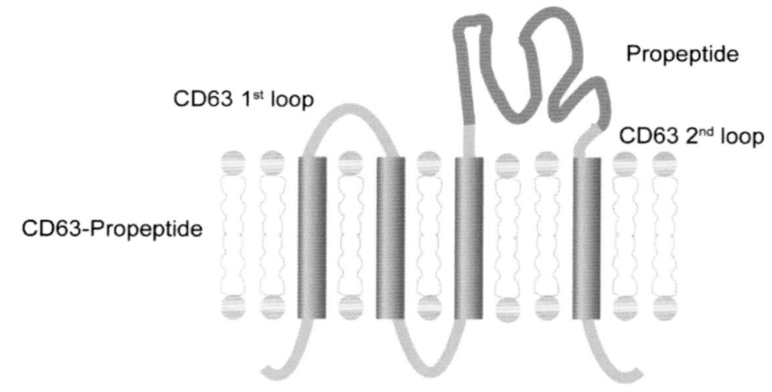

图 2-82 负载 myostatin-propeptide 至外泌体上的设计框架

（3）新型运输辅助剂甘氨酸可促进肌卫星细胞的增殖、移植及增进反义寡核苷酸药物的药效

项目组证明了新型运输辅助剂甘氨酸与 DMD 治疗药物的联用可使小鼠腹壁肌群中 dystropin 蛋白恢复达 50 倍之多。甘氨酸通过激活 mTROC 蛋白和补充一碳单位促进肌卫星细胞的增殖和肌肉再生。肌肉再生过程中，PMO 摄取显著提高。研究发现，甘氨酸还可以提高肌卫星细胞和成肌细胞在 mdx 小鼠中的移植效率（图 2-83）。相

关成果以“Cell Transplantation, and Oligonucleotide Efficacy in Dystrophic Muscle”为题发表在 *Molecular Therapy-Nucleic Acids* 上。

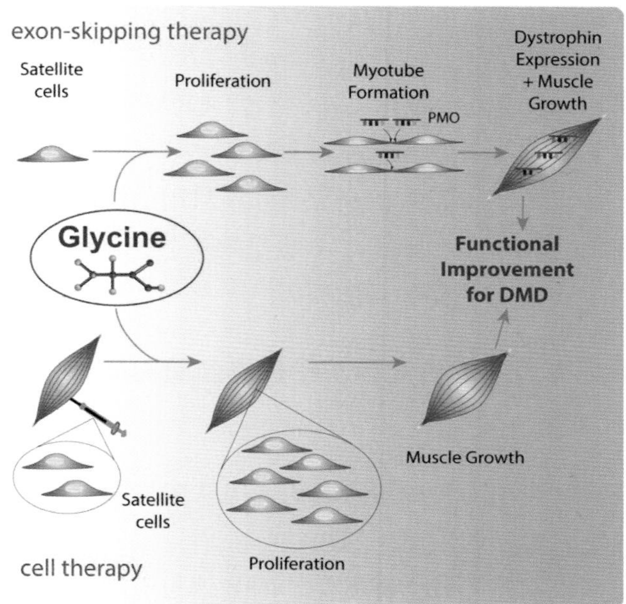

图 2-83　甘氨酸可促进肌卫星细胞的增殖、移植及增进反义寡核苷酸药物的药效

（4）小肽 MOTS-c 可有效促进 PMO 的摄取，对 DMD 模型鼠可起到较好的治疗效果

反义寡核苷酸介导的外显子跳读在 DMD 的治疗中显示出较好前景，然而，反义寡核苷酸药物递送效率低的特点制约其临床应用。项目组研究证明了线粒体来源短肽 MOTS-c 具有一定的肌肉靶向性，可提高肌肉的糖酵解效率和能量产生效率，进而导致反义寡核苷酸在肌肉中的摄取显著提高，证明 MOTS-c 可作为 DMD 及其他能量缺陷疾病治疗的良好辅助剂。相关成果以“MOTS-c Promotes Phosphorodiamidate Morpholino Oligomer Uptake and Efficacy in Dystrophic mice”为题发表在 *EMBO Mol Med* 上。

（5）Ⅰ型成骨不全小鼠 HIF-1α 与 YAP 协同促进间充质干细胞成骨分化的机制研究

骨髓间充质干细胞（MSCs）是成骨细胞的良好来源，OI 患者的 MSCs 成骨能力降低，可能是 OI 发生的重要病因，但相关机制未明。项目团队前期研究发现用于模拟Ⅰ型OI的*Col1a1*$^{+/-365}$小鼠来源的ADSCs成骨能力降低与YAP表达显著下调、入核减少有关。利用反转录病毒转染技术将正常人*COL1A1*基因导入*Col1a1*$^{+/-365}$小鼠的ADSCs（ADSCs^{oim}），结果发现基因修饰可显著改善ADSCs^{oim}的成骨分化能力。进一步探究相关机制，结果显示Ⅰ型胶原表达降低明显激活了YAP上游的Hippo激酶活性，而*COL1A1*基因修饰可抑制hippo激酶活化，进而有效恢复核内YAP介导的成骨基因表达，这些研究结果已发表在*Journal of Bone and Mineral Research*。还有研究提示，YAP可以结合并稳定HIF-1α，二者或可在促进ADSCs迁移及成骨分化中起协同作用。探究HIF-1α能否通过联合YAP改善OI小鼠ADSCs的成骨分化能力及其具体机制，或可成为OI治疗的新靶点。项目组的研究结果显示*Col1a1*$^{+/-365}$小鼠股骨组织及其来源的ADSCs中HIF-1α也呈现低表达，或许也是引起*Col1a1*$^{+/-365}$小鼠来源的ADSCs YAP信号下降的可能原因。

（七）“人类生育力下降机制和防护保存新策略研究”项目

1. 项目简介

本项目由北京大学张小为教授团队牵头，团队成员来自国家级研究中心及国家重点实验室、国内著名大学的生殖医学机构等。项目拟通过研究我国育龄人群生育力下降的原因与发病机制，开展生育力保护的基础与应用研究，阐明损害生育力的关键因素，建立生殖损伤监测、评估和防护方案，揭示人早期卵泡发育调控机制，研发生育力保存和恢复新技术，构建国家级肿瘤患者生殖储备医疗网络和制定肿瘤患者生育力保护、保存与恢复诊疗方案，撰写生育力保护的规范与指南。通过项目的实施将为建立人类生育力防治策略提供坚实的理论基础和技术支持及平台基础。

2. 研究进展

项目组本年度对影响女性生育力的相关因素进行了重点关注和系统筛选，开展了肿瘤患者生育力保存临床策略和信息平台研究。在探索女性生育力维持机制方面，发现颗粒细胞中CFP1通过介导组蛋白H3K4甲基化维持小鼠卵泡的发育，揭示了多种新的长链非编码RNA在BPDE导致女性胚胎滋养层细胞功能障碍的分子机制。在探索男性生育力维持机制方面，基于单细胞转录组测序发现生精障碍发病新机制，基于大样本WES测序，发现无精子症新致病基因。在生育力保存技术研究中，评估玻璃化冷冻保存对人卵母细胞转录组的影响，结合卵母细胞体外成熟和冷冻保存技术搭建“中国新模式卵子库”——“OP-IVM卵子库”，针对乳腺癌、甲状腺癌患者分析生育力保存与恢复的临床助孕或产科结局，并结合研究进展完成肿瘤患者生育力干预策略分析，完善了肿瘤生殖储备库协作信息系统的建设。

3. 项目主要成果

（1）揭示女性生育力影响因素

项目组本年度对影响女性生育力的相关因素进行了重点关注和系统筛选。筛选因素包括基本因素（年龄、体质指数、不孕年限等）、生殖内分泌因素（初潮年龄、痛经、流产史等）、环境习惯因素（剧烈运动、睡眠质量、吸烟饮酒情况、饮食摄入习惯等），盆腹腔手术因素（附件手术、子宫手术）。研究针对不同年龄阶段女性（30岁以下、31～36岁、37岁以上），分析对生育力的影响（观察指标：抗缪勒氏管激素、窦卵泡计数）。经多因素分析发现，不同年龄段女性影响其生育力的因素不同：对于30岁以下的不孕女性，附件手术史是导致其窦卵泡计数降低的风险因素，初潮年龄早、饮酒、附件手术史是导致抗缪勒氏管激素降低的风险因素；对于31～36岁女性，剧烈运动、睡眠质量、附件手术是导致其窦卵泡计数降低的主要风险因素，饮酒和附件手术史是导致抗缪勒氏管激素降低的主要风险因素。对于37岁以上的女性，相比其他因素，年龄是影响其生育力的最主要因素。

（2）发现颗粒细胞中CFP1通过介导组蛋白H3K4甲基化维持小鼠卵泡发育

生长卵泡在发育过程中，伴随着颗粒细胞数目的增多和卵母细胞体积的变大。此过程中颗粒细胞的发育对卵母细胞的生长有着很重要的影响。小鼠中的*Cxxc1*基因编码的CXXC指蛋白-1（CFP1）是真核甲基转移酶SETD1复合物的关键组分。CFP1使用其CXXC指结构域与DNA结合并将SETD1募集至特定基因组区域。既往研究发现*Cxxc1*小鼠基因缺失导致早期胚胎死亡，卵母细胞特异性缺失导致早期胚胎发育失败使其阻滞在2细胞阶段。项目组的研究发现，当*Cxxc1*在颗粒细胞特异性缺失时，导致颗粒细胞进入到初级卵泡后增殖受阻，进而严重影响卵母细胞的生长，最终卵泡成熟发育失败导致不育。项目组通过免疫荧光染色以及颗粒细胞早期（原始卵泡之前）特异性敲除小鼠，检测CFP1在各个时期卵泡中颗粒细胞的表达模式，结果显示组蛋白H3K4me3、H3K4me2、H3K4me1、H3K9m3与CFP1的表达时空模式一致。综上所述，CFP1在颗粒细胞中调控了组蛋白H3K4me3、H3K4me2、H3K4me1、H3K9m3的甲基化。CXXC1颗粒细胞缺失后，在初级卵泡中出现颗粒细胞数量显著下降，卵母细胞凋亡明显，颗粒细胞之间的细胞连接及颗粒细胞和卵母细胞之间的紧密连接出现异常，电镜结果发现颗粒细胞和卵母细胞之间透明带中的微绒毛不仅比对照微绒毛短，而且部分微绒不接触卵母细胞，还发现突变小鼠卵母细胞中线粒体空泡化严重，且核仁呈非圆形的规则形态。提示了 CXXC1 在颗粒细胞中参与调控了颗粒细胞的增殖从而影响颗粒细胞发育，进而影响卵母细胞的发育。

（3）单细胞转录组测序揭示生精障碍发病新机制

该项目入选专项标志性成果，详见本书第三章第四节。

（4）结合卵母细胞体外成熟和冷冻保存技术搭建“中国新模式卵子库”——“OP-IVM 卵子库”

在临床诊疗过程中，研究团队发现许多 PCOS 不孕症患者在接受不孕症治疗期间需要进行妇科腹腔镜卵巢打孔手术，手术过程中存在卵母细胞的损耗。而将这些卵母细胞在手术过程打孔破坏这一操作步骤之前增加取卵这一操作，将获取未成熟卵进行体外成熟培养（IVM）及生育力冷冻保存（IVM-surgery），为患者本人储备卵母细胞增加助孕成功率。

本研究共纳入 199 名 38 岁以下需要接受腔镜手术的 PCOS 不孕症患者。本从胚胎发育结局、生殖结局和围术期结局 3 个方面对 IVM-surgery 技术的可行性、有效性和安全性进行评价，并对比了新鲜卵母细胞和解冻卵母细胞受精的临床结局。所有接受 IVM 联合妇科手术技术的患者卵母细胞成熟率为 47.4%，总体临床妊娠率和活产率分别为 9.5%（15/158）和 6.9%（11/158）。卵母细胞解冻周期（60.6%，20/33）的卵存活率为 83.0%，受精率、D3 优胚率和可用胚胎率分别为 50.0%、25.0% 和 60.6%。新鲜卵母细胞组单个胚胎移植周期的临床妊娠率和活产率分别为 69.2 和 53.8%。冷冻卵母细胞组单个胚胎移植周期的临床妊娠率和活产率分别为 28.6% 和 19.1%。没有不良新生儿结局的记录。术后并发症、住院时间延长或卵巢功能受损均显示与该技术的应用无关。成果发表在 *Human Reproduction* 上，国际肿瘤生殖协会主席、美国医学科学院院士 Teresa K Woodruff 教授对此项技术予以高度认可，称其为“中国新模式卵子库”。

（5）完成了肿瘤生殖储备库协作信息系统的建设

项目组在前期工作的基础上，进一步完善了肿瘤患者生育力保存的质量管理体系文件，为确保肿瘤患者生育力保存保护应用的科学化和规范化奠定了基础。完成了肿瘤生殖储备库协作信息系统的建设，并申请了该信息系统的软件著作权（“国家生育力保存库信息管理系统 V1.0”，证书号：软著登字第 6055354 号），该网络实现了以下功能和特点：第一，该系统是基于互联网的多用户系统，可以为参与肿瘤患者生育力保存项目的 6 家生殖中心和未来纳入系统的医疗机构单独设立账户，由各账户自行管理各自的数据，同时项目牵头单位具有总权限，可以查看各单位的数据；

第二，肿瘤患者及存储样本相关信息的录入，实现了样本的分散采集和信息录入并充分利用互联网平台的优势，采用统一上传的模式，数据将由各单位统一记录后上传，以保证数据的准确性；第三，可对样本总量和样本来源进行查询，并对查询数据结果进行可视化处理，同时项目管理员可以追踪样本保存位置信息、入库 / 出库信息、样本保存过程中温度变化等信息，以确保存储样本的安全性；第四，可对移植后患者的移植与治疗效果的追踪进行记录，以全面掌握患者病情并为进一步治疗与研究提供资料与依据。

（八）“重大胎儿疾病宫内诊断和治疗新技术研发”项目

1. 项目简介

本项目由同济大学段涛教授团队牵头，团队成员来自中国医科大学附属盛京医院、山东大学、北京大学第三医院、重庆医科大学、广州医科大学附属第三医院、华中科技大学同济医学院附属同济医院、中山大学等单位。项目拟通过建立复杂性双胎、胎儿水肿、胎儿骨骼系统发育不良等 3 种重大胎儿疾病多中心队列，开展复杂性双胎的产前诊断与宫内干预及预后评估、胎儿水肿的病因学诊断和宫内干预及预后评估、胎儿骨骼系统发育不良的宫内诊断与干预及预后评估。通过项目实施将总结重大胎儿疾病规范的临床诊治路径，并实现推广应用，提高重大胎儿疾病的宫内诊断、干预水平，从而减少孕妇和围产儿不良结局的发生，减少出生缺陷儿的出生，提高人口素质。

2. 研究进展

（1）建立重大胎儿疾病多中心、标准化临床研究队列，形成统一的云端临床研究数据库，并建立标准的临床生物样本库

截至 2020 年底，项目组已纳入 867 例复杂性双胎、184 例胎儿水肿、112 例胎儿骨骼系统发育不良病例，基本建立重大胎儿疾病临床研究队列和数据库；收集了包括母血、血清、胎盘、脐血、绒毛或胎儿组织等相关的生物样本，初步建立了生物样本库。此外，由北京大学第三医院发起的“中国人群胎儿生长曲线”的队列研究，论文已完成并投稿。

（2）建立重大胎儿疾病的宫内诊断平台

基于项目研究及项目组前期临床经验，并参考国外最新指南及优秀论文，8 家参与单位协作，梳理本中心资源，通过多中心协作，整合优化血清学、影像学（超声、核磁共振、3D 打印技术）和分子遗传学技术的结果，建立重大胎儿疾病预后诊

断、评估模型。目前已初步建立了复杂性双胎（双胎输血综合征、双胎选择性生长受限、双胎反向动脉灌注综合征 / 无心畸胎、双胎贫血 – 红细胞增多序列征）、免疫性和非免疫性胎儿水肿、胎儿骨骼发育异常的诊断流程及方案，撰写发表了系列指南，实现重大胎儿疾病的精准诊断，并进行培训、推广，促进了重大胎儿疾病的规范诊疗。

（3）建立多中心协作的重大胎儿疾病干预技术平台和转诊网络

依托 2019 年项目组 8 家参与单位发起成立的“中国胎儿宫内治疗协作网络”，并共同举办胎儿医学 / 宫内治疗培训，建立了胎儿疾病诊断和干预平台。依托项目举办“第十届中国胎儿医学大会”，在会上首次提出了“中国胎儿医学中心建设指南纲要”。通过这一协作网络的建立，8 家参与单位胎儿医学联网互相开通患者转诊的绿色通道，方便不同地区患者、医生的转诊 / 工作，保证患者利益最大化；同时也促进了胎儿医学医生的交流和学习，促进了诊疗水平的提高。项目组的 8 家承担单位基于干预平台，已初步开展系列胎儿医学临床研究，基于相关研究成果、经验总结，并参考相关国内外最新文献，撰写并发布了系列指南，并通过系列解读、大会推广，将研究成果进行总结汇报，促进项目成果落地应用。项目组 8 家参与单位分别覆盖了中国的东南西北中主要地区，通过联合研究和统一培训，提升各参与单位重大胎儿疾病的诊疗水平；通过这些单位对所在地区胎儿疾病诊疗相关医生的培训，规范本地区胎儿疾病的诊疗，促进中国胎儿医学的发展。整个协作网络采用统一的标准、方法，进行统一培训，开展合作研究，提升重大胎儿疾病的诊疗水平；同时通过撰写指南，解读、推广，规范促进国内胎儿疾病的诊疗。

（4）开发双胎输血综合征围胎儿镜手术期的综合评分系统以及胎儿脑发育的分子及基于人工智能超声影像学评估

在整合临床各项信息的基础上，建立双胎输血综合征的评估表，将评分表应用于临床并完善超声及功能磁共振对 TTTS 围手术期胎儿的脑血流灌注及脑部发育情况的监测，初步建立人工智能超声影像诊断体系，诊断双胎输血综合征胎儿脑发育，评估胎儿及新生儿预后。完成 TTTS 胎儿脑组织的 DNA 甲基化芯片筛查和 mRNA 筛查 10 对，进一步的验证工作，以期寻找双胎输血综合征脑发育的分子生物标志物，为双胎输血综合征的围术期和围生期的脑发育精准产前诊断提供新的方法。探索超声炫彩血流成像技术结合胎儿镜激光连续凝固胎盘技术治疗重度红细胞增多 – 贫血序列（TAPS）新技术，经过炫彩超声成像的提前判断和胎儿镜激光连续凝固胎盘技术的治疗，能够从病理层次解决 TAPS。

（5）初步探讨基于人工智能的双胎 sFGR 评估

利用 AI 辅助诊断技术，对双胎超声影像进行快速病灶筛查并测量相关生物学参数，精准预测孕中胎儿体重，比较胎儿体重差异，建立一套相对成熟、准确的神经网络评估模型，对双胎情况下孕早中期胎儿生长受限的严重程度进行评价分级。

（6）制定临床诊治及保健指南、技术规范更新

《双胎反向动脉灌注序列征诊治及保健指南（2020）》《选择性胎儿宫内生长受限诊治及保健指南（2020）》《双胎贫血—红细胞增多序列征诊治及保健指南（2020）》《双胎输血综合征诊治及保健指南（2020）》《双胎早产诊治及保健指南（2020）》发表在《中国实用妇科与产科》上。

（7）建立国内人群的血型分型策略和检测程序，通过全外显子测序寻找胎儿水肿发病相关基因

继续纳入胎儿水肿病例，共纳入 184 例，完善了队列随访所需的临床信息，完成相关生物样本采集，并完成部分相关基因的检测，对纳入对象所实施的干预及妊娠结局进行随访并将其录入数据库。通过对 *RHD* 基因、*RHCE* 基因及假基因 *RHDψ* 进行序列比对，寻找 3 种基因的不同点设计引物探针，并筛选优化，确定不扩增 *RHCE* 和假基因 *RHDψ* 的体系，通过该体系检测 *RHD* 基因缺失病例；通过检测 1227G > A（染色体位置 chr1：25648453）的位置，设计 Arms 引物和 Blocker 技术，阻断野生型和 *RHCE* 基因的模板扩增实现突变位点检测；结合探索无创胎儿血型筛查策略。结合胎儿结构超声评估、多普勒血流评估、感染筛查及遗传学检查结果（核型、CMA、全外显子测序）等临床信息，探索非免疫性胎儿水肿（NIHF）的病因分布。回顾经过干预且保留胎儿 DNA 样本的非免疫性胎儿水肿对象资料，对病因不明的采用全外显子（WES）测序进行检测，分析 WES 检测结果与围产儿结局的关系。回顾分析宫内输血治疗胎儿贫血病例（含胎儿水肿病例），分析肝内静脉输血组及脐静脉输血组的活产率及并发症，评价宫内输血治疗胎儿贫血的安全性和有效性。

（8）开发了非免疫性胎儿水肿的基因 *panel*，进行病因学探索

完成了 5 个胎儿水肿家系的遗传学检测，采用 CMA 排除染色体异常后进行 Trio-WES，结合临床表型分析流程对数据进行分析完成胎儿染色体异常和胎儿水肿基因突变的检测，发现其中 1 例为染色体异常，1 例为基因突变。分析了胎儿颈项透明层（Nuchal Translucency，NT）增厚（含胎儿水肿病例）的临床遗传学结果，结果提示 NT 增厚是胎儿高危的标志物，与染色体核型异常、CNVs 及单基因遗传病等密切相关，且异常风险与 NT 增厚的程度成正比，当合并其他超声异常时风险值更高。

（9）全国性胎儿骨骼发育异常疾病的数据库与筛查平台

各参与单位继续纳入胎儿骨骼系统发育不良病例，目前共112例，收集完整的病案信息和超声数据，同时也采集了对应的生物样本（外周血、脐血或流产组织）并进行了核型分析、基因芯片或二代测序的检测，在全基因组水平内进行了遗传学评估与诊断，随访工作正在进行中。与骨科合作，收集30例Klippel–Feil综合征成人患者中特殊类型——“三明治畸形”，进行全外显子测序，结果发现*PAX1*、*MYO18B*和*FGFR2*基因的突变可能与该疾病发病有关，进一步补充了先天性骨骼发育不良的基因库。回顾搜集了143例鼻骨发育不良胎儿的临床特点及全外显子检测结果，探究非孤立性鼻骨发育异常胎儿的遗传学病因及预后情况。另外，项目组联合全国18个省、24家医院，收集了11 586名已分娩的单胎孕妇，共41 197条超声数据，开展“中国胎儿生长发育参数及宫内生长曲线制定”的研究。

（10）标准化的胎儿骨骼发育异常疾病的产前诊断体系与预后评估方法

对超声检查提示疑有胎儿骨骼发育不良的孕妇进行产前诊断，通过对外周血、脐血或流产组织等进行染色体核型分析、基因检测，评估不同检测方法诊断价值；综合评估遗传学检测结果，并根据结果进行遗传咨询。另外，对有遗传倾向的骨发育不良病例，在征得孕妇夫妻双方同意后，进行夫妻双方基因检测，以指导下一步诊疗方案。项目组将超声与基因检测技术有机结合，建立合理、规范的遗传咨询模式，以建立胎儿骨骼系统发育异常标准化的诊疗体系，为罕见病的临床流程建立奠定基础。

3. 项目主要成果

（1）全外显子测序技术（ES）在复发性非免疫性胎儿水肿的诊断和管理上的应用价值研究

采用trio ES对28例复发性NIHF胎儿进行了分析。排除具有免疫积液、非遗传因素（包括感染等）、核型或CNV异常的胎儿。基因变异根据ACMG/AMP指南进行解释。在这28个胎儿中，有10个（占36%）胎儿在8个基因（*GBA*、*GUSB*、*GBE1*、*RAPSN*、*FOXC2*、*PIEZO1*、*LZTR1*和*FOXP3*）中带有因果遗传变异（致病性或可能致病性）。5个（18%）胎儿变异的致病性为不确定临床意义（VUS）。在明确诊断（检出致病或可能致病变异的）10例胎儿中，有5例（50%）被诊断为先天性代谢异常。在接受胎儿治疗的7名胎儿中，有2例为明确诊断并导致新生儿死亡。在其余5例结果阴性的胎儿中，有4例新生儿存活，其中1例胎儿宫内死亡。这提示Trio ES可以促进复发性NIHF的遗传诊断，并改善产前管理和妊娠结局。

（2）复杂性双胎妊娠射频消融减胎术手术指征对围产结局的影响

项目组对 268 例接受射频消融减胎术（RFA）治疗的所有复杂性单绒毛膜双胎进行回顾性队列研究，探究射频消融术对复杂性单绒毛膜双胎妊娠围产儿结局的影响，并根据不同的适应证分析围产儿不良结局和生存率，结果显示 268 例复杂性单绒毛膜共进行 272 次射频消融术，减胎指征包括：选择性宫内生长受限（sIUGR）60 例、双胎输血综合征（TTTS）64 例、双胎动脉灌注反序列（TRAPs）12 例、胎儿畸形 66 例、多胎减胎（Elective Fetal Reduction，EFR）66 例。总体上，减胎后保留胎儿存活的概率是 201/272（73.9%）。排除 7 例引产和 2 例分娩后放弃治疗，手术成功率为 201/263（76.4%）。术后保留胎儿宫内死亡（Intrauterine Fetal Death，IUFD）的发生率为 20/272（7.4%）。TTTS 组的生存率最低（37/64，57.8%），生存率与 Quintero 分期显著相关（P=0.029）。此外，sIUGR Ⅲ组的生存率低于 sIUGR Ⅱ组（分别为 55.6% 和 84.3%）。腹裂或外淋巴结胎儿畸形组 IUFD 发生率最高（4/10，40%），其次为 sIUGR Ⅲ（2/9，22.2%）和双绒毛膜三胎（DCTA）亚组（8/46，17.9%）。EFR 组 8 例 IUFD 均来自 DCTA 亚组，均于 17 周前接受 RFA 治疗。这提示 RFA 的围产儿结局与适应证相关；17 周后行 RFA 可能有助于预防 DCTA 妊娠 IUFD 的发生，相关成果以“Influence of Indications on Perinatal Outcomes after Radio Frequency Ablation in Complicated Monochorionic Pregnancies：A Retrospective Cohort Study”为题发表在 *BMC Pregnancy Childbirth* 上。

（3）全基因组测序评估胎儿结构异常

全基因组测序（WGS）是产后遗传诊断的有力工具，但是产前诊断领域的相关临床研究有限。本研究旨在前瞻性地评估 WGS 与染色体微阵列（CMA）和全外显子组测序（WES）结合相比在胎儿结构异常的产前诊断中的应用价值。项目组对 111 例结构或生长异常的胎儿进行了 trio WGS 检测，同时并行采用 CMA 加 WES 检测（采用 CMA 进行检测，当 CMA 阴性时，进行 WES）。结果比较，WGS 不仅在 CMA 和 WES 鉴定的 22 例诊断病例中检测到所有致病性遗传变异，诊断率为 20%（22/110），而且还提供了其他且具有临床意义的，而可能无法通过 CMA 或 WES 检测到信息，包括平衡易位和子宫内感染的情况。与 CMA 加 WES 相比，WGS 作为输入需要的 DNA（100 ng）较少，并且可以检测花费的时间更少［Rapid Turnaround Time，TAT，（18±6）天］。上述结果表明，与 CMA 加 WES 相比，WGS 可提供更全面、更精确的遗传信息，且 TAT 更快，所需的 DNA 更少，这使其可以作为胎儿结构异常的替代产前诊断测试，相关成果以“Whole Genome Sequencing in the Evaluation of Fetal Structural Anomalies：A Parallel Test with Chromosomal Microarray Plus Whole-Exome Sequencing”为题发表在 *Genes* 上。

（4）评估射频消融减胎手术（RFA）的双胎反向动脉灌注序列征的安全性、有效性

项目组对59例接受射频消融减胎手术（RFA）的双胎反向动脉灌注序列征病例资料进行总结分析，分析术后并发症、围产儿近远期结局及母体并发症。结果显示：RFA术后15例（25.4%）发生未足月胎膜早破，术后1周、2周、1个月内PPROM累积发生率分别为5.1%、6.8%和10.2%。59例对象中，12例（20.3%）术后泵血胎儿丢失，47例（79.7%）继续妊娠至分娩，生后28天均存活（包括18例早产儿和29例足月儿）。这提示RFA是治疗TRAP序列征相对安全、有效的方法，可以改善泵血胎儿的围产结局。相关成果以“射频消融技术治疗双胎反向动脉灌注序列征的安全性及有效性”为题发表在《中华围产医学》上。

（5）获“一种胎儿镜激光导线制动机防脱落保护套”实用新型专利

开发了“一种胎儿镜激光导线制动机防脱落保护套”（发明专利号：ZL202020138088.4），该保护套能在激光治疗手术过程中防止激光导线因误操作而探入宫腔造成的损伤。

（九）“线粒体遗传疾病治疗的辅助生殖新技术研究”项目

1. 项目简介

本项目由上海交通大学医学院附属第九人民医院匡延平教授团队牵头，项目团队整合了医、研、校等8家单位的优秀力量。该项目主要目标是针对线粒体遗传病临床治疗这一医学难题。从动物水平及技术层面完成子代的安全性数据测定及核质置换技术的安全性评估；现已获得国内唯一的两种核质置换技术来源的食蟹猴，为评估人类卵子线粒体置换技术的有效性和长期安全性提供保障；在临床研究层面，完成线粒体遗传病临床筛查及核质置换技术体系的建立与优化；与此同时，本项目还优化了将CiPS细胞诱导为生殖细胞的技术体系，为将来的自体核质置换技术提供健康卵来源奠定技术基础。该项目的顺利实施将给核质置换治疗新技术是否临床应用的顶层决策提供参考依据。

2. 研究进展

（1）在前期构建出第一极体（PB1）纺锤体复合体（SCC）互换猴的基础上，对第一极体和纺锤体复合体的基因完整性、功能特征和线粒体数量等进行了检测和比较

首先，项目组利用微阵列比较基因组杂交（aCGH）技术，检测食蟹猴PB1基因组的完整性，将PB1与同时在MII期的卵母细胞取出的SCC进行对比，结果表明，

PB1 与 SCC 具有相同的染色体数，并且没有非整倍体和缺失。其次，项目组通过免疫染色来检测 DNA 损伤后产生的分子标记物来确定损伤的位置及损伤程度。从结果中可以看出，在显微镜下阳性对照的 SCC 和 PB1 非常明显，说明用针对 DNA 损伤标记的磷酸 H2A.X 抗体染色成功标记了损伤的 DNA，而未处理的卵母细胞无明显结构，说明 PB1 和 SCC 均无免疫反应，无 DNA 损伤。最后，项目组利用单细胞重亚硫酸盐测序，并分析全基因组水平的 DNA 甲基化结果。数据表明，PB1 和 SCC 在全基因组 DNA 甲基化水平相似。通过结果分析比较来判断小猴中线粒体的来源发现两只后代的 SNP 都与卵母细胞供体猴中的序列相同，这表明卵母细胞供体猴提供了主要的 mtDNA。两只后代的线粒体主要来自于卵母细胞供体猴。

（2）Trim-away 技术实现卵自身功能破坏残留线粒体

本项目成功利用 Trim-away 技术实现卵自身功能破坏残留线粒体，改进后的 Trim-away 技术将残留效果随时间而加强，自制的 Trim21 蛋白有效数字 PCR 测残留为 0。此外，通过该技术进行核质置换后胚胎的重构效率为 67%，重构胚胎的成囊率更是高达 100%，但鉴于目前样本量有限，其最终效率还需要更多数据来证实。

（3）通过利用 INK128 抑制 mTOR 通路延长成年和早衰期小鼠中的重组卵巢的卵泡形成和维持小鼠的内分泌功能

项目组通过移植 PGC 到受体小鼠的肾包囊中形成重构卵巢，然后通过 INK128 饲喂使重组卵巢的卵泡形成和小鼠的内分泌功能维持超过 12 周，而对照组只能维持 4 周。此外，项目组的研究数据揭示了 INK128 可以促进线粒体功能，同时还抑制免疫反应和炎症反应。总而言之，通过 INK128 抑制 mTOR 的生殖干细胞移植可以改善小鼠重组卵巢卵泡发育和内分泌功能。

3. 项目主要成果

①项目组利用基于偏振光的纺锤体成像系统，进行了食蟹猴个体间的纺锤体染色体复合体和第一极体互换，而后通过灭活仙台病毒介导构建重构卵母细胞。通过单精子注射对重构卵进行体外受精，将受精后的胚胎进行子宫移植，最终成功获得了 2 个纺锤体染色体复合体和第一极体互换的后代猴子个体（图 2-84）。在此基础上，对第一极体和纺锤体复合体的基因完整性、功能特征和线粒体数量等进行了检测和比较，分析了出生后代猴的生理指标、基因型和线粒体来源，相关成果以“Mitochondrial Replacement in Macaque Monkey Offspring by First Polar Body Transfer”为题发表在 *Cell Research* 上，为未来核质置换技术的临床应用提供全面的安全性评估数据。

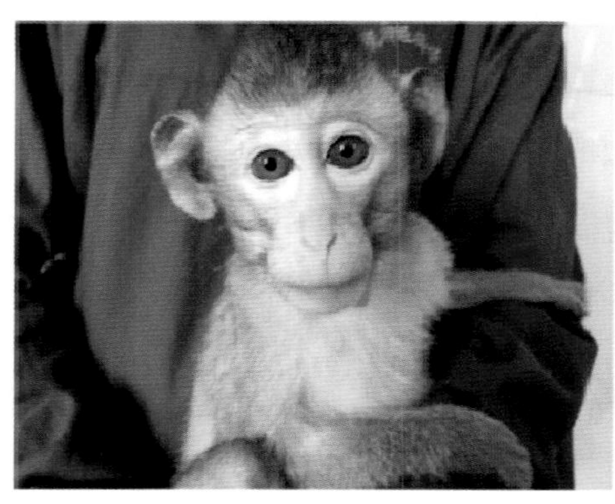
a

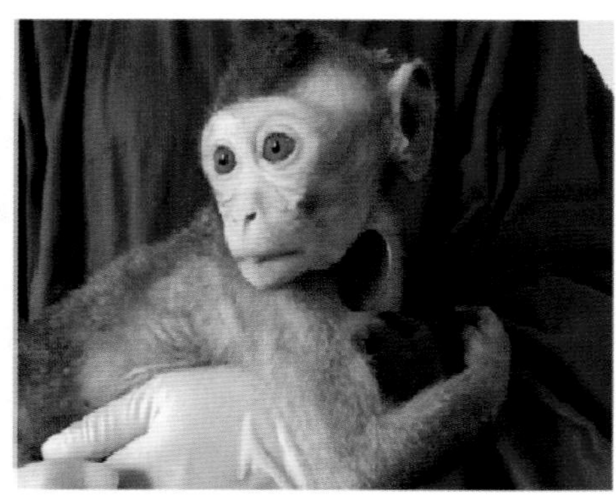
b

图 2-84　第一极体与纺锤体染色体复合体互换的食蟹猴子代

②项目组发现通过利用 INK128 抑制 mTOR 通路，能够延长重组卵巢的卵泡形成和维持小鼠的内分泌功能。通过移植 PGC 到受体小鼠的肾包囊中形成重构卵巢，然后通过 INK128 饲喂使重组卵巢的卵泡形成和小鼠的内分泌功能维持超过 12 周，而对照组只能维持 4 周。此外，项目组的研究数据揭示了 INK128 可以促进线粒体功能，同时还抑制免疫反应和炎症反应。通过 INK128 抑制 mTOR 的生殖干细胞移植可以改善小鼠重组卵巢卵泡发育和内分泌功能。相关成果以“Mtor Inhibition by INK128 Extends Functions of the Ovary Reconstituted from Germline Stem Cells in Aging and Premature Aging Mice”为题发表在 *Aging Cell* 上。

（十）“胚胎植入前遗传学诊断新技术研发及规范化研究”项目

1. 项目简介

本项目由中国人民解放军总医院姚元庆教授团队牵头，由北京大学、山东大学、中山大学、中南大学、中国科学院北京基因组研究所等 8 家单位共同参与。项目拟采用单细胞表观遗传平行多组学测序、转录组 RNA 测序等创新技术，在表观遗传组学和转录组学水平解析人类植入前胚胎发育相关分子机制及其标志性分子，为研发 PGT 新技术提供理论依据；将高通量单分子测序、胚胎培养液游离 DNA 检测和单体型分析技术等应用于新型 PGT 技术平台，实现无创、精准和规范的染色体和基因突变胚胎的筛查；开展临床试验研究 PGT 新技术的临床应用效果，提供循证医学证据，完善和规范我国的 PGT 临床体系。

2. 研究进展

（1）绘制人类配子及植入前胚胎发育过程的全基因组 DNA 醛基胞嘧啶修饰图谱

项目组采用单细胞全基因组 DNA 醛基胞嘧啶修饰检测 CLEVER-seq 技术对人类植入前胚胎和配子进行了测序分析，发现 5fC 的产生在人类植入前胚胎发育过程中是高度动态的，成对雄原核与雌原核中有不一致的 5fC 分布，5fC 标记的基因组区域富集了调节细胞周期和有丝分裂的转录因子的结合序列。

（2）囊胚培养液游离 DNA 甲基化组测序新方法发现极体来源 DNA

项目组将单细胞 DNA 甲基化组测序技术应用于囊胚培养液游离 DNA，发现囊胚培养液游离 DNA 中不仅有颗粒细胞污染，而且存在极体污染。进一步，通过颗粒细胞特异性甲基化标记区域与卵 / 极体特异性甲基化标记区域，建立了定量推演颗粒细胞与极体污染的方法。通过结合母源污染定量分析与基因组拷贝数检测，提高了囊胚培养液非倍性检测的准确性，为建立新型囊胚培养液无创 PGT-A 技术开辟了新路径。

（3）ADAR 底物特征刻画用于 RNA 编辑技术优化

通过修复致病突变治疗发育相关疾病是当前生物医学研究急需解决的科学问题之一。目前最常用的 CRISPR 系统可以直接从基因组水平修复突变位点，但在 DNA 和 RNA 水平都有脱靶效应，并且 Cas9 蛋白本身会刺激细胞免疫反应，极大地限制了其临床应用。相对于 DNA 编辑，RNA 定点编辑工具也用于修复致病突变修复，而且具有可控和可逆性，不影响基因组稳定性，并且只导入 RNA 而非蛋白，不会诱导免疫反应，在临床上具有一系列优势性。目前最有前景的是基于 ADAR 蛋白的 A-to-G RNA 编辑系统，已有多个研究利用特定的向导 RNA 招募 ADAR 蛋白进行定点 RNA 编辑。但这一领域最大的问题之一是 RNA 编辑效率低。揭示内源 ADAR 如何有效的识别和编辑底物可以用于指导和优化 RNA 靶向编辑系统。为解决这一难点问题，项目组开发了一个高效的捕获 RNA 结合蛋白双链 RNA 底物的建库测序技术（irCLASH）及后续的一整套生物信息学分析方法，首次在转录组水平上系统地绘制了人类 ADAR 蛋白的内源双链 RNA 底物图谱，揭示了决定 ADAR 结合效率和编辑效率的底物特征和 ADAR 结合长双链 RNA 的体内模型。这一研究还揭示了决定不同 ADAR 蛋白家族成员结合效率和编辑效率的底物特征。同时，该研究揭示的 ADAR 与底物相互作用及催化特性为研究人员开发高效的 RNA 编辑工具提供了资源宝库及改进方向。

（4）Nanopore 单分子测序技术应用 PGT

项目组还探索了 Nanopore 单分子测序技术检测平衡易位等染色体结构异常的可行性，发现该技术可以准确检测大部分染色体结构异常，并且可能构建相关单体型，为后期 PGT 提供技术支撑。染色体结构异常是导致夫妇反复流产、不孕的原因之一。染色体结构异常导致的染色体断裂也有可能导致疾病的发生。因此，对染色体断点进行精确分析十分重要。项目组采用基于 Nanopore 的全基因组长度长测序技术对 6 例染色体平衡易位携带者和 1 例倒位携带者进行了分析，发现该技术可以准确检测大部分染色体结构异常，并且可能构建相关单体型，为后期进一步的 PGT 提供技术支撑。

（5）胚胎移植后不良结局分析

项目组回顾性分析了 2016 年 1 月 1 日至 2017 年 12 月 31 日于中山大学附属第一医院生殖中心行辅助生殖技术助孕且冻融胚胎移植周期抽血验孕证实妊娠的 841 位患者的 861 个冻融胚胎移植周期的临床资料，发现囊胚活检会降低妊娠早期血清 β-HCG 水平，但并不会增加行 PGT 助孕后的不良产科结局和新生儿结局的风险。本研究从遗传学角度分析黄体酮升高的机制，拟提供更准确的预测因子。通过全外显子组测序，结合不孕患者临床信息进行关联分析，校正年龄、BMI 等影响因素后，研究结果发现黄体酮合成基因的单体型可能与血清黄体酮水平相关。本研究首次提出黄体酮合成通路中酶或激素受体的遗传多态性可能与黄体酮升高相关，提出基因单体型可作为黄体酮升高新的预测因，研究结果可为规避胚胎质量下降、IVF 不良结局提供一定的参考价值。

（6）建立基于第三代高通量测序技术的 PGT 新型技术平台

项目组完成了基于三代测序的平衡易位及单基因病检测的单体型信息标记法；建立了传统的 PGS 建库与单体型分析兼容性的实验流程；利用新型技术平台检测完成 23 个平衡易位和 2 个单基因遗传病家系，已完成 5 个家系的产前羊水验证，结果与新平台 PGT 的结果一致。

（7）胚胎 DNA 甲基化是否影响 PGT-A 累计妊娠率的临床研究

胚胎植入前甲基化水平组（PMS）入组 127 周期 529 枚胚胎，PGT-A 入组 122 周期 500 枚胚胎。对 PMS 组胚胎活检细胞进行单细胞全基因组甲基化建库，并进行甲基化水平和染色体非整倍体分析，对 PGT-A 组胚胎活检细胞进行染色体非整倍体检测。PMS 组选择染色体整倍体胚胎和胚胎甲基化水平接近 0.3 的胚胎进行移植，

PGT-A 选择染色体整倍体和胚胎评级高的胚胎进行移植，跟踪随访移植后两组患者的妊娠结局。研究结果发现：PGT-A 组与 PMS 组患者生化妊娠率、流产率和活产率均无显著性差异，PGT-A 组双胎妊娠率高于 PMS 组；PGT-A 组与 PMS 组患者早产儿、低体重儿、小于胎龄儿、产妇和新生儿并发症均无显著性差异；按照女性年龄分组，大于 35 岁患者，PGT-A 组与 PMS 组患者生化妊娠率、流产率和双胎妊娠率均无差异，PGT-A 组生化妊娠流产率显著性高于 PMS 组；女性年龄小于 35 岁患者，PGT-A 组与 PMS 组患者生化妊娠率、生化妊娠流产率、流产率和双胎妊娠率均无差异。

（8）NGS 基础上不同测序平台 PGT 临床研究

项目组收集 2017 年 10 月至 2019 年 12 月行 PGT-A 的患者 886 个周期 3471 枚胚胎，其中 Ion Torrent TM 平台入组 452 个周期 1836 枚胚胎，MiseqDX 平台入组 434 个周期 1635 枚胚胎。入组的胚胎使用相应的测序平台进行检测，选择染色体整倍体胚胎进行植入，同时具有多枚整倍体胚胎时根据胚胎发育和胚胎评分进行移植，在没有整倍体可选择的情况下，可以根据患者需求选择嵌合体胚胎进行植入。统计 Ion Torrent TM 与 MiseqDX 两组平台胚胎检测结果和妊娠结局，比较两个检测平台是否存在差异。研究结果发现：Ion Torrent TM 平台胚胎整倍体率高于 MiseqDX 平台（43.52% Vs. 39.70%，P=0.023），而对于胚胎嵌合体率，Ion Torrent TM 平台显著低于 MiseqDX 平台（8.97% Vs. 14.30%，$P < 0.001$），两组平台胚胎染色体非整倍体率无差异；胚胎植入后，Ion Torrent TM 平台生化妊娠率低于 MiseqDX 平台（70% Vs. 76.47%，P=0.034），而两组平台患者临床妊娠率、活产率及妊娠失败率均无差异。

（9）利用胚胎培养液中游离 DNA 的整倍性进行胚胎优选的可行性临床研究

项目组探讨了在女性 35 ～ 42 岁的高龄人群中，以“NICS（培养液游离 DNA 整倍性检测）+ 形态学”选择胚胎和仅通过“形态学”选择胚胎的临床结局的差异，以此明确 NICS 是否可以作为一种新的评价胚胎的有效指标。本试验拟在中国 13 家生殖中心，2 家基因检测公司进行一项大规模、多中心、双盲、临床随机对照试验。计划纳入 1148 名受试者，已有 400 余名受试者进入研究。

（10）构建 4 种重大、高发遗传性单基因病的胚胎基因突变数据库，规范单基因疾病 PGT

项目组针对进行性肌营养不良（*DMD* 基因）、脊肌萎缩症（*SMA* 基因）、甲型血友病（*F8* 基因）和甲基丙二酸血症（*MMACHC* 基因）等 4 种重大、高发遗传病 PGT-M 的工作同时，构建胚胎基因突变及单体型分析数据库。脊肌萎缩症（SMA）：

完成 33 对夫妇 45 个 PGT 周期，130 枚囊胚，11 对夫妇已分娩，2 例妊娠中；杜氏肌营养不良症（DMD）：38 对夫妇 56 个 PGT 周期，173 枚囊胚，13 对夫妇已分娩，3 例妊娠中；甲基丙二酸血症（*MMACHC* 基因）：36 对夫妇 51 个 PGT 周期，196 枚囊胚，21 对夫妇已分娩，4 例妊娠；甲型血友病（*F8* 基因）：31 对夫妇 40 个 PGT 周期，155 枚囊胚 15 对夫妇已分娩，2 例妊娠中。规范 PGT-M 诊治过程中基因突变、染色体整倍性检测与单体型分析相结合的诊疗策略。

（11）规范单基因遗传病合并 HLA 配型及染色体结构异常的 PGT-M 检测

项目组对 1 例高 IgM 血症患者，先证者母亲为 der（13；21）（q10；q10）罗氏易位携带者，通过高通量测序检测先证者致病变异位点，利用 RT-PCR 方法对检测到的致病变异进行功能验证。患者行 PGT-M，共获得 6 枚囊胚，对胚胎细胞进行染色体非整倍体、致病变异位点、HLA 配型及罗氏易位携带型检测。选择染色体整倍体、未见致病变异、HLA 配型成功及核型正常型的胚胎进行植入，并跟踪随访。研究结果表明：高 IgM 血症先证者检测结果发现一个新的变异位点，*CD40LG* 基因 c.156G > T，通过对该家系成员的验证，母亲为该基因变异位点的携带者，该基因为 X 连锁隐性遗传，通过 mRNA 验证及 ACMG 分析证明该变异为先证者的致病变异；对 6 枚胚胎进行检测，结果显示 5 号胚胎不携带 *CD40LG* 基因 c.156 G > T 变异，胚胎染色体为整倍体，HLA 配型与先证者一致，但是为罗氏易位的携带者，经过遗传咨询，患者最终选择该胚胎移植；跟踪随访结果，该患者成功生育一名健康宝宝，并将脐带血成功用于先证者的治疗，获得了良好的效果。

3. 项目主要成果

（1）ADAR 底物特征刻画用于 RNA 编辑技术优化

项目组为解决 RNA 编辑效率低的难点问题，开发了一个高效的捕获 RNA 结合蛋白双链 RNA 底物的建库测序技术（irCLASH）及后续的一整套生物信息学分析方法，首次在转录组水平上系统地绘制了人类 ADAR 蛋白的内源双链 RNA 底物图谱，揭示了决定 ADAR 结合效率和编辑效率的底物特征和 ADAR 结合长双链 RNA 的体内模型。这一研究还揭示了决定不同 ADAR 蛋白家族成员结合效率和编辑效率的底物特征。同时，该研究揭示的 ADAR 与底物相互作用及催化特性为研究人员开发高效的 RNA 编辑工具提供了资源宝库及改进方向。相关成果以“irCLASH Reveals RNA Substrates Recognized by Human ADARs”为题发表在 *Nature Structural & Molecular Biology* 上。RNA 编辑领域知名学者洛克菲勒大学 / 德国肿瘤研究中心亥姆霍兹讲席教授 Nina Papavasiliou 在 NSMB 同期的 News and Views 中撰写了申请人工作的专门评述文章“It

Takes Two（and Some Distance）to Tango：How ADARs Join to Edit RNA"，高度评价项目组的发现解决了 RNA 编辑领域的一个长期困惑，揭示了 ADAR 结合和编辑底物的新特性，以及项目组的发现对基于 ADAR 的 RNA 靶向编辑领域的帮助。此外，项目组就该技术申请发明专利 1 项（一种获取 ADAR 蛋白细胞内高效结合的底物序列的方法及底物序列和应用，2020101588891）。

（2）囊胚培养液游离 DNA 甲基化组测序新方法发现极体来源 DNA

近年来发现胚胎的培养液中含有微量的游离 DNA，为无创性胚胎植入前遗传学筛查（PGT–A）提供了契机。项目组建立了单细胞级别囊胚培养液游离 DNA 甲基组测序技术，对 194 例囊胚培养液进行分析（图 2–85），发现部分培养液游离 DNA 的全基因组甲基化水平显著高于内细胞团和滋养外胚层细胞。为准确评估囊胚培养液中颗粒细胞 DNA 比例，项目组鉴定了 769 颗粒细胞特异的 CpG 岛差异甲基化区域（C–DMRs），确定大约一半囊胚培养液中有母体颗粒细胞 DNA。随后，对 96 例无颗粒细胞 DNA 的囊胚培养液与植入前胚胎细胞和生殖细胞进行聚类，意外地发现 3 个样品与 MⅡ 卵母细胞和母原核聚在一起，提示它们主要来自极体 DNA。为了进一步量化极体污染，项目组鉴定了 548 个卵母细胞 / 极体细胞特异的差异甲基化区域（O–DMRs），结果证实大约 1/3 囊胚培养液存在极体污染（图 2–86）。项目组建立了量化培养液中母源 DNA 的污染比例的方法，结合单细胞 DNA 甲基组测序技术评估基因拷贝数变异的能力，确定颗粒细胞与极体污染均是导致假阴性结果的原因。通过定量识别颗粒细胞与极体污染，提高了囊胚培养液非倍性检测的准确性（图 2–87）。相关成果为建立新型囊胚培养液无创 PGT–A 技术开辟了新路径，研究论文被 *Journal of Clinical Investigation* 接受，并已申请专利（202110423585.8）。

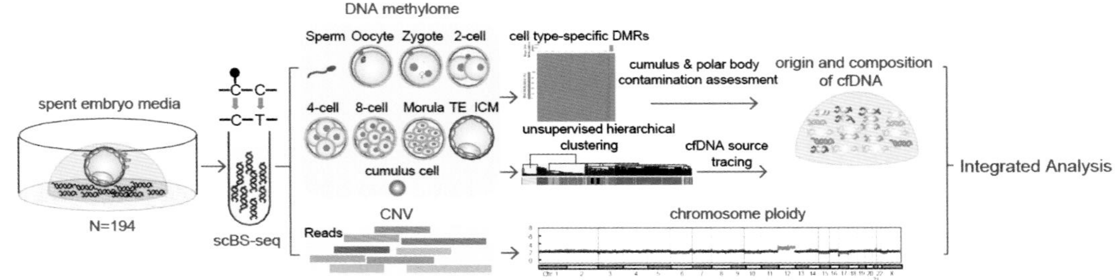

图 2–85　单细胞级别囊胚培养液游离 DNA 甲基化组测序解析囊胚培养液游离 DNA 来源

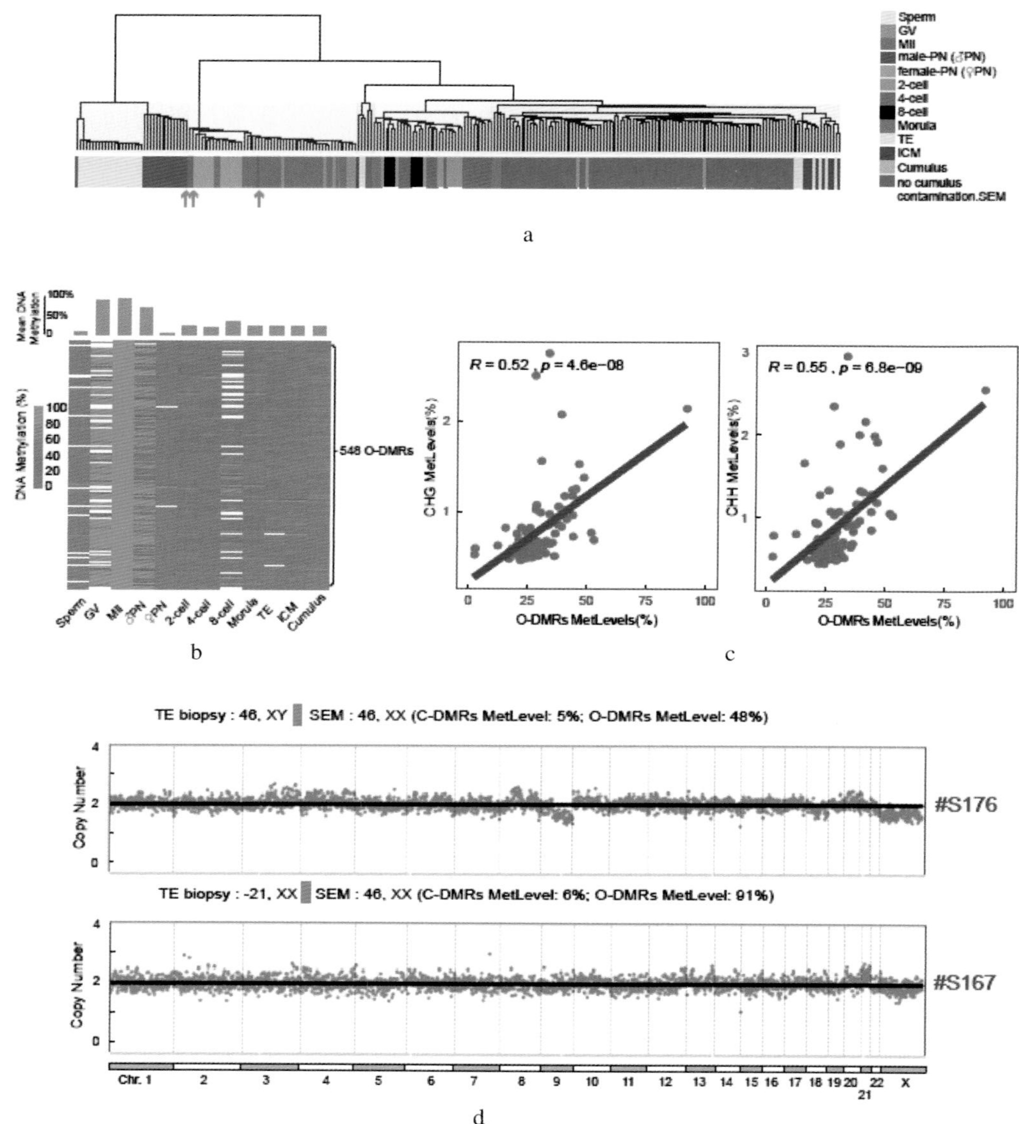

a：非监督聚类分析，无颗粒细胞污染囊胚培养液游离 DNA 甲基化组测序数据的非监督聚类分析结果显示 3 例囊胚培养液游离 DNA 样本（红色箭头）与卵细胞或雌原核的 DNA 甲基化组特征最接近（GV：GV 卵细胞；MⅡ：MⅡ 期卵细胞；male-PN：雄原核；female-PN：雌原核；2/4/8-cell：2/4/8 细胞期；Morula：桑椹胚；TE：滋养层细胞；ICM：内细胞团；Cumulus：颗粒细胞；No-cumulus contamination SEM：无颗粒细胞污染囊胚培养液游离 DNA）；b：在 MⅡ 期卵细胞中特异性高甲基化的 548 个区域；c：非 CpG 的 C（CHG 或 CHH）DNA 甲基化水平与卵细胞差异甲基化区域的平均甲基化水平呈现正相关（双尾 Mann-Whitney-Wilcoxon 检验）；d：与雌原核（上）或卵细胞（下）聚类的囊胚培养液游离 DNA 样本的染色体拷贝数图。

图 2-86 发现囊胚培养液的极体细胞 DNA 来源

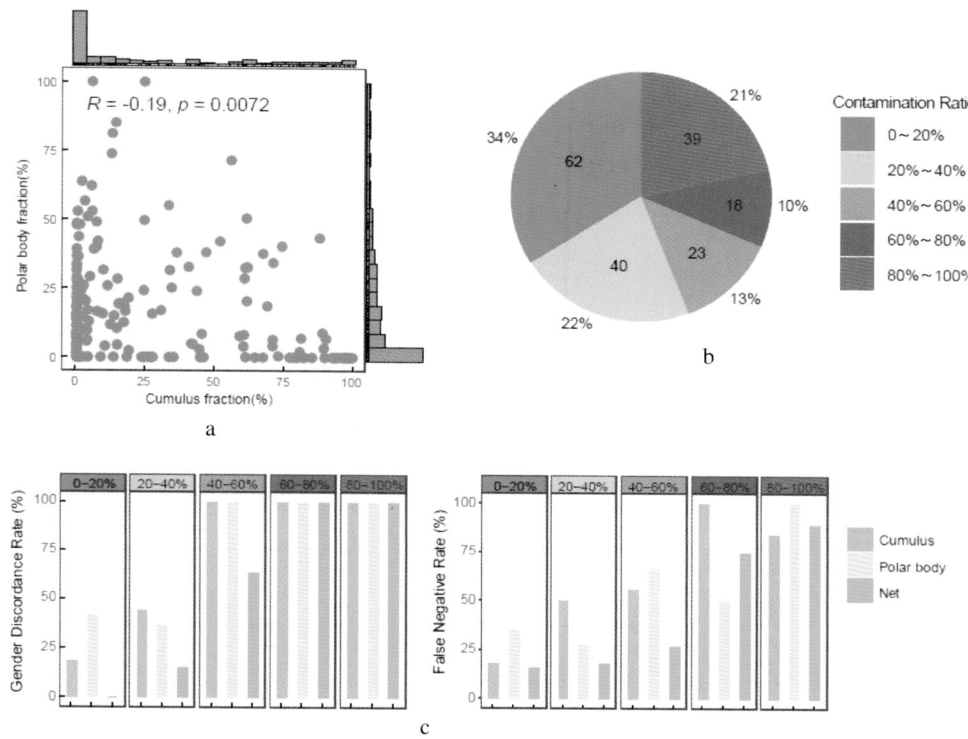

a：散点图展示颗粒细胞污染与极体细胞污染的相关性；b：饼图展示囊胚培养液游离 DNA 中总体母源污染的例数与百分比；c：柱状图展示不同程度总体母源污染、颗粒细胞污染与极体细胞污染时的性别不一致率与假阴性率。

图 2-87　定量推演颗粒细胞与极体 DNA 比例提高非整倍性检测准确性

（3）绘制人类配子及植入前胚胎发育过程的全基因组 DNA 醛基胞嘧啶修饰图谱

人类胚胎在受精后会产生一系列包括醛基胞嘧啶（5fC）在内的 DNA 甲基化胞嘧啶（5mC）氧化衍生物，分析 5fC 的基因组分布对于深入理解人类植入前胚胎发育过程的 DNA 甲基化动态变化有重要意义。项目组采集了人类配子、第一极体，处于 6 个关键发育阶段的人类植入前胚胎，包括受精卵、二细胞、四细胞、八细胞、桑葚胚和囊胚，共 43 枚胚胎，130 个细胞，采用了单细胞 CLEVER-seq 对其进行测序分析，发现当两个连续的发育阶段相比较时，大多数 5fC 位点是新产生的，这表明 5fC 的产生在人类着床前胚胎发育过程中是高度动态的。与精子、卵母细胞和原核阶段相比，在雄原核，雌原核和二细胞阶段中分别新产生了 66%、71% 和 67% 的 5fC 位点。富集分析表明，与 SINE 和 LTR 相比，LINE 和卫星序列中，相对富集了更多的 5fC，L1 和 ERVK 中明显较高的 5fC 水平可能与这些重复元件的转录调控有关。

人类配对原核中呈现不一致的5fC水平，这一点与小鼠完全不同，这可能主要是由于重复元件上5fC的差异所致。转录因子结合区域富集分析表明，5fC标记的调控区在人类着床前胚胎发育过程中倾向于募集重要的转录因子。例如，在远端5fC标记的区域，多能性转录因子（如POU5F1和SOX2）的结合区域显著富集。相关成果发表于*PLoS Biology*上。

（4）建立基于第三代高通量测序技术的PGT新型技术平台

项目组完成了基于三代测序的平衡易位及单基因病检测的单体型信息标记法；建立了传统的PGS建库与单体型分析兼容性的实验流程；并利用新型技术平台检测完成23个平衡易位和2个单基因遗传病家系，已完成5个家系的产前羊水验证，结果与新平台PGT的结果一致。相关成果以“Third-generation Sequencing: Any Future Opportunities for PGT?”为题发表在*Journal of Assisted Reproduction and Genetics*上，申请专利1项（专利号：201811624681.3）。

（十一）“基于代谢偶联的生殖细胞发生障碍研究与生育力重塑”项目

1. 项目简介

本项目由南京大学李朝军教授团队牵头，团队成员来自中国农业大学、南京医科大学、上海交通大学、复旦大学、南京大学、中国科学技术大学、中科院广州生物与健康研究院、南京鼓楼医院、广州大学等单位。项目通过研究“生殖细胞代谢微环境”关键代谢中间产物及其感知蛋白发现影响生殖细胞发生、成熟和衰老的作用机制和建立重塑“生殖细胞代谢微环境”恢复生殖细胞正常功能的新机制。

2. 研究进展

（1）构建了一系列代谢感知蛋白相关基因的基因敲除小鼠，分析关键代谢通路失调引起的生殖细胞发生障碍的表型和机制探究

项目组发现糖酵解关键激酶*Pfkfb3*缺失致使小鼠睾丸管腔内存在大量异常的生精细胞和未被吞噬的胞质残余体，提示支持细胞的吞噬功能可能受到了影响。发现丙酮酸脱氢酶复合物E1α亚基*Pdha2*基因在睾丸生殖细胞中特异表达，基因敲除导致雄鼠不育，精子发生阻滞在精母细胞阶段，利用免疫荧光染色结合精母细胞表面微铺展方法，对敲除小鼠减数分裂前期进程进行分析，发现*Pdha2*敲除后导致精母细胞减数分裂前期异常，无法到达双线期。以上结果证明，支持细胞和生殖细胞关键代谢通路的失调与生殖细胞发生密切相关。

（2）中间代谢产物调控感知蛋白的生化及生理学研究

项目组在临床首次发现男性血清中的饱和脂肪酸以 PA 为主，且生精障碍者血清中 PA 的含量显著升高。小鼠腹腔注射 PA 导致睾丸支持细胞的内质网应激和血生精小管屏障的损伤。PA 可提高 Sertoli 细胞总蛋白质的棕榈酰化水平，抑制蛋白质棕榈酰化能够改善 PA 引起的内质网应激和 Sertoli 细胞屏障损伤。首次提出了饱和脂肪酸 PA 可通过增加蛋白棕榈酰化而引发内质网应激损伤 Sertoli 细胞屏障功能，进而影响精子发生的观点。项目组发现，糖异生关键酶 FBP1 能够通过非共价结合感知 GGPP 的变化。当敲除 *Ggps1* 基因降低 GGPP 水平时，胆固醇的产生增加，而葡萄糖的糖异生受到抑制。通过对 FBP1 晶体的分析，发现 GGPP 可以结合到 FBP1 四聚体的内腔，其极性的焦磷酸与 R50 等发生非共价相互作用。GGPP 的结合可以变构激活 FBP1，调节葡萄糖代谢和胆固醇生物合成的代谢流向。该结果提示，GGPP 可以通过调控 FBP1 的活性改变代谢的流向。在生殖系统中，*Ggps1* 缺失导致 GGPP 降低，使睾丸间质细胞的代谢流向胆固醇合成，增加睾丸激素的过量产生，导致精子发生缺陷。这说明，代谢中间小分子 GGPP 通过与其感应蛋白 FBP1 的非共价结合调控代谢流向，进而影响精子发生。

（3）甘油转运蛋白的结构解析和活性调控探究

项目团队对人类 AQP7 进行了纯化制备和结晶尝试，最终成功地利用 X 射线晶体学解析了 AQP7 的三维结构，发现了一个全封闭的甘油通道构象并鉴定出位于通道外侧的甘油分子“等候”位点。并在此基础上提出了 AQP7 通道控制甘油通过的“双锁定”结构，阐明了甘油进出雄性生殖细胞的调控机制。与其同时，为定量研究甘油通道的功能与表达分布，研究小组利用同位素标记方法还建立了甘油跨膜转运的分析系统，该系统克服了此前基于荧光的细胞容积法测定甘油转运的敏感度低下的缺点，成功地测定了包括 AQP7、AQP10 和 AQP3 在内的多种甘油通道的转运活性，特别是首次在生理 pH 下测定出 AQP10 的甘油转运活性，纠正了此前对于该分子只能在酸性 pH 下发挥功能的错误认识。此外，为在动物水平上研究甘油转运对于生殖细胞成熟发育的生物学功能，项目组还制备了 AQP7 功能缺失突变体（*AQP7G264V*）的条件性基因敲入小鼠，以探索甘油转运功能紊乱在生殖细胞发育中引起的生物学后果。

（4）生殖细胞发生过程中细胞器动态变化和线粒体功能在卵母细胞发生过程中的作用

项目组利用高分辨率活细胞显微镜，对卵母细胞和受精卵细胞中线粒体形态及动态进行观察，发现 GV 期大量颗粒状线粒体呈聚集态分布在细胞核周围，该聚集线粒体分布状态持续至卵细胞受精后的双核原核时期。此外，卵细胞受精后从 2 至 8 细胞时期，线粒体仍呈颗粒化，但较为均匀分布在细胞质中，在囊胚期线粒体开始管状化。表明线粒体在卵细胞成熟发育及受精后发育过程可能通过调控线粒体形态、分布和功能以满足各阶段卵细胞的能量和代谢需求。项目组发现临床上卵巢早衰患者存在线粒体蛋白酶 *Lonp1* 的致病突变，且患者 mtDNA 拷贝数明显低于正常人群。通过构建发育不同阶段卵母细胞 *Lonp1* 敲除小鼠模型，发现 *Lonp1* 不同卵母细胞发育阶段的敲除均影响卵巢功能。原始卵泡敲除 Lonp1 引起卵巢储备耗竭，卵母细胞线粒体功能受损，线粒体结构异常且可见大量电子致密物堆积，mtDNA 拷贝数下降，卵母细胞质量降低，胚胎发育潜能丧失，呈现卵巢早衰表型。生长卵泡阶段敲除 *Lonp1* 引起卵巢变小，卵母细胞质量下降且胚胎发育潜能丧失，呈现类衰老表型。通过对敲除卵母细胞测序分析发现 *Lonp1* 敲除小鼠卵母细胞线粒体氧化磷酸化过程受损，细胞衰老及死亡基因上调显著。这些结果表明，*Lonp1* 介导的对线粒体功能调控对于哺乳动物卵母细胞发育和生存至关重要。

（5）卵母细胞不同发育阶段和衰老过程中染色体结构分析

项目组利用 Hi-C 技术分别对 6 周龄和 10 月龄小鼠中 GO、FGO、MⅠ 和 MⅡ 4 个发育阶段的卵母细胞的染色体结构进行了解析，Hi-C 数据显示所有发育阶段的卵母细胞均表现出类似的拓扑结构域（TAD）及 A/B 区（Compartment）等染色体高级结构特征。在年轻小鼠中，1 ～ 20 Mbp 范围内的染色质相互作用在 MⅠ 期相较 GO 和 FGO 表现出显著的增加，表征染色体在此阶段出现显著凝缩，这种凝缩的程度在 MⅡ 期略有下降。年老小鼠在 GO 与 GFO 期表现出与年轻小鼠相似的染色体结构，然而，年老小鼠 MⅠ 期卵母细胞的染色体凝缩程度较年轻小鼠显著下降，提示年老小鼠卵母细胞的染色体结构缺陷在 MⅠ 期显现，这可能导致减数分裂 Ⅰ 的同源染色体分离出现异常。

（6）基于代谢中间产物和感知蛋白的干预数据

基于上述发现，项目组提出了提高体内不饱和脂肪酸水平，改善精子质量的临床治疗新策略。制定了补充 Omega-3 改善精子质量的临床研究计划（ClinicalTrials.gov ID：NCT03634644）。采用严格的纳排标准纳入 60 对少弱畸形精子症的患者，随机分组设立了多不保护脂肪 Omega-3 治疗组和安慰剂组。通过一个疗程（90 天）的治疗，发现 Omega-3 治疗组患者治疗前后精浆中 Omega-3 和 Omega-6 的水平明显增高；精子前向活动率、精子总活动率显著上升，精子 DNA 损伤指数（DFI）明显改善，但血清激素水平无显著改变。初步研究结果显示，通过改善机体的代谢环境，增加体内不饱和脂肪酸的含量，可以改善精子质量。为治疗少弱畸形精子症提供了一条新的有效的治疗方案。

3. 项目主要成果

（1）发现代谢中间小分子香叶基香叶基二磷酸（GGPP）与其感应蛋白果糖 1，6–二磷酸酶 1（FBP1）的作用机制及功能

项目组发现来自甲羟戊酸代谢途径的异戊二烯类代谢物 GGPP 可以通过非共价结合和变构激活糖异生关键酶 FBP1 来协调糖代谢和胆固醇生物合成，从而发挥新的调控功能。项目组发现糖异生关键酶 FBP1 能够通过非共价结合感知 GGPP 的变化。当敲除 *Ggps1* 基因降低 GGPP 水平时，胆固醇的产生增加，而葡萄糖的糖异生受到抑制。通过对 FBP1 晶体的分析发现 GGPP 可以结合到 FBP1 四聚体的内腔，其极性的焦磷酸与 R50 等发生非共价相互作用。GGPP 的结合可以变构激活 FBP1，调节葡萄糖代谢和胆固醇生物合成的代谢流向。该结果提示，GGPP 可以通过调控 FBP1 的活性改变代谢的流向。在生殖系统中，*Ggps1* 缺失导致 GGPP 降低，使睾丸间质细胞的代谢流向胆固醇合成，增加睾丸激素的过量产生，导致精子发生缺陷。这说明代谢中间小分子 GGPP 通过与其感应蛋白 FBP1 的非共价结合调控代谢流向，进而影响精子发生。上述研究提示，一方面，代谢中间分子 GGPP 通过影响 FBP1 活性调控不同代谢通路之间的代谢偶联，可能是生殖系统中代谢偶联发生的分子机制之一；另一方面，甲羟戊酸途径的失调引起的 GGPP 的降低，可能通过存在非异戊二烯化修饰的途径—非共价修饰代谢酶，参与生殖细胞的发生障碍。补充 GGPP 可能是治疗生殖细胞发生障碍的潜在治疗策略。

（2）基于脂肪酸代谢异常引起的生殖细胞发生障碍，建立基于改变代谢微环境改善精子发生功能的临床新策略，为生育力重塑提供新方法。

项目组在临床首次发现男性血清中的饱和脂肪酸以 PA 为主，且生精障碍者血清中 PA 的含量显著升高。小鼠腹腔注射 PA 导致睾丸支持细胞的内质网应激和血生精小管屏障的损伤。PA 可提高 Sertoli 细胞总蛋白质的棕榈酰化水平，抑制蛋白质棕榈酰化能够改善 PA 引起的内质网应激和 Sertoli 细胞屏障损伤。首次提出了饱和脂肪酸 PA 可通过增加蛋白棕榈酰化而引发内质网应激损伤 Sertoli 细胞屏障功能，进而影响精子发生的观点。基于上述发现，项目组提出了提高体内不饱和脂肪酸水平，改善精子质量的临床治疗新策略。制定了补充 Omega–3 改善精子质量的临床研究计划（ClinicalTrials.gov ID：NCT03634644）。采用严格的纳排标准纳入 60 对少弱畸形精子症的患者，随机分组设立了多不保护脂肪酸 Omega–3 治疗组和安慰剂组。通过

一个疗程（90 天）的治疗，发现 Omega-3 治疗组患者治疗前后精浆中 Omega-3 和 Omega-6 的水平明显增高；精子前向活动率、精子总活动率显著上升，精子 DNA 损伤指数（DFI）明显改善，但血清激素水平无显著改变。初步研究结果显示，通过改善机体的代谢环境，增加体内不饱和脂肪酸的含量，可以改善精子质量。为治疗少弱畸形精子症提供了一条新的有效的治疗方案。ClinicalTrials 正在申请进行阶段。

（3）氧化 LDL 通过抑制 sertoli 细胞的线粒体的功能抑制睾酮的合成

肥胖引起的脂质 / 脂蛋白代谢异常可能会通过抑制 Leydig 细胞中的睾丸激素合成而影响精子发生。确定脂蛋白的哪些成分抑制睾丸激素的合成至关重要。据报道，循环氧化的低密度脂蛋白（oxLDL），即 LDL 的氧化形式，是降低血清睾丸激素水平的独立危险因素。但是，oxLDL 是否对 Leydig 细胞功能有破坏作用，其详细的机制很少进行研究。这项研究首先显示了高脂饮食喂养小鼠体内睾丸 Leydig 细胞中 oxLDL 和线粒体结构损伤的特异性定位。项目组还发现 oxLDL 通过破坏电子运输链并抑制睾丸激素合成相关的蛋白质和酶（StAR，P450scc 和 3β-HSD）降低了线粒体膜电位（MMP），最终导致线粒体功能障碍和 Leydig 中睾丸激素合成降低细胞。进一步的实验表明，oxLDL 通过诱导 CD36 转录来促进脂质摄取和线粒体功能障碍。同时，oxLDL 通过 Leydig 细胞中的 p38 MAPK 信号通路促进 COX2 表达。对 COX-2 的阻断减弱了 oxLDL 诱导的 StAR 和 P450scc 降低。项目组的临床研究结果表明血清 oxLDL 水平升高与循环睾丸激素水平下降有关。相关成果以“MAPK/COX-2 Signaling Pathway in Leydig Cells”为题发表在 *Cell Death & Disease* 上。

（4）高脂饮食引起肠道微生物代谢障碍损害精子发生和精子运动能力

高脂饮食（HFD）引起的代谢紊乱可导致精子产生受损。项目组旨在研究 HFD 诱导的肠道菌群失调是否能在功能上影响精子发生和精子运动能力。通过将由 HFD 喂养或正常饮食（ND）喂养的雄性小鼠衍生的粪便微生物移植到维持 ND 的小鼠上。分析肠道微生物、精子数量和活力。收集人粪便 / 精液 / 血液样品以评估微生物群、精子质量和内毒素。项目组发现将 HFD 肠道微生物移植到 ND 维（HFD-FMT）小鼠中会导致精子发生和精子活力的显著降低，而用 ND 喂养的小鼠进行的类似移植却未能做到。对微生物群的分析显示，拟杆菌属和普雷沃特氏菌属大量增加，这两者都可能导致了 HFD-FMT 小鼠的代谢性内毒素血症。此外，来自临床受试者的肠道微生物显示，拟杆菌属和拟杆菌属的丰富度与精子运动性之间呈负相关，而血液内毒素与拟杆菌属之间呈正相关。HFD 微生物移植也导致 T 细胞和巨噬细胞的肠道浸润及附睾中促炎性细胞因子的显著增加，这表明附睾炎症很可能导致精子活力的损害。RNA 测序显示在 HFD-FMT 小鼠中，参与配子减数分裂和睾丸线粒体功能的那些基因的表达显著降低，揭示了 HFD 诱发的微生物群失调与精子发生缺陷之间的密切联系，其中内毒素升高、睾丸基因表达失调和局部附睾炎症是潜在的原因。相关成果以“Impairment of Spermatogenesis and Sperm Motility by the High-fat Diet-induced Dysbiosis of Gut Microbes”为题发表在 *Gut* 上。

（5）缺乏 AKAP3 会破坏小鼠精子亚细胞结构和蛋白质组的完整性，并导致雄性不育

精子正确形态的发展和维持对其功能的发挥至关重要。精子的细胞形态发生在减数分裂后的发育阶段，但是对于协调这个过程的机制知之甚少。在本研究中，项目组使用小鼠遗传学和蛋白质组学研究了 A 激酶锚定蛋白 3（AKAP3）在小鼠精子发生过程中的作用，发现 AKAP3 对于精子鞭毛的特定亚细胞结构的形成、精子的运动性和雄性育性是必不可少的。此外，缺乏 AKAP3 会导致精子蛋白质组的整体变化和精子蛋白质的定位错误，包括 RNA 代谢和翻译因子的积累及成熟精子中 PKA 亚基的置换，这可能是 AKAP3 缺乏导致精子中 PKA 活性和运动力失调的基础。有趣的是，精子缺乏完整的纤维鞘 Akap3 和 Akap4 缺失的小鼠在附睾睾丸后成熟过程中积累了 F- 肌动蛋白丝和形态缺陷。这些结果表明，精子的亚细胞结构可以通过独立的途径形成，并阐明了 AKAP3 在精子蛋白质组和精子形态的协调合成和组织过程中的作用。相关成果以“Lack of AKAP3 Disrupts Integrity of the Subcellular Structure and Proteome of Mouse Sperm and Causes Male Sterility”为题发表在 *Development* 上。

（十二）“生殖器官功能障碍与生育力重塑”项目

1. 项目简介

本项目由浙江大学张松英教授团队牵头，团队成员来自浙江大学、上海交通大学、首都医科大学、山东大学、中国医学科学院北京协和医院、中南大学、广东省第二人民医院和浙江金时代生物技术有限公司。项目组通过研究 DNA 损伤、自噬、固有免疫和菌群失调等，揭示卵巢和子宫生殖障碍疾病的新机制；通过研发卵巢冻存保护剂、干细胞分泌因子微载体和人工卵巢，研发卵巢生育力保护、再生修复与重塑的新技术；通过多中心临床数据库、研发点阵激光设备、干细胞募集捕获材料等，开发子宫生育力保护、再生修复与重塑的新技术，并对干细胞修复卵巢早衰和薄型子宫内膜进行临床试验研究。通过项目实施将推动干细胞治疗的发展，为卵巢和子宫生殖障碍人群提供新的治疗策略。

2. 研究进展

（1）生殖器官功能障碍影响生育力的机制研究

项目组采用基因组测序和组学技术分析宫腔微环境改变与宫腔粘连发病及修复不良的关系，筛选关键致病因子。现已基本完成化疗损伤对颗粒细胞和卵母细胞的影响及机制研究；研究了自噬清除卵母细胞异常线粒体的机制；研究了 SHH 信号通路通过改变自噬影响内膜纤维化的机制；已完成宫腔粘连患者的宫腔菌群分布特点测序分析；通过大规模的回顾性分析发现辅助生殖中子宫内膜偏薄患者孕产小胎龄初生儿的概率更高。

（2）卵巢生育力保护与再生修复的新技术及关键机制研究

项目组建立负载干细胞分泌因子的微载体，实现去细胞化的修复卵巢功能；探究人工卵巢中最佳干细胞数量、卵泡和材料的比例，并进行体外实验，检测其卵泡发育情况等指标。项目组开发了利用褪黑素保护卵巢组织冷冻复苏的新方法，研究了褪黑素在小鼠压力应激中对卵子质量的保护作用，利用大孔水凝胶重构卵巢的体内卵泡发育评估，获批人羊膜上皮细胞修复卵巢早衰的临床试验批件并开展临床试验研究。

（3）子宫生育力保护与重塑的新技术及关键机制研究

项目组已完成多中心的宫腔粘连临床数据库的建立，建立了宫腔粘连分离术后复发及妊娠结局决策树模型；光纤激光器及点阵激光扫描头参数调试后基本确定，初步验证了点阵激光对子宫内膜损伤瘢痕修复的作用效果；完成了 E7/SDF-1α 复合胶原多孔支架体内干细胞原位募集及捕获性能研究及提高生育力的研究；成功将小鼠 ESCs 诱导分化为子宫内膜样细胞，正在进行动物体内实验验证。

（4）生殖系统器官再生修复及重塑关键技术的临床转化

项目组已制定《脐带间充质干细胞制剂工艺流程》，脐带间充质干细胞移复合胶原植修复薄型子宫内膜的安全性及有效性临床试验已完成，《脐带间充质干细胞卵巢原位治疗早发性卵巢功能不全的安全性和有效性临床研究》已提交国家备案审查中，患者的募集工作正按照计划稳步进行；项目组完成了脐带间充质干细胞复合胶原支架修复损伤内膜的研究，制定标准操作流程 1 项，申请国家发明专利 1 项、实用新型专利 2 项。

3. 项目主要成果

（1）发现子宫内膜偏薄危害女性生育力，且小胎龄初生儿是其危害之一

项目组成员通过大规模的回顾性分析发现辅助生殖中子宫内膜偏薄患者孕产小

胎龄初生儿概率更高。通过对山东大学附属生殖医院 2017—2018 年行辅助生殖后新鲜移植的 3757 名患者分析发现，子宫内膜厚度（endometrial thickness，EMT）< 7.5 mm 组女性的单胎体重低于 EMT > 7.5 ～ 12 mm 组和 EMT > 12 mm 组，EMT < 7.5 毫米组女性出生小胎龄初生儿的风险为 8.3%，远高于 EMT > 12 mm 组的 3.7%，而母亲的体重指数、继发性不孕、早产和高血压疾病都是生产小胎龄初生儿的独立预测因素（图 2-88）。该研究为“建立方法提高子宫内膜厚度的必要性”提供了理论基础，相关成果以“Endometrial Thickness is Associated with Incidence of Small-for-gestational-age Infants in Fresh in Vitro Fertilization-intracytoplasmic Sperm injection and Embryo Transfer Cycles”为题发表在生殖领域权威期刊 *Fertility and Sterility* 上。

TABLE 2

Pregnancy complications and outcomes for singleton births based on endometrial thickness.

Outcomes	EMT ≤7.5 mm (n = 132)	7.5 < EMT ≤12 mm (n = 2,166)	EMT > 12 mm (n = 859)	*P* value
Gestational age (wk)	38.69 ± 1.97	39.09 ± 1.51	39.08 ± 1.80	NS[a]
PTD (<37 wk), n (%)	13 (9.8)	130 (6.0)	64 (7.5)	NS[b]
VPTD (<32 wk), n (%)[c,d]	3 (2.3)	11 (0.5)	13 (1.5)	.004[e]
Birth weight (kg)[c,d]	3.25 ± 0.56	3.38 ± 0.51	3.39 ± 0.53	.020[f]
SGA, n (%)[d]	11 (8.3)	111 (5.1)	32 (3.7)	.046[b]
LGA, n (%)	17 (12.9)	427 (19.7)	178 (20.7)	NS[b]
Male gender, n (%)	70 (53.0)	1,126 (52.0)	469 (54.6)	NS[b]
Cesarean delivery, n (%)	88 (66.7)	1,440 (66.5)	534 (62.2)	NS[b]
Placenta previa, n (%)	0	22 (1.0)	13 (1.5)	NS[c]
Placental abruption, n (%)	0	4 (0.2)	5 (0.6)	NS[e]
Hypertensive disorders, n (%)[g]	10 (7.6)	89 (4.1)	36 (4.2)	NS[b]
GDM, n (%)	13 (9.8)	178 (8.2)	76 (8.8)	NS[b]

Note: Values are presented as mean ± standard deviation or n (%); ANOVA = analysis of variance; EMT = endometrial thickness; GDM = gestational diabetes mellitus; LGA = large for gestational age (<90%); NS = not statistically significant; PTD = preterm delivery (<37 weeks); SGA = small for gestational age (defined <10%); VPTD = vary preterm delivery (<32 weeks);
[a] Welch's ANOVA.
[b] Pearson chi-square test.
[c] Statistically significant differences between EMT ≤7.5 mm and 7.5 <EMT ≤12 mm groups.
[d] Statistically significant differences between EMT ≤7.5 mm and EMT >12 mm groups.
[e] Fisher's exact test.
[f] One-way ANOVA.
[g] Hypertensive disorders include gestational hypertension, preeclampsia, and eclampsia.

Guo. Endometrial thickness and SGA. Fertil Steril 2019.

图 2-88　子宫内膜厚度与小胎龄初生儿发生率相关

（2）证明脐带间充质干细胞外泌体复合胶原支架可修复动物子宫内膜损伤

项目组开发了一种胶原支架负载脐带间充质干细胞外泌体的新型生物活性补片。在大鼠子宫内膜损伤模型中移植该新型生物活性补片后，发现可有效修复动物子宫内膜损伤，增加子宫内膜雌孕激素受体，促进恢复生育力；在机制研究方面，发现外泌体可调控巨噬细胞在子宫内膜损伤处的炎症反应，加快损伤修复（图 2-89），相关成果以“A Scaffold Laden with Mesenchymal Stem Cell-derived Exosomes for Promoting Endometrium Regeneration and Fertility Restoration Through Macrophage Immunomodulation”为题发表在 *Acta Biomaterialia* 上。

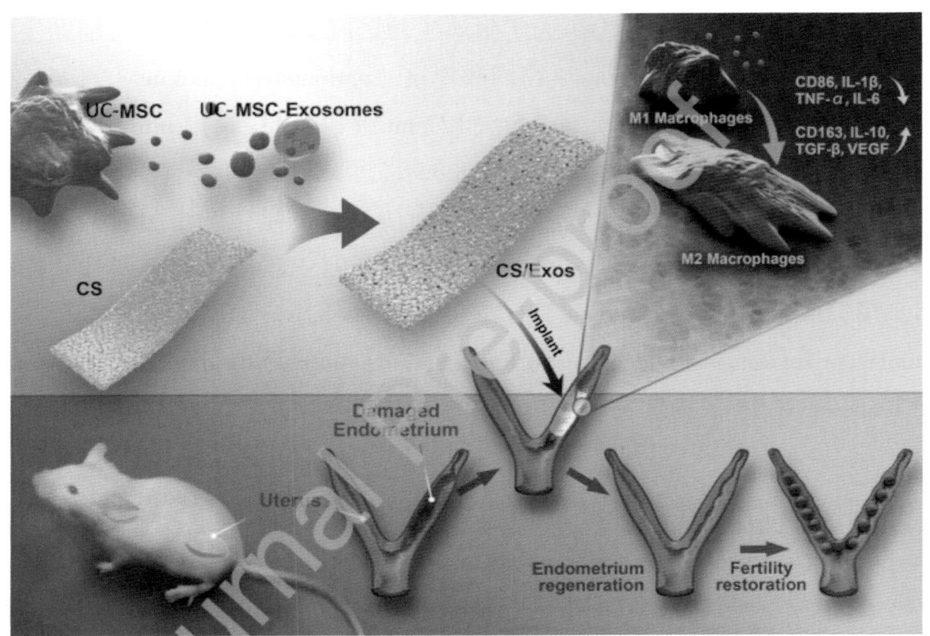

图 2-89　脐带间充质干细胞外泌体复合胶原支架可修复大鼠子宫内膜损伤

（3）褪黑素对压力环境造成的卵巢生育力下降具有显著保护作用

随着工作和生活节奏日益加快，慢性压力应激普遍存在于当今社会，严重危害女性生殖健康。已有研究证实，慢性压力应激与生育力下降密切相关，可造成卵母细胞质量下降或促进肿瘤转移，但具体的分子机制有待进一步阐明。项目组通过构建小鼠慢性束缚应激模型，证实了慢性应激可导致卵母细胞减数分裂纺锤体异常、染色质错位、线粒体功能障碍和活性氧（ROS）水平升高，而这些异常可通过补充褪黑素得以纠正。在体外成熟过程中，褪黑素处理通过调节自噬和 SIRT1 来减轻氧化应激诱导的减数分裂缺陷，这些保护作用可被 SIRT1 抑制剂和自噬抑制剂巴佛洛霉素 A1 所抑制。项目组还通过另外一项研究发现慢性压力促进卵巢癌腹腔种植转移的新机制，初步阐明慢性压力应激相关的去甲肾上腺素通过 AKT/β-Catenin/SLUG 信号通路促进卵巢癌细胞的腹腔转移及肿瘤细胞的迁移及侵袭能力，进一步证实了褪黑素可以通过下调该通路抑制慢性压力应激及去甲肾上腺素的促肿瘤转移作用。相关成果以“Melatonin Protects Against Chronic Stress-induced Oxidative Meiotic Defects in Mice MⅡ Oocytes by Regulating SIRT1”为题发表在 *Cell Cycle* 上，以“Melatonin Suppresses Chronic Restraint Stress-Mediated Metastasis of Epithelial Ovarian Cancer Via NE/AKT/β-catenin/SLUG Axis”为题发表在 *Cell Death and Disease* 上。

（4）揭示子宫内膜纤维化参与宫腔粘连影响女性生育力的新机制

项目组通过对宫腔粘连病灶的分子表达研究，发现病灶处 SHH 蛋白的表达增高与自噬标志物的表达下降同时存在。基于小鼠子宫内膜电凝损伤的宫腔粘连模型，并使用子宫内膜间质细胞特异性持续过表达激活形式的 SHH 通路蛋白 SMO 转基因小鼠（$Amhr2^{cre/+}$ $R26\text{-}SmoM2^{+/-}$），精确阐明了 SHH 通过 pAKT–mTOR 途径抑制自噬体生成调控间质细胞的自噬在宫腔粘连发生中的作用。综上，项目组提出严重受损后的子宫内膜的 SHH 信号通路过度激活，负调控间质细胞的自噬过程，影响纤维化相关分子的自噬性降解，从而导致过多细胞外基质累积，加重子宫内膜纤维化（图 2–90）。该研究揭示了一项重要的子宫内膜病理性修复分子机制，为“改善子宫内膜生殖障碍”提供了理论基础，相关成果以“Overactivated Sonic Hedgehog Signaling Aggravates Intrauterine Adhesion Via Inhibiting Autophagy in Endometrial Stromal Cells”为题发表在 *Cell Death and Disease* 上。

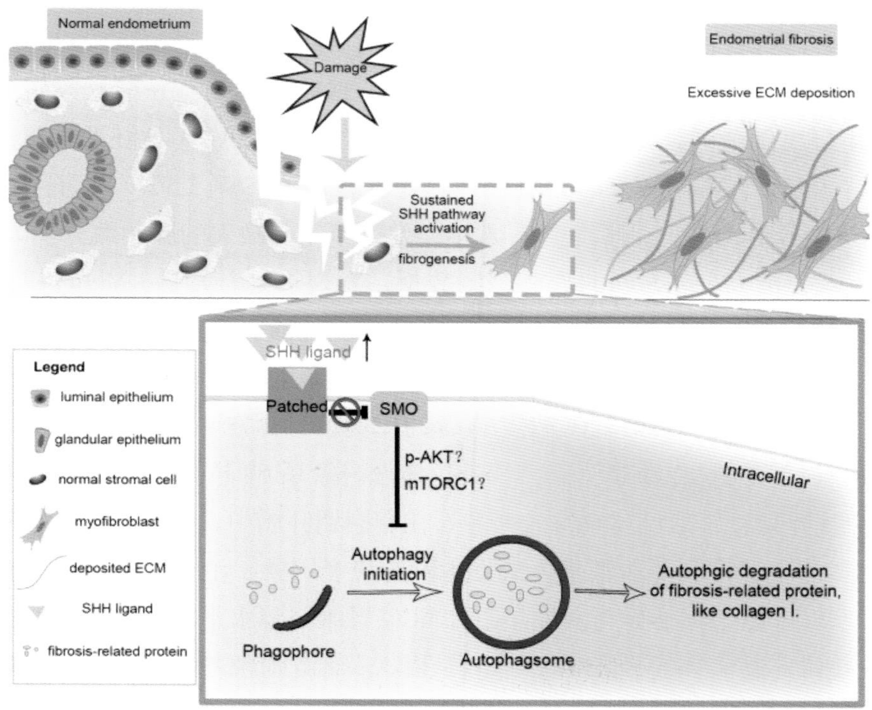

图 2–90　SHH 信号通路通过抑制自噬促进子宫内膜纤维化的模式

（十三）“辅助生殖的遗传安全性研究”项目

1. 项目简介

本项目由浙江大学金帆教授团队牵头，项目组成员既有长期工作在 ART 一线，参加多项 ART 安全性相关国家重大项目的课题负责人和骨干，又有在遗传学领域研究成果显著的青年人才，是生殖遗传优势力量的聚集。项目拟通过大样本、大数据、多因素研究 ART 关键环节对配子、胚胎和出生子代全基因组稳定性的影响，分析患者因素的交互作用，发现易感位点和易感人群，明确 ART 子代新发基因组病和单基因病风险，阐明分子机制，提出降低 ART 子代遗传安全性风险的措施。

2. 研究进展

（1）基本完成 ART 大样本配子和早期胚胎的样品收集及 CNV 的遗传学检测

继续进行早期胚胎和配子样品的收集和遗传学检测。目前完成超 2000 个早期卵裂球胚胎、超 30 000 个囊胚及约 290 个极体（卵子）样品 DNA 的收集和染色体拷贝数变异（CNV）的遗传学检测。

（2）ART 卵母细胞及早期胚胎的 CNV 频率、分布及致病性特点

分析 13 068 枚 PGT-A 囊胚进行 1 Mb 以上 CNV 的频率、分布及致病性特点，发现 5634（43.1%）枚胚胎含有非整倍体异常，4222（32.3%）枚胚胎含单纯的非整倍体异常，956（7.3%）枚胚胎含有单纯的片段异常，456（3.5%）枚胚胎既含片段异常又含非整倍体异常。非整倍体异常中，发生重复和缺失的胚胎数分别为 3723 枚和 2921 枚。分析 170 对夫妇的囊胚检测数据，发现 174 个大于 1 Mb 的 CNV，其中 142 个为遗传，并以此分析遗传和新发 CNV 特征，包括 CNV 的分布、大小和发生频率等，数据正在进行整理和汇编。同时，对囊胚多条染色体 CNV 嵌合情况进行检测分析，评估囊胚发生多条染色体 CNV 嵌合的比例、与女方年龄相关性及其继续妊娠率。此外，通过分析 12 个非罗氏易位染色体融合家系 58 枚囊胚的 PGT 结局，探讨胚胎 CNV 变异与患者染色体异常的关系。在卵裂期胚胎中，初步探索了卵裂期胚胎新发染色体非整倍体和片段整倍体的发生及与患者因素、治疗因素之间的相关性；初步发现新发非整倍体变异与女性年龄和 hCG 日雌二醇水平相关，随着女性年龄增加，新发片段非整倍体变异发生率也有所上升；而微刺激方案和模拟黄体期促排卵方案产生胚胎的新发片段非整倍体变异发生率较低。

（3）开展不同 ART 关键环节与染色体 CNV 的相关性研究

在前期完成早期胚胎的 CNV 检测的基础上，正依据 COS、体外培养条件、ICSI、FET 4 个 ART 临床参数，联合分析 > 4 Mb 的 CNV 频率、分布及致病性特点，

以此探索临床促排方案、体外培养条件、ICSI操作和二次冷冻对胚胎染色体CNV结果的影响。目前已经开展的对比：不同促排方案产生的早期胚胎和配子、成组培养和单胚胎培养体系、IVF和ICSI受精胚胎，以及单次解冻（鲜胚PGT）或多次解冻（冻胚PGT）的CNV是否发生异常、异常率及异常表型进行统计，以此评估不同促排方案（COS）、不同胚胎培养方案、ICSI和冷冻（FET）对胚胎染色体CNV的影响；该部分数据已经初步完成提取和汇总。

（4）ART环节对出生子代基因组稳定性的影响

项目组针对247个ART和自然妊娠家系，具体包括46个鲜胚IVF，47个冷冻IVF，15个鲜胚ICSI，47个冷冻ICSI和92个自然妊娠家系共791个成员开展高深度全基因组测序（WGS）。对通过质控的家系样本利用DenovoGear等软件进行子代新发变异的分析，共检出子代12 083个新发SNV、5401个新发Indel。每个个体平均新发变异为71.5个，平均突变率为2.38×10^{-9}，其中外显子区的新发变异<1个。针对目前CNV检测软件高假阳性的问题开发了一个基于卷积神经网络的CNV预测软件，用于高深度全基因组数据的CNV分析。

（5）ART环节影响基因组DNA稳定性相关分子差异表达分析

项目组利用已获得的液氮固定ART环节处理小鼠的MⅡ卵子（每组小鼠20～40个MⅡ卵子）进行微量RNA芯片分析，并对各组间显著差异基因数目进行统计，筛选出的差异表达基因做层次聚类分析，将具有相同或相似表达行为的基因进行聚类，发现促排卵组部分DNA复制、DNA损伤修复、细胞分裂相关基因表达改变。对筛选的差异基因进行富集和信号通路分析，显示不同通路在样本分组间有明显的表达差异，即样本差异在基因功能上的体现。进一步分析已筛选出的各组小鼠MⅡ卵子的差异通路基因，结合本课题促排卵对基因组DNA稳定性的作用，挑选出围绕DNA复制、DNA修复、细胞分裂等关键点及其相关分子进行差异表达验证，发现促排组的DNA稳定性相关调控基因在mRNA表达上存在表达改变。后续将进一步开展不同促排卵方案影响DNA稳定性发生机制研究。

（6）复制叉压力影响基因组稳定性的分子机制研究

当DNA面临复制压力时，细胞会通过复制叉翻转的方式短暂稳定复制叉，在压力撤除后，会重启复制叉。如果复制叉翻转出现问题，压力持续存在会导致复制叉位置发生DNA双链断裂。项目组研究发现在复制叉翻转的过程中，因为翻转产生的拓扑张力需要通过TOP2A的招募和发挥功能得到释放。而复制叉上的TOP2A可以被SUMO泛素连接酶ZATT催化发生泛素化修饰，之后招募转位酶PICH从而催化复制叉翻转的继续进行。进一步的功能研究表明，复制叉的深度翻转对于维持基因组稳定性至关重要。

（7）DNA 双链断裂修复分子机制

如果复制叉翻转出现问题，压力持续存在会导致复制叉位置发生 DNA 双链断裂（DSB）。双链断裂的 DNA 通过同源重组修复信号通路进行修复。同源重组修复首先需要进行末端剪切，CtIP 是调节末端剪切的关键蛋白。项目组研究发现 CtIP 被招募到 DSB 上后，会通过 SUMO 化修饰并紧接着被 RNF4 进行泛素化修饰的方式降解，从而保证 DSB 末端剪切的适合程度。

（8）通过大数据分析，发现患者因素与 ART 环节对基因组稳定性的交互作用，识别高危患者因素

①项目组在 2019 年度建立的涉及我国多个省（市、自治区）的辅助生殖人口及其子代队列基础上，评估现有辅助生殖技术、父源与母源因素等对孕妇妊娠期、围产期并发症发生及出生子代发育、行为等影响，同时建立包括 1.8 万份胚胎植入前遗传学检测（PGT）活检胚胎样本、2.5 万余例辅助生殖孕妇孕早期外周血样本、近百例单基因病和平衡易位携带者新生儿样本、辅助生殖 PGT 家系的脐带血和脐带及由这些样本诱导的 iPS 细胞在内的队列数据库。

②双胎乃至多胎是 ART 的常见高危现象，如何对 ART 双胎患者尤其是发生双胎一胎停育的患者行产前监测一直是个难题。项目组已完成 579 例辅助生殖后发生双胎一胎停育综合征孕妇外周血的 NIPT 检测，结果证实，相比血清学和 NT 筛查，对于 VTS 孕妇，NIPT 是目前较为有效的筛查技术；为降低停育胎儿带来的干扰，此类孕妇在 15 周之后采血行 NIPT 检测更为适宜。此研究不仅找到相关检测指标，且发现适宜的检测窗口。

（9）通过测序技术，识别高危患者因素

开发了男性不育基因检测体系。通过男性不育基因相关文献、数据库及临床数据，构建男性不育基因检测体系 Panel，并根据 ACMG 指南建立了变异解读体系。2020 年度已检测男性不育样本 31 例，VCF 文件共约 23.4 MB。

（10）阐明患者因素和 ART 关键环节与子代基因组变异的交互作用和分子机制，评估 ART 导致的卵母细胞、早期胚胎基因组不稳定性中的患者因素效应，提出降低 ART 子代遗传安全性风险的改进措施

①利用果蝇作为模式动物研究患者因素（相关疾病基因突变）对基因组稳定性的影响。在一般情况下，DNA 损伤修复的频率与基因组不稳定性成正相关，在非显

性的F0代杂合基因突变的背景下,若基因杂合突变会引起DNA损伤修复的频率上升,推论在ART/PGD环节中，该致病基因可能会影响子代基因组的稳定性。初步结果表明，与疾病相关的14个基因，利用果蝇同源基因敲低技术检测，均没有造成明显的DNA损伤，这也进一步证实了ART技术的安全性。

②项目组通过构建PCOS大鼠模型,发现其青春期雌性子一代空间记忆能力下降,而成年期及子二代无差异。差异基因GO分析表明,DNA损伤相关通路具有显著变化。通过研究PCOS母亲胎盘功能、新生女性子代神经行为发育、PCOS模型大鼠子代神经行为，揭示了PCOS对子代神经发育的远期影响及可能的分子机制，为重视PCOS女性子代的神经发育提供科学依据。

③参与多中心合作研究，筛查PCOS患者ART促排卵相关的基因表达变化，通过动物模型发现LHCGR的激活突变可能涉及PCOS的异常生殖生理，而ALMS1缺乏可能通过雄激素升高促进无排卵性不育，提示了LHCGR和ALMS1的突变可能协同诱导PCOS表型，如无排卵和高雄激素血症（在PCOS肥胖患者中较多见）。初步揭示了遗传因素和环境因素的相互作用分子机制。

3. 项目主要成果

（1）基于WGS的平行测序是一种可能用于单体型分析的综合PGT方法

项目组通过对IVF产生的53个早期胚胎，包括13个PGT-SR胚胎和40个PGT-M的胚胎，总共24个卵裂球和29个囊胚，进行基于WGS平行测序。结果发现基于WGS平行测序的结果与传统检测结果一致性达到100%。该研究提供了一种基于WGS的PGT-A、PGT-M和PGT-SR检测分析，无须其他家庭成员的，可能用于单体型分析的综合PGT检测和分析方法。这是对现有检测PGT技术的一个补充，相关成果以“Comprehensive Preimplantation Genetic Testing by Massively Parallel Sequencing”为题发表在生殖领域权威期刊*Hum Reprod*上。

（2）体外受精小鼠脑组织DNA损伤修复基因表达的改变

项目组前期研究发现体外受精孕育的新生儿基因动态突变的发生率较高，故此建立体外受精小鼠模型，通过实时荧光定量PCR、Western Blotting和焦磷酸测序分析了*MSH2*、*MSH3*、*MSH6*、*MLH1*、*PMS2*、*OGG1*、*APEX1*等基因的表达变化及其DNA甲基化状态。结果表明，与体内对照组相比，体外受精小鼠在3周、10周和1.5岁时脑组织中部分DNA损伤修复基因的表达和甲基化水平均有显著变化。体外培养环境的氧浓度被证明具有调节某些DNA损伤修复基因的表达和DNA甲基化水平的能力，导致脑组织中某些DNA损伤修复基因的基因蛋白表达和DNA甲基化水平的长期改变，为提高胚胎早期和不同生命阶段的体外受精的安全性和效率提供了有价值的观点。相关成果以“Altered Expression of DNA Damage Repair Genes in the Brain Tissue of Mice Conceived by in Vitro Fertilization”为题发表在 *Molecular Human Reproduction* 上。

（3）ZATT-TOP2A-PICH 驱动广泛的复制叉翻转促进基因组的稳定性

复制叉翻转是哺乳动物细胞对复制应激的一种应激反应，但它是如何发生的仍不清楚。项目组发现在复制胁迫下，DNA 拓扑异构酶 ialpha（TOP2A）以一种依赖于SNF2家族DNA转位酶HLTF、ZRANB3、SMARCAL1的方式被募集到停滞的复制叉。伴随着 SUMO E3 连接酶 ZATT 介导 TOP2A 的 SUMO 化，然后招募以 SUMO 为目标的 DNA 转位酶——PICH。ZATT-TOP2A-PICH 的破坏导致部分翻转复制叉的积累并增加基因组的不稳定性。这些结果表明复制叉翻转的发生通过一个连续的两步过程。首先，HLTF、ZRANB3 和 SMARCAL1 启动有限的复制叉翻转，创建新复制的姐妹染色单体的超螺旋张力；其次，TOP2A 通过解决由此产生的拓扑障碍，并通过招募 PICH 到停滞的复制叉，从而推动复制叉翻转。相关成果以“The ZATT-TOP2A-PICH Axis Drives Extensive Replication Fork Reversal to Promote Genome Stability”为题发表在 *Molecular Cell* 上。

（4）NIPT 在辅助生殖后双胎一胎停育综合征（VTS）孕妇中的应用

双胎乃至多胎是 ART 的常见高危现象，如何对 ART 双胎患者尤其是发生双胎一胎停育的患者行产前监测一直是个难题。项目组已完成 579 例辅助生殖后发生双胎一胎停育综合征（VTS）孕妇外周血的 NIPT 检测，结果证实相比血清学和 NT 筛查，对于 VTS 孕妇，NIPT 是目前较为有效的筛查技术；为降低停育胎儿带来的干扰，此类孕妇在 15 周之后采血行 NIPT 检测更为适宜。此研究不仅找到相关检测指标，而且发现适宜的检测窗口。相关成果以“Applications of Noninvasive Prenatal Testing in Vanishing Twin Syndromepregnancies After Treatment of Assisted Reproductive Technology in a Single Center”为题发表在 *Prenatal Diagnosis* 上。

（5）PCOS 对子代神经发育改变的分子机制

PCOS模型大鼠青春期雌性子一代空间记忆能力下降，而成年期及子二代无差异。PCOS 模型大鼠青春期雌性子一代下丘脑差异基因 GO 分析表明，DNA 损伤相关通路具有显著变化。项目组通过研究 PCOS 母亲胎盘功能，新生女性子代神经行为发育，PCOS 模型大鼠子代神经行为，揭示了 PCOS 对子代神经发育的远期影响及可能的分子机制，为重视 PCOS 女性子代的神经发育提出了科学依据。相关成果以“Molecular

Mechanisms Underlying Altered Neurobehavioural Development of Female off Spring of Mothers with Polycystic Ovary Syndrome：FOS-Mediated Regulation of Neurotrophins in Placenta”为题发表在 *EBio Medicine* 上。

（十四）“辅助生殖的表观遗传安全性研究”项目

1. 项目简介

本项目由复旦大学于文强教授团队牵头，团队成员来自复旦大学、上海交通大学、上海市计划生育科学研究所、浙江大学、中国科学院生态环境研究中心、上海科技大学、四川大学和上海长海医院等单位。项目拟通过研究小鼠、非灵长类和超过 1000 份以上人类样本进行前瞻和回顾分析，发现 ART 相关表观调控与跨代遗传对子代长期安全性的影响。通过项目实施将建立可推广 ART 临床改良策略和操作规范。

2. 研究进展

（1）ART 对配子表观基因组影响及筛选策略

项目组 2020 年度收集 ART 治疗中，正常及少、弱精者精子样本 300 例，卵子、颗粒细胞样品 30 例，PCOS 患者 10 例的绒毛、蜕膜组织，非 PCOS 患者 57 例的绒毛、蜕膜组织。优化微量样品的 DNA 甲基化、组蛋白修饰等检测方法，完成基于 2×10^7 的人精子的 ChIP-seq 组蛋白修饰检测。项目组构建小鼠精子冷冻 - 复苏前后的 ICSI 受孕模型，发现无保护液时受精率显著下降。构建附睾头部 4，5 区 Dicer1 敲除的小鼠模型，初步研究表明代谢表型异常。完成体外处理卵子的实验方案设计，拟比较肥胖 / 高雄 PCOS 对裸卵体外成熟过程中甲基化影响且比较不同 leptin/ 雄激素浓度的甲基化影响程度。

（2）ART 对胚胎表观遗传的影响及方案优化

项目组已成功制备单一静液压力刺激仿生细胞培养装置及多力场耦合式主动脉瘤仿生控制系统，为后续的生物力学实验及其通路研究提供了设备支持。利用单一静液压力刺激仿生细胞培养装置和多力场耦合式主动脉瘤仿生芯片及其控制系统可以实现对细胞的静态加压培养及动态加压培养。该设备解决了目前商业化产品仅仅可以施加单一机械应力及单一静液压力刺激的不足，有望成为一种有效模拟主动脉微环境的体外装置，具有良好的应用前景。

（3）ART 临床队列及模式动物子代安全性研究

项目组 2020 年度开展多中心前瞻性 ART 临床队列研究及狨猴、小鼠模式动物研究。在模式动物研究方面，项目组将孕早期高雌激素状态这个 ART 单一因素操作作为猕猴 ART 建模的重点，现已通过预实验证明目前的给药浓度可以使实验组血雌激素水平显著高于对照组，较好地模拟了临床治疗中，女性在控制性超促排卵后可能达到的高雌激素水平状态，同时建立了猕猴子代生长发育、社交能力、语言能力、学习记忆行为学范式的研究方法，另外，已完成 ART 动物模型不同发育阶段胚胎样本的表观遗传组学测序，有待深入挖掘数据。在临床队列研究方面，本年度已完成临床队列总体实施方案设计，并针对队列研究目标制定详细的样本采集、处理、保存标准化操作流程手册，同时已搭建队列信息化管理平台，并同步设计无纸化问卷信息采集 APP 及队列随访公众号，方便记录入组患者的诊疗信息及生活习惯等队列信息。现已完成纳入及孕早期阶段的预实验，将根据预实验情况进一步调整完善队列工作方案。

（4）ART 子代表观异常机制解析及干预策略

项目组利用 *Zfp57* 小鼠研究了印记基因对小鼠发育过程的影响，发现 *Zfp57* 的缺失引起 *Peg3* 和 *Dlk1–Dio3* 这两个印记基因群区的 DNA 甲基化缺失并导致相应的印记基因表达失常，同时 *Zfp57* 的缺失还伴随着小鼠胚胎心脏的心肌层变薄和心室变大，且影响小鼠神经发育和认知行为。另外，项目组初步确定激光刺激能够影响人囊胚中 H3K27ac 信号，相关基因主要与氨基酸代谢过程、蛋白分泌、离子转运等有关，且主要分布于核糖体、轴突等细胞结构，需进一步实验明确这些基因对胚胎发育的影响。项目组选择 DLK1–DIO3 印记基因簇上的 miRNA–487b 和 miR–441 进行初步研究，发现在 HEK293T 细胞中过表达 miR–411 及 miR–487b 分别能促进 *RTL1* 和 *DLK1* 表达，在 HTR8 细胞中过表达 miR–487b 能显著增强印记基因 *DLK1*、*RTL1* 及 *DIO3* 的表达，由此可见，ART 相关印记 miRNA 能够激活印记基因表达。

3. 项目主要成果

（1）建立多中心前瞻性妊娠家庭临床队列及生物样本库

基于浙江大学附属妇产科医院、上海交通大学附属国际和平妇幼保健院、上海长海医院每年大体量的自然分娩及生殖中心就诊人群，针对自然妊娠及辅助生殖技术助孕家庭的不同阶段开展多中心前瞻性家庭队列进行健康随访与样本采集研究，探究辅助生殖技术各主要环节对子代近远期健康的影响。

项目组已完成临床队列总体实施方案设计，邀请相关科室医护共同参与样本采集、处理、保存标准化操作流程手册制定，样本种类包括夫妇孕前及不同孕周外周血、尿液、卵泡液、颗粒细胞、精子、精浆、废弃胚胎及胚胎培养液、流产组织样本、羊水、胎盘、脐带、脐带血、子代口腔拭子等。重视随访及样本采集的质量控制与相关人员的培训工作，已通过预实验不断完善实施流程。

为提升随访效率及质量，已针对队列特点开发多中心多层级临床队列信息化管理平台。信息化管理平台以移动设备为载体，既可采用无纸化问卷方式全方位记录环境暴露、生活习惯、饮食、心理健康等信息，也可实时摘录临床就诊信息，精确管理生物样本库，还能实现在线提醒就诊、实时反馈异地检查结果等功能。

（2）揭示了孕早期高雌激素暴露及胚胎冻融技术对子代生长发育的影响

项目组建立孕早期高雌激素猕猴模型并对其进行单因素研究，评估孕早期高雌激素对子一代生长发育的影响。项目组通过系统测量正常雌性猕猴在未怀孕期，怀孕早、中、晚期雌激素表达水平（图 2-91）；在孕早期（1 ～ 50 天）以口服方式给予实验组雌激素补充，孕期通过子宫 B 超监测母体内胚胎发育状况；在子代娩出后监测生长发育及叫声、运动情况等，发现孕早期高雌激素暴露猕猴生育子代数量较少，暴露组子代出生体重比正常组低，发声无明显差异，睡眠质量降低，发育期运动能力增强。

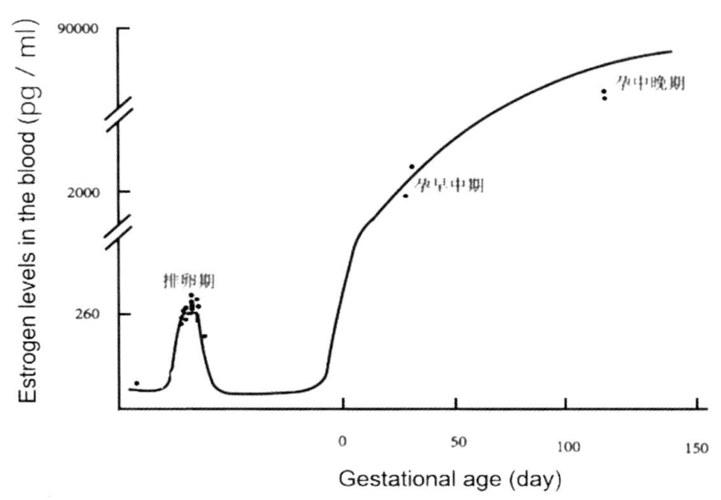

图 2-91　正常雌性猕猴未怀孕期，怀孕早、中、晚期雌激素表达水平

项目组通过构建小鼠体外培养及玻璃化冷冻复苏模型，利用小鼠胚胎进行 RNA-seq、CHIP-seq、ATAC-seq、甲基化测序等表观检测，并通过 Smart-seq2 技术进行了单个小鼠囊胚的转录组测序。结果发现，玻璃化冷冻组与体外培养组相比，差异表达基因主要富集在帕金森病、阿尔茨海默病、亨廷顿病、心脏肌肉收缩、逆行神经信号、代谢通路等通路上，印记基因 *Commd1*、*Grb10*、*Slc38a4* 上调，印记

基因 *Dhcr7* 下调。体外培养组与对照组相比，差异表达基因主要富集在谷胱甘肽代谢、动脉粥样硬化、氨基糖和核苷酸糖代谢、代谢通路等通路上，印记基因 *Plagl1* 上调，印记基因 *Grb10*、*Slc22a18*、*Impact* 下调，阐明了玻璃化冷冻及体外培养操作对胚胎表观遗传的影响。

（3）研发高灵敏的组织 DNA 修饰检测方法

ART 虽然克服了许多人类生育障碍，实现了不孕患者的生殖，但 ART 实际干扰了自然受精过程，这些干扰可能会引起胚胎静观遗传修饰改变从而导致母体和子代的健康问题。为实现快速、高灵敏的单个早期胚胎 DNA 修饰分析，亟须提高 DNA 修饰检测的准确度和灵敏度。DNA 修饰检测的挑战之一是基质效应导致的质谱信号抑制，这主要是由于 DNA 酶解产物中存在无机盐（如 Na^+ 和 K^+）和其他非靶标分析物的抑制所致，样品基质中的变化会导致纯水溶液和样品之间待测分析物的电离效率显著不同，从而引起测量不准确并降低灵敏度。项目团队开发了一种强大且无抑制的 UHPLC-MS/MS 分析方法。通过仅使用 NH_4HCO_3 作为流动相添加剂，不仅增强了 5hmC、5mC 和 5fC 的信号，而且该方法还具有很高的重现性，使我们能够对大量的组织 DNA 水解产物样品进行高灵敏且可重复的分析。通过开发的方法，发现许多组织中 5hmC 和 5fC 的总体水平与年龄有关。值得注意的是，肝脏组织 5hmC 含量对年龄特别敏感。此外，成年阶段肝组织中的 5hmC 随年龄增长而持续增加。这一发现表明，肝组织中总体 5hmC 是潜在的年龄指标，并且肝脏可能是研究成年小鼠中 5hmC 修饰与年龄依赖性的更好模型（图 2-92）。

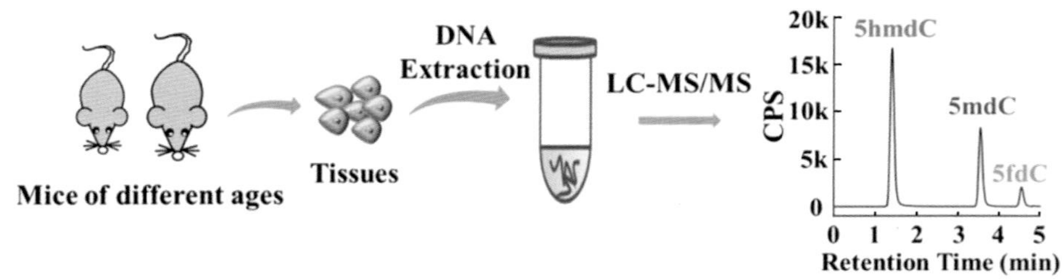

图 2-92　对年龄不同的 C57BL/6N 小鼠的 26 个组织中的 DNA 胞嘧啶修饰进行了全面的分析

（4）揭示 ART 中囊泡运输（SNX-BAR Binding Motif，SBM）机制

表观遗传修饰在早期的胚胎发育中发生巨大的变化，而 ART 发生在胚胎表观遗传修饰发生变化的关键阶段，环境变化会对表观修饰产生重大影响。项目团队聚焦物质转运，探讨 ART 相关辅助生殖技术是否会影响物质转运进而改变表观遗传，发

现 Mannose 6-phosphate Receptor（CI-MPR，负责转运溶酶体水解酶，调控溶酶体功能）与 SNX-BAR 蛋白复合物中的 SNX5/6 直接相互作用，且其他与 CI-MPR 相互作用蛋白都具有类似的序列，并将其定义为 SBM（SNX-BAR Binding Motif）（图 2-93）。最后利用生物信息学，发现了除 CI-MPR 以外 70 余个膜蛋白都具有 SBM，是 SNX-BAR 识别和转运的潜在货物，这些发现或为解析 ART 中物质转运提供新的策略。

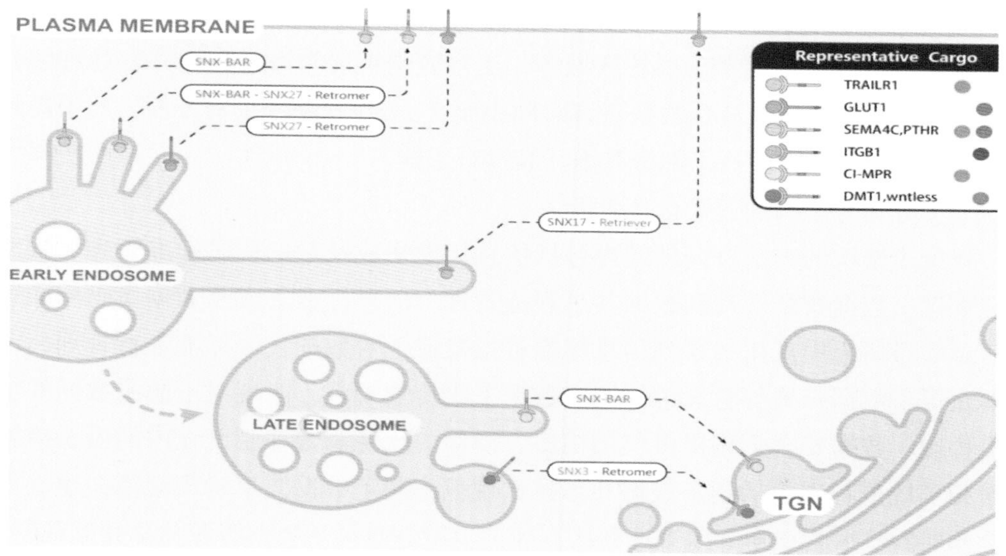

图 2-93　囊泡运输中 SBM（SNX-BAR Binding Motif）作用模式

（十五）“规范化、全周期重大出生缺陷大数据平台建设”项目

1. 项目简介

本项目由国家卫生健康委统计信息中心胡建平研究员团队牵头，团队成员来自医惠科技有限公司、上海交通大学医学院附属新华医院、四川大学、中国医学科学院北京协和医院、北京大学第三医院等单位。项目拟通过研究整合原有的科技部出生缺陷防控专项资助产生的出生缺陷数据，主要聚焦 10 种结构性出生缺陷、9 种功能性出生缺陷，构建覆盖孕前、产前到出生后的全生命周期的出生缺陷数据集合。通过项目实施将解决大数据云平台建设与长效协作机制建立、多源异构疾病数据标准化与质控、结合大规模基因数据的临床诊断技术等关键科学问题，最终形成跨时间、跨空间、跨技术的，集临床数据库、生物数据库、基因数据库等于一体的多维度高

质量重大出生缺陷数据库集群。本项目的实施将推进我国常见 19 种重大出生缺陷筛查 – 诊断 – 治疗 – 随访的全方位指导规范，为我国出生缺陷防治提供科学依据和手段，为减少出生缺陷、开展早期干预、改善疾病预后做出贡献，推动出生缺陷防控工作规划统筹。

2. 研究进展

（1）可扩展的高速检索平台

完成对高速检索平台中数据中心的基础环境资源环境梳理，并提出大数据平台的软硬件清单、大数据平台部署区域等，支持横向扩展和海量数据并发处理的云平台技术，且支持上亿级海量数据查询时间小于 3 s。在软硬件采购方面，向中央政府采购网提交了招标文件技术部分并委托其进行采购。

（2）分布式架构的云平台高效管理

分布式架构的云平台高效管理包括信息标准集成及数据代码标准管理、数据归集与管理、数据安全管理和数据共享规范管理。信息标准集成及数据代码标准管理包括对项目研究中产生的系列信息标准进行集成，对数据代码标准进行管理，定义数据元等。数据归集与管理包括制定数据采集传输规范，实现对不同源数据的统一收集管理。数据安全管理提供包括机房、硬件、软件及管理制度在内的安全措施。数据共享规范管理包括制定数据共享技术规范，制定数据共享管理规范，建立一套科学合理的数据共享与应用管理办法，规范生殖健康科学数据资源共享开放秩序。

（3）病种数据统计分析工具

出生缺陷大数据云平台提供完整的数据分析建模工具，支持数据预处理、数据建模、模型可视化、数据预测等功能。项目组本年度完成平台中基因知识库和基因数据工作站的技术验证和开发。出生缺陷大数据云平台基因知识库可提供 19 种病种的公开知识库查询，可按疾病查询基因、位点、表型等信息查询。出生缺陷大数据云平台基因数据工作站，提供数据上报的统计分析。

（4）重大出生缺陷大数据云平台

项目组完成出生缺陷大数据云平台门户主页开发，包括院内采集端及采集端管理和数据管理端。院内采集端及采集端管理：出生缺陷大数据云平台提供针对病种的各字段配置和与数据源的映射配置，实现院内数据的自动抓取，并提供数据采集的全程管理。数据管理平台为国家和医院管理员提供上报数据的填写、查看和管理，并支持描述性分析及完全自定义的数据挖掘分析。

（5）19 种疾病的规范诊疗指南

项目组针对任务目标的 19 种疾病的诊疗技术规范 / 指南共识 / 临床路径的形成，进行了基础的数据采集、标准建立和知识库构建等基础工作，已基本完成数据库架构设计和数据采集字段和数据标准，并选择部分疾病进行初步的知识库体系构建。依据知识库建设和数据采集情况，初步确定 5 个人工智能研究方向和疾病种类，已完成初步设计。

（6）19 种疾病的协作诊疗网络

项目组针对 19 种疾病建立中心医院和各地区不同医院之间的协作诊疗网络，完成部分病种上报模块的开发。

（7）5 种疾病的人工智能辅助诊疗应用

项目组完成了规范化、全周期重大出生缺陷大数据平台与国内外生物信息数据库的比较、调研，平台中基因知识库和基因数据工作站的技术验证和开发。出生缺陷大数据云平台基因数据知识库可提供 19 种病种的公开知识库查询，可按疾病查询基因、位点、表型等信息查询。出生缺陷大数据云平台基因数据工作站可根据项目标准，有望解决高通量基因数据批量上传的关键问题，解决大批量病例样本自动创建分析任务的关键问题。

（8）完成软骨发育不全、神经管缺陷、先天性膈疝、苯丙酮尿症、甲基丙二酸血症、非综合征性耳聋、地中海贫血症、脊髓性肌萎缩症、杜氏肌营养不良、磷酸葡萄糖脱氢酶缺乏症、先天性肾上腺皮质增生症、先天性甲低、唇腭裂、尿道下裂、并指 [趾] 畸形疾病、复杂先天心脏病、主要染色体疾病、孕期超声胎儿异常数据库 Excel 表单初步设计。

（9）唇腭裂、尿道下裂、并指 [趾] 畸形 3 种疾病的规范诊疗指南

完成《重大出生缺陷大数据基于个体的孕前、产前、生后一体化数据采集与应用研究实施方案》和《全生命周期数据库标准化模板》，多次前往现场进行调研和质控，掌握了孕前、产前和生后全链条数据的来源，完成了院内数据申请的流程。

（10）复杂先天心脏病、主要染色体病、孕期超声胎儿异常 3 种疾病的规范诊疗指南

通过伦理审查，项目组制定出标准化血清学筛查、NIPT 检测、孕期胎儿超声异常数据库词条格式，并制定出标准化血清学筛查、NIPT 检测、孕期胎儿超声异常数据库建设研究者手册。为保证项目顺利开展，项目组分别建立血清学筛查、NIPT 检测、孕期胎儿超声异常会议群。完成 1 万例血清学筛查数据的汇总、清洗及标准化，

形成标准化数据集合。

（11）血清学筛查数据库

完成血清学筛查数据库 Excel 表单初步设计。

（12）脑积水 1 种疾病的规范诊疗指南

完成辅助生殖出生缺陷数据标准的初稿，并搭建了数据质控体系的初步框架，并初步调研了全国辅助生殖机构及4家合作单位的辅助生殖出生缺陷基础数据情况。

（13）重大出生缺陷防控大数据云平台的数据质控体系

针对不同数据库来源的、覆盖生命全周期的（孕前→产前→新生儿→儿童→成人）、多维度的（临床、基因、代谢、随访等）重大出生缺陷防控大数据云平台，根据不同数据库来源的数据特点，以 ISO 9001 质量管理体系方法论（“策划 – 实施 – 检查 – 处置”PDCA 循环、过程方法和基于风险的思维）为理论基础，形成“数据质量管理体系 + 组织与制度 + 规范与技术”三位一体的大数据质控体系，确保数据的规范性、完整性、准确性、一致性、及时性和共享性。

（14）辅助生殖健康领域重大出生缺陷的数据标准

在北京、上海、安徽、江苏 4 省（直辖市）的 4 家区域性生殖医学中心，根据目前已建立的辅助生殖病例登记系统或队列随访数据库，结合各辅助生殖机构现有数据库的数据特征，建立针对辅助生殖健康领域的重大出生缺陷数据标准，包括针对业务术语、参考数据和主数据、数据元、指标数据上建立统一的规范化标准，保证来自不同辅助生殖机构的数据之间的统一性和可比性。在此数据标准的基础之上，将来自 4 家区域性生殖医学中心（含 23 家网络协同单位）的辅助生殖健康领域中围绕重大出生缺陷的基础性数据整合到重大出生缺陷防控大数据云平台。

3. 项目主要成果

（1）建成可扩展的规范化、全周期重大出生缺陷大数据高速检索平台

入选专项标志性成果，详见本书第三章第八节。

（2）分布式架构的云平台高效管理

分布式架构的云平台高效管理包括信息标准集成及数据代码标准管理、数据归集与管理、数据安全管理和数据共享规范管理，具体内容如下：

①信息标准集成及数据代码标准管理：对项目研究中产生的系列信息标准进行集成；对数据代码标准进行管理，定义数据元，对疾病描述规范、检索方法、数据质量等元数据进行管理；

②数据归集与管理：制定数据采集传输规范，实现对不同源数据的统一收集管理。

数据传输具有容错机制，能够确保数据传输中断可恢复，并可实现数据的增量采集；

③数据安全管理：提供包括机房、硬件、软件及管理制度在内的安全措施，确保云平台的数据安全，以及对平台的应用模式、技术架构、业务流程等综合考虑；

④数据共享规范管理：制定数据共享技术规范，建立以分布式存储为核心技术的数据中心，提供统一的数据共享接口，用户根据数据模型描述，通过定义的检索方法，获取所需数据，创建数据空间进行数据分析；制定数据共享管理规范，建立一套科学合理的数据共享与应用管理办法，规范生殖健康科学数据资源共享开放秩序。

（3）规范化、全周期重大出生缺陷大数据云平台总体技术架构

重大出生缺陷大数据云平台应用研发与接口开发是在云平台总体建设的基础上，实现面向各子课题数据的高度可定制化的数据对接和采集接口，以及全面利用云平台综合采集的数据提供数据分析与转化能力。云平台的应用研发将基于微服务的研发架构，实现高度解耦的功能设计、模块建设、服务调用，围绕不同的业务领域来创建独立应用，应用可自主开发、部署、管理和迭代，为未来出生缺陷大数据云平台功能服务地不断发展与升级提供支撑。云平台将面向平台中的各类数据提供多维度的应用服务，为课题参与单位提供可视化的数据分析能力、数据管理能力和数据应用能力，实现数据全生命周期的闭环管理。鉴于课题各单位上报数据在数据格式、数据类型、数据维度上的差异，云平台的智能接口系统通过高度自由的可配置界面，支持不同终端、不同渠道、不同规模的数据采集，结合区块链技术实现上报数据的安全存储、不可篡改与追踪溯源。同时通过多样式 API 的提供，实现不同课题间数据的协调与调用，整体技术架构如图 2–94 所示。

（4）5 种疾病的人工智能辅助诊疗应用——出生缺陷大数据云平台基因数据工作站

项目组完成了规范化、全周期重大出生缺陷大数据平台与国内外生物信息数据库的比较、调研，平台中基因知识库和基因数据工作站的技术验证和开发，具体模块如下。

①出生缺陷大数据云平台基因数据知识库：提供 19 种病种的公开知识库查询，可按疾病查询基因、位点、表型等信息查询。

②出生缺陷大数据云平台基因数据工作站：根据项目标准，实现了各病种 VCF 文件的标准化注释，解决了高通量基因数据批量上传的关键问题，解决了大批量病例样本自动创建分析任务的关键问题，同时实现了单样本分析、家系分析的开发（图 2–95）。

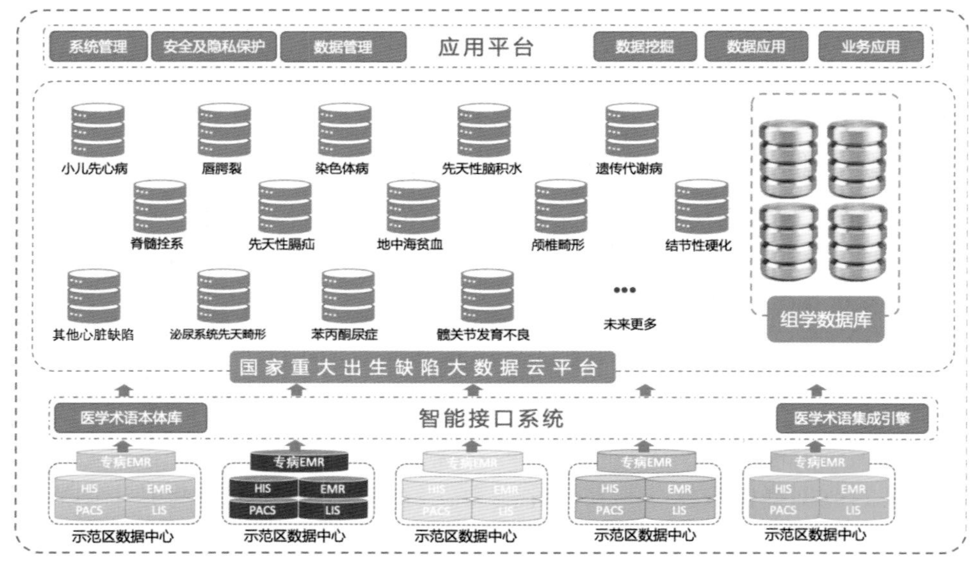

图 2–94　规范化、全周期重大出生缺陷大数据云平台总体技术架构

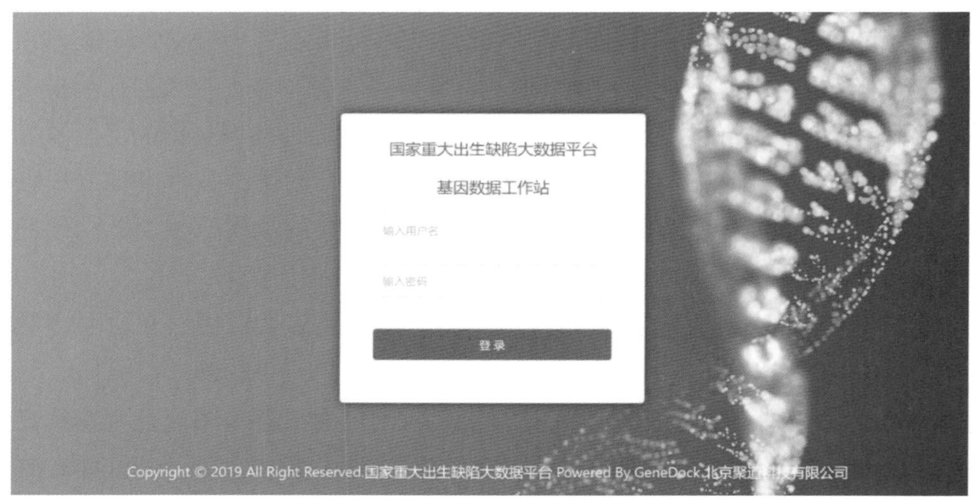

图 2–95　出生缺陷大数据云平台基因数据工作站界面

（十六）“妇科肿瘤患者保留生育功能相关技术研发”项目

1. 项目简介

该项目由北京大学王建六教授团队牵头，整合华中科技大学、复旦大学、山东大学、上海交通大学、浙江大学、中国人民解放军第三军医大学（陆军军医大学）、

中国医学科学院等优势研究单位。项目以研发新技术、新方案保留妇科肿瘤患者的生育功能为科学问题，通过挖掘和探索妇科肿瘤患者保留生育功能治疗的关键机制，研发和推广新技术新方案。旨在通过项目的实施，实现“逆转肿瘤、保留器官、重塑功能、完成生育”的4R（Reverse，Reserve，Reconstruction，Reproduction）目标，并推出妇科肿瘤患者保留生育功能治疗的“中国处方”（Chinese Regimen）。

2. 研究进展

（1）逆转子宫内膜癌及逆转后影响子宫内膜容受性关键分子

项目组利用数据库，结合标本测序结果，分析出一些与孕激素受体表达相关的差异基因，基于这些差异基因，利用表观遗传调节剂与MPA作用于细胞系，观察到PR表达升高。通过体外实验、裸鼠皮下移植瘤模型和人内膜癌类器官模型验证了AKR1C1可使黄体酮代谢为无活性的20-α-羟孕酮，Brusatol通过Nrf2-Tet1-AKR1C1途径，抑制黄体酮这一代谢过程，从而增强子宫内膜癌对孕激素治疗的敏感性。此外，项目团队研究发现正常子宫内膜间质细胞通过旁分泌作用增加孕激素对子宫内膜癌细胞的增殖抑制作用，通过RNA-seq高通量检测MPA作用于正常子宫内膜间质的差异基因，筛选验证出NrCAM是孕激素作用于正常间质细胞PR的旁分泌微环境中增强孕激素对子宫内膜癌细胞增殖抑制作用的重要旁分泌因子。项目组对内膜及癌组织逆转前后的临床样本进行测序，筛选出差异表达蛋白富集在RNA剪接、FcγR介导的吞噬作用、癌症中的胆碱代谢和肺结核等生物学过程，差异表达基因富集在后肾集尿管发育的生物学过程、蛋白质细胞外基质的细胞组分、多肽转移ATP酶活性的分子功能和ABC转运蛋白的信号通路上。

（2）逆转子宫颈上皮内瘤变对宿主基因组三维结构影响

项目组对HPV整合引起的三维基因组结构变化进行了深入研究，利用Hi-C技术结合WGS、RNA-seq、ChIP-seq测序技术，对HPV 16 DNA整合进行了多组学联合分析，发现HPV16在整合位点附近及整合位点所在的19号染色体的TADs数目和边界发生了显著的变化，存在一些远程调控的loop区域。项目组发现TADs的变化导致了在DNA水平的基因拷贝数的变化及突变，在RNA水平上也表现出基因表达的差异。发现HPV整合到靶基因的调控区（超级增强子），可以导致靶基因对邻近基因调控的变化，揭示了HPV整合致癌的新机制。

（3）不同化疗药物对卵巢损伤的具体表现和内在分子机制

针对化疗药物的不同性腺毒性，通过不同化疗药物卵巢损伤模型的建立、对卵巢功能的评估及化疗药物卵巢损伤作用的关键分子机制的探究，项目组同时揭示了环磷酰胺和顺铂损伤卵巢的具体表现和分子机制，完成了环磷酰胺和顺铂损伤卵巢的RNA-Seq，筛选出了顺铂损伤卵巢的关键机制，结果显示环磷酰胺通过TGF-β通路导致卵巢的纤维化，而顺铂可通过脂质过氧化导致颗粒细胞凋亡而损伤卵巢。目前已筛选出卵巢损伤的靶点有AMH、GDF9和BRCA1/2，已建立多种基因编辑技术构建转基因小鼠模型，探索AMH、GDF9敲除和BRCA1/2突变对卵巢功能的影响及环磷酰胺、顺铂、紫杉醇等不同化疗药物对野生型和基因缺陷小鼠的不同影响。

（4）化疗影响卵巢生殖功能和子代安全性的机制

项目组发现顺铂化疗导致小鼠的远期生育能力的丧失，其生殖能力丧失源于卵巢储备的耗竭。研究同时发现紫杉醇对小鼠卵巢储备并无影响，仅能引起卵母细胞的急性损伤，经过2个动情周期后，小鼠卵母细胞的数量和质量可完全恢复正常并恢复生育能力，体外实验发现紫杉醇不影响GV（Germial Vesicle）期卵母细胞的发育，但使减数分裂中期卵母细胞的发育发生停滞，紫杉醇对小鼠子代F1的生长发育能力无明显影响。

（5）制定妇科肿瘤保留生育功能的优化方案和先进技术

项目组探索搭载并评估了子宫内膜间充质干细胞水凝胶体系在逆转早期子宫内膜癌及重塑损伤内膜生育力的安全性和有效性。开展了子宫内膜间充质干细胞（N-eMSCs）水凝胶体系在逆转早期子宫内膜癌及修复损伤内膜的安全性和有效性研究，筛选和比较了不同组织（子宫内膜、脐带、脂肪）来源的间充质干细胞（MSCs）对子宫内膜癌生物学行为的影响；并通过3种子宫内膜癌模型（细胞系、类器官、动物）评估了这3种MSCs治疗子宫内膜癌的安全性和有效性，筛选出N-eMSCs为最有效的抑制子宫内膜癌发展的干细胞类型；针对外源性MSCs无法长期体内定植，评估不同水凝胶材料对细胞存活、迁移和细胞因子及干性基因表达的影响，成功筛选出适合搭载N-eMSCs的水凝胶载体HA-GEl，探索HA-GEL搭载N-eMSCs体系联合孕激素对子宫内膜癌细胞癌生物学行为的影响，已完成HA-GEL搭载eMSCs体系应用于子宫内膜癌患者的安全性。项目组现已完成子宫内膜间充质干细胞治疗子宫内膜癌下安全性和体外有效性的验证，已完成子宫内膜间充质干细胞的制药用途专利申请。

（6）建立符合肿瘤保留生育功能的评估体系

项目组收集与分析子宫内膜癌保育后内膜、卵巢、卵子及早产评估数据。基于以往的2189例FET数据，初步建立了临床妊娠和活产的预测模型，即子宫内膜容受性的无创预测模型；结合150例常规方法行IVF的病人妊娠相关数据，探索与卵母细胞质量相关的因素进行相关性分析及实验验证；基于大鼠环磷酰胺处理后大鼠卵巢损伤模型，初步探索发现经皮穴位电刺激技术可改善化疗损伤大鼠卵巢生育力；进一步对足月分娩，足月未分娩和早产孕妇妊娠晚期的血浆样本进行 small RNA-seq，筛选发现 miR-150-5p 对早产预测能力约为 73.5%，miR-150-5p 可否作为自发性早产的母体外周血新型分子标记物将在后续加以鉴定。

（7）优化推广妇科肿瘤患者保留生育功能治疗的方案

卵巢恶性生殖细胞肿瘤保育功能治疗方案的优化：项目组完成 71 例 TC 和 BEP 方案治疗患者入组，并对入组患者进行治疗和随访，统计分析 2 种不同方案患者 OS 和 PFS 的差异，结果发现 BEP 方案出现继发性血液系统疾病和肠梗阻等并发症。滋养细胞肿瘤保育功能方案的优化：FAEV 组入组 81 例、EMA/CO 组入组 68 例患者，目前正在治疗和随访，随访结果发现人工流产组从化疗完成到首次受孕的时间明显短于自然流产组、足月 / 早产儿组和异位妊娠组。logistic 分析显示，GTN 发病年龄、GTN 发病胎次、从妊娠到化疗的间隔时间是影响妊娠意向的独立因素；完成 291 例低危妊娠滋养细胞疾病患者入组，并搜集患者基本信息进行分组治疗。早期宫颈癌保留生育功能手术方式的优化：完成 63 例患者入组，并对入组患者进行治疗和随访，继续增加入组患者人数。孕激素用于早期子宫内膜癌保留生育功能方案的优化：完成新入组病例 33 例（观察组 16 例，对照组 17 例），并对入组患者进行治疗和随访。

（8）保育治疗后助孕技术方案优化

子宫内膜癌保育后孕激素助孕技术方案的优化：共收集 IVF/ICSI 患者取卵日卵泡液颗粒细胞孕激素保护下卵巢刺激方案 60 例，来曲唑方案 14 例，拮抗剂方案 48 例。已完成 PPOS 方案、来曲唑方案、拮抗剂方案，第三种方案患者的颗粒细胞 miRNA 测序，并验证出差异表达基因富集在 Hippo pathway、Base excision repair 等通路上。中西医结合子宫内膜癌保育治疗后促排方案优化：完成 14 例子宫内膜非典型增生、癌保留生育功能治疗后中西医结合助孕的病例收集，并对入组患者进行治疗和随访。评估针灸改善子宫内膜容受性的价值：初步探讨了针灸改善子宫非典型增生和子宫内膜癌患者子宫内膜容受性，已有合并内膜过薄的子宫非典型增生患者和子宫内膜癌患者，经过针灸治疗获得临床妊娠和一例分娩的成功案例。

3. 项目主要成果

（1）褪黑素可缓解顺铂引起的小鼠卵巢损伤和生育力下降

项目组通过雌性 C57BL/6 小鼠腹腔注射顺铂建立损伤模型，化疗组小鼠卵巢形态明显萎缩，卵泡形状大多不规则，顺铂用药后闭锁卵泡数目明显增加，证明顺铂对卵巢中卵泡形态结构及卵泡发育过程产生了严重的损害作用，其中始基卵泡、初级卵泡、次级卵泡的数量显著减少，但顺铂对窦卵泡的毒性损伤作用并不明显。项目团队发现顺铂给药破坏了小鼠正常的性周期，小鼠血清的 FSH 水平高于对照组，并且顺铂化疗导致小鼠的远期生育能力的丧失，这可能与其卵巢储备完全耗竭有关。基因芯片通路分析结果显示，与对照组相比顺铂处理组中与细胞骨架形成、脂质代谢、卵巢类固醇激素合成等过程相关的基因表达水平明显下调，结果显示顺铂的毒性作用对细胞的脂质代谢产生了严重的破坏，细胞线粒体、内质网功能也出现了明显损伤。而当给予褪黑素预处理后，能保护顺铂引起的卵巢形态和内分泌功能损伤，缓解顺铂导致的远期生育力的丧失，基因芯片结果显示褪黑素通过减轻顺铂诱导的氧化应激造成的细胞脂质代谢损伤而发挥作用（图 2–96）。相关成果以发表在 *Reproductive Biomedicine Online* 上。

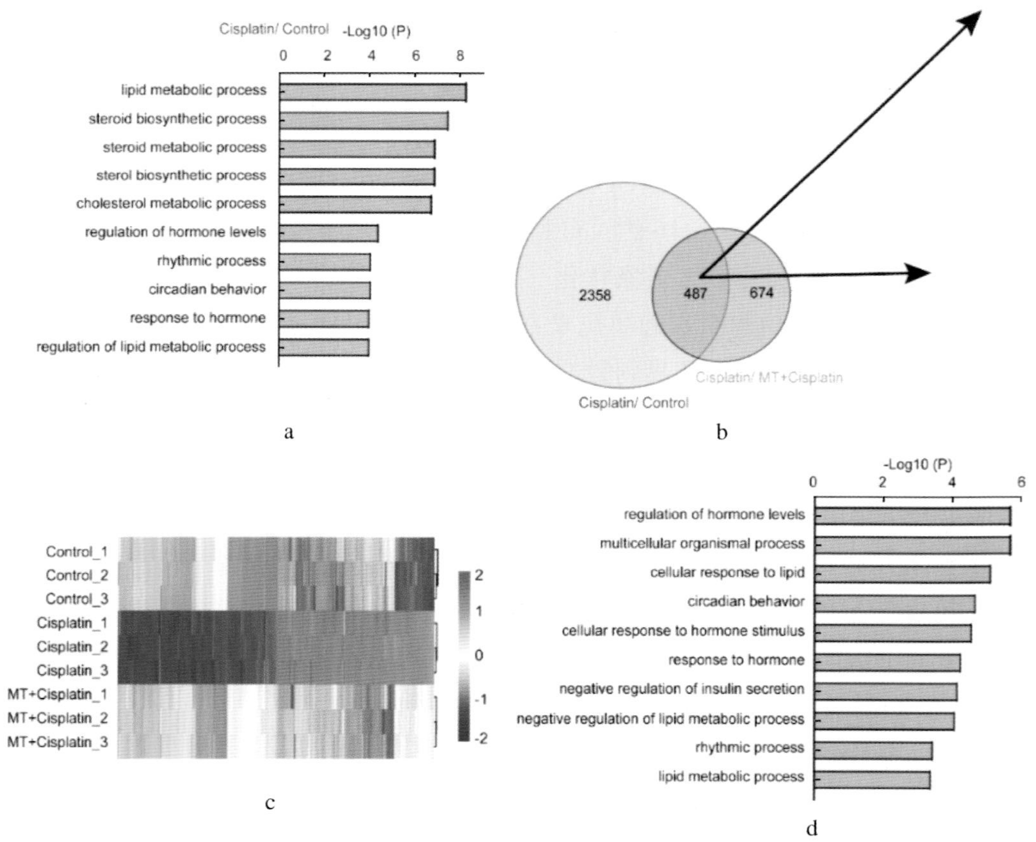

a：顺铂治疗后差异通路分析；b：褪黑素逆转顺铂引起的差异表达的基因韦恩图；c：褪黑素逆转顺铂引起的差异基因聚类分析；d：褪黑素逆转顺铂导致的差异通路分析。

图 2–96　褪黑素主要逆转顺铂治疗后脂质代谢和类固醇激素代谢相关基因和途径缓解卵巢损伤

（2）探索搭载子宫内膜间充质干细胞水凝胶体系在逆转早期子宫内膜癌及重塑损伤内膜生育力的安全性和有效性评估

项目团队旨在建立子宫内膜癌新型治疗体系，目前已完成子宫内膜间充质干细胞治疗子宫内膜癌下安全性和体外有效性的验证。具体如下：建立子宫内膜癌类器官模型，发现与脐带、脂肪来源的 MSCs 相比，发现 N–eMSCs 抑制子宫内膜癌类器官增殖和干性基因表达效果最明显；裸鼠皮下移植瘤结果也显示 N–eMSCs 抑制子宫内膜癌细胞生长的作用最明显，故筛选 N–eMSCs 为最有效抑制子宫内膜癌发展的干细胞类型。外源性 MSCs 无法长期体内定植，项目组提出搭载 N–eMSCs 水凝胶系统宫内移植可能是修复内膜癌逆转后内膜损伤的有效且安全的新方法。通过评估不同水凝胶材料对细胞存活的影响，发现 HA–GEL 对 N–eMSCs 的活性影响最小。数据显示 HA–GEL 搭载 N–eMSCs 体系并不影响 N–eMSCs 的迁移能力、细胞因子及干性基因转录，且 HA–GEL 搭载 N–eMSCs 体系协同孕激素呈现出明显抑制子宫内膜癌细胞增殖和迁移、促进子宫内膜癌细胞凋亡的作用。建立大鼠内膜机械性损伤模型，发现 HA–GEL 搭载 N–eMSCs 体系可有效上调大鼠子宫内膜损伤后子宫内膜厚度和腺体数量，并改善妊娠结局。综上，N–eMSCs 水凝胶体系可安全有效地逆转早期子宫内膜癌及重塑内膜生育力。已申请“间充质干细胞的制药用途”专利（专利申请号：202010954720.7）。

（3）紫杉醇对小鼠生育力的影响和 GnRHa 的保护作用

项目组通过紫杉醇或等体积 Vehicle 单药腹腔注射 7 周龄 ICR 雌鼠，并用 GnRHa 1mg/kg 或等体积的生理盐水预处理小鼠一个动情周期，发现在紫杉醇单药注射后 1 天破坏窦卵泡，并使闭锁卵泡显著增加，在经过一个动情的恢复后，紫杉醇对窦卵泡已无影响；紫杉醇对始基卵泡、生长期小卵泡及 AMH 值在化疗后各时间点均无影响；紫杉醇对卵母细胞数量的影响仅持续 2 个动情周期，在化疗后的第 1 天进行促排，紫杉醇组所获成熟卵母细胞的数量显著少于对照组，化疗后第 6 天，紫杉醇组成熟卵母细胞较对照组少，但已无统计学差异；通过对 MⅡ 期卵母细胞纺锤体形态、染色质排布、受精能力分析以评估小鼠卵母细胞质量，紫杉醇组小鼠所获的 MⅡ 期卵母细胞仅在化疗后第 1 天发生质量的下降；紫杉醇在化疗后第 1 天会引起小鼠死产，此后各组小鼠的妊娠结局均无差异；而 GnRHa 对紫杉醇引起的卵母细胞损伤和不良妊娠结局有一定的保护作用（图 2–97）。体外研究同时显示 GV 期卵母细胞暴露于紫杉醇后并不影响后续发育，卵母细胞成熟率与对照组相比无差异，MⅠ 期卵母细胞及 MⅡ 期卵母细胞暴露于紫杉醇后，纺锤体被明显破坏，前者成熟率显著降低，后者受精率显著降低。相关成果发表在 *Oncology Reports* 上。

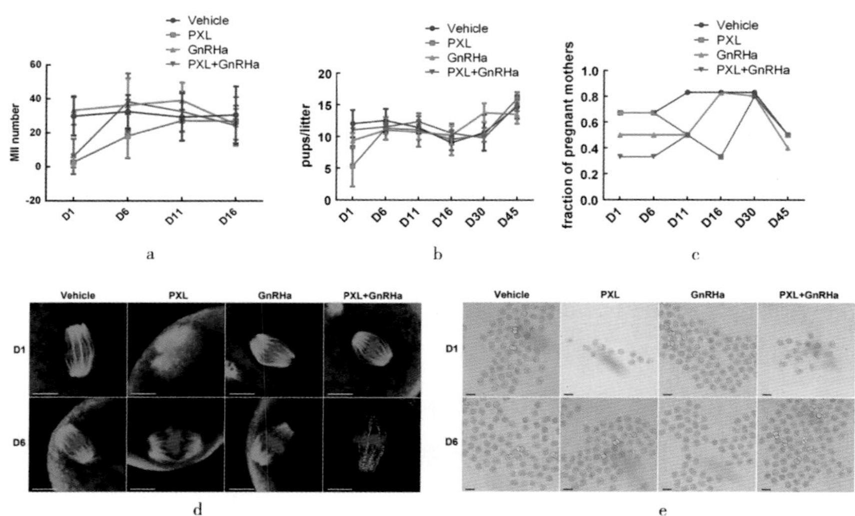

a：不同用药组处理后 MⅡ 期获卵率随时间的动态变化；b：不同用药组处理后每胎产仔数随时间的动态变化；c：不同用药组处理后小鼠妊娠率的变化；d：免疫荧光显示不同用药组第 1 天和第 6 天卵母细胞纺锤体结构；e：不同用药组第 1 天和第 6 天卵母细胞的受精情况。

图 2–97　紫杉醇对小鼠生育力的短暂影响和 GnRHa 的保护作用

（4）FAEV 与 EMA/CO 方案对高危滋养细胞肿瘤疗效及卵巢功能的影响

项目组通过分析 464 例接受 FAEV 化疗患者（平均年龄 28.0 ± 5.7 岁；中位随访时间 85 个月）对于妊娠滋养细胞疾病生育结局的影响，结果显示 GTN 患者在接受 FAEV 化疗后，保留生育治疗后的活产率为 72.2%，与正常人群相当。由此证明 FAEV 方案可以作为一种安全有效的化疗方案，用于高危滋养细胞肿瘤的治疗。此外，项目组通过前瞻性研究结果显示 FAEV 方案比较经典的 EMA/CO 方案患者化疗中 AMH 均有一过性显著下降，但停止化疗后 FAEV 比 EMA/CO 方案 AMH 恢复明显改善，证明对于高危滋养细胞肿瘤保留生育功能患者，FAEV 方案比 EMA/CO 方案更加优化（图 2–98）。相关成果发表在 *Gynecologic Oncology* 上。

（5）新型冠状病毒肺炎对女性及妊娠女性母胎的影响

2020 年年初全国暴发新冠肺炎疫情，项目实施被迫中止，项目组从本研发计划的“生殖健康”和“重大出生缺陷防控”目标出发，利用数据库资料和临床样本检测，探讨了新型冠状病毒肺炎年轻女性患者的疾病特征和新冠肺炎对生殖内分泌的影响，并从免疫学角度探索了新型冠状病毒肺炎对妊娠女性母胎的影响及其机制。

研究发现新型冠状病毒肺炎患者中女性较男性重症少，死亡率低，新型冠状病毒肺炎对女性的生殖内分泌影响仅见短暂的一过性影响，表现为月经量及月经周期的改变，短期内未见影响卵巢储备；新型冠状病毒肺炎孕妇较新型冠状病毒肺炎非孕患者表现出了更强的炎症反应和更低的淋巴细胞比例。相关成果分别发表在 *Frontiers in Immunology*、*Reproductive biomedicine online* 及 *Clinical Infectious Disease* 上。

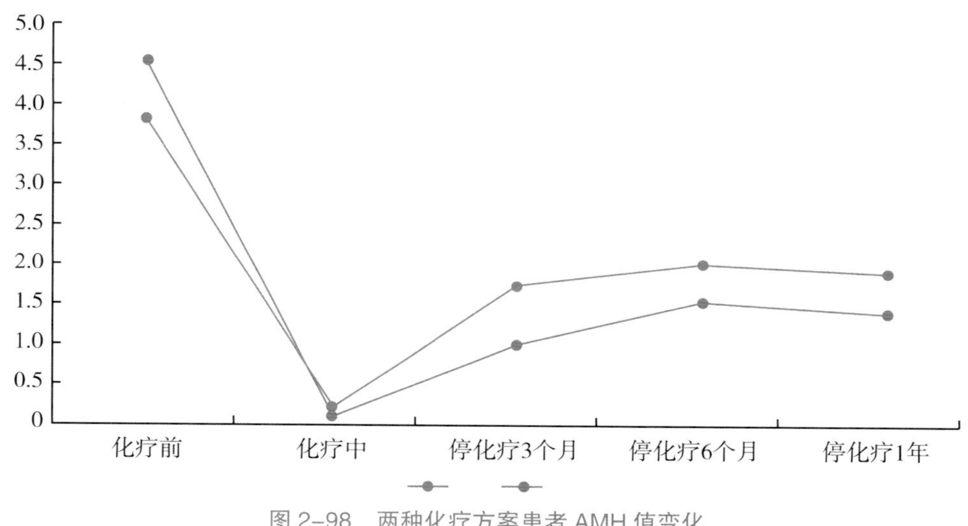

图 2-98　两种化疗方案患者 AMH 值变化

第四节　研发转化体系建立

一、总体进展

研发转化体系建立方面的主要任务是“建立我国生殖疾病和出生缺陷防治的全链条研发体系。开展辅助生殖技术新方法的适应证和安全性评估的相关研究，建立出生缺陷三级防控协同网络，实现全国大规模应用；通过临床大数据分析，制定符合我国特点的出生缺陷防控策略”。专项于 2018 年部署 2 项，开展了生殖疾病防治规范化体系建立和基于孕前—产前—生后全链条的出生缺陷综合防控规范化体系研究，为建立我国生殖疾病和出生缺陷防治的全链条研发体系打下了重要的基础。

北京大学第三医院牵头的“生殖疾病防治规范化体系建立”项目以建立覆盖全

国的生育力监控平台为基础，开展了从社区到医院育龄人群生殖健康及相关疾病发病情况现状分析，由此建立恶性肿瘤疾病、卵巢功能异常等导致生育力降低疾病的分级诊疗体系及规范化诊疗流程。建立了覆盖全国 15 个省（直辖市）的社区育龄女性生殖健康状况监控平台并进行现状分析；建设了从社区到医院的针对影响育龄人群生殖健康疾病的全方位防控网络，完成了部分生殖健康相关疾病谱绘制；开发了生殖障碍初诊人群生育力监测平台系统并完成初步验收；建立了覆盖四省（直辖市）的恶性肿瘤患者生殖健康状况监控平台及分级诊疗策略；继续探索和建立了卵巢储备功能评估及无创生育力评估新体系；持续进行了生育力低下疾病队列建设和诊疗效果评估。

四川大学牵头的“基于孕前—产前—生后全链条的出生缺陷综合防控规范化体系研究”项目分别从技术规范制定、质控体系构建、规范化干预服务包及防控策略包制定、新型防控技术群体应用和协同网络建设等五大方面开展了基于出生缺陷孕前—产前—生后全链条综合防控的研究。开展了 22 个出生缺陷干预技术规范研究，并公开发表 6 项规范；修订完善了 16 个临床路径和 11 个临床处理路径；构建了 5 套出生缺陷三级防控质控指标体系；开发了 3 个质控实用新技术；修改完善了 4 个策略包和 4 个干预服务包；开展了 3 项新型出生缺陷防控技术研制和群体应用研究；完成了全国出生缺陷防控资源调查和分析报告，初步搭建了全国性出生缺陷防控机构资源数据集；修订完善防控机构资源社会公示机制标准和方案，并开展试点调查。

二、各项目研究进度

（一）“生殖疾病防治规范化体系建立”项目

1. 项目简介

项目由北京大学第三医院刘平教授团队牵头，团队成员来自中国疾病预防控制中心妇幼保健中心、上海交通大学、华中科技大学同济医学院附属同济医院、北京大学第三医院、中国医学科学院北京协和医院等单位。项目拟通过研究完善育龄人群生殖健康现状评估平台，对育龄人口面临的主要生殖健康问题进行现况分析；依托覆盖全国的生殖疾病临床协同研究网络平台，针对影响育龄人群生殖健康疾病开展从社区到医院的全方位防控网络建设，建立适宜生育力和常见生殖障碍性疾病综合监控体系；建立常见生殖健康相关疾病的分级诊疗体系；探索和建立卵巢储备功能评估及无创生育力评估新体系，提出合理有效的治疗、预防方案；为改善我国育龄人群生殖健康整体水平及医疗保健服务现状提供可靠数据。

2. 研究进展

（1）育龄人群生育力低下发病情况及干预现状分析

已明确育龄人群生育力评估的各类指标和生育力评估方案，开发建设育龄生育力低下夫妇监控平台，形成了生育力评估指标系列。本年度完成生育力监测平台的顺利开发和漏洞扫描工作，根据漏洞扫描结果整改后系统完成初步验收。此后应用整改平台在课题组项目单位内开始数据采集工作，平台共收到 13 个项目单位报送的生育力评估信息，总条目数为：25 696 条，其中男性 12 647 条，女性 13 049 条，夫妇 10 971 条。平台在录入过程中发现的问题在逐渐梳理改进和完善，已经完成对该平台的安全审计和渗透测试的第三方评价的招标工作，拟开展对平台安全性的进一步测试及生育力评估模型和公共卫生政策研究报告编写工作。

（2）社区育龄人群生殖健康相关疾病发病情况与生殖问题现状评估

对于社区育龄妇女生殖人群生育力及生殖健康相关疾病数据库建设，已完成 5.24 万回顾性生殖健康数据库的建立（上海 5 万，广州 0.24 万）及广州 4.96 万孕产妇健康回顾性调查数据库。对于社区育龄妇女生殖人群生殖健康队列，已完成 2.7 万社区育龄人群前瞻性生殖健康队列的建立（上海、浙江 2.5 万，广州 0.21 万）；已完成浙江 1.5 万孕产妇健康前瞻性队列，广州 5.28 万孕产妇健康前瞻性队列。对于社区育龄人群的生育力现状评估，已完成部分生殖健康相关疾病谱的绘制。

（3）影响生育力的恶性肿瘤疾病的诊疗体系建立和示范研究

项目团队在湖北省、四川省、山西省构建了恶性肿瘤生育力保存分级诊疗体系，定期沟通和督促，逐步建立了“肿瘤确诊—生育要求及状态评估—转诊—院内多学科会诊—生育力保存手术及实验操作实施”的流程并运行流畅；目前已为 54 位肿瘤患者进行了生育力保存，其中卵巢组织冷冻 13 例，卵子冷冻 4 例，胚胎冷冻 37 例。已进行“肿瘤患者生育力保存”相关讲座 16 次，培训医务人员 2000 余人次。问卷调查结果显示培训前后医务人员对抗肿瘤治疗与生育力影响关系的了解程度、对生育力评估指标和肿瘤生育力保存常用方法了解程度、对肿瘤生育力保护保存重视程度均有不同程度提升。构建了湖北、四川、山西 3 省的肿瘤患者生育力监控网络平台，已纳入患者 117 例，并开展妇科肿瘤保留生育能力手术研究；开展了肿瘤患者生育力保存的临床研究，并初步开展了新型药物抗肿瘤机制和对生殖系统安全性研究。

（4）无创生育力评估新方法探索及国家标准建立

已初步建立卵巢储备功能预测模型及女性生殖健康管理系统。回顾性分析5691份临床数据，建立AFAA模型（年龄、FSH、AMH、AFC），应用AFAA模型对16 280个新鲜周期进一步研究卵巢功能减退的人群分布，并进而建立获卵数预测模型、卵巢高反应预测模型、持续妊娠率预测模型及异位妊娠预测模型。综合以上指标建立女性生殖健康管理系统软件，帮助女性了解卵巢储备情况，合理生育计划，根据预测结果进行精准治疗，减少医源性并发症，提高妊娠率，促进孕早期保胎药物合理应用等，已完成临床转化。通过回顾性分析女性子宫输卵管超声造影检查与腹腔镜对比验证及子宫内膜容受性相关无创评估指标，改善并制定输卵管及子宫内膜容受性无创评估表，探索较为简易可行但预测价值较高、可供临床医生应用推广的方法，建立育龄女性无创生育力评估体系。已建立早发性卵巢功能不全易感性预测自由靶向测序体系，通过对单细胞水平标准品扩增、复杂样本扩增及FFPE临床病理样本扩增测试提示体系的扩增性能表现稳定。

（5）卵巢功能异常致生育力降低相关疾病分级诊疗体系建立及示范研究

本年度继续完成了女性生殖衰老队列1000例患者随诊工作，并对已有结果进行分析，建立生殖衰老预警系统，形成切实可用的生殖衰老及卵巢功能预测计算方法，完成论文发表，拟申请专利。另一项关于高雄激素对PCOS患者促排卵效果的影响的多中心、前瞻性、干预性研究，已入组患者182例并继续招募中。对于卵巢型子宫内膜异位症临床治疗路径建立已入组110例；青少年子宫内膜异位症临床治疗路径，相关病历资料回顾性分析已完成，随访基本完成，数据统计中。

（6）育龄人群生殖健康及医疗保健服务匹配情况现状分析和诊疗示范推广

目前已完成全国北京、天津、上海、浙江、广东、海南、湖北、四川、山西、河北、辽宁、福建、河南、云南、贵州共15个省（直辖市）社区人群横断面育龄女性生育力流行病学调查，共有效入组12 330例育龄女性，已完善问卷双录入和核对工作。生物样本库已初步建立，收集血样10 916份。云贵地区复发性流产队列建设数据多中心共享电子研究平台和智能化生物样本库已建成，目前已入组RSA患者341例并持续入组中。采集了孕前，孕期患者的外周血、尿液、粪便、阴道分泌物4种生物样本，利用16sRNA测序技术，检测16sRNA V3+V4可变区，评价复发性流产患者相较于正常人群菌群OTU的分布差异，试图找寻菌群定植与复发性流产的相关性，寻求复发性流产发生的其他可能因素。RSA规范化诊疗路径已推广至云贵地区的28家单位。项目组搜集了《中国卫生健康统计年鉴》、国家统计局、国家卫生健康委等公开数据和健康指标，利用辅助生殖机构服务调查数据，进行了全国及分区域的辅助生殖机构、场所和人力资源的配置情况的描述性分析和公平性分析。从需方角度设计了辅助生殖技术服务利用现状和影响因素的抽样方案和调查问卷，完成了17家辅助生殖机构的患者调查。

3. 项目主要成果

（1）中国疾病预防控制中心妇幼保健中心育龄人群生育力低下发病情况及干预现状分析平台建立

完成了完善评估指标，明确平台采集内容和方案；完成生育力监测平台开发和运行；平台目前已收到13个项目单位报送的生育力评估信息，总条目数为：25 696条，其中男性12 647条，女性13 049条，夫妇10 971条；拟开展对平台安全性的进一步测试及生育力评估模型和公共卫生政策研究报告编写工作。相关成果以“2019年中国辅助生殖机构首诊女性生育力评价的现况分析”为题发表在中华预防医学杂志上，开发的生育女性信息综合管理平台获软件著作权（登记号：2019SR1342051）；制作生育力监测信息平台网页1个。

（2）完成全国15省（直辖市）育龄人群生殖健康状况影响评估横断面调查和社区育龄人群生殖健康相关疾病发病情况与生殖问题现状评估

已完成全国北京、天津、上海、浙江、广东、海南、湖北、四川、山西、河北、辽宁、福建、河南、云南、贵州共15个省（直辖市）社区人群横断面育龄女性生育力流行病学调查任务，共有效入组12 330例育龄女性，已完善问卷双录入和核对工作。生物样本库已初步建立，收集血样10 916份。对于社区育龄妇女生殖人群生育力及生殖健康相关疾病数据库建设，已完成5.24万回顾性生殖健康数据库的建立及广州4.96万孕产妇健康回顾性调查数据库。对于社区育龄妇女生殖人群生殖健康队列，已完成2.7万社区育龄人群前瞻性生殖健康队列的建立；已完成浙江1.5万孕产妇健康前瞻性队列，广州5.28万孕产妇健康前瞻性队列。对于社区育龄人群的生育力现状评估，已完成部分生殖健康相关疾病谱的绘制。牵头制定“基于Delphi法的辅助生殖技术治疗低预后人群诊疗中国专家意见”“孕激素维持妊娠与黄体支持指南”两项共识（指南），推广举办国家级继续教育学习班3次，发表著作《剖宫产切口憩室2020观点》。

（3）持续随访女性生殖衰老预警系统和队列，了解卵巢衰老对女性身心健康各方面影响

项目组持续开展对一项关于女性生殖衰老的前瞻性队列研究的入组研究，已完成1000例受试者的入组并规律随访，了解中国人群围绝经期性激素变化特点、中国

人群血管舒缩症状变化特点、中国人群围绝经期情绪症状、中国人群围绝经期睡眠情况等，同时形成切实可用的生殖衰老及卵巢功能预测计算方法。

（4）初步完成肿瘤患者保留生育能力的监控平台和研究网络平台建设

项目组构建了湖北、四川、山西3省恶性肿瘤生育力保存分级诊疗体系，定期沟通和督促，逐步建立“肿瘤确诊—生育要求及状态评估—转诊—院内多学科会诊—生育力保存手术及实验操作实施”的流程，运行流畅。构建湖北、四川、山西3省的肿瘤患者生育力监控网络平台，并开展妇科肿瘤保留生育能力手术研究；开展了肿瘤患者生育力保存的临床研究，与此同时，初步开展新型药物抗肿瘤机制和对生殖系统安全性研究。获专利3项：一种卵巢组织玻璃化冷冻保存载体（实用新型专利，专利号：ZL202020917360.9）；一种微量精子冷冻保存载体（实用新型专利，专利号：ZL202020913835.7）；人分裂期胚胎及囊胚封闭式冷冻载体及低温保存方法（国家发明专利，专利号：ZL201610045796.1）。

（5）建立卵巢储备能力预测模型及女性生殖健康管理系统，建立早发性卵巢功能不全易感性预测自由靶向测序体系

已初步完成卵巢储备能力预测模型及女性生殖健康管理系统建立。基于临床大数据，应用前向选择结合五折交叉验证的方法搭建模型，分类变量模型的敏感性高于连续变量模型，建立AFAA模型（年龄、FSH、AMH、AFC），进而建立获卵数预测模型、卵巢高反应预测模型、持续妊娠率预测模型及异位妊娠预测模型。开发女性生殖健康管理系统软件，帮助女性了解卵巢储备情况，合理生育计划，根据预测结果进行精准治疗，减少医源性并发症，提高妊娠率，促进孕早期保胎药物合理应用等，已完成临床转化。建立早发性卵巢功能不全易感性预测自由靶向测序体系，进一步测试显示通过对单细胞水平标准品扩增、复杂样本扩增及FFPE临床病理样本扩增测试，体系的扩增性能表现稳定。开发“基于大数据算法构建的女性内分泌健康智能评估系统”软件1项，获国家发明专利及PCT国际发明专利5项。

（二）“基于孕前—产前—生后全链条的出生缺陷综合防控规范化体系研究”项目

1. 项目简介

项目由四川大学朱军教授团队牵头，团队成员来自浙江大学、南方医科大学、国家卫生健康委科学技术研究所、中国人民解放军总医院等单位。项目立足国家任务和国家需求，利用国家平台和全国优势技术团队，从出生缺陷防控机构建设、人

力资源、质量监管、技术规范、实施规范、管理规范等方面进行多学科、多维度的研究，初步建立基于孕前—产前—生后全链条的出生缺陷综合防控规范化体系。通过项目实施将促进研究结果向政策转化，使我国出生缺陷防控服务趋向规范化、标准化和均质化，对提高我国出生缺陷防控水平，减少出生缺陷发生具有重要的意义和作用。

2. 研究进展

（1）开展覆盖孕前—产前—生后全链条的干预技术规范研究

①通过文献综述、专家咨询、实证研究等方法，开展出生缺陷全链条的干预技术规范研究。2020 年完成孕前（孕前防控、健康教育、妊娠期用药、再生育咨询）、产前（产前超声、产前 MRI、产前筛查、产前诊断）、生后（遗传代谢病、听力障碍、唇腭裂、先心病）等 22 个出生缺陷干预技术规范的制定，并公开发表 6 个。

②根据我国出生缺陷发生状况与临床处置难点，确定临床路径和临床处理路径清单，参照行业共识与标准，通过文献综述、专家咨询、现场试点等方法开展研究工作。现已完成病毒感染、超声软指标、新生儿遗传代谢病、先天性心脏病、常见结构畸形等 16 个临床路径和 11 个临床处理路径的制定。

（2）开展覆盖孕前—产前—生后全链条全过程服务的质控体系构建研究

①通过 Delphi 法，从结构指标、过程指标、结局指标等三个维度构建质控指标体系，并制定规范化的质控监管实施方案，编制质量管理与评估手册。已完成孕前健康检查、产前筛查与诊断（产前超声和产前生物学技术筛查与诊断）、新生儿疾病筛查与诊治（遗传代谢性疾病和听力筛查）三大类 5 种干预服务的质控指标体系构建和质控实施方案修改稿。

②运用大数据挖掘、人工智能、信息网络等技术，开发完成血清学产前筛查数据质量控制系统（C-DQASS）、产前超声智能质量判别系统、遗传代谢病筛查辅助判别诊断系统等 3 个质控新技术，已取得 2 项软件著作权证书。2020 年度对新技术进行了验证和优化，并陆续开展试点工作。

③根据产前筛查、产前诊断、产前超声、新生儿遗传代谢性疾病筛查和新生儿听力障碍筛查的质控参数、质控指标体系和相关业务需求，编制完成出生缺陷防控服务全过程质量控制管理信息系统需求报告。已完成质量控制调查问卷自定义模块及得分校正运算模型的初期开发。

（3）开展具有普适性和病种特异性覆盖生育全程的规范化干预及策略研究

①通过开展现场调查、分析基础数据、查阅文献、专家咨询等方法，制定适合

我国国情的群体防控策略包，同时通过收集卫生经济学数据，进行经济学评价，筛选最优策略。已基本完成基于中国育龄人群大数据的孕前健康检查、基于遗传因素的异常妊娠史人群再生育干预、常见染色体非整倍体产前筛查与诊断、新生儿听力障碍筛查4个出生缺陷防控策略包的制定，并陆续开展实证研究。

②基于文献报道、数据分析或现况调查，开展针对重点疾病的出生缺陷防控干预服务研究。已基本完成常见重大单基因疾病（SMA、DMD、血友病）、新生儿遗传代谢病、先天性心脏病和唇腭裂4个重点疾病的出生缺陷防控干预服务包的制定，并陆续开展实证研究。

（4）开展新型出生缺陷防控技术群体应用研究

①利用孕前检查数据和随访数据，采用数据挖掘、机器学习等技术，筛选孕前风险因素，构建孕前出生缺陷风险预警模型。已基本完成孕前出生缺陷风险预警模型的构建，正在进行模型验证和优化。

②通过海量超声标准切面和视频图像标注和图像分割数据，利用基于深度学习的卷积神经网络方法进行机器学习，开发基于标准切面与生长参数的自动获取与测量的智能超声扫描技术。已初步完成技术开发，陆续开展群体应用研究，并探索应用推广模式。

③基于现有中国数据和系统评价分析，建立及完善了二代测序、染色体微阵列分析拷贝数变异疾病检测技术平台及其相关技术规范与质控体系。已建立完善检测技术平台、分析流程、质控体系，建立群体应用方案、制定服务模式和转诊体系。

（5）开展全国性出生缺陷三级综合防控协同网络构建研究

①完成了孕妇外周血胎儿游离DNA产前筛查与诊断（NIPT）、新生儿遗传代谢病筛查、新生儿听力障碍筛查与诊治3种出生缺陷防控资源的现状分析报告，初步完成全国出生缺陷主要防控资源数据集搭建。

②通过数据包络、Gini系数、Lorenz曲线等方法开展产前筛查与诊断、新生儿听力障碍筛查与诊治等2项服务资源配置的效率与公平性评价，进一步优化空间可及性与空间布局公平性现状的分析方法，撰写了出生缺陷防控资源配置与优化布局研究报告初稿。

③完成人才培训项目绩效评价方案撰写，完成10本培训教材的编写工作，正在进行在线教育平台模块的开发和测试。2020年经国家卫健委妇幼健康司审核认定，新增和补充8家培训基地和30家培训协同单位，举办1期培训班，培训125人。

④完善出生缺陷防控机构资源公示方案和标准，并将结构畸形手术治疗的情况

作为试点开展了3省的问卷调查。从顶层设计、业务需求、信息框架等方面出发，完成全国出生缺陷三级综合防控协同信息平台整体框架的需求设计，目前正在进行系统开发和测试。

3. 项目主要成果

（1）制定一系列出生缺陷防控相关指南、技术规范和专家共识

入选专项标志性成果，详见本书第三章第七节。

（2）初步构建出生缺陷三级防控服务全过程质量控制体系

项目组开展了孕前健康检查、产前筛查与诊断（产前超声和产前生物学技术筛查与诊断）、新生儿疾病筛查与诊治（遗传代谢性病和听力筛查）三大类5种覆盖孕前—产前—生后出生缺陷全链条干预服务的质控体系研究，通过文献查阅、专家咨询和多轮Delphi等方法，从结构指标、过程指标、结局指标3个维度构建服务全过程的质控指标体系与评估标准，如表2–2所示。

表2–2　出生缺陷孕前—产前—生后全链条服务的质控指标数量

大类	技术流程	一级指标（个数）	二级指标（个数）	三级指标（个数）	四级指标（个数）
孕前	孕前健康检查	4	17	30	38
产前	Ⅲ级超声检查	3	9	23	0
	Ⅱ级超声检查	3	9	23	0
	Ⅰ级超声检查	3	8	22	0
	NT超声检查	3	9	23	0
	产前筛查	3	15	57	0
	产前诊断	3	17	56	0
生后	新生儿筛诊治	3	15	68	0
	听力筛查	2	13	24	0
	听力诊断	3	9	18	37

为提高质量控制效率，推动人工质控到自动化、智能化质控，项目组针对产前超声检查、产前血清学筛查及新生儿疾病筛查的核心环节，开发了质控实用新技术，并获2项软件著作权。

根据质控要求，项目组编制了涵盖组织实施、原则/方法、评估指标/评分标准、实施保障等在内的规范化质控方案，编制标准化的质量管理与评估手册，并开发质量控制管理信息系统功能模块。初步构建了出生缺陷三级防控服务全过程质量控制体系，实现了质量控制的常态化和标准化。

（3）评估我国唐氏综合征的产前筛诊策略，提出优化政策建议

项目组通过开展现场调查、分析基础数据、查阅文献、专家咨询等方法，开展出生缺陷群体防控策略研究，同时通过收集卫生经济学数据，进行经济学评价，筛选不同经济条件下的最优策略。通过比较我国各省市医疗机构唐氏综合征的现行产前筛诊策略（包括血清学条件筛查+NIPT策略、血清学全筛查+NIPT策略、NIPT条件筛查策略、NIPT全筛查策略）的成本效果、成本效益、安全指数等指标，发现当NIPT的自付价格低于2000元时，无论在何种经济发展水平的地区中，NIPT条件筛查策略的成本效果比最优、成本效益比较高；在NIPT自付价格高于2000元的区域，血清学全筛查+NIPT策略和NIPT条件筛查策略具有相似的经济学效益。就目前的NIPT价格水平下，推行NIPT条件筛查会优于或等同于现行国家推行策略。因此，项目组建议有条件地区针对低龄孕妇可逐步使用孕早期联合筛查（孕早期血清学筛查+颈项透明层）代替孕中期三联血清学筛查，在提高DS检出率的同时早期发现胎儿异常；将NIPT作为备选项提供给高龄孕妇，在保障其完全知情选择权的基础上由孕妇自主选择接受NIPT或产前诊断（图2-99）。

（4）首次编制我国出生缺陷孕前—产前—生后一体化干预服务手册

项目组通过开展现场调查、分析基础数据、查阅文献、专家咨询等方法，从一级预防（孕前干预）、二级预防（产前筛查）、三级预防（出生救治）方面梳理了先天性心脏病的干预服务集（图2-100），并制定各项干预服务规范。

同时，项目组从各部门工作职责（包括卫生行政部门、妇幼保健机构、产前筛查单位、产前诊断单位、先天性心脏病综合评价中心、出生救治单位、其他医疗机构）、基本要求、人员要求、房屋与设备要求、仪器设备、分级医疗单位智能要求、费用方面制定了先天性心脏病的管理规范，进一步编制先天性心脏病的孕前—产前—生后一体化干预服务手册，包括适用于不同地域、不同级别医疗单位的诊疗流程，为我国可治疗的出生缺陷全链条规范化干预提供科学依据。

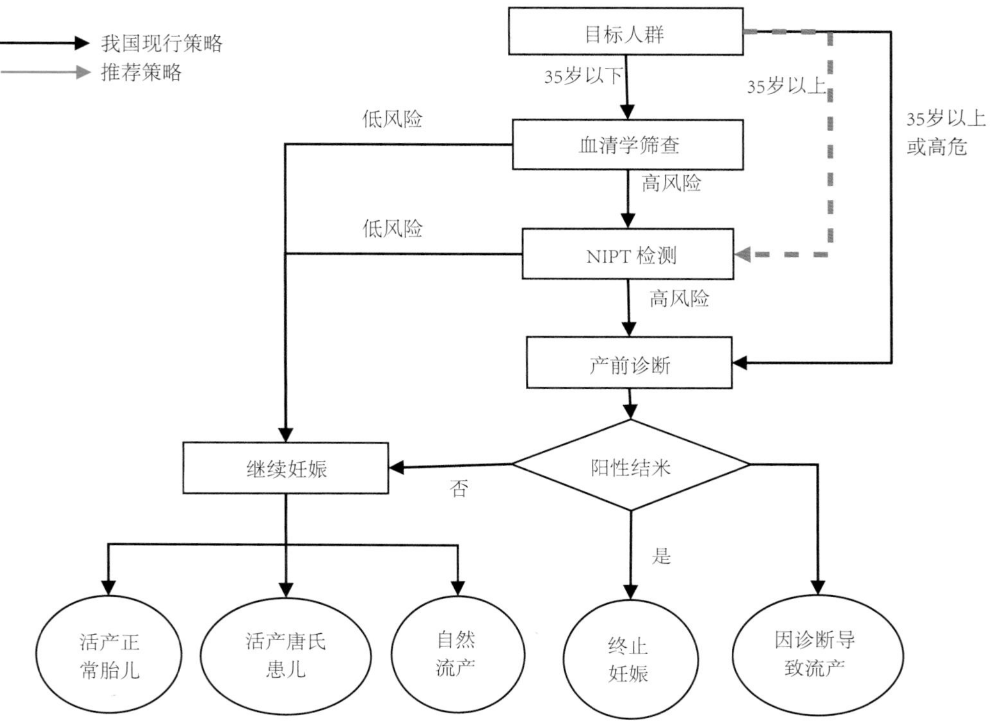

图 2-99　我国现行策略与本研究推荐策略示意

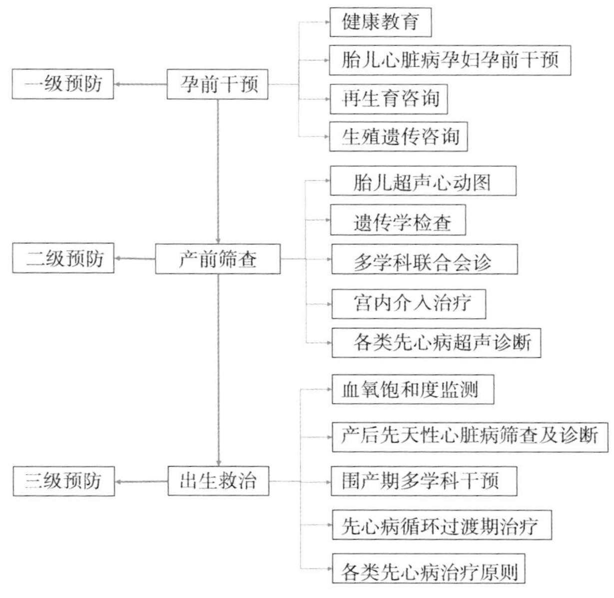

图 2-100　先天性心脏病的孕前—产前—生后一体化干预服务集

第五节　应用示范和评价研究

一、总体进展

应用示范和评价研究方面的主要任务是“开展提高生殖健康水平和降低出生缺陷的应用示范和评价研究。建立生殖疾病和出生缺陷防治高新技术转移示范基地，开展示范应用研究，评估其综合效果，推广实现大规模临床应用”。专项于2018年立项5项，以期建立出生缺陷综合防治示范基地，开展应用示范和评价研究。2020年度，各项目取得了一系列成果，为全面提升我国出生缺陷防控科技水平、保障妇女健康生育、提高出生人口素质提供了重要的科技支撑。

首都医科大学附属北京安贞医院牵头的“先天性心脏病及心脏相关微缺失微重复等高发出生缺陷的三级防治示范基地申请”项目进一步推进了基于胎儿心脏病（FHD）的孕前—产前—产后规范化防治的研究队列的运行，完成了三级预防示范区的铺设，建立了实时远程三级预防会诊体系，进一步完善了多个三级预防队列研究，探究了一体化三级预防体系的适应证及中远期预后评估，并在此基础上制定了相应的临床路径；优化了针对遗传性FHD，自主设计并定制了马方综合征的外显子PANEL及无创DNA筛查试剂盒；完成了FHD人工智能关键技术和新产品研发；基于专家标注数据库建立智能筛查、智能诊断、自动测量等一系列智能解决方案，研发了我国FHD正常值及正常生长发育曲线和评价体系（Q-score），开发了国际上首例基于胎儿先天性心脏病的智能筛查算法。

上海交通大学牵头的“基于立体化网络建设出生缺陷综合防控示范应用体系”项目依托各级医疗机构建立了覆盖上海、江苏、湖北、新疆、海南五大示范区的综合性防控网络，总覆盖人口远超过500万；建立了数据库平台并完成五大示范区的数据对接；构建了不同地区产前筛查方案的最优策略选择决策树模型；建立了基于突变热点的扩展性携带者筛查技术；研制完成了杜氏肌营养不良基因突变检测国家参考品；完成14.69万例孕产妇的先心病规范化筛查、2140例胎儿磁共振和2044例心脏结构异常基因检测；发表了《中国心脏出生缺陷围产期诊断和临床评估处置专家共识》，建立了以先心病病情分级、诊疗手段与术后恢复为基础的、多学科联合的先心病围产期临床干预治疗规范化方案；累计完成了新生儿遗传代谢病筛查25.6万人次，回访率为89.6%，初步获取了2个地区的遗传代谢病构成比等信息。

中国人民解放军总医院牵头的“重大出生缺陷三级防治军民融合示范体系的构建、应用及评价”项目完成了出生缺陷三级防治示范体系的建立及应用、移动智能管理平台的建立及应用；已在北京、广西、甘肃3个地区建立了生物样本库，涵盖地中海贫血、先天性脑积水、脊髓拴系综合征、颅椎畸形、先天性膈疝等出生缺陷疾病的生物样本；开发的移动智能管理平台已投入使用，已有700余例患者信息和1100余条诊疗信息，涵盖先天性脑积水、脊髓拴系综合征、颅椎畸形、地中海贫血、先天性心脏病、先天性髋关节发育不良等疾病；开发了出生缺陷人工智能咨询机器人，已完成调试和咨询条目的录入，并投入使用。

广东省心血管病研究所牵头的“先天性心脏病和唇腭裂三级综合防控技术的应用示范和评价研究”项目在中山市、贵港市和泉州市建立了先心病和唇腭裂综合防控技术的应用示范基地，建立了明确的行政管理架构和技术指导架构、政府与专业机构等多部门联动的运作机制及多学科协作的标准操作路径，使先心病及唇腭裂综合防控关键技术和新产品得以落地；基于预测预警，对人群以及个体进行了宣教、行为指导及强化干预；加强了先心病和唇腭裂干预队伍建设；继续在示范基地推广胎儿心脏超声技术及产前产后咨询规范，已初步建立胎儿心脏超声影像学数据库；继续推广先心病产前产后“一体化”诊疗模式，开展胎儿宫内介入手术，推广关键诊治技术和新产品。进行了唇腭裂患儿遗传学检测及规范化遗传咨询，制定并推广了《胎儿唇腭裂产前超声检查专家共识》；推广唇腭裂序列治疗。初步形成了先心病和唇腭裂三级防控模式并在示范基地进行了示范应用。

浙江大学牵头的“开展出生缺陷综合防治技术的应用示范和评价研究”项目开发了大数据重大出生缺陷防控智能信息系统平台1套、配套软件2套及医疗检测数据库5个，因地制宜地推进和完善了各示范基地的建设，基本实现了智能信息系统在5个示范基地的部署和推广应用；完成了出生缺陷三级防控临床队列研究，并在此基础上制定和完善孕前、产前出生缺陷防控的临床与实验室规范化手册；完成了出生缺陷三级防控关键适宜技术的选择和应用评价，进一步探索了高新技术在出生缺陷三级防控中的应用及其定位和评价，初步完成了各示范基地建设工作的应用性评价，形成了应用示范报告初稿。全面开启了线上培训模式，完成线上出生缺陷人才培训15 463人次。

二、各项目研究进度

（一）“先天性心脏病及心脏相关微缺失微重复等高发出生缺陷的三级防治示范基地申请”项目

1. 项目简介

项目由首都医科大学附属北京安贞医院何怡华教授团队牵头，团队成员来自首都医科大学附属北京安贞医院、首都医科大学附属北京妇产医院、四川大学、北京大学第三医院、甘肃省妇幼保健院等单位。本项目以网络平台建设为支撑，以三级综合防控诊疗新治技术为手段，以一体化管理模式及质控体系为保障，以评价体系为督导，建立胎儿心脏病及心脏相关的微缺失、微重复遗传综合征防治示范基地。将产前超声智能诊断、产前遗传学筛查试剂盒等研发产品及合理的临床路径和管理模式作为示范基地和协作网络的主要技术抓手和实施方案落脚点，赋予三级诊疗网络进行技术转移和下沉，使得区域内优势联动，区域间良好互动，让高新技术和医疗模式惠及更多的患者。通过项目实施将提高胎儿、新生儿、婴儿重大疾病救治成功率，改善远期预后，降低婴儿死亡率，提高出生人口素质，对于个人、家庭与社会的和谐及可持续发展有着重要而深远的意义。

2. 研究进展

（1）胎儿心脏病一体化管理指南的制定及临床路径的建立

目前本示范区已进行了初步建设通过慧爱助医 APP 及华益民“十三五”项目公众号接收来此二级预防牵头单位（北京安贞医院）的远程会诊指导，予以指导 FHD 围生期一体化管理，并在患儿所在区域提供合适的三级预防治疗出口；此外，依托于项目组铺设的覆盖西部地区的联盟医院，建立区域性二级预防—三级预防联动示范区，形成下级医院发现问题、中心示范医院会诊—指导—转诊—分娩—干预治疗的一体化区域协同方案。

（2）建立胎儿心脏病孕前—产前—产后一体化管理路径及多学科管理模式

胎儿期严重先天性心血管疾病（Congenital Cardiovascular Disease，CCD）导致的胎儿、围生期及出生后早期死亡率极高，即使存活，致残率亦很高，严重影响患者生存质量。目前，产前检查能发现绝大部分胎儿 CCD 并进行准确评估，项目组针对部分胎儿心律失常、心力衰竭及严重心血管畸形的产前干预探索已获得成功的临床应用。

（3）胎儿心脏病诊疗规范及临床路径建立

基于本中心的研究队列数据并总结全部的公开数据，形成了包括胎儿肺动脉瓣狭窄围生期一体化管理临床路径、胎儿缓慢性心律失常围生期一体化管理临床路径、胎儿快速性心律失常围生期一体化管理临床路径等在内的多个临床诊疗规范及临床路径，并逐步在区域联盟医院中进行示范性推广。

（4）儿童心血管疾病三级预防数据库的建立与数据分析

项目组通过回顾性收集三级预防示范中心的全部三级预防数据，进行网络数据库的录入和整理，并根据每个病人的登记号进行匹配，进行患儿全生命周期随访，评估患儿远期心功能情况及远期危险并发症风险因素。目前对全部 12 000 例介入出口三级预防患儿的数据库资料已完成 60% 的整理，后期将对这些患儿并发症的危险因素进行机器学习分析，并利用斑点追踪技术对患儿远期心功能进行评估。

（5）基于四腔心切面的胎儿超声心动图筛查模型及多部件智能分割模型研发成功

项目组使用 DANomaly 筛选的在收缩末期周围的四腔心视频切片来训练 WGAN-GP，以获取底层纹理特征的提取功能，从而可以稳定地提高先天性心脏病的识别精度。该模型目前在识别先天性心脏病方面已经超过了普通心脏病专家的表现，在实际测试集中达到 84%，提示其在帮助心脏病专家完成早期先天性心脏病筛查方面具有很高的潜力。此外，项目组采用新的特征重用方法，将特征提取的输出融合到上采样过程得到更精细的细节信息，成功研发了具有更高分割效果精度的基于四腔心切面的胎儿超声心动图多部件智能分割模型。

（6）无创产前 FHD 遗传疾病检测试剂盒研发及产品化

项目组已建立一套完整针对先天性心脏病的遗传分析流程，并通过技术优化，完成了靶向测序试剂盒的开发，包括文库构建试剂、针对先天性心脏病相关基因的捕获探针、探针杂交试剂、富集试剂等，目前已开展验证性测试。

（7）遗传性 FHD 的孕前辅助生殖干预技术优化及推广

项目组在项目执行期间主要通过公众号科普文章宣传的方式介绍心血管遗传病的基因诊断及遗传阻断，对于有生育要求的明确单基因突变的患者，或者已经生育一个有明确致病基因突变的患儿的家庭，遗传阻断可以通过产前或者孕前阻断的方式实现，并介绍了生殖中心的常规就诊流程及绿色通道。通过科普宣传的方式加强公众对单基因遗传病的认识，与二级预防和三级预防相结合，多层次阻断，降低 FHD 出生缺陷、新生儿死亡率，降低先心病对整个家庭及社会带来的压力。

项目组优化了针对遗传性先天性心脏病，尤其是心血管单基因遗传病的辅助生殖干预技术，构建植入前遗传学检测（PGD）质量控制体系。自主设计并定制了马方综合征（MFS）的外显子 PANEL，对 MFS 家系进行 PGD 辅助生殖助孕治疗，已分娩 5 名健康婴儿。项目组通过公众号科普文章宣传的方法，向广大公众介绍了 FHD 的常见单基因遗传病类型及 PGD 辅助生殖助孕的相关流程。

（8）胎儿心脏实时远程会诊系统研发

完成了 iWorks（自动工作流）安贞胎心超声图像采集协议开发和迈瑞远程超声服务系统的开发。iWorks 为本项目研究目标量身定制了“胎心图像采集（安贞）”超声检查的标准工作流程，使得参与医院在收集图像过程中能获得符合安贞医院要求的完整图像数据，用于人工智能的标定。迈瑞远程超声服务系统（“讯影”更名为“瑞影云 ++”）是为本项目开发的超声图像云存储系统，有迈瑞超声设备的参与医院在采集图像之后可通过瑞影直接发送至迈瑞云，安贞医院可以通过客户端（PC、手机）查看并下载，另外迈瑞根据项目实际需求已实现参与医院采集后的图像可通过无线网络发送至百家康然服务器，实现标定数据对接。

（9）完善国家级 FHD 三级防治会诊平台，形成多个区域性诊疗及转运中心，建立区域联动的协同网络、医疗集团的分级诊疗和协同网络模式

先后在甘肃省妇幼保健院、深圳罗湖区人民医院、深圳市第二人民医院等省市妇幼保健院或三级医院安装远程图像收集系统及远程会诊系统，分别形成甘肃、深圳等区域中心，对上链接首都医科大学附属北京安贞医院及四川大学华西第二医院这些国家级多学科孕前、产前、围产期管理及出生救治会诊平台，分级、分层对“胎儿心脏病患者”进行筛查、诊断及围产期管理，并合理配置医疗资源、使“胎儿心脏病患者”基本医疗卫生服务均等化。与此同时，继续与全国其他 170 余家多中心协作单位继续合作，借助网络会诊平台，实现各区域内联动的协同网络，参照深圳市罗湖医院模式切实实现医疗集团 / 医联体远程会诊，从各方面实现了 FHD 诊断及治疗的优势互补，打造了互相协作、共同提高的良性循环系统。

（10）出生缺陷监测上报系统完善推广

在北京市基本实现以计划生育服务机构、各级助产机构及儿科机构作为上报入口，获得因出生缺陷进行治疗性引产的胎儿及所有围产期出生的出生缺陷儿有关信息的监测系统。

（11）基于个案的出生缺陷三级预防上报系统完善推广

在北京市基本建立了以婚检机构、孕前保健服务机构、助产机构及儿科机构作

为上报入口，精准获得基于个案的出生缺陷一级、二级和三级预防信息及医疗机构相关的地理学信息的上报系统。

（12）质控及评价指标体系建立

建立的质控和评价指标中包括了 PGD 等一级预防、超声筛查等二级预防及生后救治等三级预防的相关内容指标。其中 PGD 涉及实验室相关质控指标；超声筛查涉及图像提取、图像质量及检出率等指标；生后救治涉及手术成功率、新生儿存活率等指标。

3. 项目主要成果

（1）自主设计并定制了马方综合征基因外显子 PANEL

项目组自主设计并定制了马方综合征症状相关的 124 个基因的外显子 PANEL，目前共招募 90 例被诊断患有或怀疑患有马方综合征的患者及其家庭成员，对先证者及其亲属进行基因检测，并对检测结果进行遗传分析。截至目前，共检测到 FBN1 基因的 73 个变异位点，其中 35 个为新发现的基因变异位点。基因检测结果显示 FBN1 基因突变在中国 MFS 人群中突变分布与其他种族人群研究结果一致，且突变分布广泛，未发现突变热点，也未发现明显的基因型和表型关系。运用 MARSALA-PGD 方法，通过基因芯片的筛查，对明确 FBN1 基因突变的患者进行生育指导。目前项目组已在 19 例遗传检测出 FBN1 致病突变的病例中进行了 PGD，有 8 例在 MARSALA-PGD 后获得了可移植的胚胎，其中 5 例截至目前已成功分娩健康婴儿，3 例已获得健康胚胎等待移植中，10 例正等待进入。

（2）FHD 三级预防远程会诊体系示范区的建立

本项目通过建设以 5G 网络为依托的 DSA 数字减影机远程图像传输会诊系统，对西部地区部分能够进行介入治疗的部分医院设立三级预防远程会诊示范医院；示范区的建设，使得区域患儿能够实现就近的同质化治疗手段，显著提升基层医院对于三级预防介入治疗的水平，并在示范区取得阶段性成功之后，利用四川大学华西第二医院小儿心脏科国家性介入治疗培训基地的优势，对培训合格学员所在医院进行三级预防远程会诊体系的建立，最终实现西部地区三级预防同质化建设的目标（图 2-101）。

（3）通过远程会诊平台实现 FHD 远程会诊及实时教学

项目牵头单位每天均由一位副主任医师及以上职称的专家进行平台会诊，保证会诊端实时在线，有需求的医院及患者可以及时联系到相关专家。专家可实时查看需会诊胎儿的超声心动图，并与该操作超声医师进行实时沟通交流，指导其检出关键病变部位，并在会诊过程中进行病变部位的标注。合作单位通过平板电脑及远程会诊系统与北京安贞医院会诊中心取得联系，并进行实时操作及病例相关资料的传输。

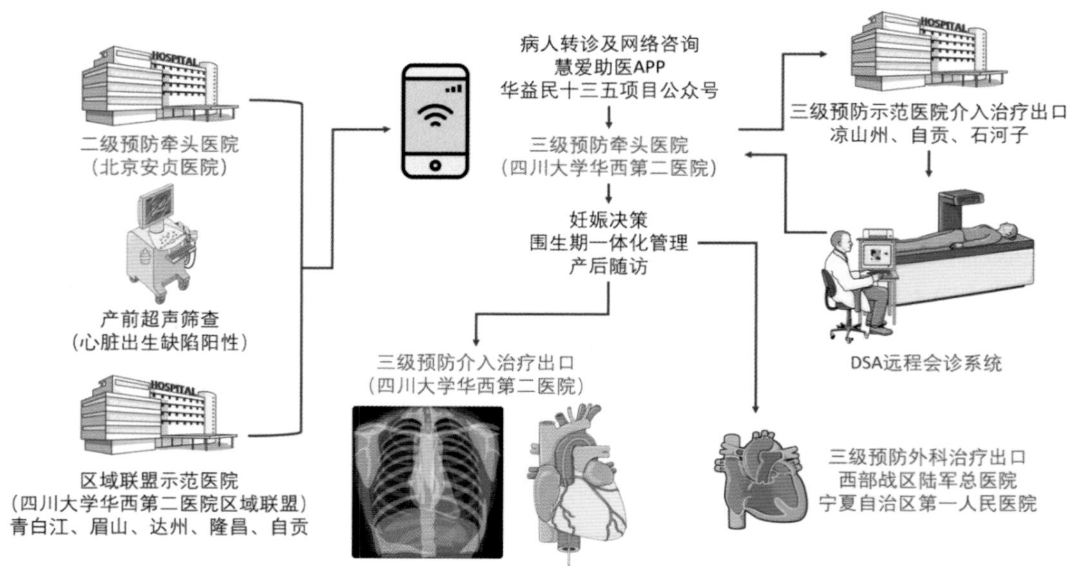

图 2-101　三级预防远程会诊示范区

通过远程会诊平台，完成合作单位的实时教学任务。由终端医院提出质控教学申请，后台上传视频及影像信息，质控中心进行质控并且回馈结果，在质控中心可以针对热点难点问题进行多点教学，支持实时分享超声图像和操作手法及讲解病案教学（图 2-102）。

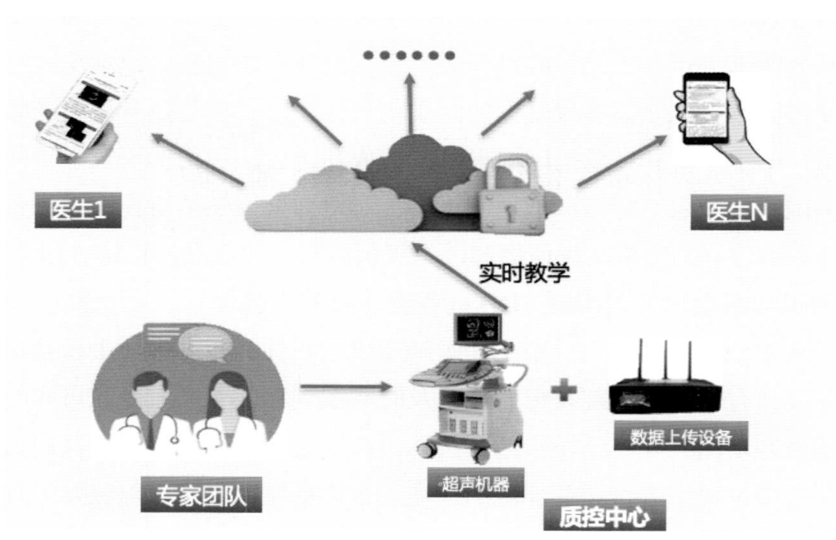

图 2-102　远程会诊平台教学流程

（4）质控及评价指标体系的建立

设计的先天性心脏病三级预防信息表内容约400项，特提出了相关的质控评价指标。遗传学检测分为植入前、产前、新生儿遗传检测，其中植入前检测是非常重要的一级预防措施，关于其质控指标从临床指征、临床指标、实验室指标及PGD验证指标出发，提出了约15项指标，确保遗传诊断准确率，从而进行遗传阻断。二级预防从血生化、NIPT、超声、产前诊断等方向出发，提出了约30项指标，尤其针对超声图像及其复合率提出了相应质控要求，保证图像标准，筛查敏感度。三级预防主要针对转诊率和手术方面等提出要求，降低新生儿死亡率。

（二）“基于立体化网络建设出生缺陷综合防控示范应用体系”项目

1. 项目简介

项目由上海交通大学孙锟教授团队牵头，团队成员来自南京市妇幼保健院、上海交通大学、华中科技大学同济医学院附属同济医院等单位。项目拟通过研究建立跨区域的立体化出生缺陷综合防控网络以长三角为立足点，联动相对薄弱地区，覆盖上海、江苏、湖北、海南和新疆5个示范区，在每个示范区设置若干个示范点开展示范应用研究发现立足于现场研究与回顾性研究序贯开展的主线，辅以信息系统的开发和防控方法学研究新机制。通过项目实施将为我国的出生缺陷防控工作提供应用示范，建立一体化综合防控的标杆示范效应，推动我国出生缺陷防控工作的进步，为降低出生缺陷发生率提供科学的决策依据。

2. 研究进展

（1）立体化出生缺陷综合防控网络

依托各级医疗机构建立综合性防控、筛查、转诊网络，建立立体化出生缺陷综合防控网络，上海示范区覆盖了杨浦、宝山、虹口、浦东新区、崇明等区域；江苏示范区选择常州市3个区（天宁区、钟楼区和新北区）作为示范区；湖北示范区覆盖湖北省超过80%人群；海南示范区联合南中西东部各筛查机构，筛查覆盖全省70%；在新疆示范区实现在北疆地区基本实现80%的筛查覆盖；总覆盖人口远超过500万。

（2）出生缺陷防控干预数据库平台

实现基于云存储的出生缺陷防控干预数据库平台，已完成数据库平台建设和5个示范区数据对接，完成数据上传：生化唐筛数据24.1万份、新筛数据10.6万份、新生儿大排畸14万份、染色体非整倍体（NIPT）12万份。平台功能持续优化中，目前已满足平台数据采集、病种管理、数据上报—审批管理，以及数据的整体统计分析和变量间的相关性分析。

（3）因地制宜的出生缺陷防控干预策略

五大示范区数据已经上传至平台，各示范区单位针对不同区域的血清学筛查、NIPT、先天性心脏病筛查、基因检测等研究数据，结合整体出生缺陷防控策略，进行系统化分析，已经分别得到了针对不同疾病，不同筛查方法、干预手段等研究评价结果，正在整理和撰写整体的示范应用报告。

（4）基于血清学筛查和 NIPT 的防控策略

对前期收集的江苏省常州市、广东省东莞市和山东省青岛市 333 912 例产前筛查数据进行了数据整理分析，分别评价了 3 个地区唐氏综合征 5 种产前筛查方案的筛查效率。评价了 3 个地区的 5 种产前筛查方案的筛查效果，构建了不同地区产前筛查方案的最优策略选择决策树模型。

（5）建立多种有所区别的筛查产品

建立无创染色体微缺失 / 微重复综合征产前筛查技术体系，证明该体系可以高效准确检测出母源性 CNV，完成了 48 万例的回顾性研究：建立了最大人群的 CNV 数据库变异数据库。此外，项目组还成功建立了基于突变热点（一代测序）和全长基因测序（二代测序）的携带者筛查体系，并采用突变热点筛查技术回顾性地检测了 5368 例受检者，即将开展携带者筛查的临床检测。已研制完成杜氏肌营养不良基因突变检测国家参考品。

（6）20 万孕产妇的先心病规范化筛查，制定我国先心病产前筛查规范

项目组已建立数据传输、交流及转诊平台网站，初步确立了上海市胎儿心脏超声检查的转诊指征，实现了胎儿先天性心脏病筛查和转诊的信息化管理。建立了国内唯一的新生儿复杂先心转运团队，配备完善的新生儿转运设备及专业的重症医学转运人员，足迹遍布全国各地，最远转运距离为 1500 km，2018 年 6 月至今，转运患儿超过 50 例，最小年龄早产 32 周，最小体重 890 g，最小急诊手术患儿早产 34 周，最小体重急诊手术患儿 1100 g。发表了《胎儿先天性心脏病诊断及围产期管理专家共识》。

（7）2000 例胎儿心脏结构异常基因型—表型数据库

已完成 2000 例胎儿心脏结构异常的染色体核型分析及数据上传至数据库，通过对基因 – 表型数据库研究，项目组研究发现 *NDRG4* p.T256M 的功能突变与 PA/VSD 和 TOF 的发病相关，文章已被 *FEBS Open Bio* 杂志接收。

（8）完成新生儿代谢病筛查 25 万人次

截至 2020 年 12 月，已完成新生儿代谢病筛查 36 万人次，并将数据统一上传至出生缺陷数据平台。

（9）建立遗传代谢病筛查数据库，获得至少 2 个区域的遗传代谢病总体构成信息

湖北地区遗传代谢病的构成比，有机酸代谢病占 46%，氨基酸代谢病占 27%，脂肪酸氧化缺陷病占 15%。湖北发病率排名前 10 的疾病，依次为甲基丙二酸血症、希特林蛋白缺乏症、戊二酸血症 -I 型等。上海地区遗传代谢病的构成比，有机酸代谢病占 54%，脂肪酸氧化缺陷病占 41%，氨基酸代谢病占 5%。排名前 3 的疾病依次为高苯丙氨酸血症、甲基丙二酸血症及原发性肉碱缺乏症。

3. 项目主要成果

（1）出生缺陷防控干预数据库平台

完成基于云存储的出生缺陷防控干预数据库平台的建设和优化，已完成数据库平台建设和 5 个示范区数据对接，完成数据上传：生化唐筛数据 24.1 万份、新筛数据 10.6 万份、新生儿大排畸 14 万份、染色体非整倍体（NIPT）12 万份。目前已满足平台数据采集、病种管理、数据上报—审批管理，以及数据的整体统计分析和变量间的相关性分析。

（2）研制完成杜氏肌营养不良基因突变检测国家参考品

该套参考品包括 16 个家系样本及 3 个单独患儿样本，共计 46 例样本，突变类型包括：缺失突变（3 ～ 28 号外显子缺失、14 ～ 41 号外显子缺失、8 ～ 43 号外显子缺失、45 ～ 47 号外显子缺失、45 ～ 50 号外显子缺失、46 ～ 52 号外显子缺失、49 ～ 52 号外显子缺失、54 号外显子缺失）、重复突变（2 号外显子重复、5 ～ 7 号外显子重复）和点突变（NM_000109：c.7669C＞T 突变、NM_000109：c.7315C＞T 突变、NM_000109：c.1307+1G＞T 突变、NM_000109：c.1126-1G＞A 突变、NM_000109：c.507-2A＞C 杂合突变、NM_000109：c.9180_9183del 半合突变）。

（3）开展了拓展遗传代谢病疾病谱研究

针对 1127 例临床疑诊遗传代谢病的患儿，使用 NGS、CNV、MPLA 检测方法进行检测，501 例确诊特异性基因突变，阳性率 44.45%。疾病谱分布如图 2-103 所示。

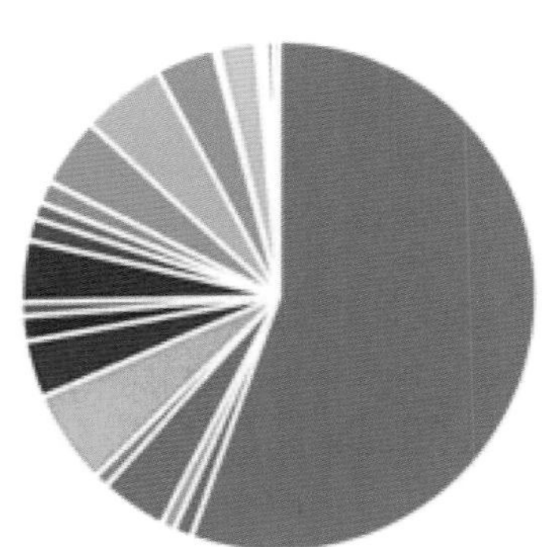

图 2-103　501 例基因测序阳性患儿疾病谱分布

（4）建立遗传代谢病筛查数据库，获得上海、湖北地区的遗传代谢病总体构成信息

获得湖北地区遗传代谢病的构成比，有机酸代谢病占 46%，氨基酸代谢病占 27%，脂肪酸氧化缺陷病占 15%。湖北地区遗传代谢病疾病谱如图 2-104 所示，依次为甲基丙二酸血症、希特林蛋白缺乏症、戊二酸血症 -I 型。

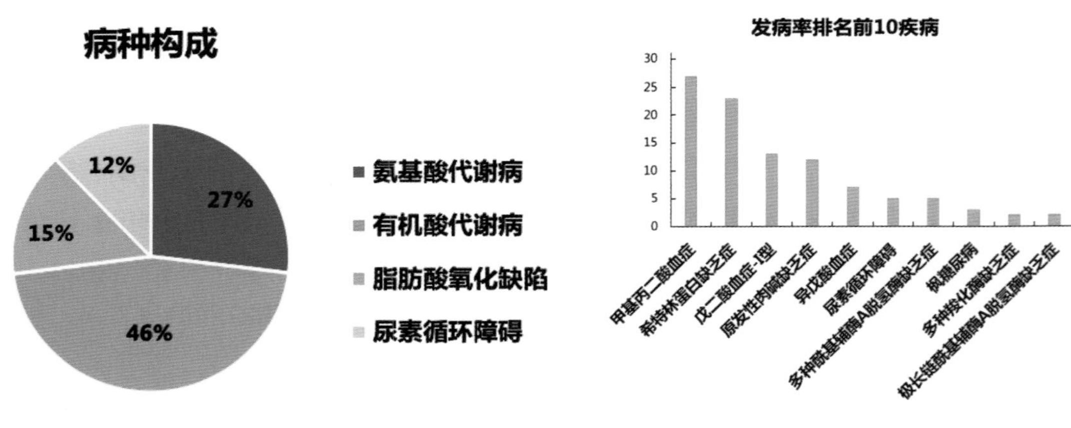

a　　　　　　　　　　b

a：病种构成；b：发病率排名前十的疾病

图 2-104　湖北地区遗传代谢病疾病谱

上海地区遗传代谢病疾病谱如图 2–105 所示，有机酸代谢病占 54%，脂肪酸氧化缺陷病占 41%，氨基酸代谢病占 5%。就疾病发病率来说，其中排名前 3 的疾病依次为高苯丙氨酸血症、甲基丙二酸血症及原发性肉碱缺乏症。

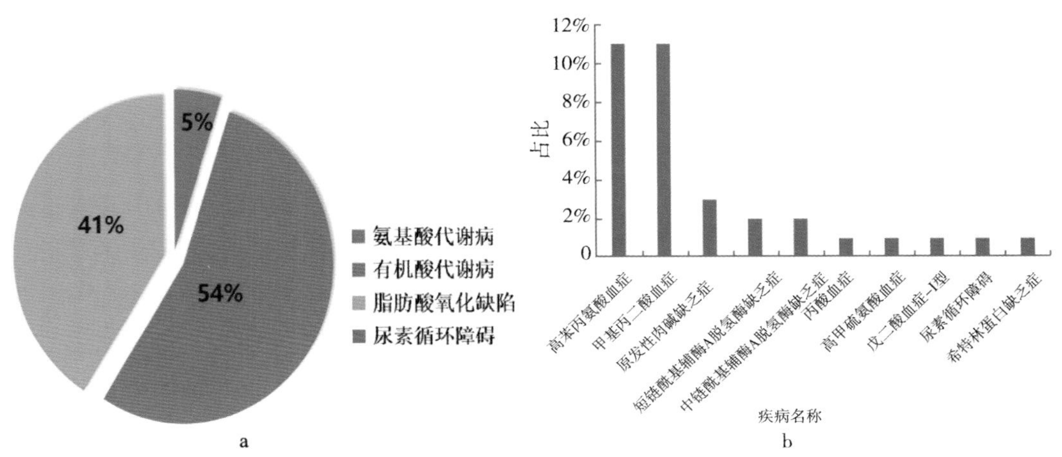

a：病种构成；b：发病率排名前 10 疾病

图 2–105　上海地区遗传代谢病疾病谱

（三）“重大出生缺陷三级防治示范体系的构建、应用及评价”项目

1. 项目简介

项目由解放军总医院余新光教授团队牵头，团队成员来自广西壮族自治区妇幼保健院、甘肃省妇幼保健院、首都儿科研究所、海南医学院、湖南省儿童医院等单位。项目拟通过研究建立出生缺陷三级防控体系，构建出生缺陷合理干预分级诊治的管理平台，并对防治体系的有效性、安全性、经济性进行评价，以总结经验并向全国进行推广。通过实施与评价，项目将进一步完善出生缺陷防控技术体系，进行成果转化、技术推广，有效降低出生缺陷发生率，做到预防诊治提前，具有重要的社会效益和经济效益。

2. 研究进展

（1）建立基因组变异检测应用体系

项目组自主研发了一款涵盖 300 多种遗传病的染色体微阵列检测芯片（CGH+SNP 8 × 60K，design ID 084122），该芯片可用于产前、产后的一体化检测，具有检测敏感度高、特异性强、检测范围广、检测成本低等技术优势。已完成该检测技术的大样本验证并投入使用。此外，项目团队牵头编写了一系列遗传病二代测序临床检测全流程规范化共识，并举办产前诊断与筛查技术培训班进行推广。基于以上工作，建立了以第二代高通量测序技术及目标区域捕获技术为基础的基因组变异检测应用体系，并在广西壮族自治区多家妇幼保健院进行了推广。

（2）建立出生缺陷患者临床数据库、产前诊断数据库、生物样本库、基因组变异数据库

项目组建立了出生缺陷患者临床数据库，涵盖神经管畸形、颅颈交界区畸形、先天性脑积水等病种，包括患者的基本情况、临床诊断、影像学资料等信息。建立了产前诊断数据库，收集了先天性脑积水的产前超声和神经管畸形的胎儿磁共振等产前诊断数据。在解放军总医院、广西壮族自治区妇幼保健院、甘肃省妇幼保健院、首都儿科研究所建立了生物样本库，存储有常见神经管缺陷疾病、地中海贫血、苯丙酮尿症、先天性心脏病、先天性膈疝等的生物样本。在广西壮族自治区建立了基因组变异数据库，包含 3000 余例单基因病患者和 3000 余例正常对照的全外显子组测序数据。

（3）建立常见神经管缺陷疾病风险评估方案和营养素干预策略

项目组根据常见神经管缺陷疾病产前防控的临床实践经验，对多个地区的三级防控数据进行分析挖掘，归纳总结出基于神经管缺陷疾病病史 / 生育史、叶酸代谢相关基因多态性、血清同型半胱氨酸水平等的神经管缺陷疾病风险评估方案和营养素干预策略。该风险评估方案和营养素干预策略涉及 2 个叶酸代谢相关基因的 3 个位点的多态性，关注到叶酸过量导致的自闭症、儿童神经认知发育迟缓等并发症，强调叶酸、维生素 B_{12}、肌醇等营养素的精准补充，对于神经管缺陷疾病的科学预防具有重要的指导意义。

（4）建立重大结构畸形三级防控模式

项目以湖南省儿童医院为中心，建立了包含 5 家县市级示范基地的发育性髋关节发育不良筛查转诊网络，覆盖出生人口 20 余万人，已转诊患者 120 余例，培训相关技术人员 500 余人。以首都儿科研究所为示范中心，建立了危重出生缺陷新生儿绿色通道转运体系、先天性心脏病合并其他系统畸形患儿同期联合手术示范体系和先天性膈疝早期筛查、转诊、治疗示范体系，制定了先天性膈疝多学科诊疗流程，并向基层单位进行推广。在解放军总医院整合妇产科、超声科、神经外科的优势资源，建立了脊髓拴系综合征产前诊断、产前咨询、产后治疗的三级防控示范体系，举办了多期学习班，推广神经管畸形的多学科防控模式。

3. 项目主要成果

（1）出生缺陷智能管理平台的推广应用

项目组开发了基于微信小程序的出生缺陷智能管理平台，包含专家库、患者库、样本库等模块，涉及地中海贫血、苯丙酮尿症、结节性硬化、脊髓拴系综合征、先天性脑积水、颅颈交界区畸形、先天性心脏病、先天性膈疝、发育性髋关节发育不良等出生缺陷疾病。该智能管理平台可实现患者的线上就医、患者就医过程的全流程紧密连接、样本信息的查询、专家的线上会诊、专病专家的推荐等功能，涵盖孕前、产前、产后的出生缺陷三级防控。该智能管理平台建立后，项目借助出生缺陷干预救助基金会的出生缺陷防控网络进行推广，已有500余名出生缺陷防控专家进入专病管理平台，诊疗病例2000余例。

（2）开发智能咨询机器人并推广应用

项目组开通了“出生缺陷防治指导”微信公众号，介绍出生缺陷疾病，普及出生缺陷防控知识，推广出生缺陷防控经验。项目在该微信公众号中融入了智能咨询模块，通过组织出生缺陷防控专家编写的智能问答条目、机器人自动识别、智能联想等功能实现智能问答。患者可通过智能医疗助手咨询地中海贫血、先天性心脏病、苯丙酮尿症、结节性硬化、先天性脑积水、颅椎畸形、先天性脊柱裂、先天性髋脱位、先天性膈疝的病理、生活方式等问题。项目依托甘肃省妇幼保健院将该微信公众号的二维码置入“健康甘肃”医疗服务平台，并通过会议宣讲、组织培训班、妇产科超声科门诊发放二维码等方式，对微信公众号和智能咨询机器人进行推广，目前已有5万余条目的智能咨询，对出生缺陷疾病和相关防控知识的科普起到了重要的助推作用。

（3）制定先天性膈疝规范化诊疗流程并推广应用

项目根据首都儿科研究所诊治先天性膈疝的丰富经验和先进技术，联合妇产、儿科、重症医学、麻醉、影像、遗传等学科建立了先天性膈疝多学科联合诊疗流程和规范，并在新冠肺炎疫情期间通过先天性膈疝产时处理多学科会诊视频会议，拓展了多学科合作的新模式。首都儿科研究所新生儿外科与协和医院、北京妇产医院、解放军总医院等多家医院合作，建立了专业的新生儿转运队伍，构建了危重出生缺陷新生儿绿色通道转运示范体系。首都儿科研究所通过编写教材等书籍、举办危急患儿转运技术培训班、参与电视网络等媒体宣传、举行公益义诊等方式，对重大结构畸形的三级防控模式和示范体系进行推广应用。

（4）建立发育性髋关节发育不良筛查转诊网络

项目充分利用湖南省儿童医院发育性髋关节发育不良的诊治优势和医联体网络，在湖南省建立了发育性髋关节发育不良的筛查转诊网络，建立了衡阳市妇幼保健院、岳阳市妇幼保健院、郴州市第一人民医院、湘潭市妇幼保健院、株洲市妇幼保健院等防控示范基地，覆盖出生人口20余万人。通过举办发育性髋关节发育不良筛查培训班、儿童肢体畸形诊疗专题培训班培训各地学员500余名，通过分发统一的病例资料表，规范诊疗流程，推广防控技术和模式。

（四）“先天性心脏病和唇腭裂三级综合防控技术的应用示范和评价研究”项目

1. 项目简介

本项目由广东省心血管病研究所陈寄梅教授牵头，团队成员包括广东省人民医院、广东省妇幼保健院、中山市博爱医院等8个单位的100余位科研人员，组成多学科、有特色优势的研究团队联合攻关。在广东、广西和福建建立先心病和唇腭裂三级综合防控示范基地，覆盖示范研究人口达300万，基于机构和群体的适宜干预措施的规范化推广达80%以上，干预人群实施先心病唇腭裂预测、一级预防的干预比例达80%以上，技术人员培训率超过80%，产前筛查诊断符合率大于95%，并且制定临床和群体干预路径。通过项目实施将形成1份应用示范综合报告，建立符合中国国情且具有代表性的出生缺陷综合干预模式，提高我国出生缺陷防控能力，改善出生人口素质。

2. 研究进展

（1）建立出生缺陷防治技术综合示范基地

已建立了中山市、贵港市和泉州市3个示范基地，覆盖人口数分别为347万、331万、6.6万。构建了示范基地内行政管理架构和技术指导架构，已建立示范应用的运作体系，以及标准操作路径。项目已形成项目总体统筹、责任分工到人的管理方式，从而在人群中落实先心病和唇腭裂防控的关键技术和新产品，并同时收集科学数据进行应用示范效果评价。在人群的一级干预研究中，中山市示范基地把24个镇区随机分为强化干预组和对照组；贵港市示范基地将桂平市设为干预组，平南县设为对照组；泉州市马甲镇进行自身前后对照。同时，项目的实施促进了中山市妇幼健康信息系统改造升级。借助于信息系统，项目已建立示范基地数据库并在逐步完善，数据库将覆盖示范基地的全部人口，涵盖孕前、孕期、围产期、儿童期，为项目进行示范应用的效果评价及风险预测模型的完善奠定了基础。

（2）建立符合中国国情的先心病和唇腭裂一级干预模式

项目在示范基地内实现先心病和唇腭裂风险预测预警，对高危人群进行孕前强化干预，初步形成基于社区的先心病和唇腭裂一级干预模式。前期基于广东省先天性心脏病监测网络平台与广东省出生缺陷登记系统等大数据构建了先心病风险预测模型，最终以15个变量的随机森林模型为参考风险模型。考虑模型的可行性及与现有孕前咨询的融合性，项目在婚前及孕前人群中主要关注的先心病和唇腭裂风险因素包括：产次、教育程度、父母职业、孕龄、居住环境、流动性、吸烟及女方被动吸烟情况、饮酒情况、死产史、先兆流产史、发热史、糖尿病史、甲状腺疾病史、出生缺陷家庭史或分娩史、先心病和唇腭裂生育史。项目制定标准化的宣教资料，对于具有风险因素的人群，进行强化宣教，增加随访密度及频数，督促改变不良因素，教育尽早进行产前筛查和胎儿心脏超声检查。中山市和贵港市通过覆盖所有社区卫生服务站、卫生站（所），实现了示范基地强化干预组所有备孕夫妇全覆盖；泉州市马甲镇备孕和早孕人员宣教强化干预率达到80%以上。项目通过当地的妇幼信息系统收集先心病和唇腭裂患病及出生情况，通过知信行问卷收集人群对先心病、唇腭裂的认知、态度和行为情况，从而评价强化干预措施的效果。

（3）推广胎儿心脏超声检查技术规范，提高先心病产前诊断准确率

根据项目组前期指定的《广东省胎儿心脏超声检查技术规范》，已建立明确的适用于示范基地的胎儿心脏超声检查路径。建议全体妊娠16周以后的孕妇接受胎儿心脏超声检查，最佳检查孕周20～24周。具有母体方面、胎儿方面和家族方面中高危因素之一的孕妇，必须做胎儿心脏超声检查。同时，推出“心心相随”微信小程序，用于示范基地人群出生缺陷知识普及、宣教，产前咨询，就医预约及产前、产后的随访,加强医患间的沟通,并可实现大医疗中心专家与基层医务人员技术交流。

（4）推广胎儿先心病产前咨询规范，评价对先心病出生率的影响

明确胎儿先心病的产前诊断，同时在完成病史采集、常规遗传代谢病检查后，即可开展产前咨询。根据前期指定的《广东省胎儿先天性心脏病产前咨询规范》，对于保留胎儿的孕妇，建议每间隔4周进行一次胎儿心脏超声检查，根据超声结果和产检情况，再次给予产前咨询。根据咨询内容，对总体预后不良、死亡率高、医疗费用昂贵的胎儿复杂先心病，建议慎重妊娠或终止妊娠。对出生后经积极治疗预后较好、死亡率较低的胎儿复杂先心病，建议可以妊娠。对预后良好、死亡率低的胎儿简单先心病或微小心脏结构异常，建议继续妊娠。患儿出生后根据病情安排心

脏超声检查，必要时进行心脏 CT 检查，以明确诊断。根据诊断可从治疗方式、治疗时机等方面对病人进行指导及分诊。对于需进一步诊断、咨询和治疗的先心病胎儿，可通过项目拟定的转诊指引至广东省人民医院就诊，或通过远程设备进行远程会诊、咨询。“心心相随”微信小程序自 2020 年 3 月开始正式投入使用，截至 2020 年末，注册人数达 666 人，其中随访到阳性病例 612 人，阴性 53 人，全部阳性病例已进行产前诊断咨询，覆盖率达 100%。

（5）示范应用先心病产前、产后“一体化”诊疗模式、关键诊治技术和新产品

继续推广产前、产后“一体化”诊疗模式，及复杂先心病转运绿色通道。中山市 2018—2020 年进行产前心脏超声筛查的人数依次为 54 926 人、54 454 人和 51 522 人，产前筛查覆盖率从 2018 年的 87% 提升至 2020 年的 100%。项目在示范基地和参加单位中建立临床干预路径，应用关键诊治技术，研发推广新型陶瓷镀膜封堵器并评价其应用效果。截至 2020 年，共完成新生儿、小婴儿早期外科治疗 1434 例，一体化病例 209 例。应用复杂先心病外科关键诊治技术 170 例，具体包括：①可调式肺动脉环缩术 5 例；②改良 NorwoodⅠ期手术中 SANO 分流 3 例；③室间隔修补留孔术 10 例；④ 3D 模型打印辅助下肺动脉闭锁 / 室间隔缺损 / 大的主肺侧枝血管行血管单一化手术 12 例；⑤功能性单心室的共同房室瓣成形与置换技术 74 例；⑥全肺静脉异位引流术中应用内膜不接触缝合技术 47 例；⑦复杂先心病左心室双流出道矫治术 19 例。其他关键诊疗技术包括：胎儿心脏病宫内介入治疗 4 例；冠状动脉瘘封堵术 31 例；周围血管支架植入 152 例；分支肺动脉支架植入 6 例；肺瓣狭窄球囊扩张术 228 例；主瓣狭窄球囊扩张术 27 例；镶嵌技术 19 例。另外，新型陶瓷封堵器使用 4 万余例。利用 “心心相随”微信小程序对研究对象进行临床治疗情况跟踪。

（6）孕期超声诊断覆盖率、诊断吻合率

示范基地唇腭裂产前超声筛查覆盖率接近 100%，超声诊断吻合率超过 95%。中山市覆盖率从 2018 年的 87% 提升到 2020 年的 100%；贵港市覆盖率维持在 99% 以上。通过产后随访可知，对于唇腭裂产前超声诊断吻合率，中山市示范基地从 2018 年的 95% 提升至 2020 年的 98%；贵港市示范基地从 2018 年的 92% 提升至 2020 年的 97%。

（7）唇腭裂遗传学检测覆盖率及检测标准 / 指南 / 规范

2018—2020 年合计活产唇腭裂患儿 126 例，完成遗传学检测 75 例，覆盖率 60%。完成两项遗传学检测团体标准的制定、发布和技术人员培训（《产前外显子

组测序遗传咨询和报告规范》（T/GDPMAA 0003—2020）和《产前遗传学诊断拷贝数变异和纯合区域数据分析解读和报告规范》（T/GDPMAA 0001—2020））。

（8）规范化序列治疗建档率和覆盖率

项目基于医联体各单位及其所属的社区服务站等医疗机构和其所覆盖的社区，推广唇腭裂规范化序列治疗。示范基地唇腭裂患儿建档率超过 95%，其中专用哺乳工具的使用率达到 87%，唇腭裂术前正畸治疗接受率达到 62%，术后龋病治疗达到 69%。

（9）唇腭裂高危人群叶酸补充方案

证实 *MTHFR* 基因 c.677T > C 变异与外周血同型半胱氨酸水平之间存在相关性。在示范基地高危人群中实施差异化叶酸补充干预。观察指标分为近期和远期，近期是血清同型半胱氨酸水平，远期是唇腭裂胎儿发生率，积累数据后逐步调整方案。完成 2000 例高危人群的差异化干预方案，短期效果显著。

（10）唇腭裂防控基础数据库和出生缺陷综合防控软件著作权

构建和推广应用了出生缺陷综合防控软件，获得了软件著作权，并整合到孕产妇和儿童健康管理业务信息系统中运行，建成了省级数据中心。同时，唇腭裂防控专项基础数据库建设已完成了数据库变量内容的制定及 2018 年以来项目试点地区中山市的原始数据的采集，初步搭建了专项数据库存储、查询和监管硬件和软件环境。收集了中山市示范基地 2017—2020 年唇腭裂防治相关基础数据，包括婚检人数、宣教管理、唇腭裂产前诊断数和产后诊断数、唇腭裂活产数等，完成必要的清洗后将对比示范基地建设效果。

3. 项目主要成果

（1）建立了应用示范基地，使先心病及唇腭裂综合防控关键技术得以落地

在广东中山、广西贵港和福建泉州建立先心病和唇腭裂综合防控示范基地，覆盖人口逾 300 万。经过项目执行，示范基地建设前后对比如表 2-3 所示。同时，注重加强先心病和唇腭裂干预队伍建设，对基地内医疗干预队伍推广专业防控知识和技能，建立规范的社区操作路径和临床路径，培训各级防控的专业骨干及队伍，提高示范基地内整体防控水平。项目通过培训班、进修学习、远程诊疗及互联网技术，培训示范基地技术人员 2460 人、社区人员 4800 人，专业技术骨干业务水平明显提高，以点带面使得示范基地内先心病和唇腭裂的防控水平得到显著提高，促进示范基地“医疗在基层”的建设。

表 2-3　示范基地建设前后对比

对比层面	建设前	建设后
关注人群	患儿、妊娠人群	从重点人群到全人群，从备孕人群到青少年人群，防控关口前移
关注时期	患病、怀孕时期	预防关口前移，包括孕前、婚前、青春期等全生命周期
关注病种	广泛的出生缺陷	在原来基础上强调先心病、唇腭裂两个病种
防控场所	医院、专业机构	推广到社区、家庭，甚至工厂、学校、新媒体平台
防控模式	单一，由医院到病人；单纯治疗	从预防保健到全生命周期的防控； 政府与专业机构紧密结合，医疗机构与妇幼保健系统的紧密结合
政策	无专门的先心病、唇腭裂相关政策	把先心病、唇腭裂防控写进了《中山市出生缺陷综合防控项目管理方案（2021—2023 年）》；先心病、唇腭裂贫困儿童家庭的扶助计划
其他职能部门的参与	少	宣传部门、教体局、妇儿工委、环保局、社工组织等多部门联动

（2）一级预防——进行先心病、唇腭裂的病因探讨，基于预测预警的强化干预措施对人群中知信行初显成效

项目组通过广东省大样本的病例对照研究发现，孕早期 3 个月母亲增补叶酸与子代先心病的显著降低有关。大部分先心病表型都从增补叶酸中获益，严重的先心病类型和表型获益最多，相关成果以“First-Trimester Maternal Folic Acid Supplementation Reduced Risks of Severe and Most Congenital Heart Diseases in Offspring：A Large Case-Control Study”为题发表于 *Journal of the American Heart Association* 上。此外，项目组研究发现叶酸的增补率低与母亲低社会经济学地位相关，叶酸代谢关键基因多态性位点与妊娠结局存在相关性，为叶酸差异化补充方案制定奠定基础。发现代表绿化水平的归一化植被指数每增加一个四分位数，总先心病降低 4%，相关成果以“Maternal Residential Greenness and Congenital Heart Defects in Infants：A Large Case-Control Study in Southern China”为题发表于 *Environment International* 上。

初步分析可得，中山市先心病的患病率在项目开展后有所下降，贵港市强化干预组和对照组先心病死胎死产（含引产）率都有下降的趋势。中山市唇腭裂的患病情况趋于稳定，死胎死产（含引产）率在项目执行后有下降趋势。强化干预组对先

心病和唇腭裂的知晓率高于对照组，两组在 2020 年都有所下降，可能是因为疫情影响宣教工作而引起效果波动。在知晓吸烟危害和防控意愿方面，强化干预组优于对照组。在高危行为方面，强化干预组的暴露比例低于对照组。

（3）二级预防——先心病和唇腭裂产前诊断水平得到明显提高，产前咨询规范得以推广

截至 2020 年 12 月，中山市和贵港市示范基地已随访人群的诊断吻合率已达 93% 以上。基地内通过胎儿心脏超声被诊断为先心病的胎儿全部接受了产前咨询，覆盖率为 100%。项目对 27 个先心病主要病种进行分级咨询。截至 2020 年 12 月，共纳入 928 例产前被诊断为先心病的胎儿，数据分析显示，引产病例以复杂、严重、预后不良的病种为主，预后不良的引产率为 91%，预后尚好但严重、手术风险高的引产率为 51% ～ 64%，接近 50% 的孕妇进行了规范化咨询、管理且效果良好，简单先心病的活产率为 97%。制定了《胎儿唇腭裂产前超声检查专家共识》，发表于《中华超声影像学杂志》。推荐中孕期超声筛查时常规检查胎儿上唇。当发现胎儿唇裂时，推荐进一步观察上牙槽突是否存在连续性中断。制定了《产前外显子组测序遗传咨询和报告规范》和《产前遗传学诊断拷贝数变异和纯合区域的数据分析解读及报告规范化共识》团体标准，均发表于《中华医学遗传学杂志》，给出了目前可操作的临床报告和遗传咨询的同质化建议。

（4）三级预防——实现了先心病的产前、产后“一体化”诊疗，在国内领衔先心病胎儿宫内介入治疗，推广关键诊治技术，提高了新生儿期治疗水平

在先心病产前、产后“一体化”诊疗模式推广中，项目组在国内率先成功开展先心病胎儿宫内介入治疗（图 2-106），项目期间共对 2 名肺动脉闭锁 / 室间隔完整和 3 名严重肺瓣狭窄且均伴有严重右心室发育不良和生长停滞的胎儿进行肺瓣膜成形术治疗。采用 3D 打印心脏模型（图 2-107）、术前术中 VR 或混合现实（MR）技术助力复杂先心病围手术期及术中决策和操作。对“一体化”诊疗模式的效果评估后分析发现，“一体化”诊疗模式使先心病胎儿活产率显著提升，终止妊娠率显著降低。相关成果发表于 *Cardiology in the Young* 上。主译《先天性心脏病胎儿治疗与复合技术》。

（5）三级预防——推广唇腭裂序列治疗

唇腭裂序列治疗在示范基地的推广使得更多的患儿得到治疗，预后明显改善。中山市和贵港市两个示范基地 2018—2020 年新生唇腭裂患儿入组率达到 95%。规范化序列治疗达到 99%，示范基地社区群众的适宜干预措施推广率达 80% 以上。

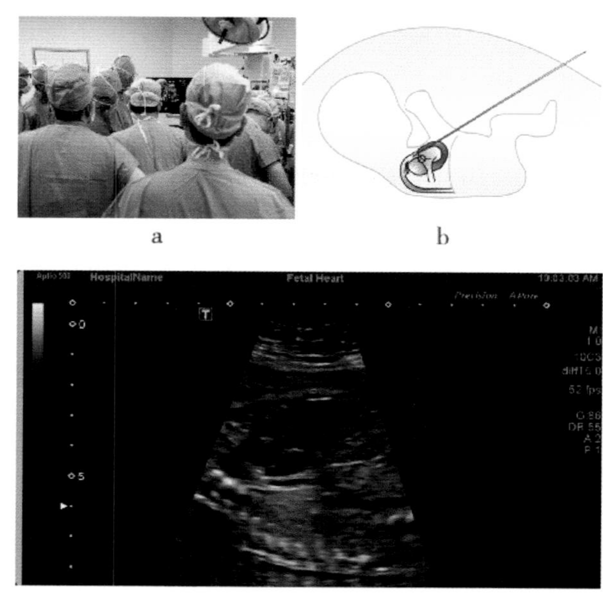

a：胎儿心脏介入场景；b：肺动脉瓣球囊扩张术介入示意；c：超声引导下胎儿心脏介入。

图 2-106　先心病胎儿宫内介入治疗

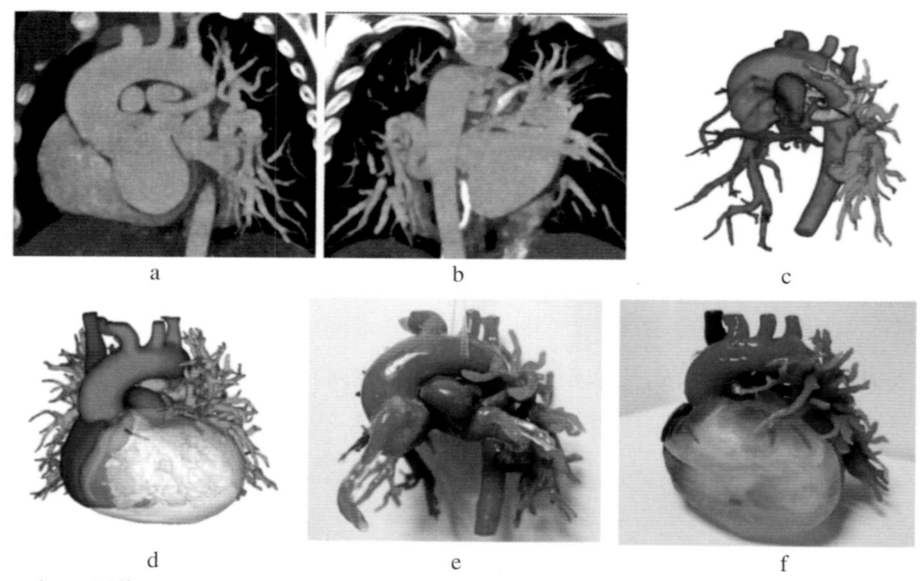

a、b：心脏 CT 图像；c：主动脉和 MAPCAs 的数字模型；d：心脏、大血管和 MAPCAs 的数字模型；e：主动脉和 MAPCAs 的 3D 打印模型；f：心脏、大血管和 MAPCAs 的 3D 打印模型。

图 2-107　3D 打印心脏模型辅助下肺动脉闭锁 / 室间隔缺损 / 大的主肺侧枝血管型血管单一化手术

唇腭裂术前正畸治疗接受率达到62%，术后龋病治疗达到69%。通过规范化的序列治疗各个阶段的干预手段对适龄患儿进行治疗，可以明确改善患儿的预后，通过对示范基地医院技术人员的培训，可以预期示范基地对唇腭裂疾病和患儿的管理水平将得到明显的提升。2018—2020年共收治唇腭裂患儿超过569例，其中示范基地患儿49例。干预组患儿接受各阶段规范化序列治疗后，相对于非干预组患儿，生长指数（P=0.0238）、语音清晰度（P=0.0059）、完全唇裂情形下的牙颌面畸形评价（P=0.0063）、患龋率（P=0.00074）有明显改善，听力发育情况则改善不明显（P=0.0641）。制定的《先天性唇腭裂三级综合防治及规范化序列治疗指引》经国内专家审议（武汉大学口腔医院、四川大学华西口腔医院、中山大学口腔医院、广东省口腔医院等），同意作为行业指导性方案并进行试验推广。

（五）“开展出生缺陷综合防治技术的应用示范和评价研究”项目

1. 项目简介

本项目由浙江大学杨茹莱主任医师团队牵头，团队成员来自中国医学科学院北京协和医院、中国人民解放军总医院第七医学中心、中国人民解放军北部战区总医院、新疆生产建设兵团第一师医院、温州市中心医院、深圳市宝安区妇幼保健院和浙江博圣生物技术股份有限公司等单位。项目拟构建出生缺陷预测与预警智能信息系统，以染色体病、遗传代谢病、先天性心脏病和泌尿系统先天畸形为切入点，建立浙江、北京、沈阳、新疆阿克苏和深圳宝安区5个三级综合防控示范基地，探索适宜不同地区、经济有效、全链条贯通的三级综合防控，实现机构和群体的适宜干预措施规范化推广达80%以上，让出生缺陷防控的“民生工程”全面落实，有效提升我国出生缺陷防控水平。

2. 研究进展

（1）完成重大出生缺陷预测与预警智能信息系统构建和基地部署

在完成大数据重大出生缺陷防控智能信息系统平台1套、配套软件2套及医疗检测数据库5个的基础上，根据各应用示范基地的行政要求、管理特点和政策支持，因地制宜地推进和完善各示范基地的建设。浙江出生缺陷示范基地已建立全省产前筛查产前诊断信息互通平台，并运行全省遗传代谢病新生儿筛查管理平台。新疆阿克苏出生缺陷示范基地借助浙江省管理平台实现了遗传代谢病新生儿筛查的信息化管理和覆盖。沈阳出生缺陷示范基地已在沈阳市妇幼保健院完成遗传代谢病新生儿筛查信息化管理和产前筛查产前诊断信息系统。北京出生缺陷示范基地自主研发的气相质谱检测的遗传代谢病筛查信息管理软件 V2.0 已应用于中国人民解放军总医院第七医学中心遗传代谢病筛查平台。深圳宝安区出生缺陷示范基地建立的妇幼保健管理系统，涵盖从青春期到产后期的妇女健康数据和从新生儿期到学龄期的儿童健康数据，在妇幼健康全程保障的基础上，又加筑从婚前检查到学龄前期的出生缺陷三级防控信息监测体系，对区级出生缺陷防控基地的信息网络建设起到了较好的示范性作用。项目基本实现了智能信息系统在 5 个示范基地的部署和推广应用，各基地的覆盖 / 受益人群达到 300 万人。

（2）完成出生缺陷三级防控临床队列研究，制定孕前、产前出生缺陷防控的临床与实验室规范化手册

以队列研究方式探索和优化适宜不同地区的出生缺陷产前筛诊治防控的规范化方案和临床路径。本年度构建了浙江杭州基地 1000 例高龄孕妇出生缺陷防控前瞻性队列、浙江温州基地 1000 例高龄人群 NT 队列、北京基地 1005 例 NT 队列、深圳宝安基地 1000 例高龄队列和 509 例 NT 增厚孕妇队列。在队列研究基础上优化运行了孕前咨询、高龄孕妇胎儿染色体异常风险分层和产前诊断适宜路径等关键技术与干预规范，内容包括出生缺陷三级防控（孕前、产前环节）临床、超声、实验室关键技术和质量控制流程操作手册，以及适宜不同地区的出生缺陷防控规范化方案和临床路径。制定并优化了《血清学产前筛查标准操作技术流程和质量控制手册》《早孕期胎儿 NT 超声技术要求与质量控制手册》《CMA 标准操作技术流程和质量控制手册》《染色体病产前筛查与产前诊断临床路径》《先天性心脏病产前诊断及处理临床路径》《泌尿系统疾病产前诊断及处理临床路径》和《遗传代谢病孕前产前咨询与管理临床路径》。

（3）初步完成对示范基地建设工作的应用性评价，形成应用示范报告初稿

项目在稳步推进示范基地实验室建设和完善的基础上，本年度初步完成对各示范基地建设工作的应用性评价，形成应用示范报告初稿。新疆阿克苏示范基地出生缺陷防控处于近乎“零基础”状态，在建设的起步阶段，从在技术层面上可操作性相对较强的出生后三级防控入手，由上级医院委派专家，通过传帮带开展出生缺陷防控人员配备、培训，开展实际工作，培养人才。沈阳示范基地充分利用其新生儿先天性心脏病的筛诊治技术优势，以此为切入点，带动其他出生缺陷防控工作，提高防控总体水平。浙江示范基地紧紧围绕技术骨干培训、疑难病例转会诊、高新技术研发、适宜技术推广及临床应用技术的质控这五大职责，以信息建设为基础，积极开拓创新服务模式，多途径建设出生缺陷三级防控示范基地。北京示范基地制定

优势互补、扬长避短的出生缺陷三级防控体系策略，充分发挥技术优势，突出高新技术研发和适宜技术推广，从技术层面上完善出生缺陷三级防控体系。深圳宝安区示范基地基于基地“大妇幼”的特色，加强信息系统建设，构建高效、快捷、便利、智能化的出生缺陷三级防控信息体系，全方面开展各项出生缺陷筛查和诊断，加强临床质控，并在此基础上开展一些高新技术的研发工作。

（4）学术成果及人才培养

本年度申请/授权专利5项（其中，发明专利1项、实用新型专利3项、国际专利1项），获得软件著作权7项，发表相关文章13篇。2020年受疫情影响，线下培训学习和交流的模式受限，项目组积极化解被动局面，推进疫情下培训新模式，组织人员突破时空限制，打造“遗传代谢病云课堂”、“生命繁华”系列超声筛查、线上“小超人”计划及“先天性泌尿系统出生缺陷诊治培训”等，各基地不定期推出先天性心脏病、遗传代谢病和泌尿系统先天畸形的线上系列专题培训会及出生缺陷专家交流会。开启线上培训模式，保障出生缺陷防控人才的建设和延续。本年度完成线上出生缺陷防控人才培训15 463人/次，线下培养出生缺陷防控人才约500人。线上培训模式的开启为医疗机构相关人员提供了更为便捷的学习途径，人才队伍建设得以加强，也为后续常态化线上培训提供了良好的开端。

3. 项目主要成果

（1）大数据重大出生缺陷防控智能信息系统的完善和应用推广

构建完成的互联互通的创新的智能信息系统包括8个网络平台均已在出生缺陷防治领域内相关医疗机构得到应用。出生健康平台（http://jk.xsesc.com/）是应用范围最广的平台，目前已在浙江省、北京市、辽宁省、湖北省等25个省市妇幼相关医疗机构推广应用。产前筛查与诊断信息管理系统（http://tpdemo.biosan.cn/Tower/）对血清学筛查、NIPT筛查、产前诊断的实验数据进行质控和分析，已实现浙江省地市级产筛中心的全面覆盖。新生儿疾病筛查信息管理系统（http://nbxszx.xsesc.com/Dover/）与浙江省先天性心脏病救治网络平台融合，可对遗传代谢病、耳聋、先天性心脏病等出生缺陷疾病进行筛—诊—治全流程的管理，实现老模式新体系的独有特色，已形成浙江省新生儿筛查全覆盖。相关成果包括：构建了高龄孕妇出生队列数据库、产前血清学筛查数据库、早孕期NT超声筛查队列数据库、新生儿串联质谱检测数据库及二代测序数据库5个医疗检测数据库；获得《贝安云出生缺陷三级防控数据管理中台软件V1.0》《贝安云出生缺陷筛查诊疗软件V1.0》等软件著作权7项。

（2）浙江省先天性心脏病筛查工作的创新与突破

在2019年将先天性心脏病筛查纳入浙江省出生缺陷防治民生实事项目后，各地区积极开展相关工作，通过出生缺陷防治社会宣传和健康教育，出生缺陷防治相关知识得到广泛普及，经过近2年的项目开展，目标人群先心病等出生缺陷防治知识知晓率、新生儿先心病筛查知情告知率达90%以上。2020年新生儿先心病筛查人数达69万余人，目前全省筛查率达93%以上，较2019年提升约30%。制定了以“双指标法”为主要筛查手段的《新生儿先天性心脏病筛查规范》和以“心超7步筛查法”为主要筛查手段的《新生儿先天性心脏病超声筛查工作管理规范》，对照两种不同的筛查技术的推广难易度、卫生经济学、人员能力提升等方面内容，探索具有浙江特色的创新筛查技术体系。2020年浙江省将“双指标法”先心病筛查纳入免费新生儿疾病筛查项目，惠及更多新生儿，有效巩固三级防控，减少先天残疾发生，积极促进新生儿先心病早筛、早诊、适时治疗。同时，项目协同省内11家地市各级妇幼保健医疗机构，建立“医心医意，医慈协同”志愿服务体系，积极探索慈善基金辐射基层的服务新模式。志愿者服务团队荣获2020年第五届中国青年志愿服务项目大赛和2020年全国卫生健康行业青年志愿服务项目大赛金奖。

（3）完成出生缺陷三级防控关键适宜技术的选择和应用评价

积极完善对母血清学筛查、无创产前筛查、产前染色体核型分析、产前染色体微阵列分析、新生儿串联质谱筛查的实验室抽检复测工作，对各个示范基地的出生缺陷关键实验室技术进行质控方面的评价。在此基础上，完成了有关常见染色体非整倍体产前筛查和染色体核型分析的适宜实验室技术的选择。在胎儿产检染色体非整倍体的产前筛查方面，对于非产前诊断中心的医疗机构，不宜采用母血清学筛查（MSS），尤其不宜采用单纯中孕期三联MSS。对于产前诊断中心而言，MSS的临床质控较为完善，可以开展检出率较高的早中联合筛查，也可以开展NIPT。

创建的载玻片原位培养羊水细胞及核型处理分析技术并规范化流程，达到制片质量稳定，获得培养克隆丰富、核型优质、成功率高等特点。该技术为高通量自动扫描捕获体系提供了基础技术平台，建立自动化阅片流程，提升临床工作效率，适宜在全国大多数产前诊断实验室推广应用。目前已经召开5期全国技术推广会，来自全国18个省市79个产前诊断实验室的130余位同行前来参加学习，收到了良好的推广效果。同时，项目组还对高龄孕妇的产前筛查和产前诊断策略、分子时代产前染色体核型分析的策略及染色体微阵列分析技术的应用策略进行了评价。

（4）高新技术在出生缺陷三级防控中的应用及其定位和评价

在产前超声异常的遗传学诊断方面，积极探索全外显子测序（WES）技术的应用价值。采用多中心前瞻性的研究方案，纳入研究 183 个产前超声异常的家系，产前染色体核型分析和染色体微阵列分析未见异常，进而采用 WES 家系分析，检出致病性或可疑致病性单基因变异 65 例，诊断率达 35.5%，具有诊断意义的意义不明确（VUS）单基因变异 28 例，诊断率达 15.3%，大大提高了产前超声异常病例的遗传学诊断率。

积极探索孕前和早孕期携带者筛查的应用价值。采用前瞻性多中心的研究方案，选择 α－地中海贫血、β－地中海贫血及常染色体隐性耳聋 1A 型等 13 种疾病作为目标疾病，对早孕期妇女及其配偶进行相关致病突变的携带者筛查总计入组 3033 个家庭、5957 例样本，获得各个疾病在中国人群中的携带率，致病胎儿的发生率为 1/758，接近唐氏综合征的人群发生率，充分说明了对于孕前和早孕期针对常见常染色体隐性遗传性疾病的携带者筛查的必要性和紧迫性。

积极探索低深度高通量全基因组测序（low-pass WGS）在产前诊断中的应用价值。纳入 2023 名孕妇同时行 low-pass WGS 和染色体微阵列分析（CMA），并进行了比较，分析结果支持将 low-pass WGS 用于产前诊断中以提供更多有意义的临床信息。研究成果以"Low-Pass Genome Sequencing Versus Chromosomal Microarray Analysis: Implementation in Prenatal Diagnosis"为题发表在 *Genetics in Medicine* 上。

（5）初步完成示范基地建设工作的应用性评价

对于零基础的地区，从在技术层面上可操作性相对较强的出生后三级预防入手，由上级医院委派专家，开设传帮带，一对一地开展出生缺陷防控人员配备、培训。对于只具备某种优势项目而其他出生缺陷防控基础薄弱的地区，则以优势项目作为切入点，带动对其他出生缺陷的筛诊治工作，提高三级防控总体水平。

对于省级产前诊断中心的示范基地，紧紧围绕着技术骨干培训、疑难病例转会诊、高新技术研发、适宜技术推广及临床应用技术的质控这五大职责，以信息建设为基础，积极开拓创新服务模式，多途径建设出生缺陷三级防控示范基地。同时，充分发挥技术优势，突出高新技术研发和适宜技术推广，从技术层面上完善出生缺陷三级防控体系。

对于区县级产前诊断中心的示范基地，强调信息建设，构建高效、快捷、便利、智能化的出生缺陷三级防控信息体系，全方面开展各项出生缺陷筛查和诊断，加强临床质控，做好"大妇幼"的基层出生缺陷防控工作。

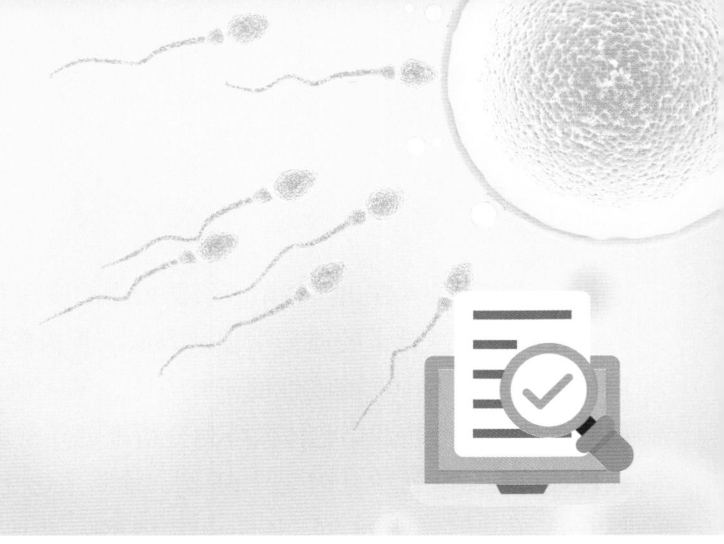

第三章 标志性成果

2020年，生殖健康专项2016—2019年度立项项目在前期工作基础上，围绕项目目标开展研究工作，在系统分析围产期严重公共卫生问题、揭示生殖疾病发病机制、解析从生殖细胞到母胎界面的生命早期发育调控机制，以及建立出生缺陷防治系统和大数据平台等方向取得系列标志性成果，有力提升了专项实施绩效。

第一节　系统揭示近10年中国剖宫产率变化趋势和特点

北京大学牵头的“高龄产妇妊娠期并发症防治策略研究”项目深入研究了2008—2018年中国剖宫产率的变化特征。研究发现，我国剖宫产率从2008年的28.8%增加到2014年的34.9%，而在2018年达到36.7%。10年间的变化趋势分为3个阶段：增长期（2007—2012年，年均上升4.6%）、平稳期（2012—2016年，年均下降0.2%）和再次增长期（2016—2018年，年均上升3.5%）（图3-1）。研究还发现，特大城市、一般城市和农村地区变化趋势迥异：特大城市剖宫产率年均降低2.1%，一般城市维持平稳，农村地区年均上升2.9%；特大城市和农村地区剖宫产率的差距由2008年的25.1个百分点缩小至2018年的9.6个百分点，缩小幅度超过60%（图3-2）。研究分析了不同阶段剖宫产率差异化走势的可能原因：2012—2016年剖宫产率在经历了之前的上升后趋于稳定，可能与政府一系列控制剖宫产率的相关举措有关；2016年以后剖宫产率再次小幅上升可能与农村地区妇幼卫生服务能力持续改善及全面两孩政策实施后既往有剖宫产史的孕妇数量增加有关。该研究为把握我国剖宫产现状、研判未来形势提供了全面翔实的科学数据，对完善相关政策有重要参考价值。相关成果以“Trends in Cesarean Delivery Rates in China，2008—2018”为题发表于国际知名医学期刊*JAMA*上。

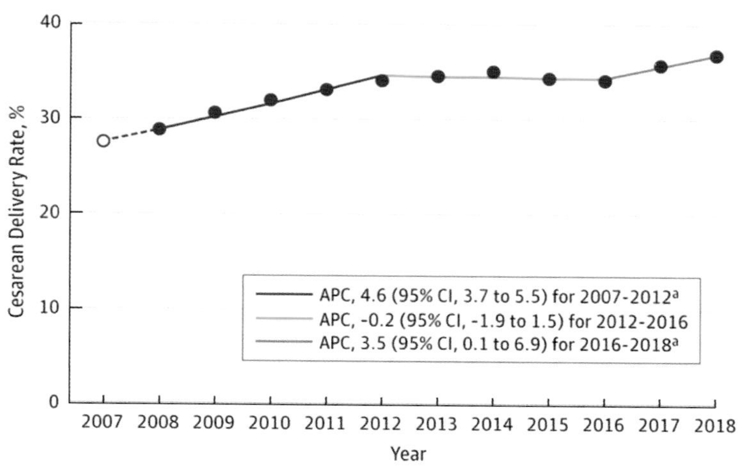

图 3-1　2008—2018 年中国剖宫产率的变化

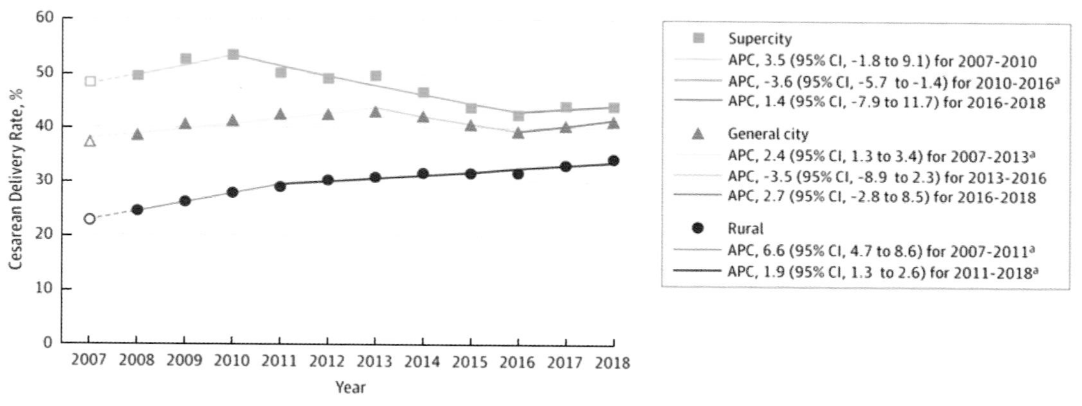

图 3-2　2008—2018 年中国农村地区、一般城市及特大城市剖宫产率的变化

第二节　阐明长链非编码 RNA 通过影响 DNA 损伤修复参与调控卵巢早衰发生

山东大学牵头的“卵巢早衰病因学及临床防治研究”项目根据 LncRNA 芯片结果及扩大样本 qRT-PCR 验证结果，发现了能够调控卵巢颗粒细胞 DNA 损伤修复功能的 lncRNA HCP5 在 POF 患者颗粒细胞中显著下调，并且与 POF 易感基因 *MSH5* 表达呈显著正相关。进一步探究 HCP5 调控 *MSH5* 基因表达的分子机制，利用 RNA pull–down、RNA 结合蛋白 – 免疫共沉淀（RIP）技术发现 HCP5 能与 YB1 蛋白直接结合，并且沉默 HCP5 能够显著影响 YB1 在颗粒细胞中的亚细胞定位，使 YB1 在细胞核中聚集明显减少。进一步实验证实，HCP5 作为分子支架与 YB1 和 ILF2 直接结合，ILF2 能够介导 YB1 进入细胞核，敲降 HCP5 能够显著抑制 ILF2 结合 YB1 的能力，从而阻止 YB1 入核，并减少其在 *MSH5* 基因启动子区的募集，在转录水平抑制 *MSH5* 的表达。以上实验表明，POF 患者颗粒细胞中显著下调的 lncRNA HCP5 通过阻止 YB1 的入核，降低 *MSH5* 表达，破坏颗粒细胞正常的 DNA 损伤修复功能（图 3–3），导致卵泡异常闭锁，参与 POF 疾病的发生。相关成果以“Long Noncoding RNA HCP5 Participates in Premature Ovarian Insufficiency by Transcriptionally Regulating MSH5 and DNA Damage Repair via YB1”为题发表在 *Nucleic Acids Research* 上。

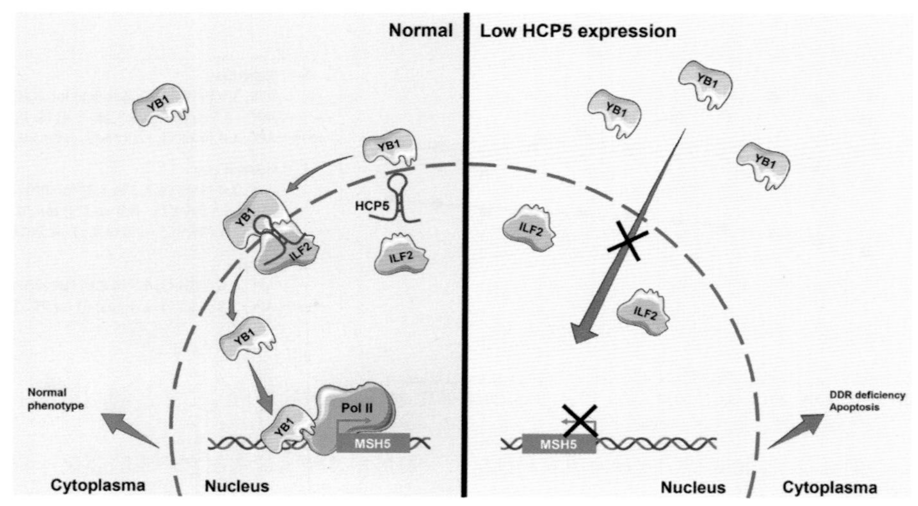

图 3–3　颗粒细胞中低表达的 lncRNA HCP5 通过影响 DNA 损伤修复功能参与 POF 发生

第三节　发现 DPAGT1 介导蛋白质糖基化修饰调控卵母细胞减数分裂及发育潜能

南京医科大学牵头的“卵泡微环境以及卵巢病变影响卵母细胞发育成熟的作用和机制研究”项目发现了 DPAGT1 介导的蛋白质 N 连接糖基化修饰通过调控卵母细胞减数分裂进程与发育潜能而调节卵子质量和雌性生育力的分子机制。糖基化修饰通过影响被修饰蛋白的结构与生物学功能来调控众多生命过程。蛋白质糖基化异常会导致多种先天性糖基化紊乱疾病。然而，糖基化紊乱对女性生殖的影响却鲜有报道，其在卵母细胞发育成熟中的具体作用和机制也不十分清楚。项目团队通过小鼠正向遗传学发现催化 N 连接糖基化修饰第一步反应的限速酶 DPAGT1 发生单个氨基酸错义突变（D166G）会导致卵母细胞成熟缺陷和卵子质量降低，进而导致雌鼠生育力剧烈下降，但对全身其他系统没有明显影响。与此同时，卵巢内特异性敲除 DPAGT1 也获得同样表性，表现为排卵数减少，排出的卵子透明带薄而易脆，且受精后早期胚胎发育潜能降低，卵母细胞减数分裂进程加快，同源染色体异常分离而致非整倍性升高（图 3-4），进而表明了 DPAGT1 介导的 N 连接糖基化对卵母细胞发育成熟具有特异的调控功能。通过 N 连接糖基化蛋白质组学及转录组学分析，项目团队进一步揭示了 DPAGT1 突变所致的包括 ZP1-3 在内的多个蛋白的 N 连接糖基化修饰水平降低致卵母细胞减数分裂异常及发育潜能密切相关基因（如 *Pttg1/Securin*、*Esco2*、*Orc6*、*Npm2* 等）表达下调的关键机制。相关成果以“DPAGT1-Mediated Protein N-Glycosylation is Indispensable for Oocyte and Follicle Development in Mice”为题发表于 *Advanced Science*。

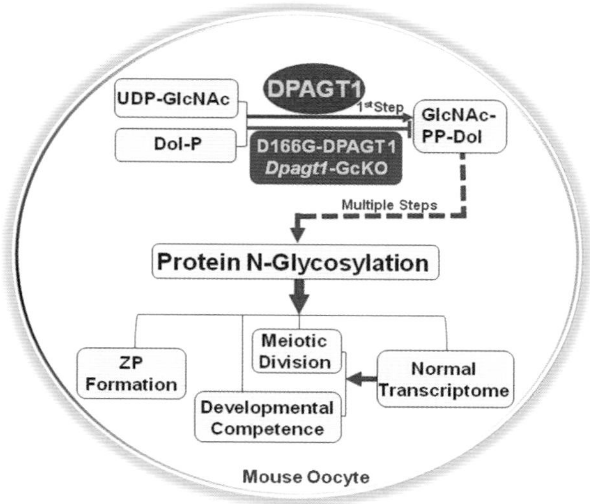

图 3-4　DPAGT1 介导的蛋白质 N 连接糖基化调控卵母细胞发育成熟示意

第四节 单细胞转录组测序揭示生精障碍发病新机制

北京大学牵头的“人类生育力下降机制和防护保存新策略研究”项目揭示生精障碍发病新机制。深入理解生理状态下生精小管微环境功能如何建立与成熟，是研究 NOA 发病原因和疾病进程的前提和基础。项目团队收集了 2 ～ 31 岁各年龄发育阶段的生精正常男性睾丸组织，进行了高精度的单细胞转录组测序，成功绘制了睾丸各细胞组分的发育转录图谱（图 3–5a、图 3–5b），发现在生精小管成熟过程中和病理状态下，支持细胞具有最显著的转录变化（图 3–5c、图 3–5d），且位于睾丸各细胞组分复杂互作网络的中心位置。另外，对比正常成人和 NOA 病人睾丸细胞转录组，项目组发现支持细胞在各类型 NOA 病人睾丸中仍然是转录组改变最显著的细胞组分（图 3–5e）。这些结果提示支持细胞的成熟可能是生精微环境功能建立的关键因素之一。聚焦于支持细胞，项目组首次发现了支持细胞在成熟过程中具有 3 个连续且独立的阶段（图 3–5f），通过对比各阶段差异基因筛选并验证了多种标识和鉴别支持细胞发育节点的标志物。以支持细胞正常的发育路径作为标尺，项目组发现特发性 NOA 支持细胞的转录组表现为发育过程的谱系退化；而同样缺乏生殖细胞的 Y 染色体微缺失和克氏综合征患者的支持细胞表现为细胞凋亡、异常免疫反应和激素代谢紊乱等病理性变化（图 3–5g）。进一步发现 Wnt/β–catenin 信号通路的激活是幼稚型支持细胞和特发性 NOA 支持细胞共有的典型特征，提示其在调控支持细胞成熟中的重要作用（图 3–5h）。这些发现为后续进一步阐明睾丸发育过程，探究生精障碍的发病机制，开发有效干预措施提供了新的理论基础与实验依据，相关研究成果已于 2020 年在 *Nature Communications* 杂志发表（图 3–5）。

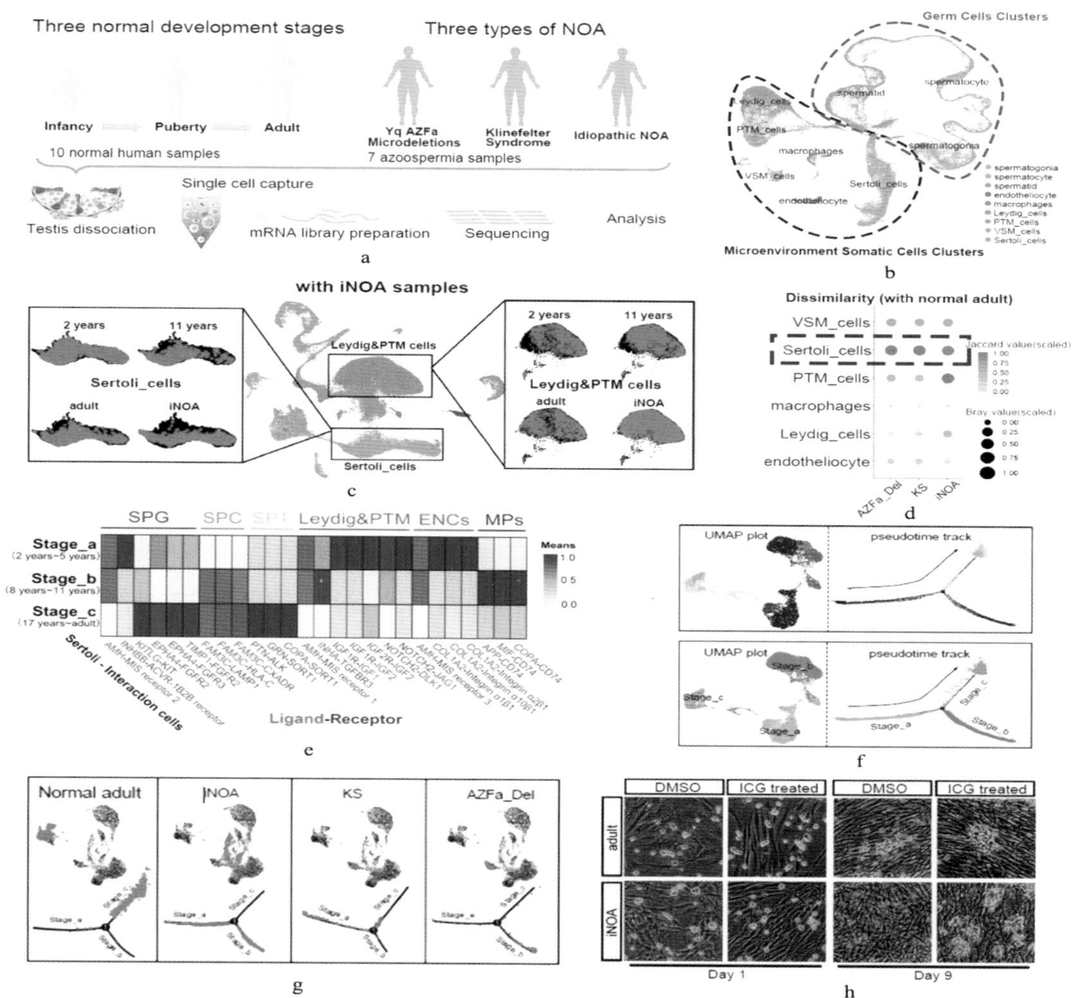

a：项目组收集了幼儿期、青春期、成年期和 3 种最常见的 NOA 成年睾丸，进行单细胞转录组测序后绘制的研究策略示意图；b：单细胞测序数据进行聚类、降维分析之后得到的 tsne 降维散点图，各群细胞利用已知的标志物进行识别，各点通过细胞类型属性进行标识；c：tsne 降维散点图表示在发育过程中和特发性 NOA 睾丸中，支持细胞的转录变化远远大于 Leydig 细胞等其他体细胞；d：细胞相似度 / 差异度分析显示病理状态下支持细胞发生的转录变化大于其他体细胞；e：典型的支持细胞与生殖细胞、Leydig 细胞、内皮细胞及巨噬细胞受体 – 配体配对模式评分变化热图；f：单独提取支持细胞转录组数据进行重新聚类、降维和拟时序分析，得到 UMAP 降维散点图和发育路径图，图中细胞按照年龄属性或发育阶段属性进行标识；g：拟时序分析表明特发性 NOA 支持细胞具有异质性且阻滞在幼稚阶段和过渡阶段；h：Wnt 通路抑制剂诱导成熟的支持细胞与精原共培养。

图 3–5　单细胞转录组测序揭示生精障碍发病新机制

第五节 明确合子分裂失败致病基因及作用机制

浙江大学牵头的“卵母细胞体外成熟的机制与临床应用研究”项目发现导致人类合子分裂失败的第一个突变基因 *BTG4*，并通过一系列体外 / 体内研究，揭示了 *BTG4* 突变导致合子分裂失败的致病机制。临床有部分进行试管婴儿的患者表现为卵子受精后合子不分裂（合子分裂失败），进而导致反复试管婴儿失败及不孕，但其是否是孟德尔遗传病及背后的遗传因素却一直未知。本研究中在表型均为典型合子分裂失败的 4 个家系中发现了 *BTG4* 的纯合突变，1 个纯合错义突变（家系 1），及 3 个功能丧失性的纯合突变（家系 2 ～家系 4）（图 3–6）。已知 BTG4 蛋白可以招募 CNOT7 调控母源 mRNA 降解，在母源合子转换过程中发挥重要功能。研究显示，3 个功能丧失性突变均导致正常 BTG4 蛋白的表达完全缺失，纯合错义突变（p.Ala56Thr）虽然不影响蛋白的正常表达和在患者合子中的表达与分布，但使得 BTG4 蛋白与 CNOT7 的相互作用完全丧失。进而研究发现，*BTG4* 突变导致患者合子中的母源 mRNA 降解发生异常，并影响了患者合子中母源 mRNA 的去腺苷化，进而导致大量母源 mRNA 未被正常降解，最终导致合子分裂失败。该研究证实了合子分裂失败为人类新孟德尔隐性遗传病，为将来此类患者的基因诊断与治疗奠定了理论基础。研究成果发表于 *American Journal of Human Genetics* 上。

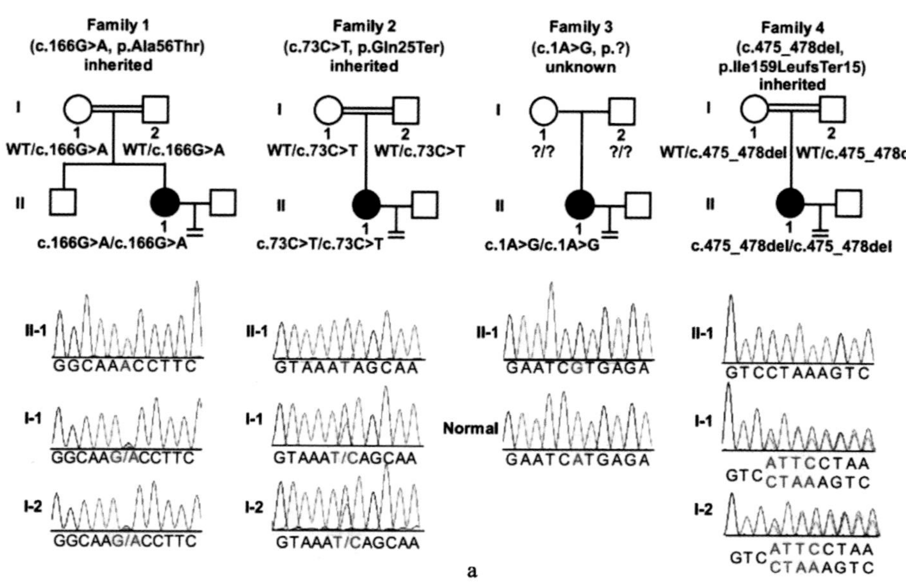

a

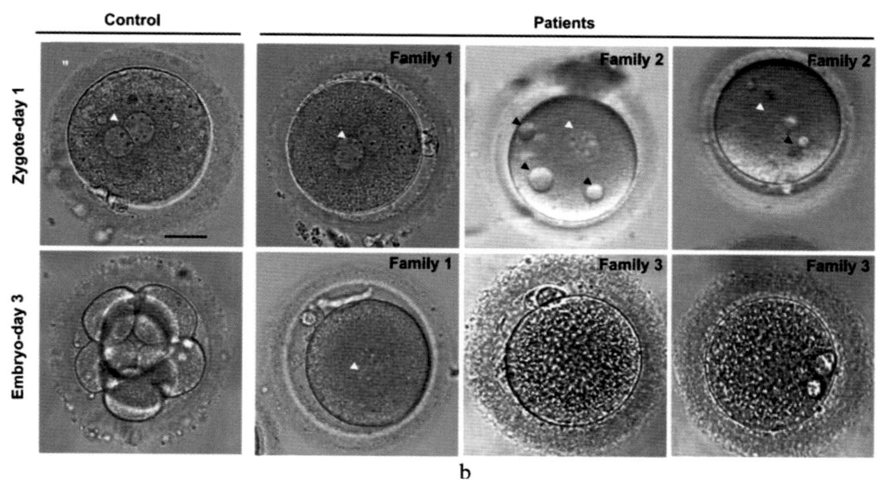

a：受 ZCF 影响的 4 个家系的遗传分析。黑色圆圈表示受影响的个人。桑格测序确认显示在谱系下方。变体 c.166G > A（p.Ala56Thr）（家系 1）、c.73C > T（p.Gln25Ter）（家系 2）和 c.475_478del *BTG4* 中的（p.Ile159LeufsTer15）（家系 4）遗传自受影响个体的父母，但家族的遗传模式 3 由于缺乏父母的信息而未知（用问号表示）；b：第 1 天和第 3 天健康组和患者组受精卵的形态。白色箭头表示原核，黑色箭头表示小液泡。比例尺 20 μm。

图 3–6　4 个合子分裂失败家系中发现 *BTG4* 的纯合突变

第六节　发现胎盘滋养层细胞应对妊娠期营养压力的机制

中国科学院动物研究所牵头的“胎盘形成的分子机制”项目利用多种滋养层体外分化的细胞模型，发现合体化激发了独特的巨胞饮功能，吞噬环境中的大分子物质作为替代营养供应。进而利用氨基酸饥饿模型，证明氨基酸缺乏能够促进滋养层细胞合体化，进而极大地增强其巨胞饮能力；在这一过程中，mTOR 信号通路的抑制是滋养层细胞感知营养压力和刺激分化的关键途径。进而发现，在小鼠胎盘合体化的关键阶段给予西罗莫司处理以模拟氨基酸缺乏导致的 mTOR 信号通路受抑，能够使其胎盘滋养层合体化增强，同时，电镜结果证实了 Rapa 处理小鼠胎盘的 STB 中有大量的巨胞饮囊泡，小鼠胎盘中荧光标记大分子量葡聚糖的信号显著累积，表明其具备了强大的巨胞饮能力。与此同时，给予巨胞饮特异性抑制剂 EIPA 处理后，胎儿和胎盘的重量显著降低，胎鼠表现为极显著的胎儿发育迟缓 FGR 表型。与之相应的是，临床上典型 FGR 患者的胎盘中，mTOR 信号受抑制，滋养层过度合体化且巨胞饮能力增强。上述结果揭示了胎盘形成多核 STB 的一个重要生理意义，即伴随合体化获取独特的摄取大分子营养物质的能力——巨胞饮；当遭遇环境营养不足时，借此摄取母血中的蛋白质作为氨基酸替代来源，积极补偿环境营养短缺以保证胎儿持续生长。因此，滋养层细胞合体化是胎盘应对营养压力的重要妊娠适应性环节（图 3-7）。相关成果以“Placental Trophoblast Syncytialization Potentiates Macropinocytosis via mTOR Signaling to Adapt to Reduced Amino Acid Supply”为题发表于 *Proceedings of the National Academy of Sciences of the United States of America*（*PNAS*）上。

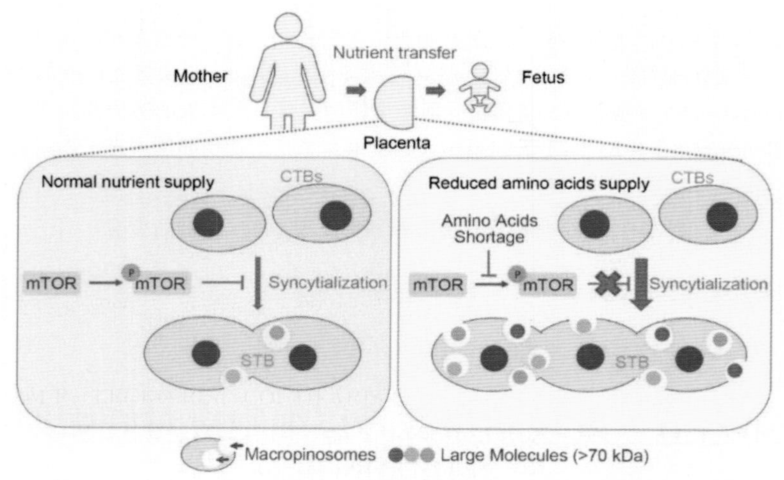

图 3-7 mTOR 介导的胎盘合体滋养层感知和应对环境营养状况的机制模式

第七节 制定一系列出生缺陷防控相关指南、技术规范和专家共识

四川大学牵头的“基于孕前—产前—生后全链条的出生缺陷综合防控规范化体系研究”项目基于文献报道、数据分析和专家咨询，制定了一系列出生缺陷防控相关指南、技术规范和专家共识，针对出生缺陷三级防控的重点和难点问题，从理论和实践的角度阐述了相关疾病特征及防控技术细节，为我国相关出生缺陷病种或防

控技术提供规范。同时，项目组开展了规范的线上培训系列巡讲，对规范进行详细解读，提高医务人员对规范的理解程度。研究成果可用于进一步指导和规范临床实践，提高医务人员对出生缺陷的预防、咨询和诊疗水平，提高我国出生缺陷综合防控的均质化程度，更好地为患儿及患儿家庭服务。2020 年发表的指南、技术规范和专家共识共 6 个，如表 3–1 所示。

表 3–1　2020 年发表的指南、技术规范和专家共识

序号	指南 / 技术规范 / 专家共识题目	杂志名称	发表年卷期页
1	胎儿 MRI 中国专家共识	中华放射学杂志	2020，54（12）：1153–1161
2	杜氏进行性肌营养不良的临床实践指南	中华医学遗传学杂志	2020，37（3）：258–262
3	脊髓性肌萎缩症的临床实践指南	中华医学遗传学杂志	2020，37（3）：263–268
4	拷贝数变异检测在产前诊断中的应用指南	中华医学遗传学杂志	2020，37（9）：909–917
5	基于生化指标 mMoM 值的血清学产前筛查质量控制技术规范	实用妇产科杂志	2020，36（8）：584–587
6	鸟氨酸氨甲酰转移酶缺乏症诊治专家共识	浙江大学学报（医学版）	2020，49（5）：539–547

第八节　建成可扩展的规范化、全周期重大出生缺陷大数据高速检索平台

国家卫生健康委统计信息中心牵头的“规范化、全周期重大出生缺陷大数据平台建设”项目中形成的标志性成果为重大出生缺陷大数据云平台。该平台的开发遵循云平台的“IaaS、PaaS、SaaS”三级分层体系架构。IaaS 服务层主要负责基础的资源，与操作系统紧密结合，提供数据的存储和计算的高效配置，以及网络的保障管理，支撑整个出生缺陷大数据云平台的资源的管理与调度等；PaaS 服务主要应用在云平台的系统软件服务层，是对分布式数据库和文件系统的协同管理；SaaS 服务主要应用在云平台的应用软件层，偏向于应用管理，数据应用提供课题参与方所需的针对数据的基本分析能力，如临床科研服务、辅助决策服务等。按照项目建设要求，

完成项目硬件基础设施环境的搭建，遵循云平台的三级分层体系架构，完成云平台虚拟化部署，确保应用系统高效运行（图 3-8）。

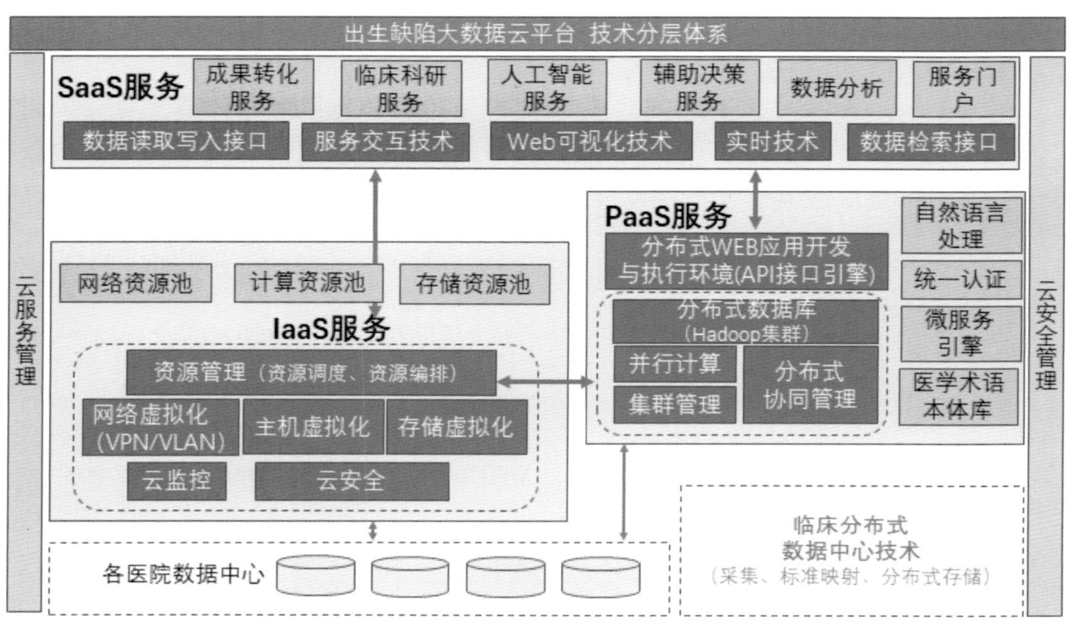

图 3-8 规范化、全周期重大出生缺陷大数据高速检索平台技术分层体系

第四章 领域进展与展望

人类生殖是生命繁衍、民族兴旺、国计民生蓬勃发展的重要基石，是社会、经济发展的基本需求。然而，近年我国出生人口呈现“断崖式”下降，除因社会因素导致的生育意愿大幅降低外，生殖障碍疾病导致我国育龄人群不孕不育发生率高达15% 也是重要因素之一，我国生殖健康状况面临严峻形势。另外，出生缺陷总体发生率居高不下，我国每年新增约 90 万例，严重影响人口质量。因此，大力推动我国生殖健康相关领域的科技创新对提高我国人口素质和生命质量、助力“健康中国”建设具有重大战略意义。

第一节 国内外领域研究进展

一、生殖细胞和早期胚胎发育基础理论研究

生殖细胞和早期胚胎发育是一系列高度特化的过程，受到复杂而又精细的调控，遗传、环境及内分泌等各因素都可能对生殖细胞的质量及胚胎发育过程造成影响，从而引发不孕不育、胚胎停育、流产、出生缺陷等。“十三五”期间，我国科学家在生殖细胞（精、卵）发生和成熟、早期胚胎发育调控机制及人工配子体外诱导等方面取得了突出进展，夯实了生殖健康及重大出生缺陷防控的基础理论研究，为确定疑难疾病预防、诊治的分子靶标提供扎实的理论依据。

（一）生殖细胞发生和成熟调控研究

减数分裂是有性生殖生物在生殖细胞发生、成熟过程中所特有的生物学事件。减数分裂过程需要染色体的精确分离，DNA 双链断裂（DNA Double-Strand Breaks，

DSBs）引发的同源重组对于基因组稳定性的维持非常关键。DSBs 形成过程是受到调控的，同时也与大范围的染色体结构形成相关。美国癌症研究中心的 André Nussenzweig 课题组通过应用 DSB 检测技术 END-seq 对幼年小鼠睾丸细胞进行检测，首次绘制出减数分裂过程中的 DSB 图谱[1]。另外，纽约大学 Itai Yanai 团队提出雄性生殖细胞的广谱基因表达及与之相伴的 DNA 修复过程会影响生殖细胞的突变率，这一短程的偏向性突变率会积累在进化过程中，从而调控基因间不同的进化速率[2]。美国约翰霍普金斯大学 Rong Li 教授课题组详细阐述了卵母细胞减数分裂过程中细胞器（线粒体和内质网）的动态分布与 FMN2 成核微丝协同作用启动纺锤体迁移的机制，发现纺锤体迁移的启动是一个作用于纺锤体上力的正反馈回路，并依赖于线粒体在纺锤体周围的聚集和动态分布[3]。美国纪念斯隆·凯特琳癌症中心 Scott Keeney 研究组呈现出了 PAR 区域动态超微结构，并确定了调控 DSB 高频发生的顺式和反式调控因素，为减数分裂期间性染色体的重组提供了重要分子机制[4]。

我国学者在减数分裂调控机制方面也取得了重要突破，中科院分子细胞科学卓越创新中心童明汉课题组与复旦大学蓝斐课题组、北京大学汤富酬课题组合作阐述了组蛋白修饰和染色质开放在减数分裂过程中的动态变化，提出 PRDM9 及其介导的 H3K4me3 协同局部染色质环境可能参与了 DSB 修复过程，不仅为同源重组命运决定调控提供了新视角，也证实了遗传物质交换机制和表观遗传调控的相关性[5]。中国科学技术大学史庆华教授研究组发现联会复合体编码基因 *C14orf39* 的纯合移码突变后同源染色体联会明显异常，减数分裂停滞在类粗线期，同时携带类似患者突变的小鼠模型也会重现患者的同源染色体联会缺陷和不育的表型[6]。综上，这些研究深入探索了减数分裂程序性 DSB 调控机制，确定了 DSB 产生失败或同源染色体联会异常造成人类不孕不育的遗传基础，为患者的遗传咨询和诊断治疗提供了潜在的分子靶标。

在精子发生调控病生理机制方面，中国医学科学院宋伟团队系统性描绘了小鼠精子发生过程中 lncRNA 的动态表达图谱，并开发了哺乳动物睾丸组织内筛选功能性 lncRNA 的在体生精功能研究模型，多层面阐释了 lncRNA 对精子发生的重要性[7]。南京医科大学徐宇君课题组和中国科学技术大学单革课题组合作利用果蝇和哺乳动物模型，揭示了保守的 circBoule RNAs 在热应激条件下参与保护雄性精子功能，对揭示生殖调控机制的演化、人类男性生育力的维持及导致不育症的新机制有重要意义[8]。中山大学附属第一医院邓春华教授课题组构建了一个基于精浆来源的外泌体长链非编码 RNA，可术前精准预测非梗阻性无精子症（NOA）取精结局，为患者提供个体化诊疗建议[9]。广东工业大学和东部战区总医院的赵子建教授等提出高脂饮食诱导的肠道菌群失衡与精子发生缺陷存在密切联系，提示通过恢复肠道微生物生态系统治疗男性不育症的可能性[10]。

细胞代谢是各种生命活动的基础，有序与均衡的能量代谢是产生高质量卵母细胞的重要保障，然而，对于提供卵母细胞发育的代谢框架仍然知之甚少。南京医科大学王强教授团队通过代谢组学和蛋白组学整合关联分析，首次描绘出卵母细胞体内成熟过程代谢的动态变化图谱，同时发现了多不饱和脂肪酸（PUFA）影响卵母细胞减数分裂的关键途径，证明了成熟过程中丝氨酸－甘氨酸一碳代谢通路（SGOC）对早期胚胎表观修饰的建立有重要调控作用[11]，为人类辅助生殖中卵母细胞质量非侵入性评估预测和体外培养体系优化提供了新思路。南京农业大学熊波课题组则阐明了 NAD+ 的前体代谢物 NMN 通过恢复老龄动物卵母细胞中 NAD+ 水平、改善线粒体功能，增强卵母细胞减数分裂成熟率、受精能力及受精后的胚胎发育潜能，最终提高动物产仔数的机制[12]。另外，中国科学院广州生物医药与健康研究院刘兴国课题组发现人类老龄女性卵母细胞比年轻女性的卵母细胞携带着更多的线粒体 DNA 突变且囊胚形成率低，机制研究发现线粒体 DNA 突变通过降低卵母细胞的 NADH/NAD^+ 氧化还原态引发雌性生育力下降，并确定 NMN（烟酰胺单核苷酸）能够提高生育力，由此，为老龄女性不育的治疗提供了一个潜在的候选药物[13]。

（二）人工配子体外制备

虽然辅助生殖技术的发展使治疗不孕不育症成为可能，但是对于因为生殖细胞成熟阻滞导致不孕的患者而言，无法直接通过辅助生殖技术获得可用配子，体外诱导产生单倍体配子提供了新的思路。2011 年，日本京都大学 Saitou 课题组建立了体外诱导小鼠胚胎干细胞（ESCs）分化为原始生殖细胞样细胞（PGCLCs）的模型，并且将体外获得的 PGCLCs 移植到缺乏生殖细胞的小鼠睾丸中，获得了具有功能的单倍体精子细胞[14]。在此基础上，2016 年，中国科学院周琪课题组与南京医科大学沙家豪课题组合作报道了由小鼠胚胎干细胞诱导产生单倍体雄性配子并生出可育后代的培养体系[15]，为后续人类多能性干细胞体外分化获得功能性单倍体奠定了基础。2018 年，湖南师范大学何祖平课题组建立了体外三维诱导（3D-I）系统，通过该系统将人的精原干细胞有效地诱导分化为单倍体精子细胞[16]。值得注意的是，对该体系诱导的精子细胞的遗传稳定性和能否促进人类卵细胞受精的功能未进行很好的验证。因此，通过改进体外培养方式及调整培养基来促进生殖细胞的分化是至关重要的。

2020 年，南京医科大学生殖医学国家重点实验室沙家豪课题组将人类胚胎生殖嵴在体外进行组织培养，通过对生殖细胞和体细胞持续诱导，首次成功在体外建立人类睾丸器官发生的模型[17]，通过体外培养的方式获得了单倍体精子细胞，该细胞能够支持体外成熟的卵母细胞受精并发育到囊胚阶段。体外人类原始生殖细胞向单倍体精子细胞的成功诱导为后期实现人类多能性干细胞体外诱导分化功能性配子奠定了基础，同时该睾丸器官发生模型的建立促进了对临床男性不育症治疗的研究及对精子发生中生殖细胞与体细胞相互作用机制的研究。

（三）早期胚胎发育调控机制研究

在早期胚胎发育领域，美国加州大学付向东教授报道了母源 SRPK1 激酶负责催化进入卵细胞的精子 DNA 快速起始解压缩，协助启动受精卵早期染色质重构，为解析早期受精卵染色质发育事件提供了新线索[18]。新加坡 ASTAR 分子与细胞生物学研究所 Plachta 研究组发现角蛋白作为不对称分配因子在早期胚胎发育过程中对滋养层细胞特化的关键调控作用[19]。英国剑桥大学 Magdalena Zernicka-Goetz 教授研究团队阐明了在胚胎发育早期基底膜重塑的时空调控作用机制及其重要性，指明基底膜重塑的时空调控有助于胚胎生长、形态发生和原肠胚形成之间的协调[20]。

随着前沿生命科学技术的发展，我国学者在该领域取得了一系列国际领先成果。同济大学高绍荣教授领导的团队采用优化的少量细胞全基因组染色质构象捕获技术（sisHi-C），详细描绘了植入前胚胎染色质高级结构的动态变化过程[21]；发现 Dcaf11 在小鼠早期胚胎和胚胎干细胞 ALT 介导的端粒延伸和维持中发挥重要作用[22]；另外，基于对正常受精胚胎、体细胞核移植胚胎及组蛋白去乙酰化酶抑制剂处理后的核移植胚胎的分析，发现 H3K9ac 异常是体细胞核移植胚胎重编程的重要表观遗传障碍，并鉴定出潜在的挽救靶点成功实现核移植胚胎发育的精确挽救[23]。清华大学颉伟教授研究组系统地探索了早期胚胎发育过程中合子基因组激活发生过程中的 Pol Ⅱ 参与启动基因转录的模式，为进一步探究哺乳动物早期胚胎发育机制奠定了理论基础[24]。广东省第二人民医院孙青原教授研究组结合微量测序技术 ULI-NChIP 系统性地研究了小鼠受精卵中 H3K27me2 和 H3K27me3 建立与调控的机制[25]。

针对人类卵母细胞与早期胚胎发育调控，北京大学第三医院乔杰院士研究组与北京大学汤富酬教授研究组合作，发展高精度单细胞多组学测序技术，对人类卵母细胞和早期胚胎发育不同阶段转录组、DNA 甲基化水平及染色质开放状态等进行全面精细研究，揭示了多种表观遗传信息在早期胚胎发育过程中的动态变化规律

（*Genome Biology* 2018，*Cell Research* 2017，*Nature Cell Biology* 2018）。进一步重构了人类胚胎着床过程，系统解析了受精后第 5 天到第 14 天这一关键发育过程中的基因表达调控网络和 DNA 甲基化动态变化过程，系统解析了人类围着床期胚胎发育的核心生物学特征和关键调控机制[26]。广东省第二人民医院欧湘红教授与浙江大学范衡宇等合作，首次在全转录组水平上系统分析了人类“母源 – 合子过渡”过程中母源 mRNA 的降解模式、调控途径及其与卵母细胞成熟、合子基因组激活、胚胎发育潜能之间的相关性[27]。中国科学院动物研究所王红梅研究组、李磊研究组及中国科学院昆明动物研究所郑萍研究组合作建立了发育至早期原肠运动以后的体外食蟹猴胚胎培养系统，提供了灵长类动物早期胚胎发育过程中羊膜细胞的基因表达特征，重新定义了多种灵长类动物早期胚胎细胞类型[28]。昆明理工大学灵长类转化医学研究院谭韬研究组与季维智研究组等合作研究，利用体外培养系统解析了灵长类胚胎着床后特别是原肠运动时期重要的分子与细胞生物学事件，同时揭示了灵长类着床后胚胎发育中不同细胞谱系间的相互作用[29]。在此基础上，昆明理工大学灵长类转化医学研究院李天晴、季维智研究组与云南省第一人民医院合作，进一步开发三维人类囊胚培养体系，绘制了人类原肠前胚胎的发育全景图，为理解着床后人类胚胎发育提供了新思路[30]。此外，山东大学陈子江院士研究组与中国科学院北京基因组研究所刘江教授研究组合作，发现人类早期胚胎发育中染色质高级结构的建立依赖于拓扑结构域边界的形成[31]。以上系列研究对于深入理解人类胚胎发育调控过程具有重要意义。

由此可见，我国生殖基础研究已形成具有战略纵深的科研体系，在多个关键节点具备优势研究队伍，可从多组学、多水平、多维度探究生殖细胞发生、早期胚胎发育等，为进一步深入研究“生殖健康及重大出生缺陷防控”提供了必要保障。

二、生殖障碍性疾病病因学研究

近年来，随着环境、社会、生活行为方式、生育意愿等因素的变化和调整，我国育龄人群生育力呈下降趋势。根据中国人口协会发布的《不孕不育现状调研报告》显示，我国育龄人群的不孕不育率已由 1992 年的 3% 上升至 2012 年的 12.5% ～ 15%，并且不孕不育患者呈年轻化趋势。“十三五”期间，北京大学第三医院牵头开展了覆盖全国 15 个省市的大规模育龄女性生育力状况流行病学研究，统计数据显示育龄人群不孕率 17.9%，生育力下降趋势明显。

导致不孕不育发生的原因中，女方因素约占40%，男方因素占30%~40%，不明原因约为20%。既往及现存的生殖系统疾病直接导致不孕不育症的发生。其中，女性不孕主要原因包括输卵管疾病、排卵障碍性疾病、卵巢功能减退、子宫内膜异位症、内分泌、免疫、炎症等因素；男性不育主要原因包括无精、少/弱精、射精障碍、生殖器损伤、炎症、免疫等因素。影响生育力的因素众多，生殖障碍性疾病病因复杂不清，临床规范化诊治不完善。

（一）不孕不育遗传致病机制

近年来随着前沿生命技术发展和应用，我国生殖障碍性疾病研究不断取得突破。随着全基因组测序技术、全外显子测序技术和动物模型构建技术的广泛使用，在了解生命孕育过程生理机制的基础上，近年来我国科学家利用国内丰富的遗传资源发现并鉴定了多个导致不孕不育的致病基因，如*HFM1*、*TUBB8*、*WEE2*、*PATL2*、*PADI6*、*SUN5*、*PMFBP1*、*CFAP43*、*CFAP44*、*CFAP58*、*CFAP65*、*CFAP69*、*CFAP251*、*DZIP1*、*FISP2*、*SPEF2*、*TTC21A*、*TTC29*等，这些基础研究成果的临床转化为部分疑难生殖疾病患者提供了精准诊治的分子靶标，也将我国生殖遗传学研究的技术水平提高到了国际领先的水平。

复旦大学王磊教授研究团队首次发现并命名了人类新的孟德尔遗传病、离子通道病及糖基化疾病“卵母细胞死亡”，明确了其致病基因*PANX1*，并揭示其致病机制[32]，发现导致人类卵母细胞MⅠ期阻滞的突变基因*TRIP13*，并且不同的隐性突变类型导致完全不同的两种疾病（纯合无义突变引起Wilms tumor，纯合/复杂合错义突变引起女性不孕及卵母细胞MⅠ期阻滞）[33]；中国科学院分子细胞科学卓越创新中心刘默芳教授研究组等首次发现在睾丸中高表达的RNA结合蛋白LARP7在精子发生中的关键调控作用机制[34]；安徽医科大学曹云霞教授及复旦大学张锋教授研究团队筛选发现弱畸精子症新的致病基因*CFAP58*和*DNAH8*，其双等位突变造成男性不育[35，36]；复旦大学孙晓溪教授等发现了男性遗传因素导致早期胚胎停育的突变基因*ACTL7A*，并明确了*ACTL7A*突变的致病机制，同时发现卵母细胞人工激活技术能够成功克服因*ACTL7A*/*Actl7a*突变导致的胚胎停滞，并使*Actl7a*突变雄性小鼠获得健康子代，为这类患者提供了治疗方向[37]；复旦大学桑庆研究员联合国内多家生殖中心研究发现了导致人类合子分裂失败的突变基因*BTG4*，并揭示了*BTG4*突变导致合子分裂失败的致病机制[38]。

“十三五”期间，中国科学技术大学史庆华教授团队联合项目组内多家临床单位，充分利用我国不孕不育患者数量多、种类丰富的资源优势，建立了世界上收集患者睾丸组织最多、不育家系最多、病例信息和组织材料齐全、管理规范的人类生殖疾病资源库（http：//mcg.ustc.edu.cn/bsc/newcase），不但有效保存了我国重大生殖疾病的样本等不可再生的遗传资源，也为揭示导致人类不育的致病突变、阐明致病机制，提供了不可多得的天然模型和研究材料，有望利用这些独特的病例资源，开展原创性研究，取得原创性发现，从而最终探明生殖疾病的发病原因，开发新的诊治和预防方法。

（二）生殖内分泌疾病研究

随着我国经济的快速崛起，生殖健康相关疾病谱不断改变，生殖内分泌紊乱是近年来发展最为迅速、涉及面最广的领域，所涵盖的疾病谱贯穿女性一生。临床上最常见的生殖内分泌代谢性疾病是多囊卵巢综合征（Polycystic Ovary Syndrome，PCOS），这是育龄妇女无排卵性不孕最主要原因。2013 年，乔杰院士团队的流行病学调查显示我国育龄女性 PCOS 患病率为 5.61%，不到 10 年，PCOS 患病率现已翻倍（未发表数据），患者超过 2000 万，肥胖和代谢异常进一步加剧了生殖障碍性疾病的发生。PCOS 临床表型高度异质性，然而传统的诊断标准仅纳入生殖内分泌异常指标（排卵异常、高雄、卵巢体积增大或卵泡数增多等）作为诊断参考，均未考虑肥胖、糖脂代谢等指标。虽然多版 PCOS 指南及共识中均提及分型诊疗的概念，但因其病因不清、发病机制复杂、临床异质性强及检测方法限制，未能形成统一明确的分型指标 [39]。国际上开始有团队通过无监督聚类算法对与 PCOS 相关临床表现进行分型研究，其中一项只纳入欧美血统的研究将 PCOS 粗分为生殖型、代谢型及中间型 3 种亚型 [40]，另一项研究纳入了欧洲及东亚人群，但临床特征选择又偏重了代谢指标（肥胖、胰岛素抵抗、脂类及激素），将 PCOS 分为肥胖型、胰岛素抵抗型及 SHBG 型 3 种亚型 [41]。这样的分群方式显然仍不够合理，也不符合中国人群的发病特征，因此急需借助前沿技术手段建立适合中国人群的分型标准，才能高效实现该类疾病的精细化分型。

PCOS 病因复杂、发病机制不清是导致临床分型难以实施的关键。病因发病机制方面，普遍认为其临床表现的复杂性和生化特征的多样性是遗传因素和环境因素共同作用的结果，既往山东大学陈子江院士研究团队利用 GWAS 方法系统研究了 PCOS 发生相关易感基因，但相关基因的功能阐释还相对不足。针对内分泌异常调控方面，目前研究的关注点主要在下丘脑垂体性腺轴，且以卵巢源性因素为主。已有大量研究表明，雄激素在 PCOS 的发生过程中起重要作用，动物模型显示高雄激素诱导可直接导致类 PCOS 表型，不同时间节点（孕期或者产后）的雄激素暴露导致的表型是有所不同的，其中的分子机制至今不明。同样，新近研究发现，早期 AMH 暴露也可产生类 PCOS 表型，且主要是通过影响中枢 GnRH 信号通路产生相应表型的[42，43]，但主要研究进展集中于模型表型分析，而关于雄激素、AMH 作用的具体分子机制仍有待进一步阐明，更多的引起 PCOS 神经内分泌紊乱及卵巢功能障碍的致病因素仍需探索。除卵巢外，几乎所有的器官系统都会受到疾病的影响，包括大脑、肝脏、胰腺、肌肉和脂肪等。但由于上述组织临床取材困难，限制了 PCOS 病理机制研究进程。不仅如此，随着研究的进步，国际国内学者开始意识到代谢因素在 PCOS 发生发展中的重要作用，发现了一系列与 PCOS 发生发展密切相关的糖、脂、氨基酸代谢产物，为早期诊断、远期并发症发病预测和疗效评价提供基础[44]。国际国内生殖内分泌学相关的学术团体陆续发表了新的指南共识，强调将 PCOS 的代谢异常（糖脂代谢异常、代谢综合征等）引入 PCOS 诊治的主流[45，46]。此外，多数生殖内分泌疾病患者体内存在免疫系统功能紊乱。肠道微生物组与免疫系统有着密切联系，并且相互影响。北京大学第三医院研究团队提出肠道菌群 – 胆汁酸 –IL-22 通路调控肠道免疫诱导 PCOS 发病的新机制，补充肠道免疫因子 IL-22 和胆汁酸可显著改善 PCOS 小鼠的动情周期紊乱、卵巢形态异常及糖耐量异常，为防治 PCOS 提供了新视角[47，48]。山东大学研究团队也发现肠道微生物失调与 PCOS 的病理生理变化之间存在密切关联和潜在机制，强调了在未来临床实践中监测和调节微生物组成和功能变化的重要性[49]。然而，调节生殖内分泌疾病相关肠道共生菌相关的免疫学机制仍然有待深入研究。肠道菌群干预也逐渐成为一些生殖疾病的重要治疗手段，其代谢产物及其诱导的天然免疫反应可以作为干预的潜在靶点。目前针对 PCOS 患者仍然缺乏精细化分型治疗方案，需要通过开展高质量的前瞻性临床随机对照试验与纵向队列随访，进一步优化不同亚型 PCOS 患者妊娠前预处理策略及 PCOS 患者接受辅助生殖助孕的诊疗策略，重视 PCOS 患者的长期追踪和远期并发症的预防。同时，也需要从社会心理干预、新的生物标志物、肠道微生物及代谢组学等方面对治疗方案进行更精细化的评估，实施多学科综合管理，建立更加精细化的诊疗规范体系。

卵巢储备功能是反映女性生育力的重要指标，也是制定助孕治疗方案的重要依据。卵巢储备功能减退是另一种临床常见影响女性生殖健康的生殖内分泌疾病，是指可发育生长卵泡数量减少，若不及时干预，可提前发生卵巢衰竭。根据卵巢储备功能减退程度不同，诊断标准也各有差异，但其病因及生育功能治疗一直是瓶颈问题。

山东大学研究团队发现同源重组修复基因 *BRCA2* 为卵巢早衰疾病致病基因，4 种致病突变均可不同程度地损害 *BRCA2* 蛋白功能，从而影响同源重组修复过程[50]。此外，随着女性生育年龄的推迟、“三孩政策”的调整，准确评估女性卵巢储备功能情况，制定适宜的助孕方案，显得尤为重要。抗缪勒管激素（AMH）是国际公认的评估卵巢储备功能的重要指标，也是预测 IVF 助孕结局的重要依据之一，北京大学第三医院团队基于临床大数据，综合 AMH 等临床指标建立卵巢功能预测模型，并实现专利成果转化，研发产品并应用推广，使广大育龄女性能够更方便、准确地评估自身卵巢储备功能[51]。

除了卵母细胞和胚胎质量，子宫内膜容受性异常也是体外受精－胚胎移植（IVF-ET）失败的重要原因，会导致胚胎移植失败和早期流产的发生。目前临床许多疾病可以影响子宫内膜容受性，如黄体功能不足、子宫内膜异位症、多囊卵巢综合征及子宫内膜损伤性的疾病。子宫内膜容受性的建立依赖于排卵前高水平的雌激素刺激及排卵后孕激素的持续作用，子宫内膜在雌孕激素的调节下产生了许多容受性相关的分子，目前的研究着重于探索能否将这些分子作为预测子宫内膜容受性的标志物。英国研究团队对妊娠早期胎盘进行深度的单细胞测序，描述了母胎界面上胎儿细胞和母体细胞之间“交流”的分子网络，为全面理解妊娠早期母胎界面重要事件提供了重要的科学信息[52]。

此外，甲状腺疾病在育龄妇女中的患病率逐年增加，但其与女性生育力及不孕症发生的关系及临床诊疗方案尚存争议。我国学者发现，甲状腺功能正常但甲状腺自身抗体阳性的不孕症女性在进行 IVF-ET 的过程中，不需要预防性应用左甲状腺素，但需要监测甲状腺功能的变化率[53]，为临床相关治疗指南的修订提供循证医学依据，目前已被国际指南采纳。另外，两项独立开展的回顾性队列研究分别发现，甲状腺自身抗体阳性而甲状腺功能正常不影响女性卵巢储备功能，也不影响辅助生殖治疗的妊娠结局及子代健康[54]；但亚临床甲状腺功能减退症则能够显著降低高龄女性的卵巢储备功能[55]。以上研究发现均对指导育龄女性提升生育力水平提供了重要科学依据。

（三）生殖衰老性疾病研究

随着社会的进步和医学的发展，女性预期寿命明显延长，但女性的生育寿命却无明显变化。女性生殖系统衰老的发生明显早于机体其他器官系统，一方面，女性生殖系统衰老导致生育力降低和子代出生缺陷风险增加，是生育障碍的重要原因；

另一方面，女性生殖系统衰老后心血管疾病、骨质疏松、神经精神疾患等多种慢性疾病的发生率明显升高，严重影响女性远期的身心健康。而目前社会发展引起的女性生育年龄的推迟、高龄二胎女性人群的增加及早发性卵巢功能不全（Premature ovarian insufficiency，POI）发病率的升高，使得卵巢功能衰退引起的生育障碍和女性远期健康问题受到越来越多的关注。

生殖衰老或者 POI 的病因主要是遗传因素和环境因素。最近一项大规模人群研究将女性自然绝经年龄相关的遗传易感位点从 56 个增加到 290 个，并富集出 DNA 损伤修复通路与卵巢衰老密切相关，该通路可能参与卵巢储备的建立和卵泡耗竭速度的调控[56]。该通路中许多 DNA 损伤修复基因如 *BRCA2*、*MSH5*、*MCM8* 等已被家系研究和模式动物证实是 POI 的致病基因[57, 58]，主要通过影响减数分裂和同源重组修复导致卵母细胞发生异常。但是 DNA 损伤修复基因不只在生殖细胞中表达，在维持体细胞的基因组稳定性方面同样非常重要，因此 DNA 损伤修复通路调控卵巢衰老的特异性时期和作用机制还有待阐明。尽管遗传学因素影响卵巢衰老已经得到认可，但目前只能解释女性绝经年龄差异的 50% 左右。除了遗传学因素，其他影响女性生殖寿命的因素还有待明确。在基因表达调控方面，有研究揭示氧化应激、损伤修复和免疫失衡参与卵巢衰老的发生。比如，针对衰老猴卵巢的单细胞测序，描绘了卵母细胞和体细胞特异性的衰老相关转录变化图谱，发现卵母细胞和颗粒细胞中抗氧化基因的表达都有降低，提示抗氧化损伤能力下降是卵巢衰老的一个关键因素，但相关基因的具体作用机制尚不清楚[59]。通过对早期 POI 患者的卵巢颗粒细胞进行转录组测序，发现了多个差异表达的非编码 RNA 和炎性因子。其中，长链非编码 RNA HCP5 在早期 POI 患者颗粒细胞中表达下降，下调的 HCP5 在转录水平抑制 MSH5 表达，影响 DNA 损伤修复和促进颗粒细胞凋亡，首次揭示了 lncRNA 对经典 POI 致病基因的转录调控机制[60]；另外，还发现颗粒细胞中异常高表达的炎性因子 INF γ 和 TNF α，并进一步发现 POI 患者存在 TH1/Treg 失衡，TH1 型促炎因子通过抑制芳香化酶表达导致颗粒细胞分化异常，引起卵泡发育异常进而导致 POI 的发生[61]。以上研究结果提示，基因表达调控异常、免疫失衡等均参与卵巢衰老的发生，但完整的人类女性生殖衰老的分子变化图谱和调节网络还有待进一步研究。

在干预和治疗方面，虽然已发现多种药物或新方法可以一定程度上延缓卵巢衰老或改善卵巢功能，但仍然缺乏有效手段。以恢复氧化损伤作为干预靶点，白藜芦醇、褪黑素等抗氧化剂用于延缓生殖衰老，但这些药物的临床有效性仍需进一步证实。干细胞移植为延缓卵巢衰老提供了一个可行的方法，动物实验证实干细胞主要通过旁分泌作用改善卵巢功能，临床研究也有POI患者干细胞移植后生育子代的报道，但仍然存在着效率低和具体作用机制不清等问题，需要深入研究加以解决[62]。原始卵泡体外激活技术（IVA）目前能够帮助小部分卵巢功能低下患者实现生育愿望，已在少数几家医院尝试应用，但目前研究的病例数较少，循证医学证据不足，而且其靶向信号通路不特异，存在激活效率低和安全性问题，因此仍需要研发特异性好、安全性高的卵泡激活方案[63]。我们团队首次提出了原始卵泡在体激活的新策略，即通过生物凝胶载体携带天然因子EGF，对活体卵巢进行包裹刺激的新方式，使生长卵泡比例显著提高，减少了多次手术的损伤，具有良好的安全性和有效性，为改善卵巢功能提供了一个新方法[64]。

尽管目前研究解析了一系列引起卵巢衰老的遗传变异、基因表达调控异常和免疫学致病因素，但只能解释卵巢衰老的部分发病原因，且目前尚无有效逆转卵巢功能过早衰退的治疗措施。因此，进一步探究并明确影响生殖衰老的内源性或外源性相关因素，阐明女性生殖衰老的调控机制，建立女性生殖衰老的临床预警体系，并制定有效的生殖衰老及相关疾病的临床改善策略，将有助于治疗生殖衰老相关的生育障碍和提高女性的远期健康水平。

（四）生殖免疫性疾病研究

生殖免疫性疾病首当要提的是早期妊娠丢失，其在育龄期妊娠女性中的发生率高达10%以上，其中发生≥2次的早期妊娠丢失又称为反复早期妊娠丢失（early recurrent pregnancy loss，ERPL）。

生殖免疫性疾病的病因机制尤为复杂。尽管近50%的自然流产组织中可检测到染色体异常，并可通过胚胎植入前非整倍体检测（preimplantation genetic testing for aneuploidy，PGT-A）技术筛选整倍体胚胎进行移植，但临床上仍有部分ERPL患者接受PGT-A治疗后发生早期妊娠丢失，这可能是由于存在PGT-A无法检测的胚胎致死性基因突变、拷贝数变异和单核苷酸变异导致的。借助多种高通量组学测序技术的有机结合，如WGS+WES，可以扩大对ERPL人群染色体异常病因的诊断，检测出额外的染色体平衡易位及其断裂位点，也可挖掘到与胚胎发育异常甚至胚胎致死密切相关的基因突变，如*KIFI4*、*DYNC2H1*、*ALOX15*等基因复合杂合突变，*TLE6*、*NOPI4*等基因的纯合突变[65-68]。但是尚有50%的患者病因不明，许多患者被认为与多种免疫细胞（如调节性T淋巴细胞、子宫NK细胞、巨噬细胞等）和多种细胞因子（白细胞介素家族、干扰素-γ、肿瘤坏死因子-α 等）的紊乱存在关联[69-71]。胚胎种植和发育作为一个半同种异体移植，与母体免疫系统间存在动态平衡关系，胚胎在母体内顺利建立免疫耐受对胚胎发展结局有重要影响。大量研究显示，在胚胎着床期间免疫效应细胞和多种促炎因子和免疫炎性细胞被激活。中国科学技术大学研究团队揭示了 CD49a$^+$PBX1$^+$ 蜕膜 NK 细胞为孕早期产生生长因子、促进胚胎发育的蜕膜 NK 细胞功能亚群，为临床不明原因复发性流产疾病诊断和治疗提供了新思路[72]。然而，上述各环节的确切调控机制尚未完全阐明，对母胎界面免疫耐受建立的机制研究仍有欠缺，因此不足以为临床的免疫治疗提供充足证据。不仅如此，在妊娠的建立和维持过程中，母体内分泌因素调控子宫内膜蜕膜化，为母体子宫内膜与胚胎之间的同步发育提供重要的支持。既往研究已发现多个与雌孕激素相关的调控基因如 *LIF*、*BMI1* 等[73, 74]，下丘脑 – 垂体 – 性腺轴相关的内分泌因子 Activin A 及子宫内膜和滋养细胞的局部代谢物等在母胎界面局部调控子宫内膜蜕膜化和胎盘发育过程。但早期妊娠丢失仍缺乏明确的生物学标记分子，且子宫内膜容受性建立和妊娠维持的分子机制错综复杂，目前的认知仍十分有限。

针对早期妊娠丢失的临床治疗方面，由于其病因复杂且异质性强，加之患者缺乏特异性临床表现，临床治疗措施（包括 PGT–A、免疫治疗、黄体酮补充等）的应用尚存争议。部分从业人员未接受过生殖和免疫领域的基础理论和临床技能的专业综合培训，导致过度诊断、过度治疗、超适应证用药等现象普遍存在，实现其规范化诊治已成为生殖健康领域亟待解决的重要问题。因此，一方面，需要明确人类母 – 胎互作的识别机制和免疫机制，在此基础上建立精准有效的预防和治疗方案；另一方面，现存的治疗方法的安全性和有效性需要进行大型随机对照试验，联合开展药物和干预手段的多中心临床治疗研究和队列随访研究，为临床提供系统性评价的高级别循证依据，规范临床诊疗路径、避免医疗资源浪费和患者误诊误治。

三、辅助生殖技术发展及医疗产品自主研发

（一）辅助生殖技术的有效性和安全性评估

辅助生殖技术是以体外受精 – 胚胎移植为核心获得新生命的技术，在提高人类生殖能力、解决不孕问题方面做出了巨大的贡献。人类辅助生殖技术自 1978 年诞生以来，通过辅助生殖技术诞生人口总数日益庞大。据最新发表的统计数据显示，我国每年人类辅助生殖技术（ART）实施周期总数已超百万，其中体外受精周期约 91

万 / 年，人工授精周期约 16 万 / 年，活产儿数 31 万 / 年 [75]，辅助生殖技术安全性评估意义重大。

近年来，国际上开展了一系列多中心随机对照试验（RCT）和大型人群队列研究，为辅助生殖技术的有效性和安全性提供高质量的循证研究证据，陆续发表在 *Lancet*、*NEJM*、*JAMA*、*BMJ* 等高水平的国际期刊上。胚胎移植策略是辅助生殖技术的关键环节之一，但“新鲜胚胎”和 “冷冻胚胎”移植究竟哪种方案成功率高、不良反应少，国际上一直以来缺乏循证医学证据且存在很大的行业争议。山东大学研究团队牵头全国 20 多家生殖中心和同行专家，完成辅助生殖“冷冻胚胎移植策略”临床试验三部曲，证实了实施“胚胎冷冻”策略可显著提高成功率，减少多胎率 84 %，并减少 90 % 以上卵巢过度刺激等严重并发症，获得更安全的临床结局 [76, 77]。在针灸辅助治疗方面，证实了在接受 IVF 治疗的 PCOS 不孕患者和全部不孕患者中，针灸辅助治疗均不提高活产率 [78, 79]。在甲状腺免疫异常的接受常规 IVF 治疗的患者中，服用左甲状腺素不提高活产率 [53]；不明原因不孕患者中通过人工授精治疗后的活产率高于期待疗法 [80]，与常规 ICSI 技术相比，透明质酸筛选精子后再进行 ICSI（即 PICSI），虽然能够有效降低流产率，但并不显著提高活产率 [81]，证明对肥胖女性在接受体外授精治疗前进行生活方式干预，不提高活产率 [82]。多囊卵巢综合征不孕患者经腹腔镜下取卵后行未成熟卵母细胞体外成熟术（IVM），不会增加腹腔镜术后并发症、住院天数延迟、卵巢功能受损、不良妊娠结局等的发生风险 [83]；褪黑素可通过保护线粒体功能提高 IVM 周期中的卵成熟率、降低非整倍体率 [84]。这一系列的研究结果都为生殖领域医疗工作者提供了可信且有效的循证医学证据，而且来自中国研究团队的高质量临床研究报道也越来越多。

在促排卵用药方面，针对不明原因的不孕女性中，与促性腺激素或氯米芬相比，来曲唑治疗后的临床妊娠率和活产率相对较低，但多胎妊娠率也相对较低 [85]；对于氯米芬促排卵 6 个周期仍未妊娠的女性，及时换用促性腺激素促排卵外加指导同房将增加妊娠机会，但同时进行 IUI 将不会增加妊娠机会 [86]。在避孕药物方面，既往使用激素类药物避孕的妇女，其子代罹患先天畸形和白血病的风险远高于对照组 [87, 88]。这些临床研究成果均将为生殖临床医生和相关政策制定者提供可靠的循证依据，进一步促进相关的临床诊疗方案、卫生及生育政策的改善。

中医、针灸等我国传统医学在辅助生殖技术领域的作用在世界范围内得到越来越广泛地关注和认可。山东中医药大学团队开展了多中心、双盲随机对照研究，探索定坤丹在卵巢低反应患者中的应用，以期改善这部分患者的治疗结局 [89]。上海中医药大学的随机对照研究表明，在IVF助孕中采用温和刺激方案的患者，使用补肾育胎方进行辅助治疗有助于提高获卵数及优质胚胎数，并改善临床妊娠率及持续妊娠率[90]。云南中医药大学团队开展了RCT研究，应用针灸和艾灸，对IVF反复着床失败的患者进行辅助治疗[91]。北京大学第三医院团队联合了包括香港大学、瑞典卡罗林斯卡学院等在内的十余家单位进行多中心随机对照研究，探索不同针灸方案对不孕的PCOS患者的治疗[92]。

由于辅助生殖过程与DNA重编程、配子减数分裂、胚胎有丝分裂关键时期重叠，具有非生理生殖及逃脱优胜劣汰自然选择的特性，以及辅助生殖人群生殖障碍相关疾病背景，因而使其出生子代存在安全隐患。北京大学第三医院研究团队利用多组学技术检测了4组实施不同ART后代的转录组和表观修饰组，整合分析发现IVF-鲜胚移植组后代和自然妊娠后代最相近，而ICSI和冻融操作对H3K4me3的影响最显著，提示了多种层次的表观遗传改变可能是导致ART相关的“胚胎源性疾病”的重要原因，为临床诊疗体系的进一步优化提供参考依据[93]。关于ART对女性及其子代健康安全性的长期影响，国际上也开展了一系列大规模队列研究进行长期的前瞻性或回顾性观察。一项覆盖超过25万英国女性的大规模队列研究发现，接受过ART治疗的女性在未来罹患原位乳腺癌和侵入性或边缘性卵巢肿瘤的概率增加，但这种影响可能归因于患者的个体特征而非来自ART技术本身的影响[94]。一项覆盖芬兰20%家庭（包含超过6.5万名0~14岁儿童）的大规模队列研究发现，与自然受孕出生人群相比，接受ART治疗后受孕出生人群发生早产的概率相对较高，出生体重相对较低。但同胞配对分析发现，是否通过ART受孕与早产和出生体重并无显著关联。因此，这些负性出生结局可能来自其他因素而非ART技术本身[95]。目前，我国“试管婴儿”已占活产新生儿约2%，该群体的健康与发展关乎社会稳定和人口繁衍，然而长期以来一直缺乏对我国辅助生殖技术的规范评价、孕妇和子代近远期健康的系统评估。“十三五”期间，南京医科大学研究团队牵头建设“中国辅助生殖人口及其子代队列”，已完成8万余个家庭的招募，是目前全球规模最大的前瞻性出生队列，通过对孕妇及其子代健康结局进行长期随访，采集孕前、孕期和子代多阶段多维度的生殖健康数据超10亿条。未来期望通过该队列的长期建设，形成开放、共享的全国性辅助生殖人群和自然妊娠人群出生队列生物样本资源库和大数据信息库，成为我国在国际生殖医学领域发挥引领作用的国家工程，为我国乃至世界生殖健康研究提供强有力的支撑平台。

（二）辅助生殖前沿技术创新

1. 胚胎植入前遗传学检测

在辅助生殖过程中通过对植入前胚胎进行遗传学检测，筛选正常胚胎植入子宫，以获得健康后代，可以有效阻断遗传疾病，降低出生缺陷及反复流产、引产给家庭带来的痛苦和负担。近年来，胚胎植入前遗传学检测技术不断发展。我国科学家发展出多种用于不同遗传疾病的胚胎诊断技术。如同时检测胚胎染色体数量异常、致病位点突变及连锁分析的三重确认胚胎诊断方法，实现一步测序的同时诊断染色体异常和单基因突变[96]；通过二代测序手段，实现染色体平衡易位携带者胚胎筛查的技术，可完全阻断染色体平衡易位的传递[97-99]；对于特殊的胚胎诊断家系，如单基因疾病联合染色体疾病[100]、单基因病合并 HLA 配型[101]等，均发展出相应的诊断方法，成功实现个性化的胚胎诊断与合并症阻断，极大地拓宽了胚胎诊断的能力边界。

临床胚胎植入前遗传学检测主要用侵入性方法采集囊胚滋养层细胞。虽然内细胞团仍然保持完整，但是胚胎整体仍会形成损伤。非侵入性植入前胚胎诊断是通过收集囊胚液和胚胎培养使用的培养液，分离细胞游离 DNA 进行分析诊断，避免了对胚胎造成损伤，可以最大限度地保证胚胎发育的潜能[102]。这一技术的发展与成熟对胚胎植入前遗传学检测和遗传病进行阻断都具有非常重要的意义。近年来，已被证明人类胚胎可将 DNA 片段释放到其环境中，从囊胚液和使用过的培养基中回收的细胞游离 DNA[103]，可用于评估胚胎的遗传构成，为传统胚胎活检来源的植入前遗传学检测提供了潜在的替代方法。

目前，胚胎植入前遗传学检测仍然面临着众多挑战：①缺乏完备的实验诊断及测序数据分析体系；②受限于单细胞扩增方法，胚胎中染色体小片段的重复及缺失、新发突变等难以鉴定，位于染色体末端及着丝粒附近基因突变的连锁分析十分困难，严重影响胚胎的准确诊断；③胚胎发育潜能仍旧无法评估，移植成功率依然较低。针对以上问题，需进一步开展以下工作：①建立完善的实验诊断及数据分析体系，实现胚胎诊断的流程化和标准化；②发展单细胞扩增测序方法，并同时发展诊断单细胞测序数据的计算方法，实现胚胎单细胞水平测序数据的准确分析；③发展胚胎植入潜能评估体系，实现优质胚胎的准确挑选，提高移植的成功率。此外，无创胚胎诊断的可靠性和实用性仍存在争议，未来的方向将着重于如何有效扩增胎儿游离 DNA、如何减少所需 SCM 中的最初游离 DNA 量、如何改善全基因组测序并提高分辨率。游离 DNA 提取与改进基因测序技术的结合可能是非侵入性植入前胚胎诊断概念取得重大突破的关键要素。

2. 生育力保护保存

生育力保护保存是指用手术、药物或辅助生殖技术等对存在不孕或不育风险的成人或儿童提供帮助，保护其生殖内分泌功能并获得遗传学后代。女性生育力保护保存的策略手段包括：胚胎冻存、成熟及未成熟卵母细胞冻存、卵巢组织冻存和移植、卵巢抑制或药物干预、卵巢移位、卵巢移植和冻存、子宫移植等，男性生育保护保存的策略手段则以精液及睾丸、附睾组织冻存为主。目前国际上针对女性生育力保护保存技术的适应证主要包括以下三大类[104]：①需要进行性腺放化疗或骨髓移植的恶性疾病，如白血病、霍奇金淋巴瘤、非霍奇金淋巴瘤等血液系统疾病，乳腺癌，间叶肉瘤，其他盆腔部位癌症等；②非恶性疾病，如需要放化疗或骨髓移植的系统性疾病，双侧良性卵巢肿瘤、严重且反复发作的卵巢子宫内膜异位症、卵巢扭转等卵巢疾病，卵巢功能低下等；③生育年龄推迟等个人因素。

卵母细胞体外成熟技术是针对卵母细胞成熟障碍不孕患者的一项前沿技术，通过将未成熟的卵母细胞取出，在体外进行卵母细胞成熟培养、受精，可以少用或不用促排卵药物，降低因卵巢刺激带来的各种并发症。然而，临床培养体系不完善，国际上应用该技术的临床妊娠率显著低于常规体外受精技术。“十三五”期间，中山大学研究团队建立了体外调控人卵母细胞核质同步的关键方法，自主研发了未成熟卵体外成熟培养的序贯培养体系，使卵体外成熟率达 70%、胚胎形成率达 50% 以上，明显高于商业化培养液约 40% 的卵成熟率和 30% 的胚胎形成率。

随着辅助生殖技术的发展、卵母细胞冻存技术的成熟及生育年龄推迟等因素的影响，女性自身卵母细胞冻存（以下简称“冻卵”）问题日益受到社会的广泛关注。目前，在我国开展“冻卵”仅限于未婚的恶性肿瘤患者保存生育力、未婚的卵巢低储备患者、特殊的辅助生殖周期（如在取卵日取精失败或睾丸穿刺无可用精子时，可行应急卵母细胞冷冻）等符合严格医学指征的患者，尚不允许非医疗目的“冻卵”。北京大学第三医院研究团队针对辅助生殖助孕女性建立了新的女性生育力保存策略，即“腹腔镜手术取卵—未成熟卵体外培养—成熟卵冷冻保存”的新模式[105]，解决了生育力保存临床难题。

近年来，手术机器人系统（如“达芬奇”“宙斯”）也越来越多地被应用到针对生育力保护保存的外科手术领域。例如，手术机器人系统辅助行输卵管结扎术后再行吻合术、子宫肌瘤切除术、子宫内膜异位切除病灶手术、根治性宫颈切除术、卵巢异位术、卵巢移植术、原位及异位卵巢组织移植术等，手术机器人系统的精确性、灵活性和人体工效学等性能也在快速提高[106，107]。

3. 干细胞移植治疗生殖障碍疾病

干细胞是一类具有自我复制和自我维持能力的多潜能细胞，是机体内各个组织器官的基础细胞。因为干细胞在多种组织器官中具有再生和发育的潜力，医学界将其称为“万能细胞”。以胚胎干细胞、间充质干细胞、造血干细胞及人工诱导多能干细胞为代表的干细胞是再生医学的基础和研究热点，已成为衡量一个国家生命科学与医学发展水平的重要指标之一，国际竞争日趋激烈。

近年来，多项研究表明成体干细胞尤其是间充质干细胞（Mesenchymal Stem Cells，MSCs）在治疗包括早发性卵巢功能不全、宫腔粘连、子宫内膜损伤修复在内的多种母婴疾病中具有重要作用。MSCs 移植已被前沿研究用于治疗卵巢早衰。MSCs 的免疫原性较低，临床上容易获得并进行体外培养，既往研究表明，MSCs 移植可以恢复顺铂诱导的卵巢早衰大鼠的卵巢损伤；骨髓间充质干细胞（Bone Marrow Mesenchymal Stem Cells，BMSCs）移植可以恢复卵巢性激素的产生，并在化疗引起的早发性卵巢功能不全小鼠模型中重新激活卵泡的发生。临床研究中，关于自体 BMSCs 用于特发性早发性卵巢功能不全患者也已经有健康婴儿活产的报道。我国研究团队于 2015 年在国际上率先开展脐带间充质干细胞治疗卵巢早衰的临床研究，有 2 例已经获得临床妊娠。干细胞移植也被前沿研究尝试用于修复创面进行宫腔粘连的治疗。有研究表明，BMSCs 在宫腔募集作用较子宫内膜成体干细胞更强。BMSCs 最早用于重度宫腔粘连患者的治疗并成功妊娠。随后在 2016 年有学者利用自体多能干细胞移植治疗宫腔粘连患者并成功妊娠。另外，大鼠实验表明人羊膜间充质干细胞（Human Amniotic Mesenchymal Stromal Cells，hAMSCs）移植可以使子宫内膜增厚，腺体数量增加，纤维化区域减少，并且能够促进血管内皮生长因子及抗炎细胞因子的表达，从而改善免疫调节方式，促进子宫内膜再生。此外，运用干细胞和生物材料构建 3D 干细胞培养体系，利用生物材料优化干细胞的生长微环境，筛选可促进子宫内膜损伤修复的新材料和新方法，增进干细胞对子宫内膜损伤的治疗效果。通过 3D 干细胞培养体系中干细胞来源外泌体的分泌量和其中活性成分，揭示干细胞和生物材料在治疗子宫内膜损伤中的靶细胞及靶细胞的应答机制，阐明其修复组织损伤、促进组织细胞再生的机制；利用细胞模型和动物模型评价干细胞和生物材料用于治疗子宫内膜损伤的安全性和有效性。以基础研究、技术改进为突破口，最终实现干细胞结合生物材料在子宫内膜损伤领域临床应用的难题。

尽管干细胞移植有着极为诱人的前景，但要使其应用于临床，还面临着许多问题。比如，BMSCs应用成本和费用较高，并且骨髓穿刺属于有创性操作；干细胞移植每次输注的细胞及细胞技术需要进一步优化。此外，干细胞移植对生育力的长期疗效还需要做出全面、客观、深入的评价。相信随着上述问题的解决，干细胞研究在生命科学上的价值将真正得到体现。

4. 线粒体移植技术

线粒体疾病是一类因线粒体功能异常而导致大脑、肌肉等器官严重受损的遗传性疾病，保守预估我国线粒体疾病患者数量可达数十万人。然而线粒体疾病属于母系遗传疾病，目前尚没有有效的医疗手段。线粒体是细胞中的"供能站"，在各种细胞活动中发挥关键作用。卵母细胞的母源线粒体则是决定胚胎发育的关键。线粒体的异质性是导致线粒体疾病的重要因素，线粒体DNA突变率超过60%的瓶颈以后，通常容易造成线粒体疾病的发生。线粒体的遗传物质存在于胞质中，因此如果卵母细胞存在线粒体缺陷，那么子代则无法有效避免缺陷的传递。线粒体置换技术是通过母源纺锤体移植、极体移植或原核移植替代原有的含有突变线粒体的细胞质。然而目前尝试的线粒体置换技术，无法完全解决"三亲"遗传物质的难题，并且有的核移植胚胎中还出现核移植过程中"携带"线粒体的优势扩增，无法真正解决线粒体DNA突变的传递。因而该技术的安全应用，需要解决核置换过程中线粒体携带的问题。早在2009年，美国Shoukhrat Mitalipov教授实验室就已对猴子实施线粒体置换技术，成功获得健康子代，猴子在出生后多年未见异常。2013年，该团队开展了人卵母细胞纺锤体移植，揭示通过该技术线粒体可有效替换，胚胎能发育为囊胚。2017年，有学者报道了人卵母细胞第一极体移植，以克服线粒体疾病通过生殖系传递。2015年2月，英国国会通过将"三亲试管婴儿"技术应用于线粒体疾病患者的法案，英国成为世界上首个允许该技术临床应用的国家。2016年4月，全球首例"三亲试管婴儿"在墨西哥诞生；2017年1月，第二例"三亲试管婴儿"在乌克兰诞生。然而，细胞核与线粒体的不匹配是否会对后代的生育、行为等产生影响还需要长期的追踪及安全性评估。

我国学者也在不断探索开发线粒体置换技术。2014年复旦大学和安徽医科大学研究团队用极体中的遗传物质代替胞质内的遗传物质，在两种不同线粒体遗传背景的小鼠之间进行线粒体置换研究，证明了极体的优越性及潜在的临床应用价值[108]。2017年，山东大学研究团队进行了人受精卵原核移植和极体移植，获得囊胚，选择第二极体作为母源核供体，最终构建的胚胎突变线粒体清除率可达99%以上，证明了相关技术用于克服线粒体突变的生殖系传递的潜在应用价值[109]。这些进展表明我国在线粒体置换技术方面走在了国际前列，具备了开发阻断线粒体疾病母系遗传新技术的潜力。

（三）辅助生殖医疗产品研发

经过30多年的发展，我国的辅助生殖技术临床技术水平已经走在国际前列，而且由于人口基数庞大，使得我国也成为世界辅助生殖技术治疗第一大国。目前，我国有960万对不孕不育夫妇人群需要ART服务，每年ART市场需求规模估计达数千亿元。国家三胎政策的全面开放，也将促进辅助生殖市场的进一步扩大。然而，我国辅助生殖药械几乎全部依赖进口产品，国产化程度非常低。从整个产品的市场份额来看，我国的辅助生殖高值耗材类器械95%、辅助生殖药品80%依赖进口，这使得辅助生殖产业链存在脱节现象，我国也处于不利地位，存在被制约的隐患，这主要与我国辅助生殖行业起步晚、研发与生产脱节、技术积累薄弱及审批监管严格有关。

“十三五”期间，国内多家研－企联合团队研发辅助生殖医疗培养液、冻存液等产品。卵母细胞培养液中常规添加的促卵泡激素（FSH）不稳定，短时间内即失去生物活性而不能起到其应有的生理作用，导致卵母细胞成熟效率低。浙江大学研究团队自主研发了重组长效FSH，是目前国际上已报道的体内半衰期最长的FSH产品，可显著提高卵母细胞成熟率（市场上原有FSH：40%成熟率；新型长效FSH：80%以上成熟率），同时降低相关药费40%，简化促排卵疗程、减轻医疗负担。北京大学研究团队针对传统冷冻保存技术中的再结晶损伤问题，建立了基于仿生控冰原理的新一代冻存技术，自主研发了新型冷冻保护液产品和专用培养耗材，降低冻存技术的细胞毒性、提高冷冻保存安全性，同时将卵母细胞的冷冻保存效率提高了3倍。

然而，目前实现我国在辅助生殖医疗主要产品领域的自主化、系统化与规范化任重道远，近年来新冠疫情的爆发对国外产品供应链的冲击，以及这些生物制品关键原材料的安全供应问题的凸显，都促使我们大力推进ART国产替代战略。另外，国家三胎政策的全面开放，辅助生殖市场将进一步打开，在市场需求增长及垄断压力下，亟需加大力度推动具有自主知识产权的辅助生殖技术相关产品开发，保障辅助生殖技术稳定和安全，降低辅助生殖患者治疗负担，建立符合我们国情的辅助生殖产业群。相关技术攻关重点可着眼于：①针对辅助生殖技术的发展需求，研发更安全、有效、模拟人类生理状态的胚胎和配子培养基等试剂，研制具有自主知识产权的设备和耗材，摆脱对进口试剂和设备的依赖；②结合人工智能技术研发新型设备，探索优选配子和胚胎的新技术和新方法，进一步改进配子和胚胎所处的微环境，提高辅助生殖技术的安全性；③进一步健全管理我国辅助生殖医疗产品的国家标准、审批流程等。

四、出生缺陷防控

出生缺陷是指婴儿出生前发生的身体结构、功能或代谢异常。该疾病是导致流产、死胎、婴幼儿死亡和先天残疾的主要原因。我国是出生缺陷高发国家，2012 年，卫生部发布的《中国出生缺陷防治报告（2012）》指出，我国每年出生缺陷患儿占年出生人口的 5.6%，年新增出生缺陷患儿数量跃居全球第 2 位。出生缺陷已成为严重影响我国儿童健康、家庭幸福和社会和谐的重大公共卫生问题。国务院印发的《“健康中国 2030”规划纲要》《健康中国行动 2019—2030 年》《“十三五”国家科技创新规划》均对加强出生缺陷防控研究提出了明确的要求。2021 年，随着我国“全面三孩”政策的实施，我国的出生缺陷防控领域面临着更加严峻的挑战，我国学者在国际著名医学期刊 *Lancet* 上发表专刊全面总结我国妇幼健康发展，其中也提及了我国所面临的出生缺陷挑战不容忽视[110]。

我国一直以来非常重视出生缺陷防治工作，从“七五”开始就一直对出生缺陷病因探讨、临床防治技术研发给予专项经费支持，研发力度不断加大，取得了显著的成效。随着我国在出生缺陷防控领域的投入不断加大，部分干预技术的临床转化应用走在全球的前列，如孕妇外周血无创 DNA 检测（NIPT）、耳聋基因筛查等，部分临床技术应用覆盖面，如唐氏血清学筛查、遗传代谢病和新生儿听力筛查等，在短时间内接近国外高收入国家水平。一些医工联合攻关的前沿技术已开始探索，人工智能技术在出生缺陷临床问题中的应用，取得了初步的成绩，产前超声 AI 质控新技术在短时间内已在全国几百家医院中得到应用。基因筛查、基因治疗已在不同的疾病中进行前沿性探索。“十三五”期间，针对出生缺陷防控领域的瓶颈问题，“生殖健康与重大出生缺陷防控研究”重点专项从病因机制探索—新技术新产品研发—规范化体系建设—综合防控示范基地建设进行了全链条布局和优势力量集体攻关，产生了系列重要成果，为我国出生缺陷防控、提升出生人口质量提供了坚实的科技支撑。

（一）重大出生缺陷病因机制研究

目前绝大多数出生缺陷病因机制尚未阐明，尤其是针对多基因遗传病，因此严重制约了重大出生缺陷的防治策略和相应诊疗技术的研发。复旦大学附属儿科医院牵头团队针对先天性心脏病、OFC、脑积水、神经管畸形（NTDs）和智力缺陷等5种重大出生缺陷，分别从外环境、内环境、表观遗传、遗传、分子标志物验证等方面开展系统研究，首次证实了GDF1启动子区遗传变异与先天性心脏病发生的可能的遗传机制[111]。通过对100多例神经管畸形样本进行全基因组测序，发现患者个体携带孤独功能性缺失位点的总数目与NTDs发生显著相关，从而证实且量化了NTDs多因素阈值假说[112]；通过全基因组DNA甲基化分析揭示了TRIM4与NTDs的关系，阐述了中国NTDs患者独特的DNA甲基化模式，从遗传和表观遗传学水平探讨了NTDs的病因，为未来探讨NTDs的病因提供了新思路[113]。此外，还证实了胎盘组织中的Se浓度与后代OFC的风险降低呈现剂量依赖性，表明孕妇在怀孕期间摄入Se可能预防后代OFC的发生[114]。

（二）出生缺陷三级防控前沿技术和自主产品创新

世界卫生组织提出生缺陷三级预防措施，一级预防是在孕前及孕早期阶段的综合技术干预，减少出生缺陷的发生；二级预防是指通过孕期的筛查和产前的诊断识别胎儿的严重先天缺陷，早期发现、早期诊断减少缺陷患儿的出生；三级预防是指新生儿疾病早期筛查、早期诊断、及时治疗，避免或减少新生儿致残，提高患儿的生活质量。我国重视出生缺陷三级预防新技术与自主产品的研发，“十三五”期间，多个团队分别从孕前、产前、生后等3个关键时期布局研发出生缺陷筛查、诊断与治疗新技术与自主知识产权产品，产生了系列重要进展或标志性成果。

1. 孕前干预技术与产品的研发成果

上海交通大学牵头团队瞄准我国出生缺陷孕前一级预防领域的难题，成功开发了检测甲状腺功能指标的小型化POCT检测仪（已获CFDA注册证），以及检测仪器配套的基于荧光免疫层析法检测促甲状腺激素（TSH）测定试剂。研发了适用于基层筛查的便捷式小型化全自动荧光定量PCR一体机，并配套研发了具有操作简便、特异性高、成本低等优势的SMA和α－地中海贫血检测的配套荧光定量PCR试剂盒，建立了移动医疗云平台和云数据中心，实现了出生缺陷孕前优生检测数据的自动收集、分析和反馈，建立了大数据云平台管理系统。该成果有望成为新兴孕前优生检测产业重要的新增长点，提高广大农村及医疗条件相对落后的地区的出生缺陷孕前检测水平，从源头上降低相关出生缺陷的发生率，具有广阔的应用前景和社会经济价值。

2. 产前干预技术与产品的研发成果

在遗传学产前诊断技术方面，虽然我国在“十一五”和“十二五”期间建立了孕妇外周血胎儿游离 DNA 检测技术平台，但相关的关键设备与产品尚未实现国产化。由中国人民解放军总医院牵头团队在自主化国产设备和产品研发上取得重大进展，实现了孕母外周血的胎儿有核红细胞的捕获与鉴定，自主研发了全自动胎儿有核红细胞富集检测仪及全自动有核红细胞富集微流控仪样机，核酸自动提取仪获得 CFDA 医疗器械注册备案。研发的胎儿基因组病的 NIPT 检测试剂盒，染色体非整倍体和微缺失微重复检出率高达 98.9%。研发的 NIPT 一体机（型号：WS1008），其部分参数指标达到甚至超过国际水平。

在影像学产前检查技术方面，由四川大学和南方医科大学等研究团队研制出的一种基于人工智能的实时高效的自动化产科超声质量控制系统，能够实现智能化自动化的胎儿超声产前诊断质量控制，辅助产前超声医生识别胎儿各脏器的精细组织解剖结构，对产前超声切面的标准程度判断准确率达 95% 以上，该系统目前已在全国几百家医疗机构进行推广应用。

在宫内干预评估技术方面，由同济大学牵头的研究团队通过研究复杂性双胎、胎儿水肿、胎儿骨骼系统发育不良等 3 种重大胎儿疾病，构建了重大胎儿疾病宫内诊断与干预平台，开发了双胎输血综合征围胎儿镜手术期的综合评分系统、胎儿脑发育的分子及基于人工智能超声影像学评估，从而为重大胎儿疾病的精准干预评估提供了技术基础。

3. 出生后干预技术与产品的研发成果

（1）出生后出生缺陷筛查与诊断关键技术与产品研发

①遗传代谢病筛查与诊断相关国产化产品研发：由中国人民解放军总医院团队牵头，建立了“新生儿遗传代谢病筛诊国产化产品体系”：质谱筛查设备与试剂、基因诊断试剂、辅助诊断软件及质控体系，实现了从筛查到诊断全流程的国产化产品落地，解决既往新生儿筛查中筛查病种覆盖面的局限。试剂盒配套的检测系统 IMAP 系统是国内首个具有自主知识产权的微流控 SNP 芯片检测系统，打破了国外的技术垄断，实现了真正国产化的 SNP 检测技术。同时，团队研发的遗传代谢病人工智能辅助诊断平台，可通过人工智能算法在全国大数据学习和 32 种疾病的模型构

建，能将筛查阳性率降低到0.5%左右，对比传统人工判读（2%~5%）的召回率，效率有了极大提升，相关参数性能优于目前国际广泛应用的梅奥R4S平台。由此可见，新生儿遗传代谢病筛诊国产化产品体系将在后续的应用中持续发挥产业化价值，并且源源不断地推动从医疗行业到产业界的质量提升。

②儿童遗传病与重大结构畸形诊断技术研发方面：国家卫生健康委科学技术研究所牵头团队自主研发了儿童复杂遗传病全基因组和全外显子组测序大数据自动化分析及变异智能化推荐系统，实现SNP/Indels和结构变异等基因组变异快速智能识别，全基因组大数据自动化分析程度及全基因组和全外显子组测序大数据检出率达国际先进水平。项目还利用婴幼儿先天性心脏病心音大数据，研发了婴幼儿先天性心脏病心音大数据轻量级深度学习网络关键技术，提升辅助诊断模型的准确率和通用性。

（2）出生后出生缺陷治疗前沿技术与产品研发

①儿童重症遗传病生物治疗：天津医科大学牵头团队在国际上率先建立了评估单碱基编辑器ABE全基因组靶向分析的EndoV-seq方法，证实了己糖类运输辅助剂可在小鼠心肌中提高PMO的摄取，首次证实YAP表达降低可造成I型成骨不全间充质干细胞的异常改变[115，116]。与此同时，其研究的EZH2抑制剂SHR2554获得了临床一期批件，SHR4640获得了临床三期批件，研发的两种药物有望用于杜氏肌肉营养不良症（Duchenne Muscular Dystrophy，DMD）、成骨不全（Osteogenesis Imperfecta，OI）等遗传病的治疗；构建出基因编辑的DMD疾病模型及小鼠OI模型，可用于药物、干细胞治疗的安全性和有效性评价研究；建成了中国DMD/BMD患者数据库，并成功加入了中国国家罕见注册登记系统（National Rare Diseases Registry System of China，NRDRS），可为DMD的诊疗和药物研发提供数据支持。

②出生缺陷组织器官再生与修复：中国科学院遗传与发育生物学研究所牵头团队基于出生缺陷动物模型构建及再生机制研究，确定了腹疝／膈疝再生修复膜，神经管畸形修复材料及先天性心脏病修复膜的产品工艺；开展了猪下颌骨缺损修复、比格犬尿道下裂修复、巴马香猪腹壁缺损修复及猪的房间隔缺损修复等大动物实验。同时，其也研制了用于阴道重建的胶原再生支架材料，完成尿道下裂再生修复产品的注册检验，获得了羟丁基壳聚糖—聚乳酸—羟基乙酸共聚物纳米纤维复合3D生物打印材料。

（三）出生缺陷防控规范化体系构建

随着国家对出生缺陷防控政策与资源的不断倾斜和科技投入的不断加大，出生缺陷防治适宜技术大范围人群普及，分子与影像新技术在临床上快速应用，我国出生缺陷防治能力显著提升。然而我国不同区域、不同专业防治机构、不同专业技术人员之间其防控技术能力与水平差异较大，出生缺陷防治规范化、均质化程度亟待提升。

“十三五”期间，我国制定了涉及孕前—产前—生后的26个技术规范、16个临床路径和11个临床处理路径，极大地完善了我国现有出生缺陷干预规范体系；研制了孕前优生健康检查、产前超声检查、产前筛查与诊断、新生儿遗传代谢病筛查和新生儿听力筛查三大类5种出生缺陷干预服务的全链条全过程质控指标体系和实施方案，开发了血清学产前筛查数据质量控制系统、产前超声智能判别系统、遗传代谢病筛查智能化辅助判别诊断系统，为我国出生缺陷规范化质量控制提供了切实可行的解决方案和智能化工具。同时，基于循证数据研制了孕前健康检查、再生育干预、产前筛查与诊断、新生儿听力筛查4个出生缺陷防控群体策略和常见重大单基因疾病、新生儿遗传代谢病、先天性心脏病、唇腭裂4个重点疾病的出生缺陷防控干预服务包，为政府开展大规模人群干预及专业人员临床实践提供了科学方案。通过该项目的实施，进一步提高了我国出生缺陷综合防控的规范化程度，完善了出生缺陷综合防控的规范化体系建设。

（四）构建基于区域适宜的出生缺陷防控应用示范模式

由于我国出生缺陷防控工作基础、干预服务管理模式、人群对出生缺陷防控的认识等方面存在区域与地方差异，因此，开展出生缺陷三级综合防控集成示范研究、评估其综合效果是探寻适宜我国不同地区的三级预防综合干预模式、实现大规模临床应用的重要环节。截至目前，已在全国北京、上海、广东、浙江、新疆等地区，针对先天性心脏病、唇腭裂、泌尿系统先天畸形、染色体微缺失、微重复遗传综合征等重大出生缺陷高发病种，基于不同防控措施建立了一批出生缺陷综合防治示范基地，并基于应用示范和评价研究探索了不同的有效出生缺陷防控模式。

基于以上成绩，我国在出生缺陷防控研究领域取得了巨大进步，然而与国际发达水平相比，在其科学研究领域仍然面临以下问题与挑战：一是基础研究领域有待进一步加强，重大出生缺陷已成为当今世界的重大健康问题，生命早期不良环境和疾病发病关系的探索成为现代医学研究的焦点，从配子、胚胎、胎儿角度及表观遗传层面研究生殖健康相关疾病发病机制，是出生缺陷溯源研究的崭新领域，也是亟待解决的关键科学问题；二是以现代生物技术为支撑的生殖健康新技术、新方法、新产品的研究与开发的总体技术水平较低，特别是具有自主知识产权的诊疗技术寥寥无几，从事该领域技术开发的企业也缺乏核心竞争力，与发达国家存在较大差距；三是我国出生缺陷临床研究水平不足，缺乏有效组织的全国多中心、高质量临床研究提供循证医学证据，严重阻碍我国制定符合我国人群特征的临床诊疗指南，出生缺陷规范化防控亟待进一步提升；四是团队建设不足，存在遗传咨询及临床应用技术人才队伍严重缺乏等问题，极大地制约了临床研究工作。此外，医疗卫生服务供给严重不平衡，与人民生殖健康需求之间仍有较大差距，传统的防控措施和诊治手段已经无法适应现阶段出生人口健康的形势，必须依靠科技进步，加速新技术和新产品的研发与转化应用，提高出生缺陷的预防和诊疗水平。

五、基因编辑

基因编辑是国际竞争及其激烈的颠覆性技术。该技术已经在生物医学研究的各个层面展现出革命性的推动力，成为下一代生物技术的核心。未来，基因编辑技术将有望成功应用于单基因遗传病、癌症、感染性疾病等重大人类疾病治疗。

（一）基因编辑技术进展

碱基编辑器（Base Editor，BE）是利用 Cas9 变体与脱氨酶进行融合构建成的单碱基编辑工具，能够对单个碱基进行靶向编辑，并且不会在基因组序列上产生双链断裂，相比传统编辑方法更加精准、简单、安全、高效。先导编辑器（Prime Editor，PE）将反转录酶与 Cas9 变体融合，并在 sgRNA 的一端加以一段序列作为逆转录酶的模板，实现了任意碱基之间的替换及特定碱基序列的插入和删除。除 DNA 编辑以外，若干 CRISPR/Cas 系统能够以 RNA 为靶标进行编辑。来自北京大学的魏文胜研究组开发了利用内源脱氨酶 ADAR 进行 RNA 编辑的新技术，这一技术摆脱了传统基因编辑技术中对外源蛋白的依赖，具有高精准、无免疫原性、递送简单等诸多优势，为疾病的精准治疗提供了新思路[117]。

（二）基因组编辑技术在疾病治疗中的应用

基因组编辑技术凭借其精准、高效的特点，被迅速应用于疾病治疗领域。目前，我国基因编辑技术已经在遗传病、癌症等疾病研究领域中取得重大进展。

1. 基因组编辑技术在遗传病中的应用

杜氏肌营养不良（Duchenne Muscular Dystrophy，DMD）是一种伴 X 染色体隐性遗传病，患者会出现肌无力、肌萎缩等症状，严重者会因呼吸衰竭而死亡。2015—2017 年，外国科学家利用 CRISPR/Cas9 系统分别实现了 *DMD* 基因中高频突变区的切除[118-120]。另有研究报道了依赖于 CRISPR/Cpf1 系统对 *DMD* 基因突变外显子进行跳读的治疗方法[121]。我国科学家也积极探索利用基因编辑治疗 DMD 的方法。来自西湖大学的常兴研究组采用新型单碱基编辑器靶向 *DMD* 基因的剪接位点的新策略，在病人的诱导性多能干细胞中对剪接位点进行编辑，效率高达 90%[122]；来自华东师范大学的李大力团队也在小鼠胚胎中实现了高效的 *DMD* 基因编辑[123]。

镰刀型细胞贫血症（Sickle-Cell Disease，SCD）是一种常染色体显性遗传病，患者的 *HBB* 基因存在腺嘌呤核苷酸到胸腺嘧啶核苷酸的突变，使得其编码的血红蛋白第 6 位的谷氨酸被替换为缬氨酸。这一关键氨基酸的突变导致了红细胞的变形，进而引发溶血、炎症、血液黏滞性增加等症状。镰刀型细胞贫血症的治疗通常采用自体移植的方法，取患者自身的造血干细胞或诱导后的多能干细胞，先在体外进行基因编辑校正突变，之后再移植回患者体内。此外，研究人员也利用 CRISPR/Cas 的衍生技术，通过上调血红蛋白相关基因的表达来减轻镰刀型贫血病的症状[124]；或利用基因编辑工具靶向 *BCL11A* 增强子区域，降低其对 HBF 蛋白的抑制作用，以减轻镰刀型细胞贫血症的症状[125，126]。李大力团队采用了新型双碱基编辑系统，对血红蛋白相关基因 *HBG1* 和 *HBG2* 的启动子区域存在的致病突变进行纠正，在细胞水平实现了血红蛋白功能的恢复[127]。同样的治疗策略也可以被应用于 β 地中海贫血的治疗中。2015 年，来自中山大学的黄军团队首次将 CRISPR 技术应用于人类胚胎细胞的基因编辑，成功修复了人类胚胎中导致 β 地中海贫血的基因[128]。由我国生物医药企业博雅辑因研发的针对输血依赖型 β 地中海贫血的 CRISPR/Cas9 基因编辑疗法已于 2021 年 1 月获批开展临床试验。

莱伯氏先天性黑蒙（Leber Congenital Amaurosis，LCA）是一种常染色体隐性遗传病，不同分型所携带的基因突变不同。2017 年 12 月，FDA 批准了 Spark Therapeutics 公司的 AAV 基因疗法，通过腺相关病毒（Adeno-Associated Virus，AAV）将正常的

RPE65 基因递送至视网膜细胞，进而达到治疗 2 型 LCA 的目的。然而由于 AAV 基因疗法依赖于外源表达蛋白，接受治疗的患者通常在第一年视觉功能有所改善，但随着外源 RPE65 的蛋白表达水平随时间下降，其治疗效果也受到影响。基因编辑技术则可以从基因组水平对突变基因进行修复。2020 年，研究人员利用慢病毒载体递送单碱基编辑系统靶向 *RPE65* 基因的外显子区域，对 2 型 LCA 小鼠模型的突变基因进行了高效修复，成功恢复了小鼠的视觉[129]。Editas Medicine 公司利用 AAV 系统装载 Cas9 和 *CEP290* 位点的两条向导 RNA，靶向 *CEP290* 内含子突变区域的上下游，实现了突变内含子区域的删除或倒位，进而恢复 *CEP290* 基因的正常表达[130]。2018 年 12 月，FDA 已经批准了这一治疗方案的临床试验，用于治疗 10 型 LCA 患者，该方法有望成为世界上第一项在人体内使用的 CRISPR 疗法。2021 年 9 月，Editas Medicine 公布了该疗法在Ⅰ/Ⅱ期临床试验中的初步结果。从疗法安全性和有效性两方面来看，尚未观察到严重的不良事件或剂量限制性毒性，并在两例接受中等剂量治疗的成人患者中观察到了临床改善。

视网膜色素变性（Retinitis Pigmentosa，RP）是一种可遗传的罕见病，患者会出现不可逆的失明症状，有超过 50 多种基因的突变会导致这一疾病。因此，CRISPR/Cas 系统成为了治疗常染色体显性视网膜色素变性的重要工具。2016 年，研究人员利用 CRISPR/Cas9 系统在大鼠疾病模型中对含有 *RHO* 基因突变的等位基因进行敲除，恢复了大鼠的视觉功能。此外，通过基因编辑技术靶向 *RHO* 基因的 P23H 突变，也能降低 RHO 蛋白突变体的含量[131-133]。来自中国科学技术大学的薛天团队与中科院神经科学研究所的仇子龙团队合作将 Cas9 与大肠杆菌来源的 RecA 蛋白融合，通过同源重组的方式精准修复了小鼠疾病模型中的突变，阻遏了视锥和视杆细胞的退化，恢复了小鼠的部分视觉感光能力[134]。

2. 基因编辑技术在构建疾病模型中的应用

随着后基因组时代的来临，越来越多的疾病相关突变得到鉴定。动物模型的建立为深入研究疾病发展过程及寻找新的治疗手段提供了强有力的支持。基因组编辑技术为疾病模型的建立提供了有力的工具。

获得基因编辑动物模型的传统方法是利用同源重组（Homologous Recombination，HR）对动物的胚胎干细胞进行编辑，然而这种方法需要花费一年甚至更长的时间，且效率极低。在基因组编辑工具对 DNA 双链进行切割后会有双链断裂的出现，双链断裂的产生在一定程度上将编辑效率提升了两个数量级。研究人员利用腺病毒或慢病毒载体将 CRISPR/Cas9 系统侵染进入小鼠肺部上皮细胞，获得了 *EML4-ALK* 融合的肺癌小鼠模型，为非小细胞肺癌的研究提供了新工具[135，136]。此外，对小鼠造血干细胞进行多基因编辑，可以建立急性骨髓性白血病的小鼠模型[137]。然而，小型哺乳动物在体型、代谢和生理结构等方面与人类存在差异，并不适合模拟所有病理过程。猪和狗在体型上比小型哺乳动物更接近人类，在心血管疾病、器官移植等研究上成为更合适的模型动物。而灵长类动物在进化和生理上与人类更为接近，在模拟人类疾病、药物试验和行为学上也更能体现人类的真实情况。近年来，我国科学家在疾病模型的构建方面取得了许多进展。2014 年，中科院动物所周琪研究组通过对小型猪的受精卵注射靶向 *vWF* 基因的 CRISPR/Cas9 系统，获得了具有血管性血友病的小型猪模型。这些基因敲除猪表现出与血管性血友病患者相似的临床症状——严重的凝血功能障碍[138]。2015 年，中科院遗传所的李晓江研究组与昆明理工大学季维智团队合作建立了杜氏肌营养不良的猕猴模型。此项研究共获得 11 只带有 *DMD* 基因突变的新生猴，并且在雌性猕猴和雄性猕猴中均看到杜氏肌营养不良早期会出现的肌肉变性症状[139]。2017 年，来自中科院遗传所的张永清团队利用基因组编辑技术靶向自闭症高频突变基因 *SHANK3*，建立了自闭症的食蟹猴模型[140]。2019 年，来自中山大学的黄军就团队利用 CRISPR/Cas9 技术对食蟹猴受精卵进行编辑，实现了 *HBB* 基因的敲除。经过基因编辑的食蟹猴表现出严重的地中海贫血症状，标志着非人灵长类动物地中海贫血疾病模型的成功建立[141]。2020 年，来自温州医科大学的金子兵团队通过 AAV 递送的方式将 CRISPR/Cas9 系统靶向 *CNGB3* 基因，成功建立了全色盲症的食蟹猴模型。这些大动物的疾病模型的建立为探究疾病发生的分子机制和研发疾病治疗药物提供了宝贵的工具。

第二节　国家科技计划项目支持情况

健康生育关系人类繁衍，生殖健康正在成为人口、经济、社会协调发展中的一个重要方面，日益受到全球的关注。部分发达国家在生殖健康领域不断布局研究计划和加大科研投入，以应对越来越严重的各类生殖健康问题。美国国立卫生研究院（NIH）自 2015 年起设立了“人类胎盘研究计划”（Human Placenta Project，HPP），旨在阐明人类胎盘在妊娠全过程中的功能及其结构变化，至今已投入了超过 5 千万美元科研经费。针对出生队列建设，2016 年 NIH 专门发起了“环境对儿童健康结局影响”研究计划（ECHO），整合了全美20余家儿科、环境与健康及流行病学研究机构已有的出生队列资源。另外，NIH下属的美国国家儿童健康和人类发展研究所（NICHD）在最新的2020年度财政预算中，投入最多的两项是生殖健康、妊娠及围产学和儿童健康，年度预算分别为3亿美金左右。加拿大卫生院（CIHR）下属的人类发展和青少年健康研究所（IHDCYH）最新发布的《2018—2020战略规划》中，与生殖医学相关的重点资助领域包括出生缺陷的病因及预防、胎儿生长及早产、理化环境对生殖及胎儿的影响、母体健康及生活方式、母胎健康检测及评估孕期医疗措施、辅助生殖技术致子代畸形风险的研究、环境污染物对胚胎和子代健康的影响、卵细胞和胚胎的甲基化研究等。

人口质量与可持续发展是保障国家经济和社会发展的核心支撑，是我国的重大战略需求。“十三五”期间，国务院先后印发《“健康中国2030”规划纲要》《“十三五”卫生与健康规划》《“十三五”国家科技创新规划》等，明确提出要加强生殖健康与出生缺陷防控研究，体现了当前我国在人口生殖健康战略上面临的迫切需求，并在“十三五”科技创新规划中首批启动了国家重点研发计划专项“生殖健康及重大出生缺陷防控研究”，投入近12亿元国拨经费，部署50余个研究方向。国家领导人也在2016年8月“全国卫生与健康大会”上提出，要倡导优生优育，解决好出生缺陷等突出公共卫生问题。2019年，国务院印发《健康中国行动（2019—2030年）》《国务院关于实施健康中国行动的意见》，在“实施妇幼健康促进行动”部分强调要促进生殖健康、优化生育全程服务、孕育健康新生命、保障母婴安全健全、健全出生缺陷防治体系等重点内容。进入“十四五”，国家继续在保障生育健康领域加强卫生与科技规划，“促进人口长期均衡发展，提高人口素质”被列入《中共中央关于制定国民经济和社会发展第十四个五年规划和2035年远景目标的建议》，全面推进健康中国建设。国务院印发的《中国妇女发展纲要（2021—2030年）》策略措施中提到要提高妇女生殖健康水平，促进健康孕育。“十四五”国家重点研发计划也启动了“生育健康及妇女儿童健康保障”专项，延续“十三五”科技创新规划，继续加强该领域前沿基础理论和共性关键技术的创新及应用。

第三节　未来发展方向展望

“十三五”阶段我国在生殖健康与重大出生缺陷防控领域取得了一系列显著成果，但仍面临以下问题。①在生殖细胞与早期胚胎发育基础理论研究、生殖疾病病因学研究、遗传学诊断等部分方向取得了突破性进展，与国际水平相较，已呈“并跑”甚至“领跑”局势，但目前“散点式突破”的局面不利于基础研究领域自身的可持续性发展，也无法支撑起后续大规模且高效的临床转化和公共卫生工作。②临床转化存在诸多障碍因素，仍呈“跟跑”或个别“并跑”局面，主要表现在：具有自主知识产权的新技术、新方法、新产品仍不足，从事该领域技术开发的企业也缺乏核心竞争力；符合我国人群特征的临床诊疗指南仍欠缺。因此，“十四五”本领域的战略布局应侧重生殖健康保健关口前移、建立预防、保健、诊疗、管理、康复的生殖医学生态链、辅助生殖技术创新、生殖医药试剂的自主研发与国产化。

首先，应充分整合“十三五”期间建立的我国育龄人群及出生人口队列，建立并完善国家级人类生殖资源库，推进项目群相关临床大数据信息的规范化整合，建立共享平台、实现资源优化，反馈推动基础研究和临床转化。其次，针对具体科研攻关，应一方面继续加强基础研究，多维度解析造成不良生育结局的致病因素和发病机制；另一方面推动发展我国生殖领域研产紧密结合的创新型研究范式，建立可用于生育力维护、出生缺陷防治的新技术和产品，同时将人工智能技术应用于生殖疾病及遗传病的智能化辅助诊疗和高危妊娠预警管理、风险防控管理等。再次，应加快成果临床转化，加强基础研究与临床应用的联系，积极推动研究成果（新方法、新技术等）在疾病预测、诊断或治疗上的应用、推动新产品的产业化进程，总体提升我国生殖健康研究领域在国际上的竞争力和影响力。最后，联合卫生政策领域国家级智库，开展新形势下健康生育维护相关国家战略研究，创建疾病综合防治理论方法，探索多种形式的生殖健康及出生缺陷社会保障机制，推动研究成果的国家政策转化，为我国人口可持续发展保驾护航。

建议在以下科技创新重点研究方向进一步开展研究工作。

一、深入解析生育力建立和维持的分子基础

①从生殖细胞发生及成熟、胚胎发育、子宫机能、胎盘功能等关键环节深入解析生育力建立和维持的分子基础；

②从遗传、表观遗传、跨代遗传等多维角度解析生育障碍相关分子机制；

③生殖衰老的调控机制与生育力保持的新方法；

④建立人类生殖细胞与生殖器官体外重构体系。

二、生殖障碍性疾病及高危妊娠研究

①基于高质量辅助生殖人群队列明确疑难、复杂性生殖障碍性疾病发生的影响因素和相关机制（生殖内分泌代谢性疾病、生殖衰老性疾病、生殖免疫性疾病等）；

②高危妊娠（子痫前期、早产、产后出血等）发病机制及早期预警、防治策略；

③体内外环境因素对胎儿和子代健康及隔代健康的影响及机制；

④微生态对生殖健康的调控作用及干预策略。

三、出生缺陷防治研究

①开展面向应用的临床基础研究，明确出生缺陷发生的影响因素和发生机制；

②胎源性疾病病因与防治策略的研究；

③开展出生缺陷预防、筛查、诊断、治疗等方向的新技术研发；

④出生缺陷防控技术高质量发展的研究；

⑤开展面向群体的出生缺陷临床防治技术规范化干预研究。

四、生殖健康相关新技术、新产品研发与安全性、有效性评价

①辅助生殖新技术研发及安全性评估；

②母儿安全保障体系和胎心宫内监护新技术；

③生殖医疗产品自主研发。

五、基于大数据的生殖领域人工智能平台建设及应用

①有效整合及完善已有队列，形成全面统筹的生殖队列体系，建立国家级生殖健康数据库和资源库平台；

②基于大数据平台建立人工智能生殖疾病与遗传疾病辅助诊断与咨询系统及应用；

③基于大数据平台建立具有长期性、多元性的生殖健康预测、管理及风险预警模型。

参考文献

[1] PAIANO J，WU W，YAMADA S，et al. ATM and PRDM9 regulate SPO11-bound recombination intermediates during meiosis[J]. Nat Commun.，2020，11（1）：857.

[2] XIA B，YAN Y，BARON M，et al. Widespread transcriptional scanning in the testis modulates gene evolution rates[J].Cell，2020，180（2）：248-262.

[3] DUAN X，LI Y，YI K，et al. Dynamic organelle distribution initiates actin-based spindle migration in mouse oocytes[J]. Nat Commun.，2020，11（1）：277.

[4] ACQUAVIVA L，BOEKHOUT M，KARASU M E，et al. Ensuring meiotic DNA break formation in the mouse pseudoautosomal region[J]. Nature，2020，582（7812）：426-431.

[5] CHEN Y，LYU R，RONG B，et al. Refined spatial temporal epigenomic profiling reveals intrinsic connection between PRDM9-mediated H3K4me3 and the fate of double-stranded breaks[J]. Cell Res.，2020，30（3）：256-268.

[6] FAN S，JIAO Y，KHAN R，et al. Homozygous mutations in C14orf39/SIX6OS1 cause non-obstructive azoospermia and premature ovarian insufficiency in humans[J]. Am J Hum Genet.，2021，108（2）：324-336.

[7] LI K，XU J，LUO Y，et al. Panoramic transcriptome analysis and functional screening of long noncoding RNAs in mouse spermatogenesis[J]. Genome Res.，2021，31（1）：13-26.

[8] GAO L，CHANG S，XIA W，et al. Circular RNAs from BOULE play conserved roles in protection against stress-induced fertility decline[J]. Sci Adv.，2020，6（46）.

[9] XIE Y，YAO J，ZHANG X，et al. A panel of extracellular vesicle long noncoding RNAs in seminal plasma for predicting testicular spermatozoa in nonobstructive azoospermia patients[J]. Hum Reprod.，2020，35（11）：2413-2427.

[10] DING N，ZHANG X，ZHANG X D，et al. Impairment of spermatogenesis and sperm motility by the high-fat diet-induced dysbiosis of gut microbes[J]. Gut，2020，69（9）：1608-1619.

[11] LI L，ZHU S，SHU W，et al. Characterization of metabolic patterns in mouse oocytes during meiotic maturation[J]. Mol Cell.，2020，80（3）：525-540.

[12] MIAO Y，CUI Z，GAO Q，et al. Nicotinamide mononucleotide supplementation reverses the declining quality of maternally aged oocytes[J]. Cell Rep.，2020，32（5）：107987.

[13] YANG L，LIN X，TANG H，et al. Mitochondrial DNA mutation exacerbates female reproductive aging via impairment of the NADH/NAD(+) redox[J]. Aging cell，2020，19（9）：e13206.
[14] HAYASHI K，OHTA H，KURIMOTO K，et al. Reconstitution of the mouse germ cell specification pathway in culture by pluripotent stem cells[J]. Cell，2011，146（4）：519–532.
[15] ZHOU Q，WANG M，YUAN Y，et al. Complete meiosis from embryonic stem cell–derived germ cells in vitro[J]. Cell stem cell，2016，18（3）：330–340.
[16] SUN M，YUAN Q，NIU M，et al. Efficient generation of functional haploid spermatids from human germline stem cells by three–dimensional–induced system[J]. Cell Death Differ.，2018，25（4）：749–766.
[17] YUAN Y，LI L，CHENG Q，et al. In vitro testicular organogenesis from human fetal gonads produces fertilization–competent spermatids[J]. Cell Res.，2020，30（3）：244–255.
[18] GOU L T，LIM D H，MA W，et al. Initiation of parental genome reprogramming in fertilized oocyte by splicing kinase srpk1–catalyzed protamine phosphorylation[J]. Cell，2020，180（6）：1212–1227.
[19] LIM H，ALVAREZ Y D，GASNIER M，et al. Keratins are asymmetrically inherited fate determinants in the mammalian embryo[J]. Nature，2020，585（7825）：404–409.
[20] KYPRIANOU C，CHRISTODOULOU N，HAMILTON R S，et al. Basement membrane remodelling regulates mouse embryogenesis[J]. Nature，2020，582（7811）：253–258.
[21] CHEN M，ZHU Q，LI C，et al. Chromatin architecture reorganization in murine somatic cell nuclear transfer embryos[J]. Nat Commun.，2020，11（1）：1813.
[22] LE R，HUANG Y，ZHANG Y，et al. Dcaf11 activates Zscan4–mediated alternative telomere lengthening in early embryos and embryonic stem cells[J]. Cell stem cell，2021，28（4）：732–747.
[23] YANG G，ZHANG L，LIU W，et al. Dux–mediated corrections of aberrant h3k9ac during 2–cell genome activation optimize efficiency of somatic cell nuclear transfer[J]. Cell Stem Cell，2021，28（1）：150–163.
[24] LIU B，XU Q，WANG Q，et al. The landscape of RNA Pol Ⅱ binding reveals a stepwise transition during ZGA[J]. Nature，2020，587（7832）：139–144.
[25] MENG T G，ZHOU Q，MA X S，et al. PRC2 and EHMT1 regulate H3K27me2 and H3K27me3 establishment across the zygote genome[J]. Nat Commun.，2020，11（1）：6354.
[26] ZHOU F，WANG R，YUAN P，et al. Reconstituting the transcriptome and DNA methylome landscapes of human implantation[J]. Nature，2019，572（7771）：660–664.
[27] SHA Q Q，ZHENG W，WU Y W，et al. Dynamics and clinical relevance of maternal mRNA clearance during the oocyte–to–embryo transition in humans[J]. Nat Commun.，2020，11（1）：4917.
[28] MA H，ZHAI J，WAN H，et al. In vitro culture of cynomolgus monkey embryos beyond early gastrulation[J]. Science，2019，366（6467）.
[29] NIU Y，SUN N，LI C，et al. Dissecting primate early post–implantation development using long–term in vitro embryo culture[J]. Science，2019，366（6467）.
[30] XIANG L，YIN Y，ZHENG Y，et al. A developmental landscape of 3D–cultured human pre–

gastrulation embryos[J]. Nature，2020，577（7791）：537-542.

[31] CHEN X，KE Y，WU K，et al. Key role for CTCF in establishing chromatin structure in human embryos[J]. Nature，2019，576（7786）：306-310.

[32] SANG Q，ZHANG Z，SHI J，et al. A pannexin 1 channelopathy causes human oocyte death[J]. Sci Transl Med.，2019，11（485）.

[33] ZHANG Z，LI B，FU J，et al. Bi-allelic missense pathogenic variants in trip13 cause female infertility characterized by oocyte maturation arrest[J]. Am J Hum Genet.，2020，107（1）：15-23.

[34] WANG X，LI Z T，YAN Y，et al. LARP7-mediated u6 snrna modification ensures splicing fidelity and spermatogenesis in mice[J]. Mol Cell.，2020，77（5）：999-1013.

[35] LIU C，MIYATA H，GAO Y，et al. Bi-allelic DNAH8 variants lead to multiple morphological abnormalities of the sperm flagella and primary male infertility[J]. Am J Hum Genet.，2020，107（2）：330-341.

[36] HE X，LIU C，YANG X，et al. Bi-allelic loss-of-function variants in cfap58 cause flagellar axoneme and mitochondrial sheath defects and asthenoteratozoospermia in humans and mice[J]. Am J Hum Genet.，2020，107（3）：514-526.

[37] XIN A，QU R，CHEN G，et al. Disruption in ACTL7A causes acrosomal ultrastructural defects in human and mouse sperm as a novel male factor inducing early embryonic arrest[J]. Sci Adv.，2020，6（35）：z4796.

[38] ZHENG W，ZHOU Z，SHA Q，et al. Homozygous mutations in btg4 cause zygotic cleavage failure and female infertility[J]. Am J Hum Genet.，2020，107（1）：24-33.

[39] COPP T，DOUST J，MCCAFFERY K，et al. Polycystic ovary syndrome：why widening the diagnostic criteria may be harming women[J]. BMJ，2021，373：n700.

[40] DAPAS M，LIN F，NADKARNI G N，et al. Distinct subtypes of polycystic ovary syndrome with novel genetic associations：an unsupervised，phenotypic clustering analysis[J]. PLoS Med.，2020，17（6）：e1003132.

[41] ZHANG Y，MOVVA V C，WILLIAMS M S，et al. Polycystic ovary syndrome susceptibility loci inform disease etiological heterogeneity[J]. J Clin Med.，2021，10（12）.

[42] MIMOUNI N，PAIVA I，BARBOTIN A L，et al. Polycystic ovary syndrome is transmitted via a transgenerational epigenetic process[J]. Cell Metab.，2021，33（3）：513-530.

[43] TATA B，MIMOUNI N，BARBOTIN A L，et al. Elevated prenatal anti-Müllerian hormone reprograms the fetus and induces polycystic ovary syndrome in adulthood[J]. Nat Med.，2018，24（6）：834-846.

[44] RAJSKA A，BUSZEWSKA-FORAJTA M，RACHON D，et al. Metabolomic insight into polycystic ovary syndrome-an overview[J]. Int J Mol Sci.，2020，21（14）.

[45] 中华医学会妇产科学分会内分泌学组及指南专家组．多囊卵巢综合征中国诊疗指南[J]. 中华妇产科杂志，2018，53（1）：2-6.

[46] TEEDE H J, MISSO M L, COSTELLO M F, et al. Recommendations from the international evidence-based guideline for the assessment and management of polycystic ovary syndrome[J]. Hum Reprod., 2018, 33（9）: 1602-1618.

[47] QI X, YUN C, LIAO B, et al. The therapeutic effect of interleukin-22 in high androgen-induced polycystic ovary syndrome[J]. J Endocrinol., 2020, 245（2）: 281-289.

[48] QI X, YUN C, SUN L, et al. Gut microbiota-bile acid-interleukin-22 axis orchestrates polycystic ovary syndrome[J]. Nat Med., 2019, 25（8）: 1225-1233.

[49] CHU W, HAN Q, XU J, et al. Metagenomic analysis identified microbiome alterations and pathological association between intestinal microbiota and polycystic ovary syndrome[J]. Fertil Steril., 2020, 113（6）: 1286-1298.

[50] BRCA2 in ovarian development and function[J]. N Engl J Med., 2019, 381（7）: 690.

[51] XU H, SHI L, FENG G, et al. An ovarian reserve assessment model based on anti-müllerian hormone levels, follicle-stimulating hormone levels, and age: retrospective cohort study[J]. J Med Internet Res., 2020, 22（9）: e19096.

[52] VENTO-TORMO R, EFREMOVA M, BOTTING R A, et al. Single-cell reconstruction of the early maternal-fetal interface in humans[J]. Nature, 2018, 563（7731）: 347-353.

[53] WANG H, GAO H, CHI H, et al. Effect of levothyroxine on miscarriage among women with normal thyroid function and thyroid autoimmunity undergoing in vitro fertilization and embryo transfer: a randomized clinical trial[J]. JAMA, 2017, 318（22）: 2190-2198.

[54] KE H, HU J, ZHAO L, et al. Impact of thyroid autoimmunity on ovarian reserve, pregnancy outcomes, and offspring health in euthyroid women following in vitro fertilization/intracytoplasmic sperm injection[J]. Thyroid, 2020, 30（4）: 588-597.

[55] RAO M, WANG H, ZHAO S, et al. Subclinical hypothyroidism is associated with lower ovarian reserve in women aged 35 years or older[J]. Thyroid, 2020, 30（1）: 95-105.

[56] RUTH K S, DAY F R, HUSSAIN J, et al. Genetic insights into biological mechanisms governing human ovarian ageing[J]. Nature, 2021, 596（7872）: 393-397.

[57] QIN Y, ZHANG F, CHEN Z J. BRCA2 in ovarian development and function[J]. N Engl J Med., 2019, 380（11）: 1086.

[58] GUO T, ZHAO S, ZHAO S, et al. Mutations in MSH5 in primary ovarian insufficiency[J]. Hum Mol Genet., 2017, 26（8）: 1452-1457.

[59] WANG S, ZHENG Y, LI J, et al. Single-cell transcriptomic atlas of primate ovarian aging[J]. Cell, 2020, 180（3）: 585-600.

[60] WANG X, ZHANG X, DANG Y, et al. Long noncoding RNA HCP5 participates in premature ovarian insufficiency by transcriptionally regulating MSH5 and DNA damage repair via YB1[J]. Nucleic Acids Res., 2020, 48（8）: 4480-4491.

[61] JIAO X, ZHANG X, LI N, et al. T(reg) deficiency-mediated T(H) 1 response causes human

premature ovarian insufficiency through apoptosis and steroidogenesis dysfunction of granulosa cells[J]. Clin Transl Med., 2021, 11 (6) : e448.

[62] MEI Q, MOU H, LIU X, et al. Therapeutic potential of humscs in female reproductive aging[J]. Front Cell Dev Biol., 2021, 9: 650003 .

[63] VO K, KAWAMURA K. In vitro activation early follicles: from the basic science to the clinical perspectives[J]. Int J Mol Sci., 2021, 22 (7) .

[64] ZHANG J, YAN L, WANG Y, et al. In vivo and in vitro activation of dormant primordial follicles by EGF treatment in mouse and human[J]. Clin Transl Med., 2020, 10 (5) : e182.

[65] SUZUKI T, BEHNAM M, RONASIAN F, et al. A homozygous NOP14 variant is likely to cause recurrent pregnancy loss[J]. J Hum Genet., 2018, 63 (4) : 425–430.

[66] QIAO Y, WEN J, TANG F, et al. Whole exome sequencing in recurrent early pregnancy loss[J]. Mol Hum Reprod., 2016, 22 (5) : 364–372.

[67] ALAZAMI A M, AWAD S M, COSKUN S, et al. TLE6 mutation causes the earliest known human embryonic lethality[J]. Genome Biol., 2015, 16: 240.

[68] FILGES I, NOSOVA E, BRUDER E, et al. Exome sequencing identifies mutations in KIF14 as a novel cause of an autosomal recessive lethal fetal ciliopathy phenotype[J]. Clin Genet., 2014, 86 (3) : 220–228.

[69] GRANNE I, SHEN M, RODRIGUEZ–CARO H, et al. Characterisation of peri–implantation endometrial Treg and identification of an altered phenotype in recurrent pregnancy loss[J]. Mucosal Immunol, 2021.

[70] WANG F, JIA W, FAN M, et al. Single–cell immune landscape of human recurrent miscarriage[J]. Genomics proteomics bioinformatics, 2021, 19 (2) : 208–222.

[71] WANG B, XU T, LI Y, et al. Trophoblast H2S maintains early pregnancy via regulating maternal–fetal interface immune hemostasis[J]. J Clin Endocrinol Metab., 2020, 105 (12) : e4275–e4289.

[72] ZHOU Y, FU B, XU X, et al. PBX1 expression in uterine natural killer cells drives fetal growth[J]. Sci Transl Med., 2020, 12 (537) .

[73] XIN Q, KONG S, YAN J, et al. Polycomb subunit BMI1 determines uterine progesterone responsiveness essential for normal embryo implantation[J]. J Clin Invest., 2018, 128 (1) : 175–189.

[74] XU B, SUN X, LI L, et al. Pinopodes, leukemia inhibitory factor, integrin–β3, and mucin–1 expression in the peri–implantation endometrium of women with unexplained recurrent pregnancy loss[J]. Fertil Steril., 2012, 98 (2) : 389–395.

[75] BAI F, WANG D Y, FAN Y J, et al. Assisted reproductive technology service availability, efficacy and safety in mainland China: 2016[J]. Hum Reprod., 2020, 35 (2) : 446–452.

[76] WEI D, LIU J Y, SUN Y, et al. Frozen versus fresh single blastocyst transfer in ovulatory women: a multicentre, randomised controlled trial[J]. The Lancet, 2019, 393 (10178) : 1310–1318.

[77] CHEN Z J, SHI Y, SUN Y, et al. fresh versus frozen embryos for infertility in the polycystic ovary

syndrome[J]. N Engl J Med., 2016, 375（6）: 523–533.

[78] SMITH C A, DE LACEY S, CHAPMAN M, et al. Effect of acupuncture vs sham acupuncture on live births among women undergoing in vitro fertilization: a randomized clinical trial[J]. JAMA, 2018, 319(19): 1990–1998.

[79] WU X K, STENER–VICTORIN E, KUANG H Y, et al. Effect of acupuncture and clomiphene in chinese women with polycystic ovary syndrome: a randomized clinical trial[J]. JAMA, 2017, 317(24): 2502–2514.

[80] FARQUHAR C M, LIU E, ARMSTRONG S, et al. Intrauterine insemination with ovarian stimulation versus expectant management for unexplained infertility (TUI): a pragmatic, open–label, randomised, controlled, two–centre trial[J]. The lancet, 2018, 391（10119）: 441–450.

[81] MILLER D, PAVITT S, SHARMA V, et al. Physiological, hyaluronan–selected intracytoplasmic sperm injection for infertility treatment (HABSelect): a parallel, two–group, randomised trial[J]. The lancet, 2019, 393（10170）: 416–422.

[82] MUTSAERTS M A, VAN OERS A M, GROEN H, et al. Randomized trial of a lifestyle program in obese infertile women[J]. N Engl J Med., 2016, 374（20）: 1942–1953.

[83] SONG X L, LU C L, ZHENG X Y, et al. Enhancing the scope of in vitro maturation for fertility preservation: transvaginal retrieval of immature oocytes during endoscopic gynaecological procedures[J]. Hum Reprod., 2020, 35（4）: 837–846.

[84] ZOU H, CHEN B, DING D, et al. Melatonin promotes the development of immature oocytes from the COH cycle into healthy offspring by protecting mitochondrial function[J]. J Pineal Res., 2020, 68（1）: e12621.

[85] DIAMOND M P, LEGRO R S, COUTIFARIS C, et al. Letrozole, gonadotropin, or clomiphene for unexplained infertility[J]. N Engl J Med., 2015, 373（13）: 1230–1240.

[86] WEISS N S, NAHUIS M J, BORDEWIJK E, et al. Gonadotrophins versus clomifene citrate with or without intrauterine insemination in women with normogonadotropic anovulation and clomifene failure (M–OVIN): a randomised, two–by–two factorial trial[J]. The lancet, 2018, 391（10122）: 758–765.

[87] HARGREAVE M, MØRCH L S, ANDERSEN K K, et al. Maternal use of hormonal contraception and risk of childhood leukaemia: a nationwide, population–based cohort study[J]. The lancet oncol, 2018, 19（10）: 1307–1314.

[88] CHARLTON B M, MØLGAARD–NIELSEN D, SVANSTRÖM H, et al. Maternal use of oral contraceptives and risk of birth defects in Denmark: prospective, nationwide cohort study[J]. BMJ, 2016, 352: h6712.

[89] SONG J, MA T, LIANG Y, et al. Efficacy and safety of Dingkun pill for female infertility patients with low prognosis undergoing in vitro fertilization–embryo transfer: study protocol for a multicenter, double–blind, randomized, placebo–controlled trial[J]. Trials, 2020, 21（1）: 550.

[90] JIANG X, YAN H, ZHONG X, et al. Effect of bushen yutai recipe on IVF patients subjected to mild

ovarian stimulation[J]. Front Med (Lausanne)., 2020, 7: 541537.

[91] XING L, XU J, ZHANG Q, et al. Pregnancy outcome treated with stage–by–stage acupuncture and moxibustion therapy based on the chong channel being sea of blood theory in repeated IVF–ET failure patients: a randomized controlled trial[J]. Medicine (Baltimore), 2020, 99 (47): e23234.

[92] HUANG S, HU M, NG E, et al. A multicenter randomized trial of personalized acupuncture, fixed acupuncture, letrozole, and placebo letrozole on live birth in infertile women with polycystic ovary syndrome [J]. Trials, 2020, 21(1): 239.

[93] CHEN W, PENG Y, MA X, et al. Integrated multi–omics reveal epigenomic disturbance of assisted reproductive technologies in human offspring[J]. EBioMedicine, 2020, 61: 103076.

[94] WILLIAMS C L, JONES M E, SWERDLOW A J, et al. Risks of ovarian, breast, and corpus uteri cancer in women treated with assisted reproductive technology in Great Britain, 1991–2010: data linkage study including 2.2 million person years of observation[J]. BMJ, 2018, 362: k2644.

[95] GOISIS A, REMES H, MARTIKAINEN P, et al. Medically assisted reproduction and birth outcomes: a within–family analysis using Finnish population registers[J]. The lancet, 2019, 393(10177): 1225–1232.

[96] YAN L, HUANG L, XU L, et al. Live births after simultaneous avoidance of monogenic diseases and chromosome abnormality by next–generation sequencing with linkage analyses[J]. Proc Natl Acad Sci USA., 2015, 112 (52): 15964–15969.

[97] YAN Z, WANG Y, NIE Y, et al. Identifying normal embryos from reciprocal translocation carriers by whole chromosome haplotyping[J]. J Genet Genomics., 2018, 45 (9): 505–508.

[98] HU L, CHENG D, GONG F, et al. Reciprocal translocation carrier diagnosis in preimplantation human embryos[J]. EBioMedicine, 2016, 14: 139–147.

[99] ZHANG W, LIU Y, WANG L, et al. Clinical application of next–generation sequencing in preimplantation genetic diagnosis cycles for Robertsonian and reciprocal translocations[J]. J Assist Reprod Genet., 2016, 33 (7): 899–906.

[100] WANG Y, ZHU X, YAN Z, et al. Novel PGD strategy based on single sperm linkage analysis for carriers of single gene pathogenic variant and chromosome reciprocal translocation[J]. J Assist Reprod Genet., 2020, 37 (5): 1239–1250.

[101] WANG Y, QIN M, YAN Z, et al. A strategy using SNP linkage analysis for monogenic diseases PGD combined with HLA typing[J]. Clin Genet., 2020, 98 (2): 138–146.

[102] HUANG L, BOGALE B, TANG Y, et al. Noninvasive preimplantation genetic testing for aneuploidy in spent medium may be more reliable than trophectoderm biopsy[J]. Proc Natl Acad Sci USA., 2019, 116 (28): 14105–14112.

[103] YEUNG Q, ZHANG Y X, CHUNG J, et al. A prospective study of non–invasive preimplantation genetic testing for aneuploidies (NiPGT–A) using next–generation sequencing (NGS) on spent culture media (SCM)[J]. J Assist Reprod Genet., 2019, 36 (8): 1609–1621.

[104] DONNEZ J，DOLMANS M M. Fertility preservation in women[J]. N Engl J Med.，2017，377（17）：1657-1665.

[105] OKTAY K，TAYLAN E，KAWAHARA T，et al. Robot-assisted orthotopic and heterotopic ovarian tissue transplantation techniques：surgical advances since our first success in 2000[J]. Fertil Steril.，2019，111（3）：604-606.

[106] TAYLAN E，OKTAY K H. Robotics in reproduction，fertility preservation，and ovarian transplantation[J]. Robot Surg.，2017，4：19-24.

[107] WANG T，SHA H，JI D，et al. Polar body genome transfer for preventing the transmission of inherited mitochondrial diseases[J]. Cell.，2014，157（7）：1591-1604.

[108] WU K，ZHONG C，CHEN T，et al. Polar bodies are efficient donors for reconstruction of human embryos for potential mitochondrial replacement therapy[J]. Cell Res.，2017，27（8）：1069-1072.

[109] QIAO J，WANG Y，LI X，et al. Commission on 70 years of women's reproductive，maternal，newborn，child，and adolescent health in China[J]. The lancet，2021，397（10293）：2497-2536.

[110] GAO X，ZHENG P，YANG L，et al. Association of functional variant in GDF1 promoter with risk of congenital heart disease and its regulation by Nkx2.5[J]. Clin Sci (Lond).，2019，133（12）：1281-1295.

[111] CHEN Z，LEI Y，ZHENG Y，et al. Threshold for neural tube defect risk by accumulated singleton loss-of-function variants[J].Cell Res.，2018，28（10）：1039-1041.

[112] ZHANG H，GUO Y，GU H，et al. TRIM4 is associated with neural tube defects based on genome-wide DNA methylation analysis[J]. Clin Epigenetics.，2019，11（1）：17.

[113] PI X，WEI Y，LI Z，Et al. Higher concentration of selenium in placental tissues is associated with reduced risk for orofacial clefts[J]. Clin Nutr.，2019，38（5）：2442-2448.

[114] LV X，QIU K，TU T，et al. Development of a simple and quick method to assess base editing in human cells[J]. Mol Ther Nucleic Acids.，2020，20：580-588.

[115] LIANG P，XIE X，ZHI S，et al. Genome-wide profiling of adenine base editor specificity by EndoV-seq[J]. Nat Commun.，2019，10（1）：67.

[116] QU L，YI Z，ZHU S，et al. Programmable RNA editing by recruiting endogenous ADAR using engineered RNAs[J].Nat Biotechnol.，2019，37（9）：1059-1069.

[117] LATTANZI A，DUGUEZ S，MOIANI A，et al. Correction of the exon 2 duplication in DMD myoblasts by a single CRISPR/Cas9 System[J]. Mol Ther Nucleic Acids.，2017，7：11-19.

[118] YOUNG C S，HICKS M R，ERMOLOVA N V，et al. A single CRISPR-Cas9 deletion strategy that targets the majority of DMD patients restores dystrophin function in hiPSC-Derived muscle cells[J]. Cell Stem Cell.，2016，18（4）：533-540.

[119] OUSTEROUT D G，KABADI A M，THAKORE P I，et al. Multiplex CRISPR/Cas9-based genome editing for correction of dystrophin mutations that cause duchenne muscular dystrophy[J]. Nat Commun.，2015，6：6244.

[120] ZHANG Y，LONG C，LI H，et al. CRISPR-Cpf1 correction of muscular dystrophy mutations in

human cardiomyocytes and mice[J]. Sci Adv., 2017, 3 (4) : e1602814.

[121] MA Y, YUAN J, CHANG X. Genetic modulation of RNA splicing with a CRISPR-guided cytidine deaminase[J]. STAR Protoc., 2020, 1 (1) : 100005.

[122] ZHANG X, CHEN L, ZHU B, et al. Increasing the efficiency and targeting range of cytidine base editors through fusion of a single-stranded DNA-binding protein domain[J]. Nat Cell Biol., 2020, 22 (6): 740-750.

[123] TRAXLER E A, YAO Y, WANG Y D, et al. A genome-editing strategy to treat β-hemoglobinopathies that recapitulates a mutation associated with a benign genetic condition[J]. Nat Med., 2016, 22 (9) : 987-990.

[124] ZENG J, WU Y, REN C, et al. Therapeutic base editing of human hematopoietic stem cells[J]. Nat Med., 2020, 26 (4) : 535-541.

[125] CANVER M C, SMITH E C, SHER F, et al. BCL11A enhancer dissection by Cas9-mediated in situ saturating mutagenesis[J]. Nature, 2015, 527 (7577) : 192-197.

[126] ZHANG X, YUE D, WANG Y, et al. PASTMUS: mapping functional elements at single amino acid resolution in human cells[J]. Genome Biol., 2019, 20 (1) : 279.

[127] LIANG P, XU Y, ZHANG X, et al. CRISPR/Cas9-mediated gene editing in human tripronuclear zygotes[J]. Protein Cell . 2015, 6 (5) : 363-372.

[128] SUH S, CHOI E H, LEINONEN H, et al. Restoration of visual function in adult mice with an inherited retinal disease via adenine base editing[J]. Nat Biomed Eng., 2021, 5 (2) : 169-178.

[129] MAEDER M L, STEFANIDAKIS M, WILSON C J, et al. Development of a gene-editing approach to restore vision loss in Leber congenital amaurosis type 10[J]. Nat Med., 2019, 25 (2) : 229-233.

[130] LATELLA M C, DI SALVO M T, COCCHIARELLA F, et al. In vivo editing of the human mutant rhodopsin gene by electroporation of plasmid-based crispr/cas9 in the mouse retina[J]. Mol Ther Nucleic Acids., 2016, 5 (11) : e389.

[131] GIANNELLI S G, LUONI M, CASTOLDI V, et al. Cas9/sgRNA selective targeting of the P23H rhodopsin mutant allele for treating retinitis pigmentosa by intravitreal AAV9.PHP.B-based delivery[J]. Hum Mol Genet., 2018, 27 (5) : 761-779.

[132] LI P, KLEINSTIVER B P, LEON M Y, et al. Allele-specific CRISPR-Cas9 genome editing of the single-base p23h mutation for rhodopsin-associated dominant retinitis pigmentosa[J]. CRISPR J., 2018, 1 (1) : 55-64.

[133] CAI Y, CHENG T, YAO Y, et al. In vivo genome editing rescues photoreceptor degeneration via a Cas9/RecA-mediated homology-directed repair pathway[J]. Sci Adv., 2019, 5 (4) : v3335.

[134] BLASCO R B, KARACA E, AMBROGIO C, et al. Simple and rapid in vivo generation of chromosomal rearrangements using CRISPR/Cas9 technology[J]. Cell Rep., 2014, 9 (4) : 1219-1227.

[135] MADDALO D, MANCHADO E, CONCEPCION C P, et al. In vivo engineering of oncogenic chromosomal rearrangements with the CRISPR/Cas9 system[J]. Nature, 2014, 516 (7531) : 423-427.

[136] HECKL D，KOWALCZYK M S，YUDOVICH D，et al. Generation of mouse models of myeloid malignancy with combinatorial genetic lesions using CRISPR–Cas9 genome editing[J]. Nat Biotechnol.，2014，32（9）：941–946.

[137] HAI T，TENG F，GUO R，et al. One–step generation of knockout pigs by zygote injection of CRISPR/Cas system[J]. Cell Res.，2014，24（3）：372–375.

[138] CHEN Y，ZHENG Y，KANG Y，et al. Functional disruption of the dystrophin gene in rhesus monkey using CRISPR/Cas9[J]. Hum Mol Genet.，2015，24（13）：3764–3774.

[139] ZHAO H，TU Z，XU H，et al. Altered neurogenesis and disrupted expression of synaptic proteins in prefrontal cortex of SHANK3–deficient non–human primate[J]. Cell Res.，2017，27（10）：1293–1297.

[140] HUANG Y，DING C，LIANG P，et al. HBB–deficient Macaca fascicularis monkey presents with human β–thalassemia[J]. Protein Cell.，2019，10（7）：538–542.

[141] LIN Q，LV J N，WU K C，et al. Generation of nonhuman primate model of cone dysfunction through in situ AAV–mediated cngb3 ablation[J]. Mol Ther Methods Clin Dev.，2020，18：869–879.